Michèle **LA PORTA**
Coach culinaire

Stephan **MIERMONT**
Coach sportif

Méthode BOOSTER

**5 SEMAINES
POUR RETROUVER LA FORME
DONT UNE 1ÈRE SEMAINE DÉTOX**

@mphora
27 rue Saint-André des Arts - 75006 PARIS

Avertissement

Ce manuel s'adresse à des personnes en bonne santé.
L'éditeur et les auteurs déclinent toute responsabilité en cas de mauvaise interprétation des informations contenues dans cet ouvrage.

Mise en page : artemishqc.com
Couverture : T. Panfili - Éditions Amphora
Relecture : Delphine Dubois - Éditions Amphora
Photos de couverture et pages 20, 34, 69 et 70 © Fotolia
Photos : Tomasz Rossa et Emmanuelle Choussy
Imprimé en Europe par SAGRAFIC
Plaza Urquinaona - 14, 7e, 3a
08010 BARCELONA

ISBN 978 285 180 987 2

Sommaire

L'objectif de la méthode Booster 4
Biographie Michèle La Porta 5
Biographie Stephan Miermont 7
Les principes de Michèle et Stephan 9
Les accessoires 17
Les accessoires de fitness *18*
Les accessoires de cuisine *19*
Le placard ideal *21*
Semaine Détox 23
Introduction *24*
Recettes incontournables 67
Le programme des 4 semaines 71
Introduction 72
Semaine 1 75
Semaine 2 131
Semaine 3 181
Semaine 4 237
Tableaux récapitulatifs des entraînements journaliers 287
Remerciements 302

Repérez-vous dans votre programme d'un simple coup d'œil ...

Détox | Semaine 1 | Semaine 2 | Semaine 3 | Semaine 4

L'objectif de la méthode

La méthode Booster vous propose les outils nécessaires pour améliorer votre vie et votre état de forme, grâce à un programme accessible à tous, basé sur des exercices physiques de pointe et les dernières études en matière de nutrition.

Nous vous offrons dans ce livre la possibilité d'appuyer sur le bouton STARTER pour un nouveau démarrage.

- 5 semaines pour changer vos habitudes ;
- 5 semaines pour vous recentrer sur vous-même ;
- 30 minutes d'exercices par jour.

Les objectifs sont :

- mieux manger et bien bouger ;
- augmenter la durée de vie en améliorant la performance et le bien-être ;
- réduire les risques de problèmes de santé à long terme ;
- et surtout se faire plaisir en mangeant sain et en faisant des exercices simples mais efficaces.

Avec notre méthode, non seulement vous allez vous sentir au top de votre forme, mais vous allez aussi fortifier votre santé et la conserver durablement, stimuler votre confiance personnelle, booster votre énergie et vous garantir la vie la plus longue possible.

Chaque jour nous vous proposons :

- l'explication et les conseils de Stephan pour vous faire bouger, avec les photos pour vous aider à réaliser les exercices ;
- un plan des menus établis par Michèle en corrélation avec les exercices du jour ;
- des conseils personnels dans nos domaines respectifs.

Donc pas d'excuse, vous pouvez le faire et vous allez le faire grâce à la méthode qui va vous accompagner dans votre nouvelle vie.

Biographie

Michèle La Porta

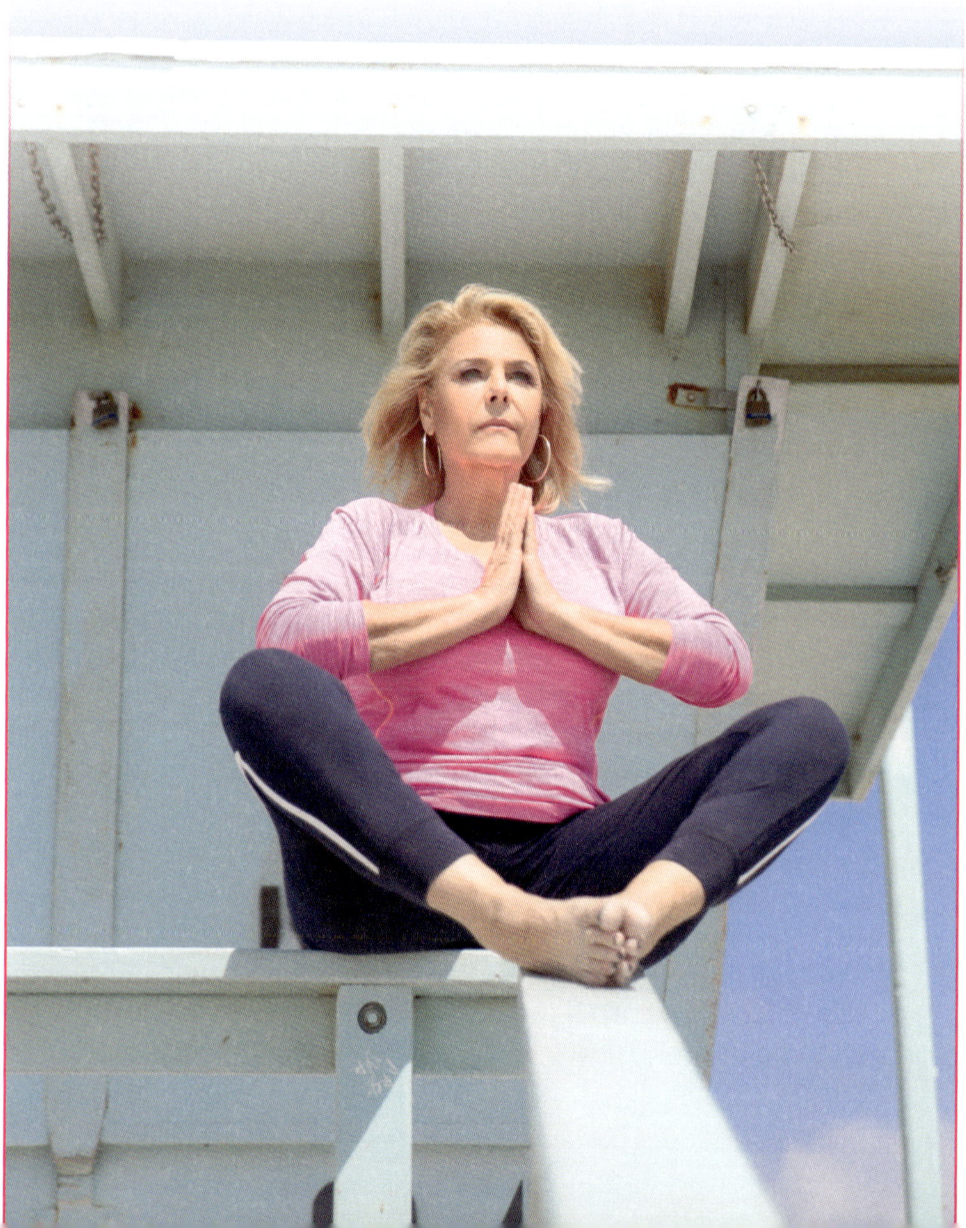

Michèle La Porta

Michèle a été la première en 1985 à ouvrir un salon de thé basé sur le bien-être (*Thé Cool* à Paris) : nourriture naturelle, jus de fruits frais, le tout rythmé entre saveurs et épices. Ses créations ont conquis le Tout-Paris, en particulier son gâteau « Starlette » ™ à base de fromage blanc 0%, sans sucre et sans farine, qui a révolutionné le milieu féminin et dont le succès dure depuis trois décennies. Cette réussite l'a conduite à animer pendant plusieurs années une chronique culinaire sur France 2 dans l'émission « C'est au Programme », pour le plaisir des téléspectateurs qui découvrent son univers et qui plébiscitent cette nouveauté culinaire, moins grasse, moins sucrée et plus parfumée. En 2008, le destin l'emmène à Los Angeles et l'Amérique la garde. Elle emporte son gâteau Starlette à Hollywood et les Américaines succombent à ce succès parisien. Le Starlette sera commandé pour de prestigieux anniversaires comme par exemple celui de Stevie Wonder, qui encouragera fortement Michèle à continuer son développement. Il sera aussi sur le buffet pour les anniversaires de Zsa Zsa Gabor et fera l'objet d'une rubrique sur la Télévision américaine KTLA. TF1 fera aussi appel à Michèle pour l'anniversaire de l'actrice Emmanuelle Rivat lors des Oscars en 2014.
Le Starlette devient une star à L.A. C'est l'engouement pour ce gâteau, comme à Paris en 1985, qui va booster la carrière de Michèle. Elle crée alors sa propre société et livre son gâteau dans les endroits branchés de Los Angeles. Elle sera appelée à faire du coaching pour certains restaurants, des pop-up (restaurants éphémères très tendance à L.A.) ainsi que des lancements de concepts. Jusqu'au jour où une célébrité lui demande d'organiser une soirée privée et c'est le début d'une autre vie. Elle est demandée pour sa french touch, pour l'originalité de ses recettes, et son dynamisme fait le reste. Au cours d'un dîner chez des amis, elle rencontre Stephan Miermont qui a un parcours identique dans le fitness et lui aussi des clients très VIP. Cela lui semble une évidence, elle qui voulait faire un livre de cuisine « pas comme les autres » et cherchait un coach sportif partageant sa vision des choses.
À eux deux, ils mettent au point leur méthode qui propose aux personnes sportives de bien manger, et à celles qui veulent bien manger de bouger afin d'être au top de leur forme. Succès immédiat. Un nouveau projet a vu le jour début 2017 : organiser des retraites d'une semaine pour se détoxifier avec fitness, yoga, méditation et nourriture vegan, le tout sans téléphone ni ordinateur dans une villa de rêve à Malibu. Après un succès immédiat, d'autres villas sont ouvertes en Thaïlande, à Ibiza et en France.
C'est donc ainsi que naturellement Michèle est devenue en peu de temps le Coach culinaire préféré des stars et de tous ceux qui croisent sa cuisine.

Biographie
Stephan Miermont

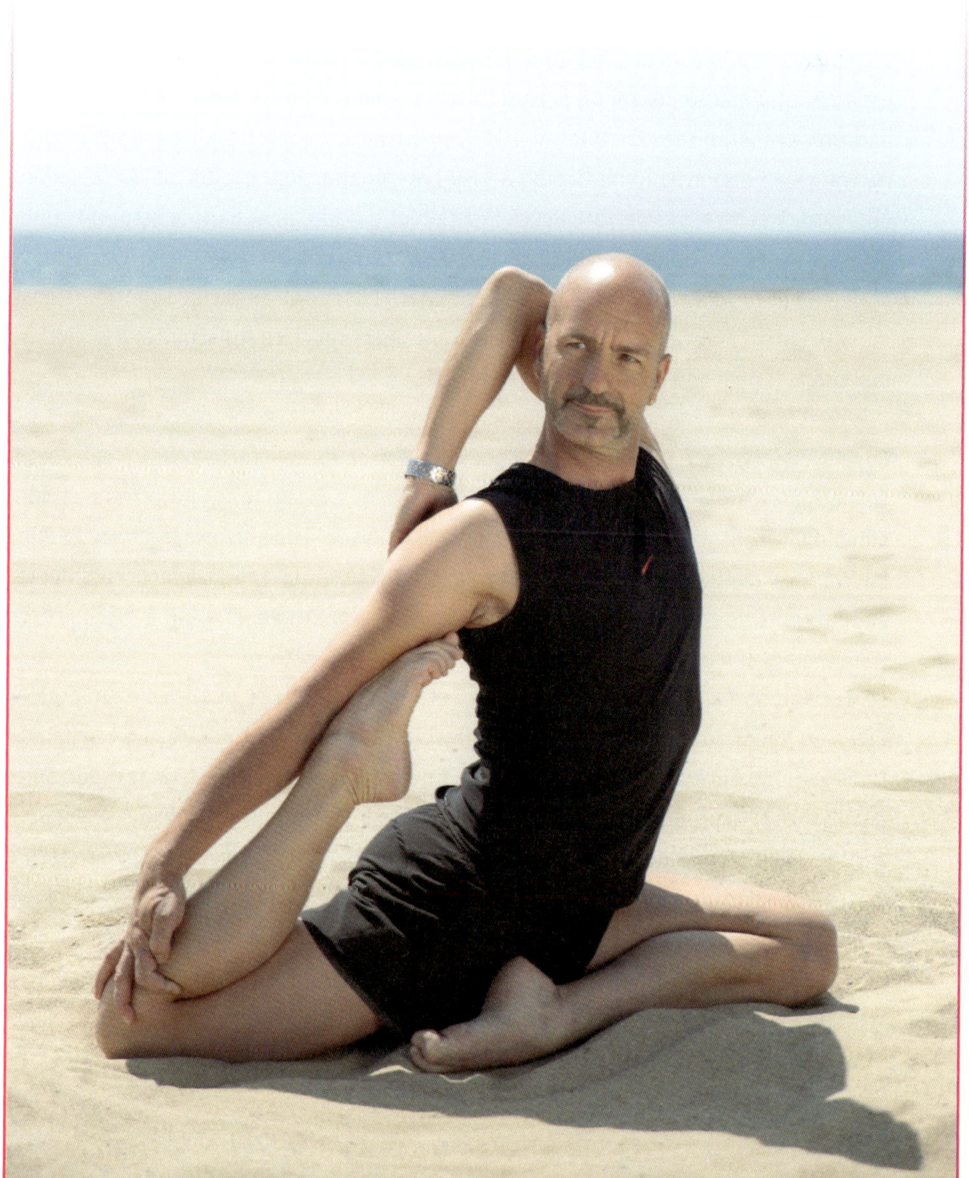

Athlète de haut niveau, artiste au Cirque du Soleil de Las Vegas, entraîneur Olympique de natation synchronisée à San Francisco, professeur de Pilates aux États-Unis, au Japon, en France et en Italie, Stephan Miermont a un parcours incroyable. Ses 25 ans d'expérience et son éclectisme dans les domaines du sport et de la forme lui permettent d'apporter une vision unique et personnelle de l'effort physique. Et si l'on ajoute à cela son perfectionnisme, sa bonne nature, son inépuisable énergie, sa simplicité, sa bienveillance et son rayonnement, on comprend qu'il ait déjà inspiré bien des gens et de nombreuses stars à Hollywood.

Stephan est né à Saint-Etienne, en France, le 4 décembre 1967, d'un père instructeur d'équitation de l'école de Saumur et d'une mère danseuse. Dès son plus jeune âge, il est passionné par la discipline pratiquée par sa maman et, en 1984, se lance dans la natation synchronisée. En 1988, il a 21 ans quand il remporte le titre de Champion de France en duo avec Anne Capron à Issy-Les- Moulineaux. Exploit réitéré deux ans plus tard. Très vite, ses performances l'installent durablement dans le cœur du public français et international. En 1993, il part aux États-Unis pour entraîner l'élite mondiale de natation synchronisée, et devient coach-assistant du meilleur entraîneur au monde, Chris Carver. À ses côtés, il mène à plusieurs reprises ses athlètes à la victoire aux Championnats du Monde et aux jeux Olympiques.

En 1997, il intègre le Cirque du Soleil pour la création du spectacle « O » à Las Vegas. Enthousiasmés par sa créativité, les producteurs et chorégraphes lui offrent rapidement le rôle central du show. C'est au Cirque du Soleil qu'il découvre la méthode Pilates. En 1999, parallèlement à sa participation à « O », il suit une formation fitness Pilates à l'Université de Las Vegas et décroche un diplôme d'instructeur.

En 2003, il partage sa vie entre le Japon et les États-Unis et publie d'innombrables livres et vidéos sur le Pilates. L'année suivante, il produit son propre show subaquatique à l'Hôtel Silverton de Las Vegas. Il veut désormais se concentrer sur les spectacles aquatiques qu'il produit avec sa société « Aquartist » et sur la méthode de fitness qu'il a créée, Pilametrix. Celle-ci a pour base le Pilates traditionnel auquel Stephan a intégré des mouvements de Pliométrie et de l'étirement intense. Il l'enseigne depuis 2004 aux athlètes Olympiques de natation synchronisée en France, au Japon, en Chine, en Italie, en Grande-Bretagne et aux États-Unis. Ces dernières années, il a aussi énormément travaillé en tant que consultant physique de grands artistes et personnalités du monde du spectacle aux États-Unis et au Japon.

Les principes
de Michèle et Stephan

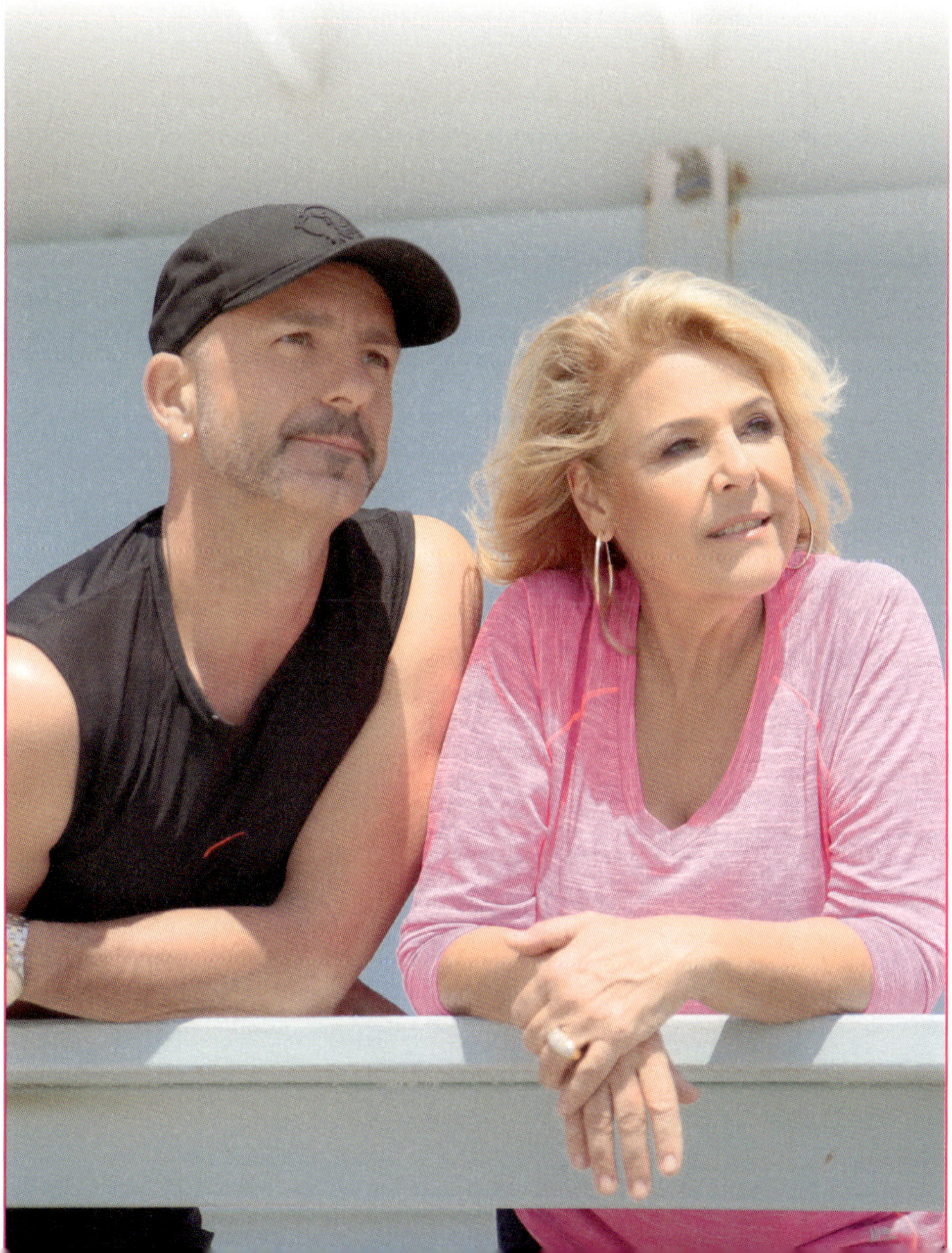

Le principe de Michèle

J'ai toujours été concernée par la façon dont on se nourrit. Pendant plus de 30 ans, j'ai créé des recettes allégées en mauvaise graisse, en sucre et en sel. Je n'imaginais pas encore ce que seraient les années à venir. Mon combat est permanent pour montrer que tout le monde peut bien se nourrir sans passer des heures en cuisine, sans élaborer des recettes compliquées. J'essaie de redonner le goût de préparer des plats à la maison, peut-être même en famille ? Quoi de plus agréable ?
Cela prend moins de temps que de courir au supermarché le soir pour acheter des plats tout préparés, pensant gagner du temps. Cela vous coutera surtout moins cher. Pensez aux bénéfices que vous allez y trouver, au bien-être et à la satisfaction que vous allez ressentir.

Je vais vous faire découvrir avec mes recettes les « vraies » saveurs des légumes frais et des fruits qui n'ont pas été transformés, à qui l'on n'a pas ajouté je ne sais quels numéros chimiques qui sont des poisons pour notre santé et que nous consommons en grandes quantités si nous n'y faisons pas attention. J'ai bien écrit « découvrir » et non pas « redécouvrir » car je vois nombre d'enfants et d'adultes qui ne connaissent pas le goût d'une « vraie » fraise, ni le goût d'une carotte crue, ni même celui d'une pomme qui varie tellement selon qu'il s'agisse d'une « golden » très sucrée naturellement ou d'une pomme verte plus acide. Ma première expérience, lorsque je travaille avec un groupe, est de leur faire connaître les vrais goûts des aliments. J'insiste par exemple sur les différences qu'il y a entre une barquette de carottes râpées achetées sous vide au supermarché et un bol de carottes râpées « maison ».

Il y en a 3 majeures :

- La qualité du produit.
- Le temps.
- Le prix.

Faites-le chez vous. Vous allez lire l'étiquette à l'arrière de la barquette et vous allez voir tous les ingrédients nocifs qui sont mélangés à vos carottes. Entre les colorants, l'excès de sucre, les conservateurs, les exhausteurs de goût... et j'en passe, il ne reste pas grand-chose du produit.

Prenez tout simplement une carotte, râpez-la, mettez-la dans un saladier avec un filet d'huile et de citron. Cela vous aura pris moins de 2 minutes. Mais surtout quel bénéfice pour votre santé !
Comparez le prix des deux carottes fraîches et celui de votre barquette. C'est pratiquement dix fois moins cher de le faire soi-même.
On peut répéter l'expérience à l'infini, on arrive toujours aux mêmes résultats.

Dans ma cuisine, les choses sont simples, faciles à réaliser car je donne toute la place au produit. Lorsque mes amis font l'éloge de ma table, j'ai presque envie de m'excuser de la facilité avec laquelle j'ai préparé ces plats. Il suffit juste d'utiliser les bons ingrédients et d'avoir un peu d'imagination. Je vais vous donner toutes mes idées et après, à vous de jouer. Ce sera vous le chef. Je ne pourrai malheureusement pas goûter, mais je suis sûre que le résultat sera grandiose.
Les repas de la méthode sont composés essentiellement de légumes frais, de fruits, de céréales, de légumineuses, d'épices et d'herbes fraîches. Ils sont établis sur la base d'une personne pour les breakfasts et deux personnes pour les lunchs et dîner.
Pendant la semaine Détox, vous allez supprimer toute protéine animale, tous les produits laitiers, les farines blanches sous toutes leurs formes, le sucre et l'alcool. Certes, cela demande une discipline, mais il faut choisir le meilleur moment pour commencer car cette semaine est déterminante.
Pour le programme des quatre semaines suivantes, je réintègre œuf, poulet, viande ou poisson afin d'apporter l'essentiel nutritif en rapport avec les exercices demandés par Stephan. À la fin de ces cinq semaines, vous vous sentirez différent aussi bien physiquement que moralement et c'est en cela que la méthode Booster est efficace. Chacun de vous aura recentré ses priorités. Certains auront maigri, d'autres non, mais vous aurez tous éliminé les toxines de votre corps. Votre esprit sera plus clair grâce au sport et vous serez prêt à poursuivre ce changement. Vous aurez la base d'un nouveau mode de vie, à vous de l'appliquer selon vos envies.

Les clés de la réussite

À la fin de mes classes de groupes, je remets une clé symbolique à chaque participant. C'est la clé de « leur » réussite. À eux d'en faire le meilleur usage.
Ce livre sera votre clé.
Nous sommes tous différents mais nous fonctionnons tous de la même façon.
Si nous prenons soin de notre corps et de notre esprit, nous prenons alors soin du capi-

tal essentiel qu'est notre vie.
Et comme nous vivons tous plus longtemps, alors autant tout faire pour vivre mieux.
Vous êtes maintenant prêt à appuyer sur le bouton STARTER.
Go go go ! Vous allez réussir.

Quelques conseils pour optimiser vos résultats :

Avant la semaine Détox

J-3 : supprimez le sucre et la viande rouge. Mangez plutôt de la volaille à un seul des repas.
J-2 : mangez plutôt du poisson à un seul des repas. Supprimez les laitages et la volaille.
J-1 : Privilégiez les légumes accompagnés d'un bol de riz complet, les fruits frais et secs.
Si vous pouvez le faire, vous serez mieux préparé pour commencer la méthode Starter et ces trois jours vous auront permis de ne pas affoler votre corps par des changements trop rapides de vos habitudes alimentaires.

Pendant votre programme

› N'oubliez pas de vous hydrater au maximum. Depuis des années, j'offre à mon corps, le matin au réveil, « une douche intérieure » : une boisson que j'appelle « Dynamic Ginger » (recette dans les incontournables) et croyez-moi, elle porte bien son nom. J'ai arrêté de boire du café depuis car l'énergie naturelle que me donne cette boisson est immense. Je la bois avant ma douche, 30 minutes d'exercices de Stephan et ensuite je suis prête à prendre mon breakfast et à attaquer ma journée, pleine de punch. Je vous recommande de préparer et de boire un Dynamic Ginger tous les matins.
› Vers 16/17 heures n'hésitez pas non plus à fouetter votre énergie avec cette boisson naturelle.
› Prenez garde aux produits cosmétiques. Certains renferment des substances dangereuses qui passent directement à travers votre peau. Soyez vigilant avec les étiquettes et favorisez les produits naturels.
› Prenez garde au sel, il est au moins aussi mauvais que le sucre pour votre corps. Mais on en parle moins. Salez au minimum et jouez avec les épices et le poivre pour booster les différentes saveurs de vos plats. Je n'ai pas utilisé de sel dans

mes recettes, à vous de doser le vôtre. Une astuce : j'utilise la levure diététique en remplacement du parmesan ! Essayez, c'est surprenant.

› Je vous propose dans les recettes du sirop d'agave qui a un indice glycémique assez bas. Vous pouvez aussi utiliser du sirop d'érable. J'adore son goût ambré et je l'utilise beaucoup dans mes retraites vegan. Si vous en trouvez, n'hésitez pas une seconde : le sucre de fleur de noix de coco est l'aliment sucrant parfait.
› Faites vos courses deux à trois fois par semaine et achetez vos différents produits nécessaires en petites quantités. N'oubliez pas les marchés qui offrent une palette de fruits et légumes magnifiques. Vous pouvez aussi utiliser tous les produits surgelés, dès l'instant qu'ils sont naturels sans aucun ajout, et bien sûr faire vos propres congélations.
› Regardez toujours quel est le plan du lendemain et voyez si vous pouvez anticiper afin de gagner du temps. Préparez par exemple vos bols de chia pudding à l'avance. Il n'en sera que meilleur et il se conserve très bien au frais. Faites aussi votre granola et conservez-le dans un bocal hermétique. N'hésitez pas non plus à cuire les pommes de votre breakfast la veille pendant la préparation de votre dîner. Vous pouvez aussi préparer votre lunch si vous déjeunez à l'extérieur. Il faut vous organiser au mieux afin de vous faciliter la tâche.
› Buvez du thé et des tisanes à volonté au cours de la journée. Privilégiez aussi souvent que possible les tisanes d'herbes fraîches qui vont aider à purifier votre teint, à nettoyer votre organisme et à faciliter votre digestion. Oubliez totalement les sodas. Hors semaine Détox, vous pouvez vous laisser tenter par « un » verre de bon vin de temps en temps, et toujours avec modération.
› Prenez du temps pour vous autant que vous pouvez le faire, même quelques minutes sont toujours bonnes à prendre. Faites le vide dans votre tête et méditez si vous le pouvez.

Le principe de Stephan : Pilametrix

L'activité physique a toujours évolué en fonction de la société. Aujourd'hui, de plus en plus de personnes ont un travail sédentaire qui les prive d'activité physique. Or, celle-ci est nécessaire à la santé et au bien-être. Il n'est jamais trop tard pour commencer.

La pratique régulière d'une activité physique procure de nombreux bienfaits, souvent insoupçonnés :

- Elle permet d'avoir une bonne condition physique, ce qui, au-delà de l'amélioration de vos performances sportives, facilitera votre vie quotidienne.
- Elle prémunit contre les maladies cardio-vasculaires.
- Elle protège contre certains cancers, en particulier celui du sein chez la femme, de la prostate chez l'homme et du côlon chez les deux sexes.
- Elle réduit le risque de diabète.
- Elle est efficace pour le maintien du poids de forme et peut réduire les risques d'obésité.
- Elle améliore le sommeil.
- Elle lutte efficacement contre le stress, la dépression et l'anxiété.

Elle ralentit le processus de vieillissement et protège contre la perte d'autonomie.

Pilametrix est la clé pour améliorer votre bien-être non seulement physique mais aussi émotionnel, la qualité de vie et la perception de soi.

C'est un programme complet qui vous garantit force, endurance, équilibre et souplesse. Tout cela en moins de 40 minutes par jour.

Comment ?

En bénéficiant de l'expérience d'un coach personnel qui a travaillé avec des athlètes, artistes et personnalités parmi les plus célèbres et les plus performants d'aujourd'hui. Pilametrix est un programme d'exercices physiques conçu pour améliorer votre vie de tous les jours, optimiser vos réserves énergétiques et vous tonifier.

Cet entraînement est simple et basé sur 4 principes :

› **L'intervalle**. L'entraînement par intervalles consiste simplement à alterner des activités physiques intenses et modérées. Il apporte de nombreux bienfaits « santé » et garantit à tous les coups, aux athlètes comme aux novices, de perdre du poids ou garder la ligne.
› **La résistance**. Ce principe consiste à utiliser le poids du corps ou différents poids ou appareils pour faire travailler les muscles. Par exemple, vous pouvez vous servir d'haltères ou de boîtes de conserve, d'une bouteille d'eau, d'une bande élastique... Cette façon de s'entraîner est essentielle pour maintenir et augmenter la force musculaire et booster l'énergie.
› **Le Pilates**. Une méthode qui renforce les muscles appelés « core ». Ceux-ci constituent le centre d'énergie du corps et permettent plus de force et de stabilité. Grâce au Pilates, vous allez fortifier et assouplir votre corps en profondeur, tonifier votre silhouette, soulager vos douleurs dorsales, vous détendre et améliorer votre sommeil. La devise du Pilates est *« fort comme un soldat romain et souple comme un chat. »*
› **La pliométrie**. C'est un travail explosif où l'extension des muscles est immédiatement suivie de leur contraction rapide. Ces exercices sont extrêmement efficaces et brûleurs de calories. Ils rendent plus puissant, plus rapide et plus fort.

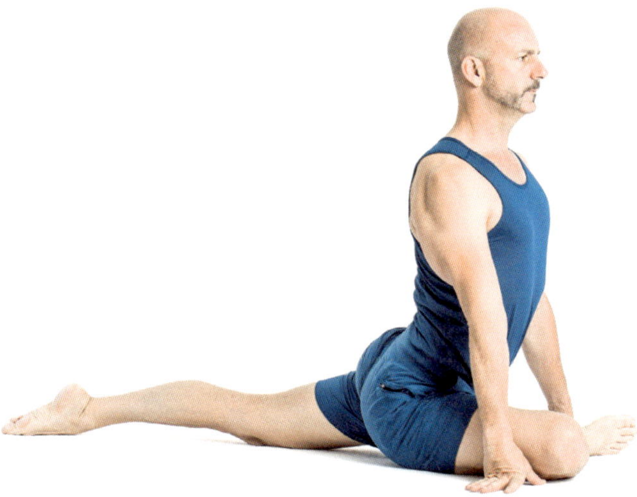

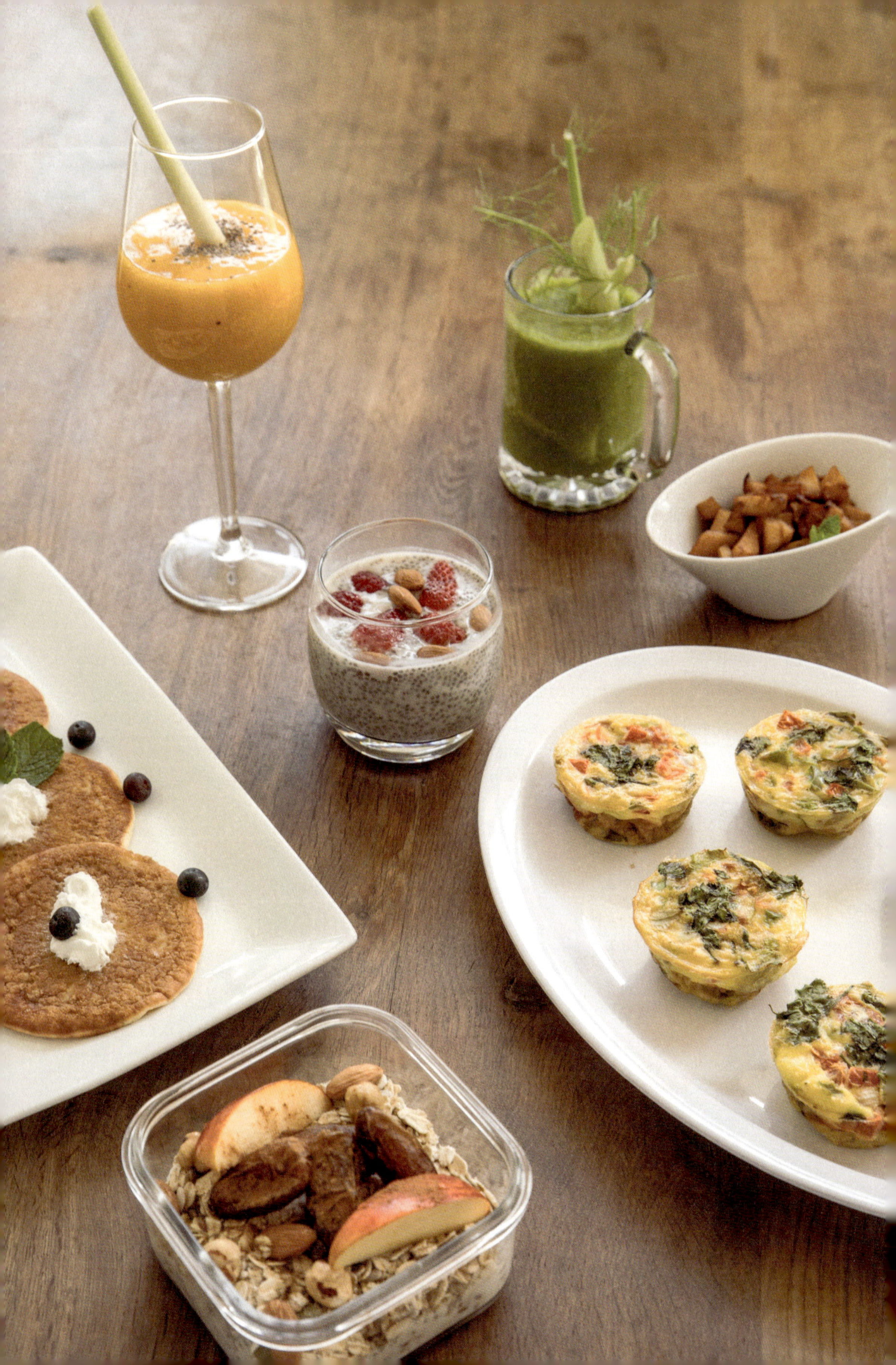

Les accessoires

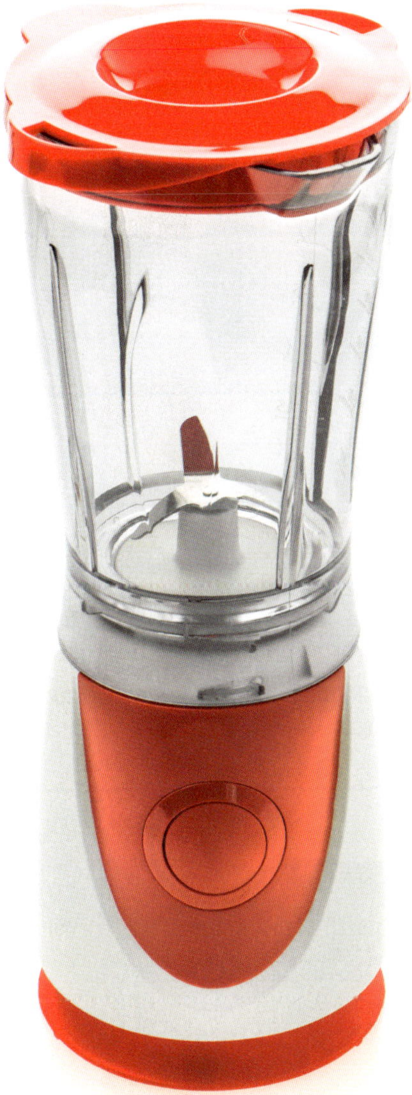

18 • du fitness
19 • de cuisine
21 • le placard idéal

LES ACCESSOIRES DE FITNESS

ÉLASTIQUES

Les élastiques ont l'avantage d'optimiser la performance sur plusieurs axes : force, vitesse, puissance...
Pour les personnes qui souhaitent simplement se muscler et retrouver la forme, l'utilisation d'élastiques de fitness et de bandes ou de tubes élastiques est idéale, puisqu'ils permettent de réaliser des mouvements fonctionnels chez soi, avec des résistances adaptées selon ses propres capacités.

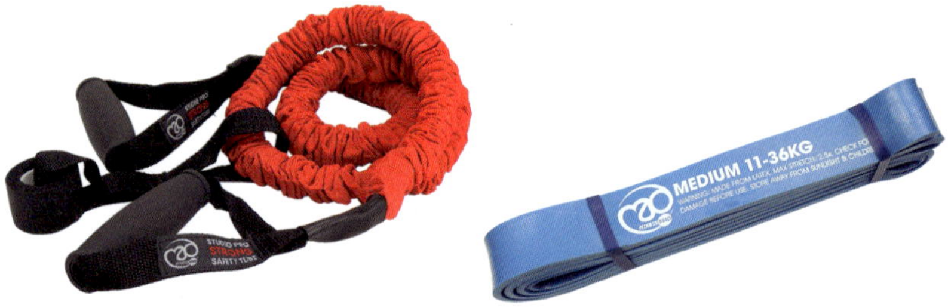

POIDS CHEVILLES ET/OU POIGNETS

Pratiquer le fitness avec des poids libres est bénéfique et très efficace pour le renforcement de l'ensemble du corps. Les exercices avec des poids se font très facilement. Vous devez faire attention de tenir correctement les poids et haltères en position debout. Votre corps tout entier doit supporter le poids, c'est pourquoi les muscles vont se déplacer activement au cours de l'exercice.

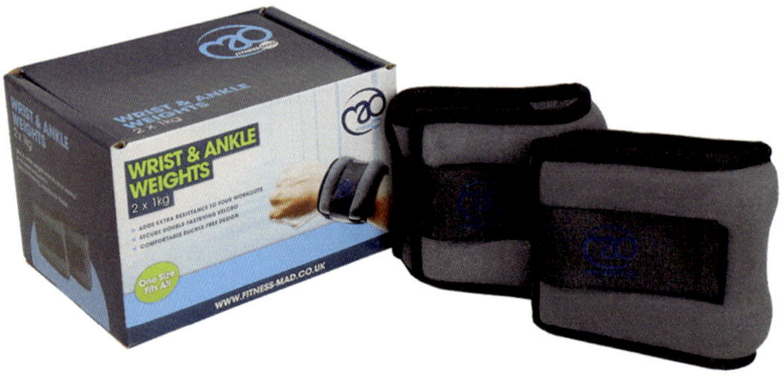

BOUTEILLES D'EAU ET BOÎTES DE CONSERVE

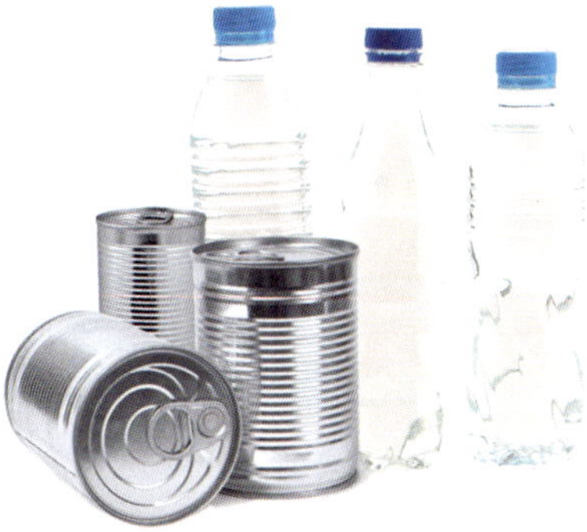

CORDE D'ÉTIREMENT

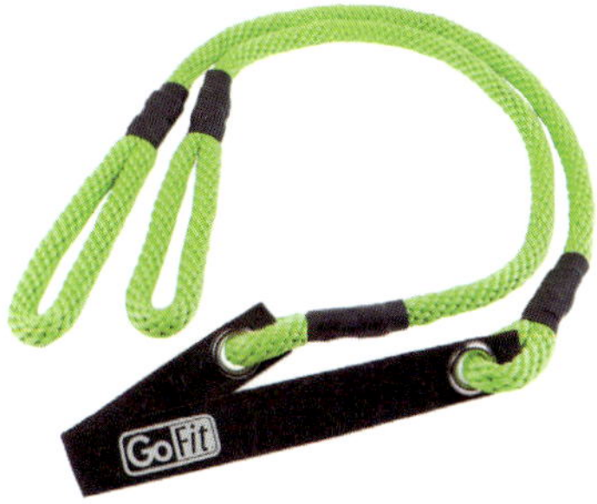

TAPIS DE YOGA ET D'ÉTIREMENT

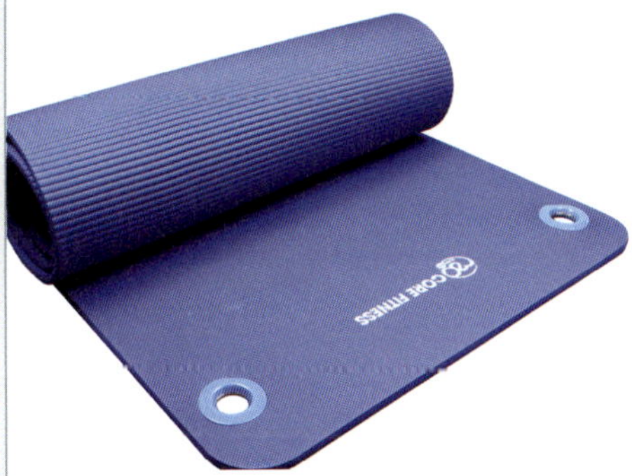

HALTÈRES ET POIDS

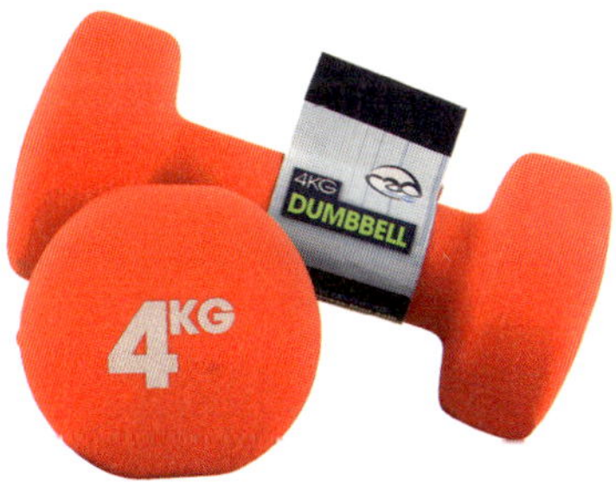

LES ACCESSOIRES DE CUISINE

ROBOT

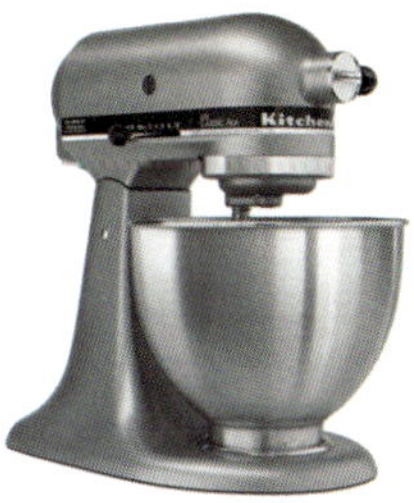

BLENDER

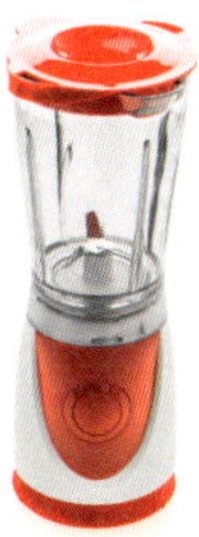

MINI MIXEUR

à herbes

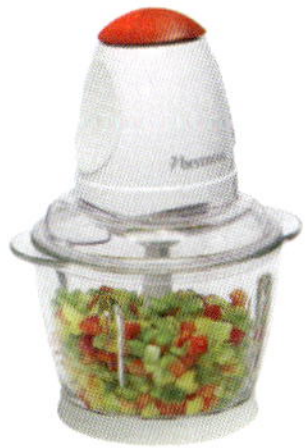

Les accessoires

CENTRIFUGEUSE

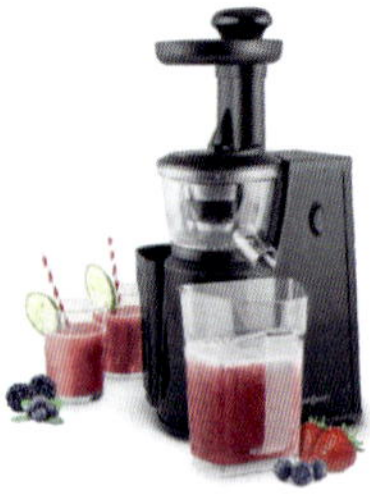

RÂPE

pour zestes de citron et gingembre

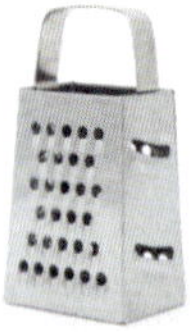

ÉCONOME

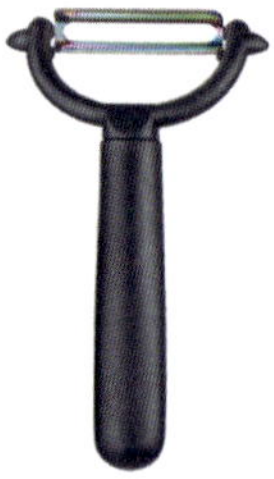

BONS COUTEAUX

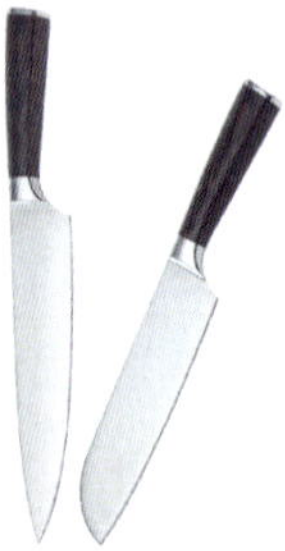

CUILLÈRES EN BOIS

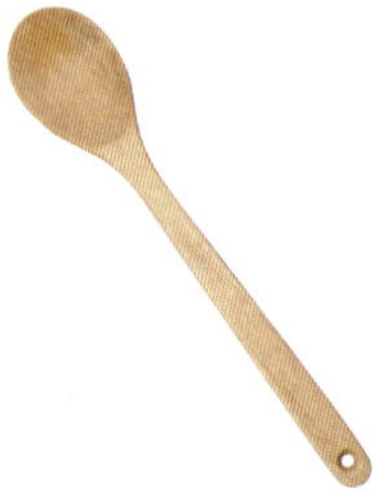

PLANCHE À DÉCOUPER

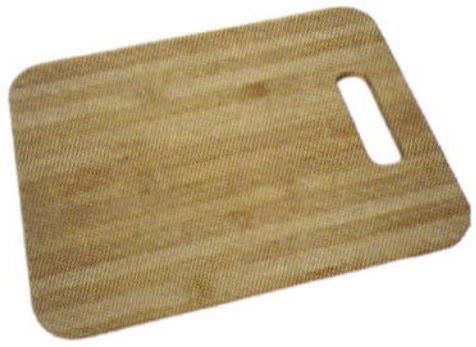

POÊLE

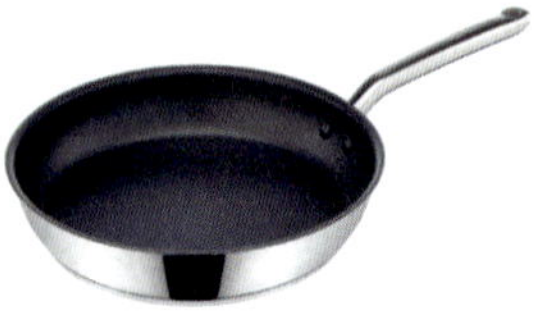

CASSEROLE

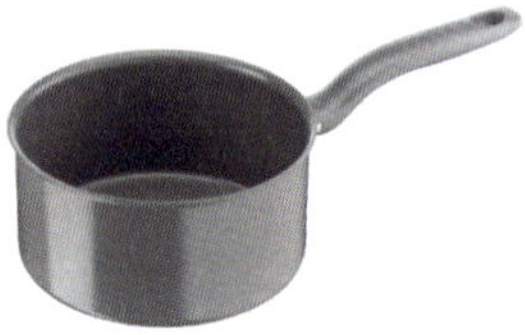

SALADIER

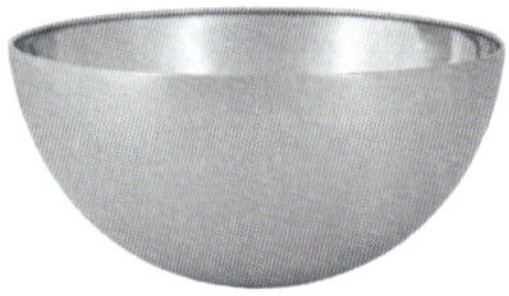

ÉGOUTTOIR FIN

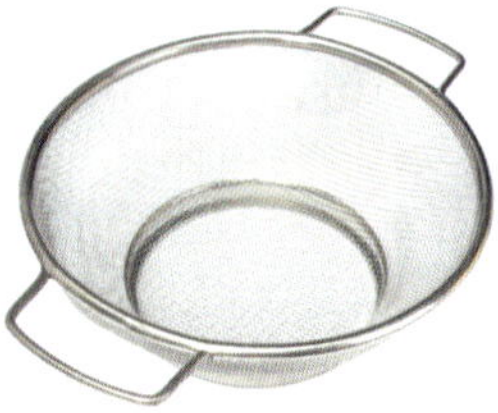

TASSE À MESURER

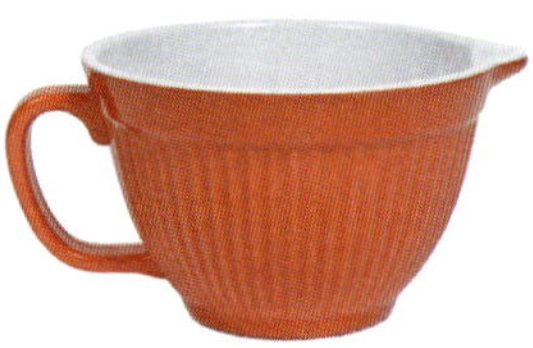

VERRE MESUREUR

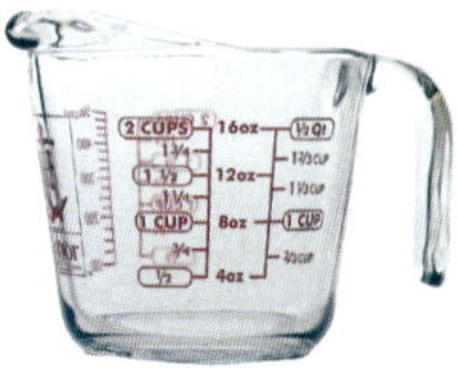

LE PLACARD IDEAL

Achetez toutes les épices que vous aimez et n'hésitez pas à en ajouter d'autres ou à en remplacer certaines qui ne vous conviendraient pas au goût.
Pensez à avoir dans votre congélateur des fruits et légumes mais uniquement NATURELS et qui n'ont subi AUCUNE transformation ni AUCUN ajout.
Privilégiez les achats bio tant que vous le pouvez.

ÉPICES EN POUDRE	ÉPICES EN GRAIN	GRAINES	FRUITS À COQUE	FÉCULENT COMPLET ET LÉGUMINEUSES
Cannelle	Cumin	lin	Noisettes	Riz complet ou basmati
Cumin	Coriandre	sésame	Amandes	Orge
Curry indien	Anis	tournesol	Noix de cajou	Boulgour
Poivre de Cayenne	Fenouil	chia	Pistaches	Sarrasin
Gingembre	romarin		Noix	Quinoa rouge
Coriandre		Flocons d'avoine		Quinoa blanc
Ras-el-hanout		Levure diététique		Farro
Curcuma				Semoule fine
Anis				Pâtes sans gluten
Origan				Millet

HUILES	INDISPENSABLE	VINAIGRE	BOUILLON
Noix de coco	Sauce soja allégée en sel	Cidre	Légumes
Olive	Sauce nuoc-mam	Vin blanc	Volaille
Avocat	Gingembre à sushi		
Sésame	Filet d'anchois à l'huile		

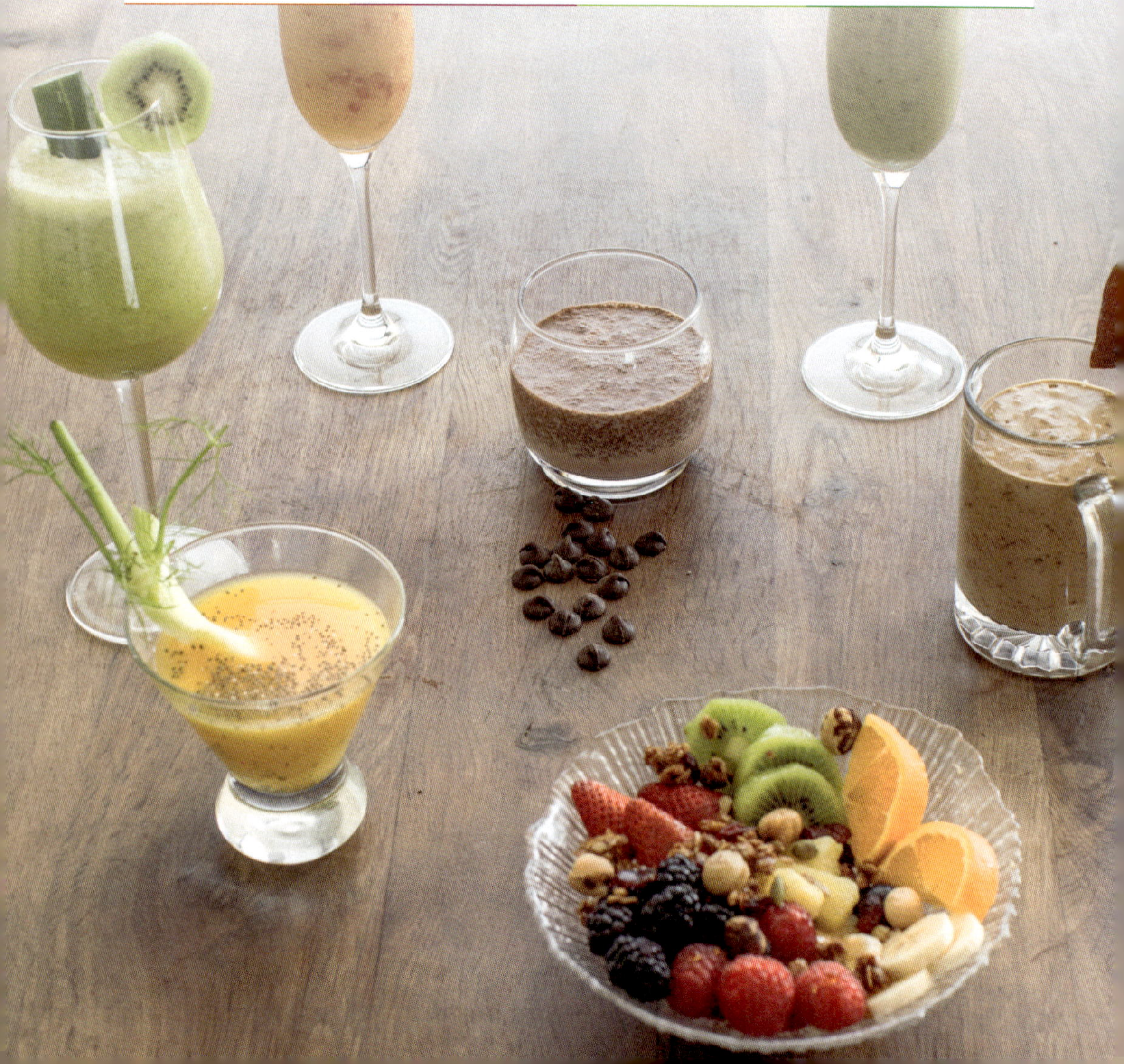

Semaine DÉTOX

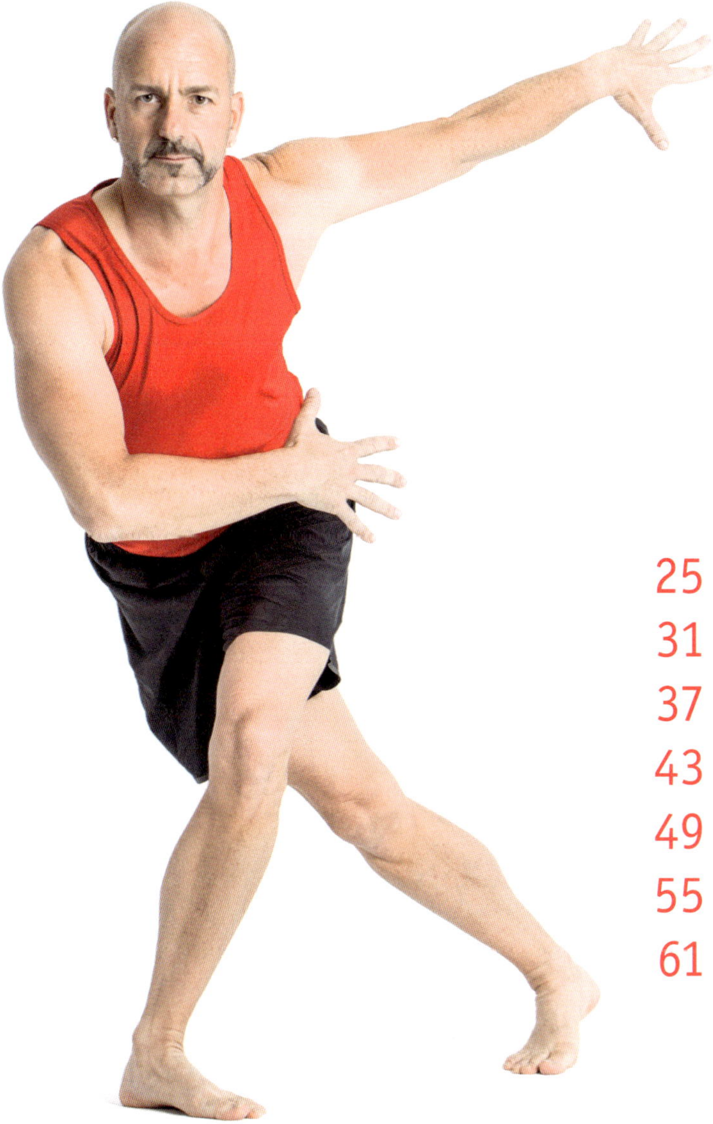

25 Lundi
31 Mardi
37 Mercredi
43 Jeudi
49 Vendredi
55 Samedi
61 Dimanche

La cure Détox permet de libérer le corps de ses toxines, d'améliorer la santé, de fixer les facultés de concentration et de mémorisation, et d'embellir le teint.
Elle va aussi stimuler le foie, purifier le sang ainsi que les autres organes vitaux. Il est recommandé de détoxifier notre corps au moins une fois par an.
Notre semaine de détox va plus loin. Elle promet tout d'abord un réveil musculaire avec un corps plus ferme et débarrassé de ses toxines, ainsi qu'un réveil gustatif grâce à des aliments connus pour leur action détox. Après ces sept jours, vous serez parfaitement prêt pour le programme des quatre semaines suivantes.

Cette semaine comprend

- **15 minutes d'exercices physiques par jour**
  - 7 exercices de deux minutes chacun. Plus le corps est stimulé, plus le programme est bénéfique.
- **3 recettes Détox**
  - Un jus
  - Un lunch
  - Une soupe
- **Conseils et astuces sur la méthode.**

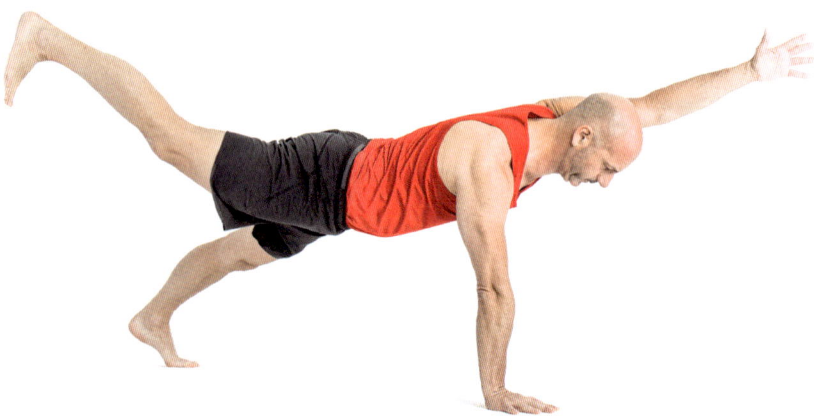

Détox Lundi

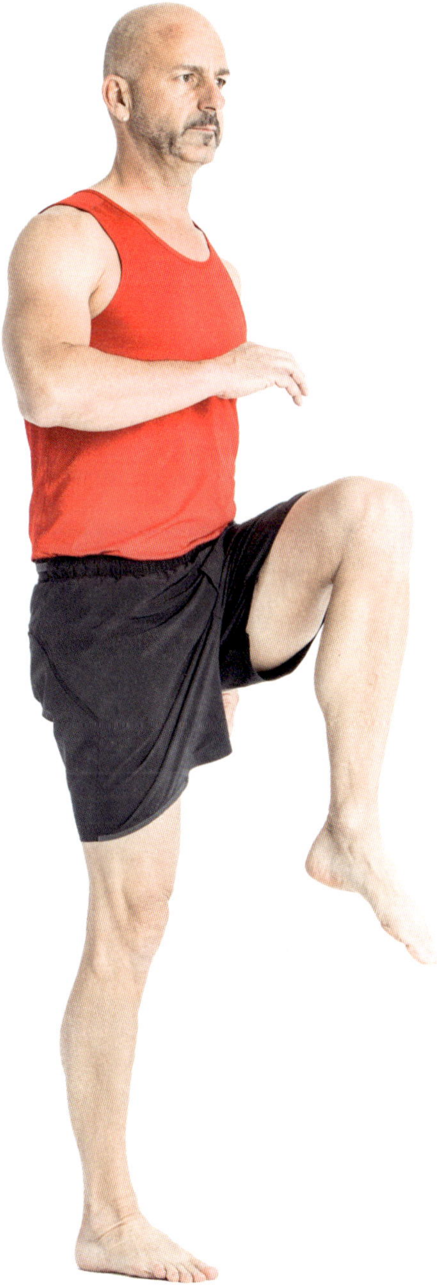

26 Fitness
28 Breakfast
29 Lunch
30 Dinner

ENDURANCE CARDIO

Remise en forme générale basée sur l'endurance. Essayez de sauter au moins de 5 à 10 centimètres. Faire chaque exercice deux fois pendant une minute chacun.

1 . SAUTS PIEDS SERRÉS

Sauter les deux pieds en même temps
en avant et en arrière.

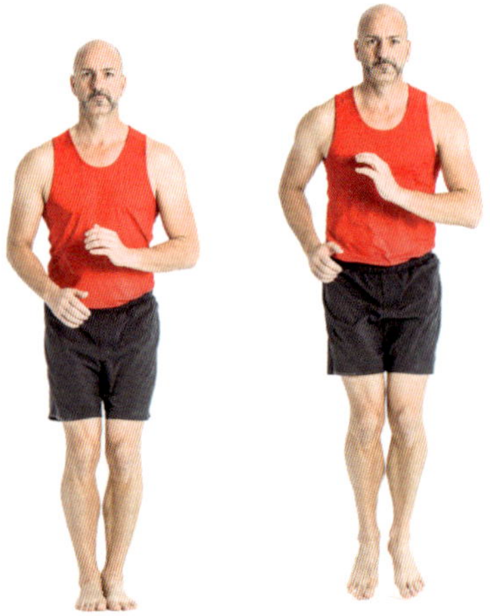

2 . SAUTS PIEDS ALTERNÉS

Sauter un pied après l'autre
en avant et en arrière.

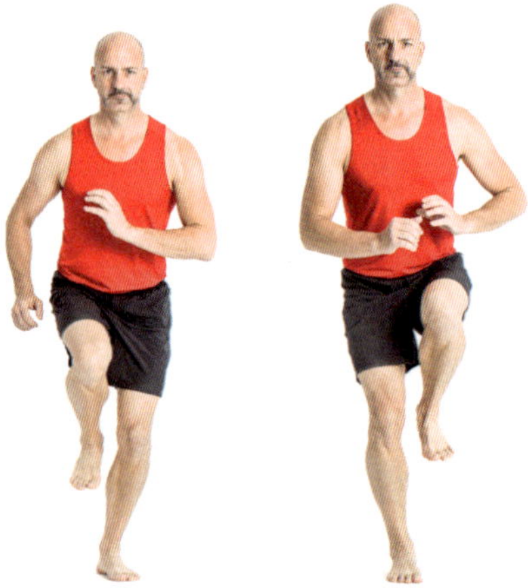

3 . SAUTS COTÉ PIEDS SERRÉS

Sauter les deux pieds serrés
de droite à gauche.

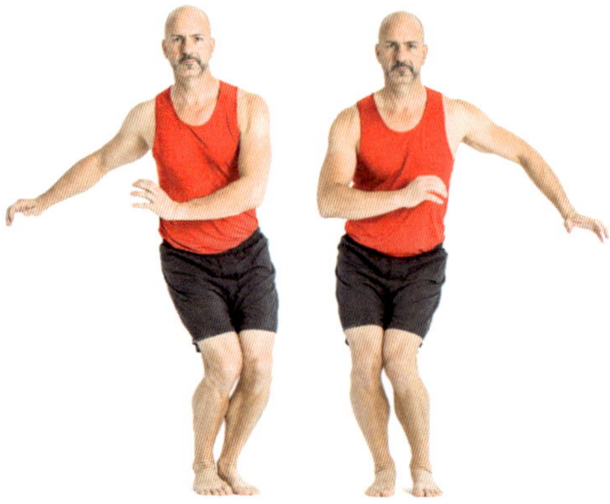

4 . SAUTS PIAFFÉS

Sauter une jambe après l'autre en levant les
genoux jusqu'à un angle de 90 degrés.

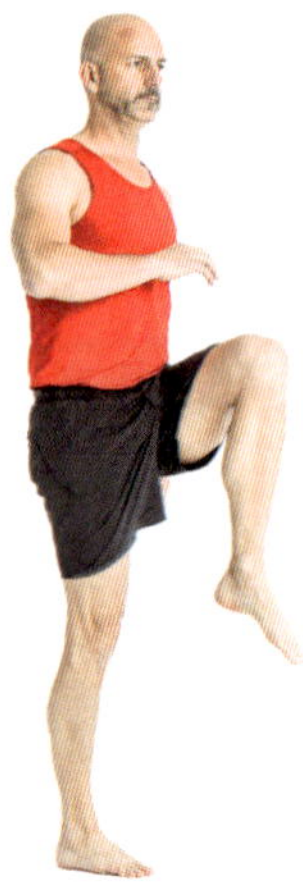

5 . SAUTS DEUX PIEDS RAPIDES

Effectuer des petits sauts les deux pieds serrés le plus rapidement possible.

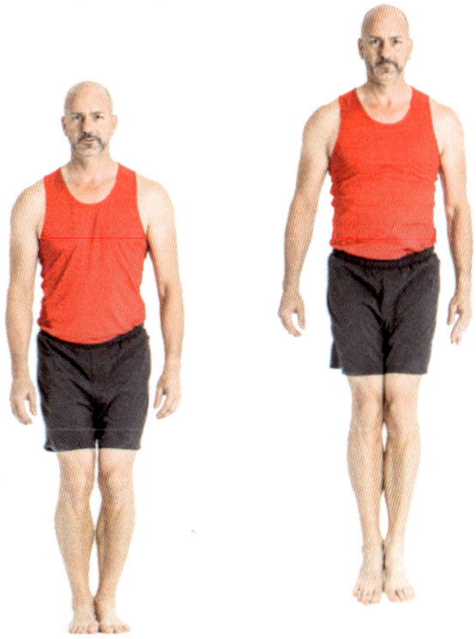

6 . JUMPING JACK

Monter les bras au-dessus de la tête, les mains jointes et les jambes écartées. Sauter en rabattant les bras le long du corps et en joignant les jambes. Revenir à la position initiale.

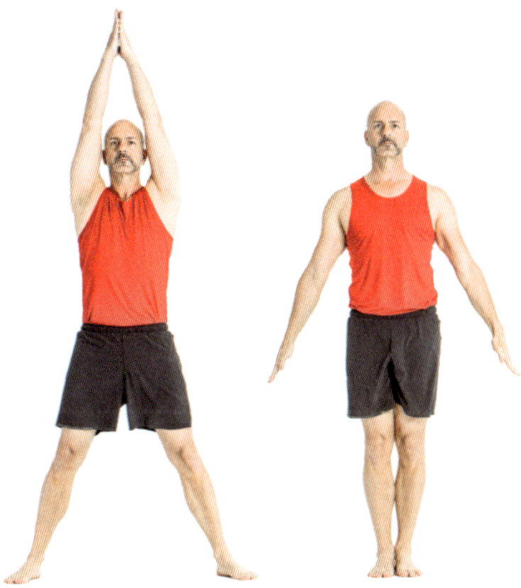

7 . COURSE KICK

Courir sur place, les talons touchent les fesses le plus vite possible.

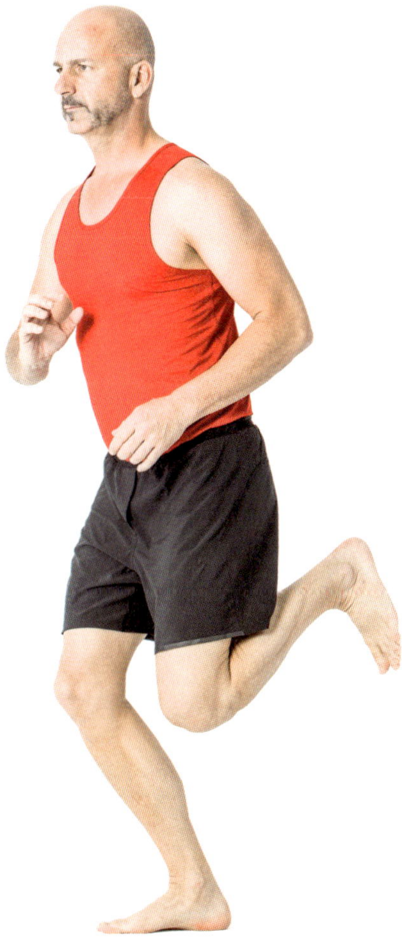

Green earth

- 1 pomme verte
- ¼ de concombre
- 1 poignée d'épinards frais
- 1 petit morceau de gingembre frais
- ½ jus de citron vert
- ¼ de verre d'eau de coco ou d'eau fraîche

- Mettez dans le mixeur la pomme verte découpée en morceaux, le concombre en rondelles, la poignée d'épinards, le morceau de gingembre et le jus de citron.
- Ajoutez l'eau de noix de coco et mixez l'ensemble.
- Dégustez immédiatement.

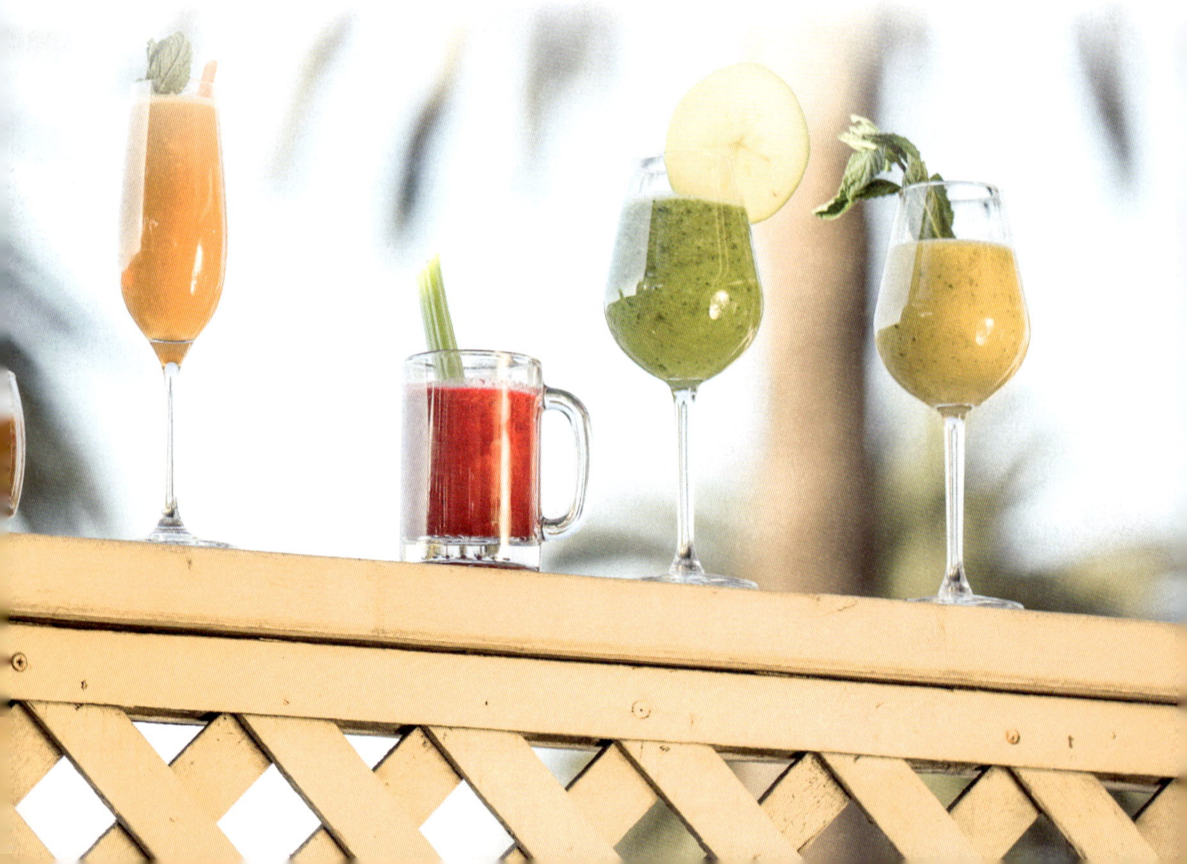

SALADE GREEN DÉTOX

- 1 poignée d'épinards
- 1 tasse de quinoa cuit
- ½ tasse de chou blanc râpé
- ½ tasse de chou rouge râpé
- 1 cuillère à café de graines de lin
- 6 mûres fraîches ou congelées
- 1 cuillère à café d'huile d'olive
- 6 feuilles de basilic frais
- 1 jus de citron jaune
- Poivre de Cayenne

- Cuisez le quinoa après l'avoir rincé, égouttez-le et refroidissez-le.
- Râpez les choux et mélangez-les dans un grand saladier avec les épinards et les feuilles de basilic.
- Ajoutez le quinoa et mettez le tout dans un grand bol.
- Parsemez de graines de lin et arrosez avec le jus de citron et l'huile d'olive.
- Enfin, ajoutez les mûres et une pincée de Cayenne.

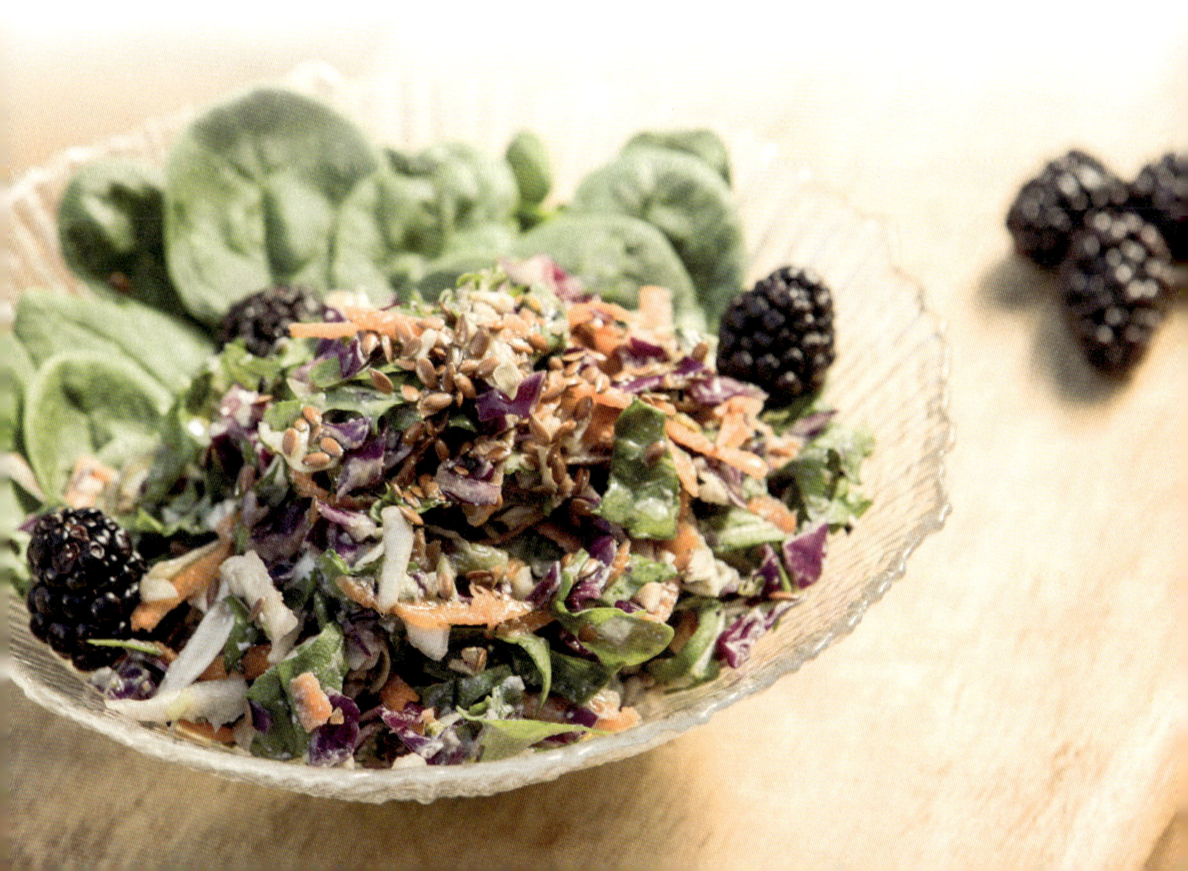

Soupe aux 5 légumes

- 1 tomate
- 1 poivron vert
- 1 poivron rouge
- ½ oignon jaune
- ¼ de chou vert
- 10 feuilles de coriandre
- 1 cuillère à café de cumin
- 1 cuillère à café de cannelle
- 1 pincée de poivre de Cayenne
- SURTOUT PAS DE SEL

- Coupez la tomate et le chou en morceaux, les deux poivrons en lanières, l'oignon en rondelles.
- Mettez le tout dans une casserole, ajoutez le cumin et la cannelle et couvrez d'eau.
- Portez à ébullition et laissez cuire à petit feu pendant 30 minutes.
- NE SALEZ PAS.
- Servez les légumes avec le jus dans un bol en ajoutant de la coriandre fraîche et une pincée de poivre de Cayenne ou bien mixez en velouté.

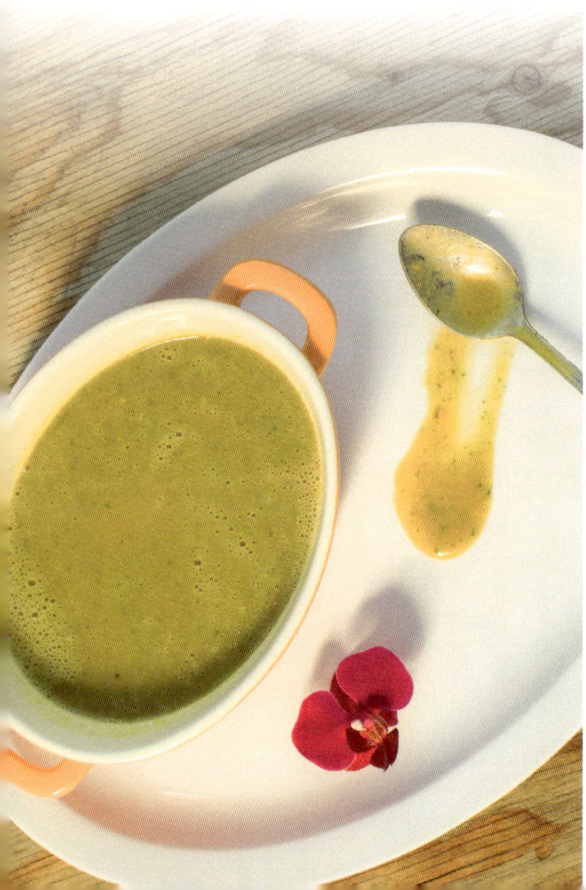

Mon conseil

Des légumes intéressants mélangés avec le quinoa qui va satisfaire votre satiété. Hors détox, la salade est excellente avec du saumon frais émietté ou encore avec des lamelles de saumon fumé ou du poulet grillé.

La soupe est un excellent antioxydant.

Corrélation fitness – cuisine

L'entraînement en endurance demande une grande énergie et provoque une perte de calories maximum. Le jus Détox facilite l'élimination des toxines par la combinaison du concombre, du gingembre et des épinards. Il apporte aussi l'énergie nécessaire grâce aux vitamines de la pomme et du citron. L'eau de coco contient beaucoup de minéraux et offre une hydratation complète après un gros effort physique. La salade propose des ingrédients pour nourrir les muscles et la soupe continuera d'éliminer les toxines.

Détox
Mardi

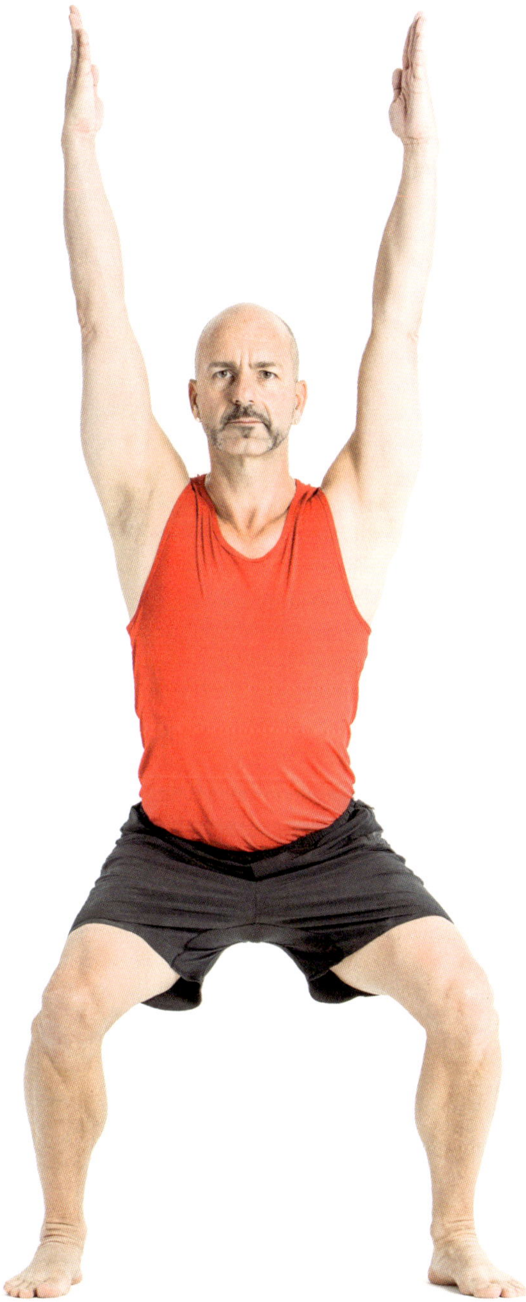

32 Fitness
34 Breakfast
35 Lunch
36 Dinner

Programme complet afin de réveiller tout le corps.

Faire chaque exercice deux fois pendant une minute chacun.

1 . JUMPING JACK

Monter les bras au-dessus de la tête, les mains jointes et les jambes écartées. Sauter en rabattant les bras le long du corps et en joignant les jambes. Revenir à la position initiale.

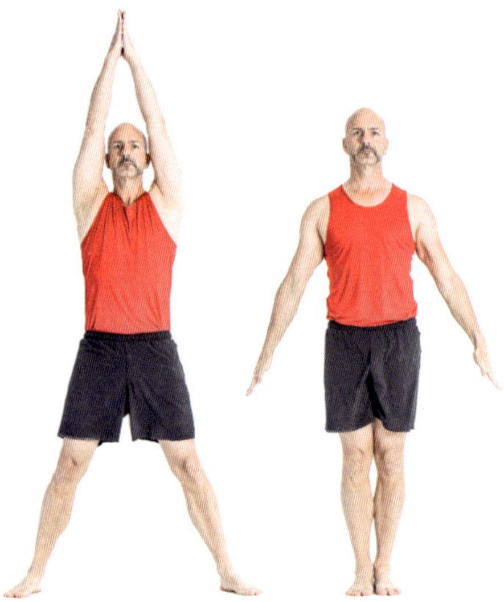

2 . PLANCHE ISOMÉTRIQUE

Partir de la position planche sur les mains ou sur les coudes avec les mains ou les coudes alignés aux épaules. Tenir cette position pendant tout le temps.

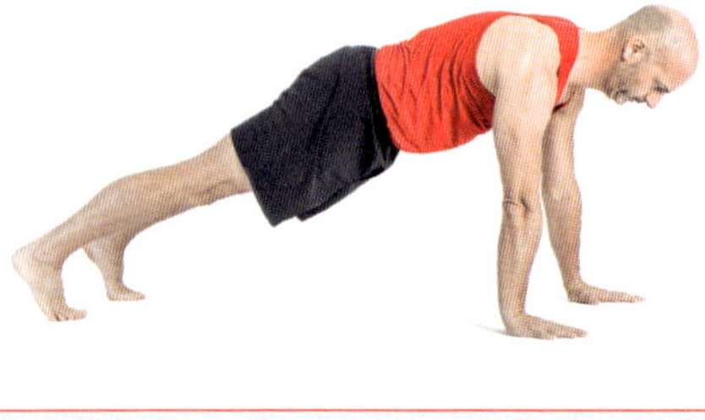

3 . SQUAT

Debout, effectuer une flexion des genoux de 90 degrés. Les genoux ne dépassant pas les orteils. Garder le dos plat.

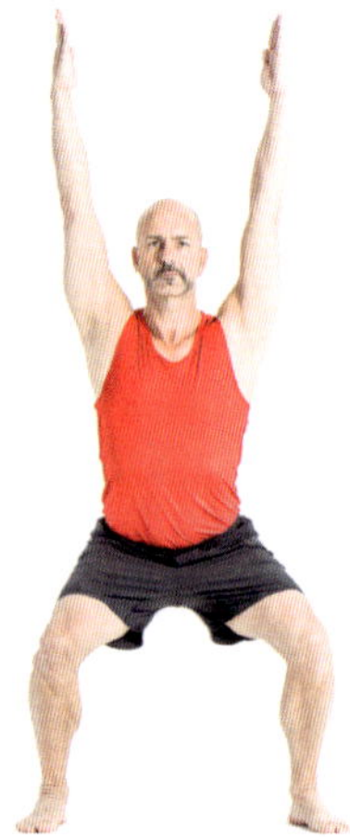

4 . PUSH UP

En position de planche sur les mains avec ou sans les genoux au sol, les bras écartés plus que la largeur des épaules. Le corps bien gainé, fléchir les bras à 90 degrés puis revenir à la position initiale. Attention de ne jamais cambrer.

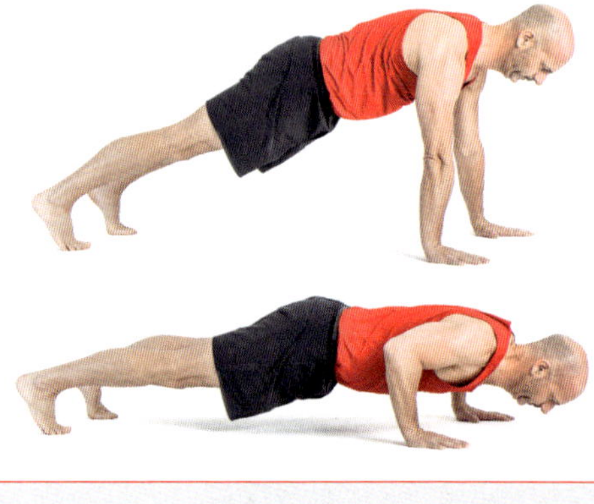

5 . SQUAT ET CHAISE

Debout, jambes écartées, effectuer une flexion des genoux de 90 degrés. Les genoux ne dépassant pas les orteils. Garder le dos plat. Fermer la jambe droite sur la jambe gauche pour se retrouver en position de chaise. Ouvrir la jambe gauche pour se retrouver en squat. Alterner les côtés. Réaliser la séquence pendant les 2 minutes. Le corps et les mains ne bougent jamais et restent dans la même position.

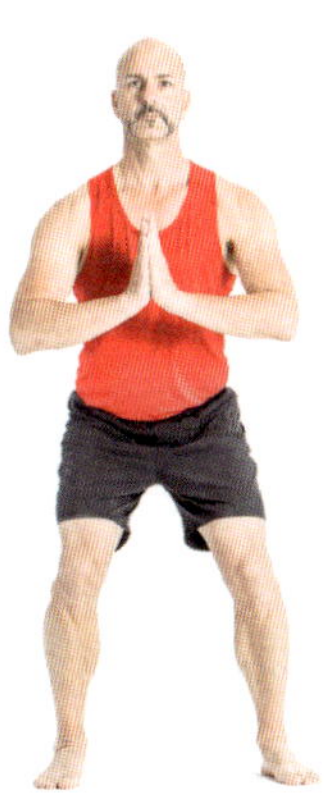

6 . TRICEPS PLANCHE

En position assise sur une chaise les mains accrochées à l'avant du siège. Décoller les fesses en avançant légèrement les genoux. Sans utiliser la force des genoux, plier les coudes puis les tendre.

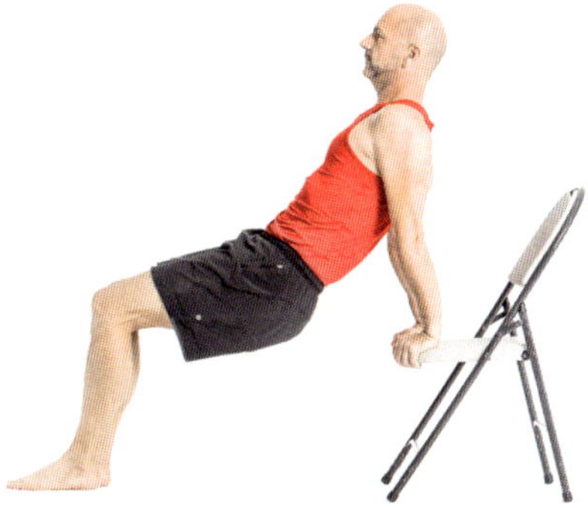

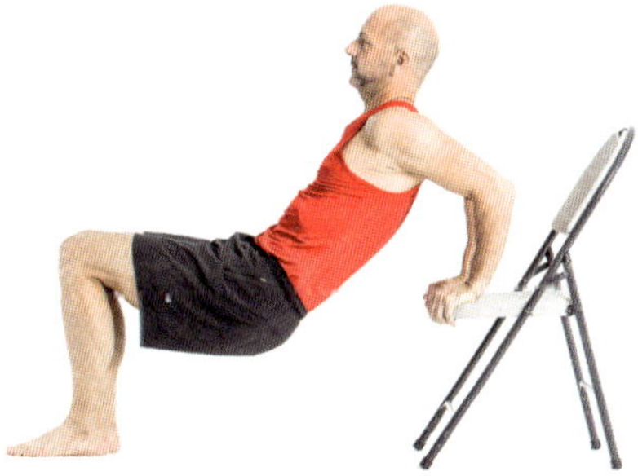

7 . CRUNCH

En position allongée sur le dos, jambes pliées, pieds à plat au sol et mains croisées derrière la tête. Expirer et remonter le buste en serrant les abdominaux, pour arriver à un angle de 45 degrés. (Ne pas s'aider du menton). Revenir doucement à la position initiale en inspirant.

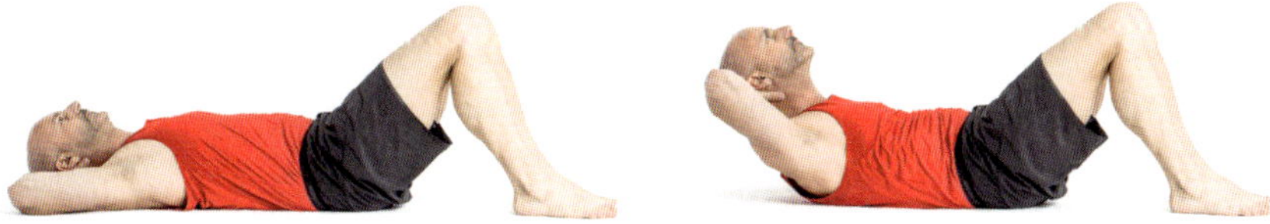

ANANAS DÉTOX

- ¼ d'ananas frais ou surgelé - mais surtout pas en conserve -
- ½ jus de citron vert
- 10 feuilles de menthe fraîche
- 1 petit morceau de gingembre
- ¼ de verre d'eau de noix de coco

- Pelez l'ananas, retirez le cœur dur et les parties marron et coupez-le en morceaux.
- Pressez le demi-citron directement dans le bol de votre blender.
- Ajoutez l'ananas, le gingembre pelé, les feuilles de menthe et l'eau de coco.
- Mixez et dégustez bien frais.
- Un must de bienfaits et de fraîcheur.

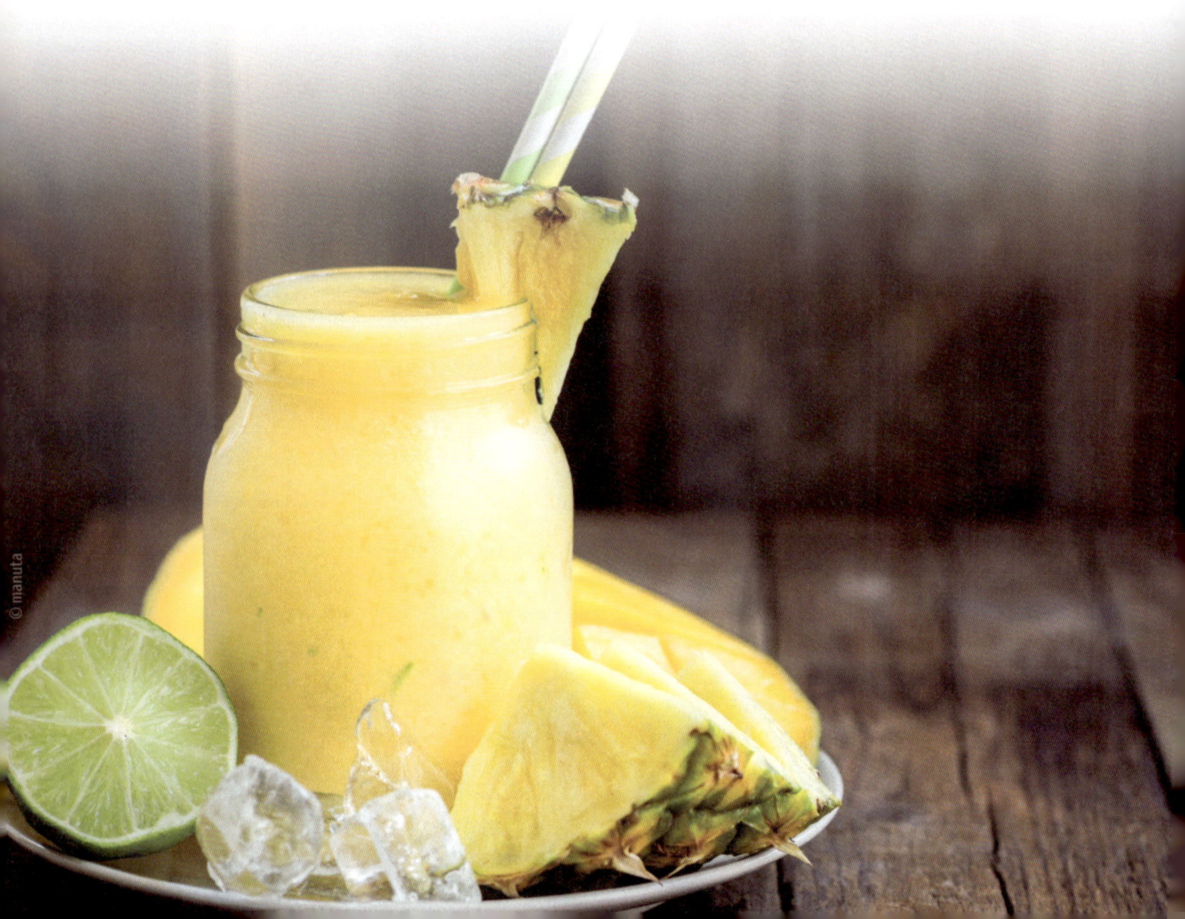

SALADE DE LENTILLES
SAUCE À L'ORANGE

- 2 tasses de lentilles vertes
- ½ tasse de quinoa
- ½ tasse de pois chiches
- 2 oranges
- 2 feuilles de romaine
- 1 petite poignée de coriandre
- 1 filet d'huile d'olive
- Poivre

- Faites cuire les lentilles comme indiqué sur le paquet puis égouttez-les et refroidissez-les.
- Mettez le quinoa rincé dans une casserole d'eau bouillante et faites cuire une dizaine de minutes.
- Ouvrez la boîte de pois chiches puis rincez-les.
- Pressez une orange et récupérez les zestes puis découpez l'autre orange en rondelles avec la peau.
- Dans un saladier, mélangez l'huile d'olive avec le jus d'orange, le zeste et le poivre.
- Ajoutez les lentilles, le quinoa et les pois chiches puis dressez dans un plat avec des feuilles de coriandre et les rondelles d'orange.
- Laissez les parfums se diffuser si vous en avez le temps.

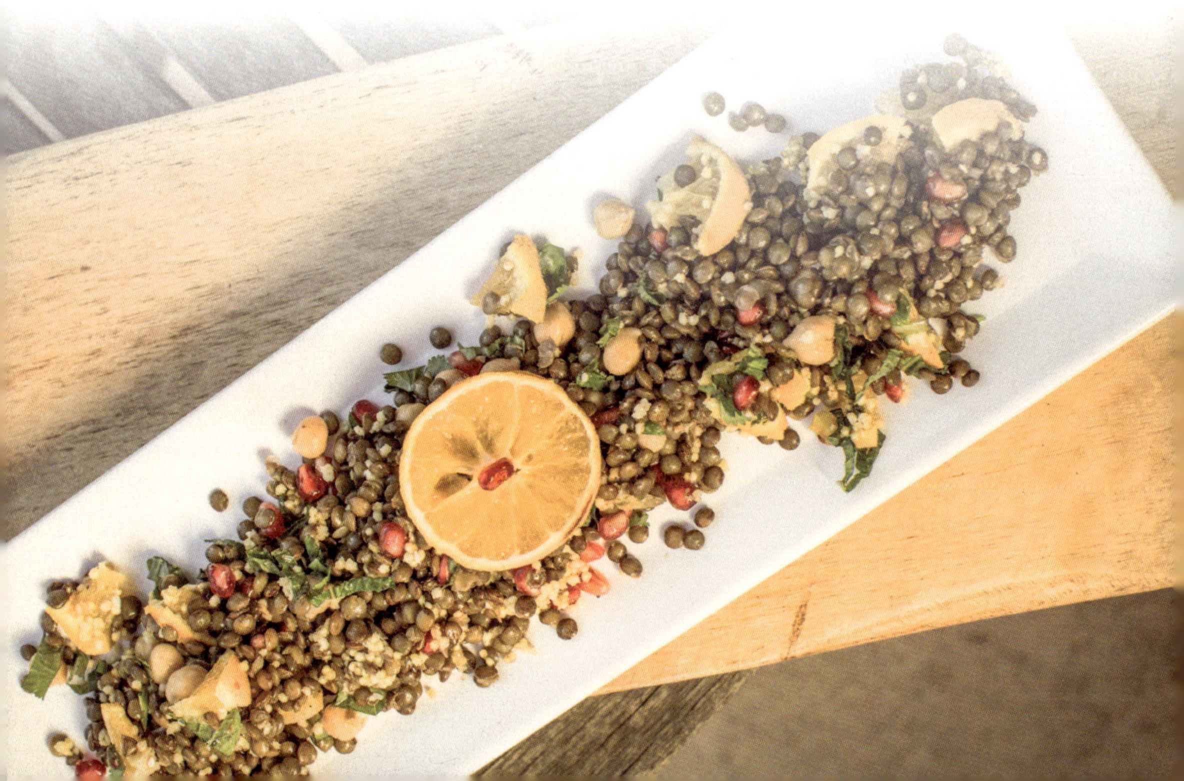

SOUPE DE CAROTTE AUX ÉPICES

- 4 belles carottes
- ½ oignon jaune
- 1 petit morceau de gingembre frais
- ½ cuillère à café d'huile de noix de coco
- ½ cuillère à café de cumin en poudre
- ½ cuillère à café de cannelle
- ½ litre d'eau
- 1 cube de bouillon de légumes
- Quelques feuilles de coriandre
- Poivre de Cayenne

- Pelez les carottes et épluchez l'oignon.
- Faites-le revenir doucement avec l'huile de coco, ajoutez le cumin et la cannelle. Lorsqu'il est doré, ajoutez les carottes en morceaux et le gingembre.
- Laissez étuver 5 minutes en mélangeant puis ajoutez l'eau et le poivre.
- Cuisez 30 minutes à feu doux avec un couvercle.
- Récupérez les légumes, ajoutez la coriandre fraîche et mixez en dosant le liquide de cuisson afin d'obtenir la consistance que vous désirez.

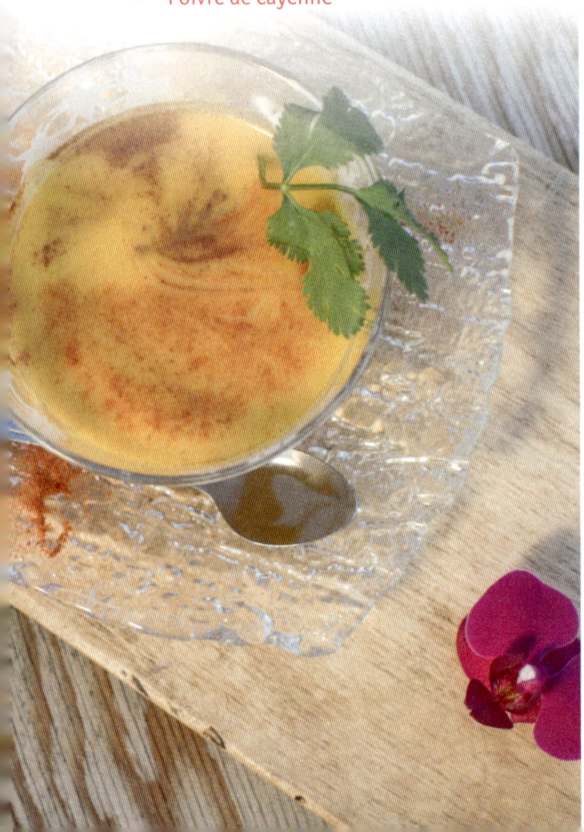

Mon conseil

N'hésitez pas à rajouter un peu de gingembre cru avant de mixer pour donner un peu plus de parfum.

CORRÉLATION FITNESS – CUISINE

Le programme complet sportif fait appel à tous les groupes musculaires. L'ananas contenu dans le jus Détox renforce les os et, associé à la menthe, booste le système immunitaire.
La recette Détox apporte des vitamines, du fer et aide à la digestion et à la récupération musculaire.

Détox
Mercredi

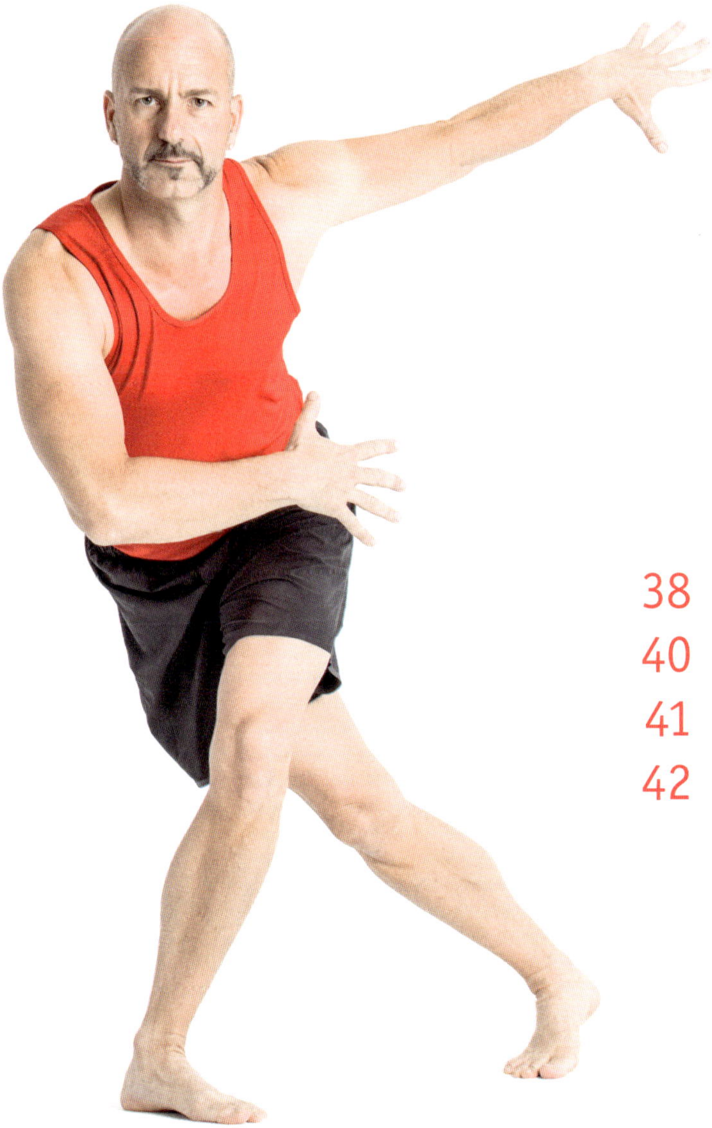

38 • Fitness
40 • Breakfast
41 • Lunch
42 • Dinner

Utilisation du corps au maximum, on bouge, on brûle et on se tonifie.

Faire chaque exercice deux fois pendant une minute chacun.

1. ABDOS VÉLO

En position allongée sur le dos, jambes pliées, pieds à plat au sol, mains croisées derrière la tête. Monter la jambe droite à 90 degrés pendant que la jambe gauche se tend vers l'avant. Le coude gauche vient au contact du genou droit. Effectuer un mouvement de pédalage en alternant les coudes-genoux.

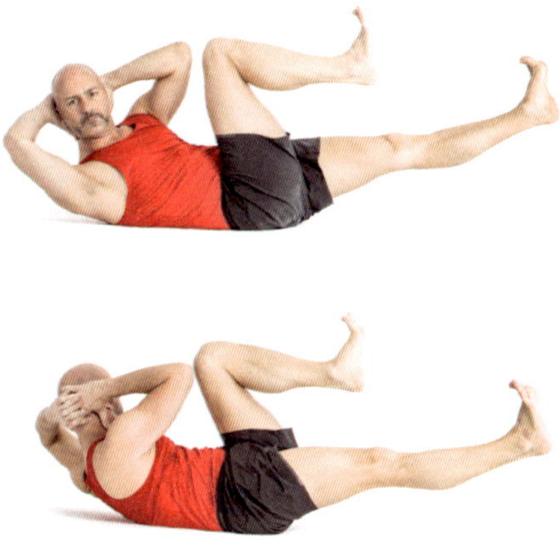

3. LE PATINEUR

En position debout les jambes légèrement pliées, tendre la jambe droite à droite sur le sol pendant que la jambe gauche se plie et vient se mettre derrière la jambe droite. Puis faire la même chose de l'autre côte. Les bras swinguent du même côté que la jambe.

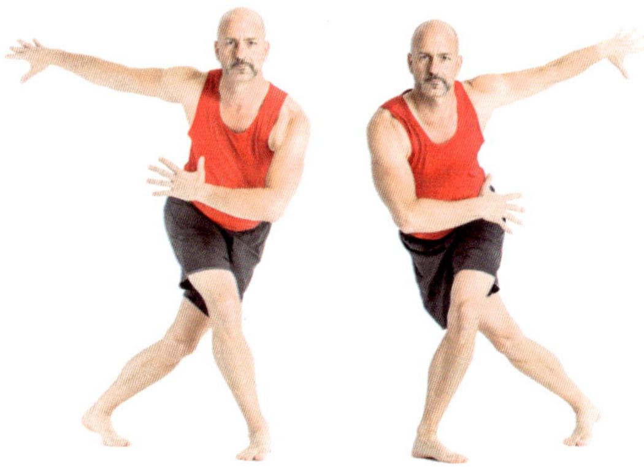

2. PUSH UP

En position de planche sur les mains avec ou sans les genoux au sol, les bras écartés plus que la largeur des épaules. Le corps bien gainé, fléchir les bras à 90 degrés puis revenir à la position initiale. Attention de ne jamais cambrer.

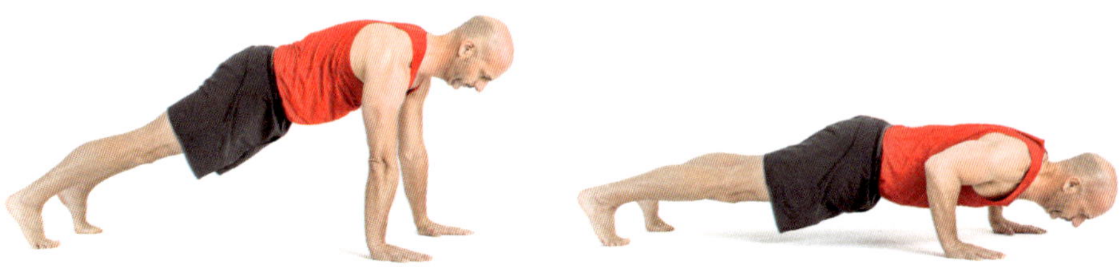

4 . SUPERMAN

En position allongée sur le ventre, bras au sol devant, décoller simultanément tête, bras et jambes tendues d'environ 15 centimètres. Redescendre à la position initiale.

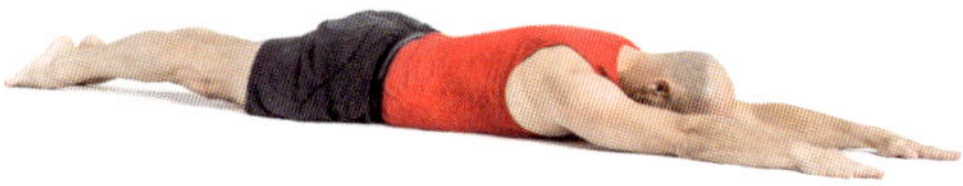

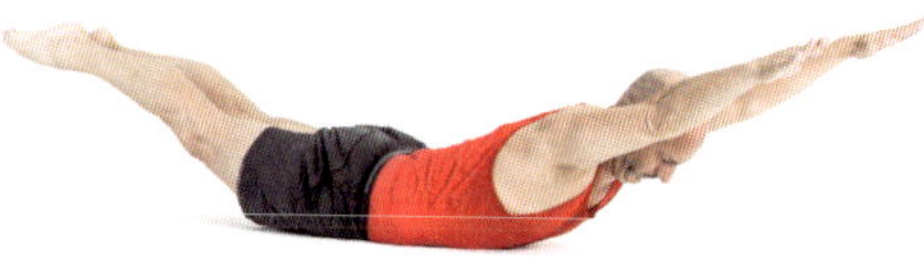

5 . MOUNTAIN CLIMBER

En position de planche sur les mains, poignets alignés aux épaules, monter alternativement et de façon dynamique les genoux sous la poitrine.

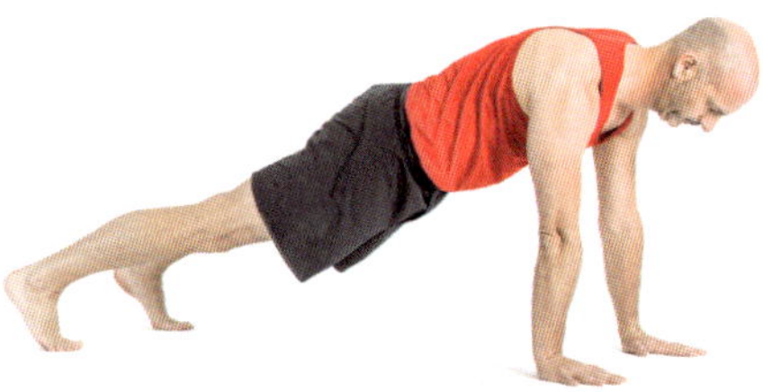

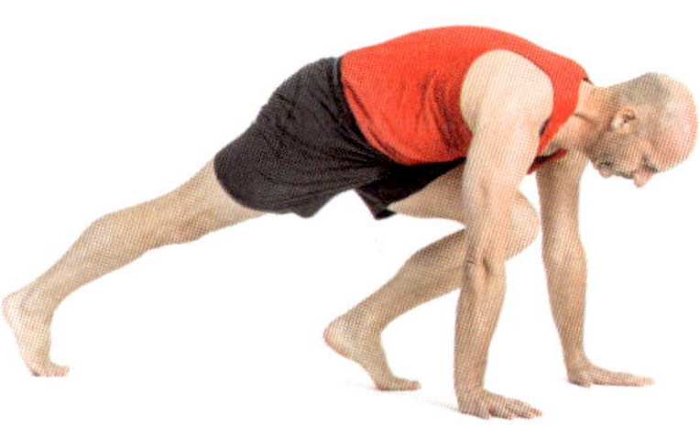

6 . ABDOS DING DONG

En position allongée sur le dos, bras en T, jambes tendues serrées et formant un angle à 90 degrés avec le corps. Sans changer l'angle des jambes, monter les fesses vers le haut et redescendre. Les jambes restent tendues le plus possible. Éviter tout mouvement vers l'avant.

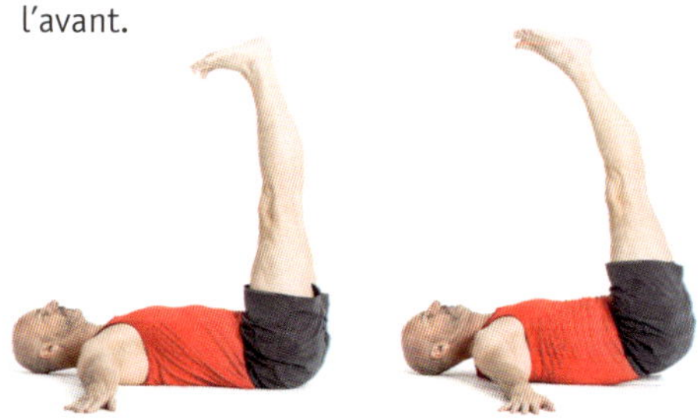

7 .BURPY

Partir de la position planche sur les mains, faire un push up, plier les deux jambes pour les mettre entre les deux mains en exécutant un petit saut et se relever en position debout jambes tendues.

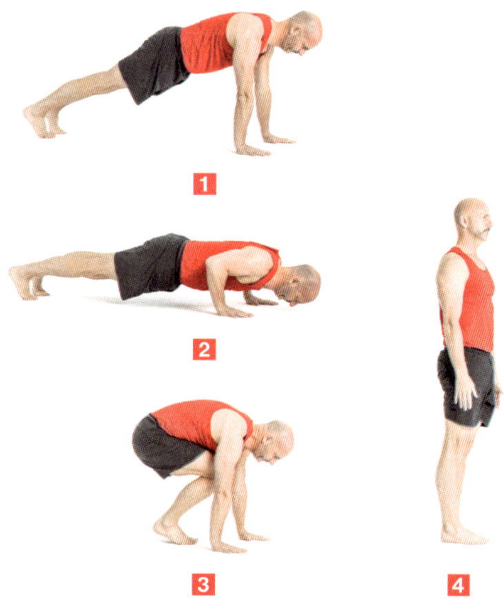

Basilic instinct

- ½ pomme verte
- 1 grosse poignée de fraises fraîches ou surgelées
- 5 belles feuilles d'épinards frais
- 1 grosse poignée de basilic frais
- Poivre de Cayenne
- Un peu d'eau fraîche si nécessaire

- Pelez la pomme verte et mettez les morceaux dans le bol du blender.
- Ajoutez les fraises, les épinards, le basilic et une pointe de poivre de Cayenne.
- Mixez le tout.
- Ajoutez un peu d'eau si nécessaire selon votre goût et ajustez avec le poivre.

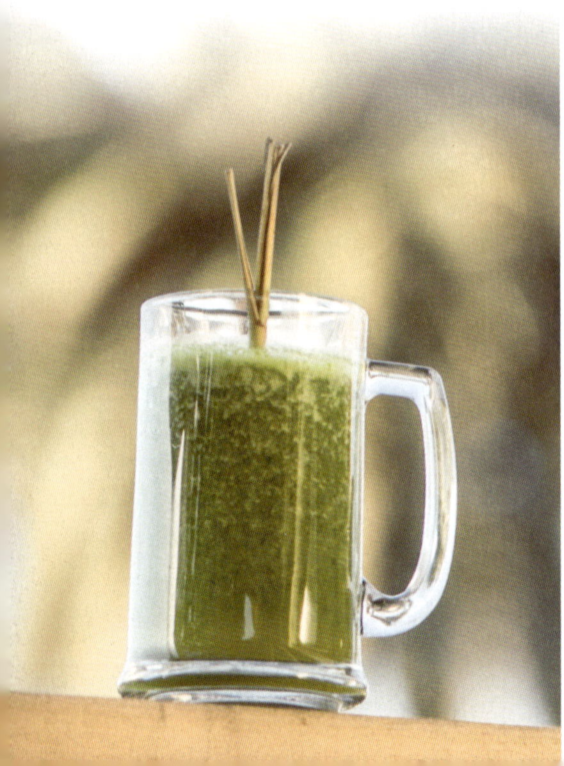

Mon conseil

J'insiste sur le poivre de Cayenne pour deux raisons. C'est un excellent booster d'énergie et en même temps un exhausteur de goût naturel qui se marie parfaitement avec la fraise. Il faut juste apprendre à le doser selon votre gout. On devient vite « addict ».

SALADE GRECQUE AU SARRASIN

- 1 salade romaine
- 8 tomates cerises
- ¼ de concombre
- 6 olives noires dénoyautées
- 1 poignée de menthe fraîche
- 5 branches de persil plat
- 1 citron jaune
- 1 cuillère à café d'oignon rouge émincé
- 1 cuillère à soupe de tofu émietté
- 60 g de sarrasin
- Huile d'olive
- Sel et poivre

- Cuire le sarrasin dans un volume d'eau salée.
- Égouttez et réservez.
- Coupez les feuilles de salade en gros morceaux, les tomates cerises en deux et les concombres en morceaux avec la peau.
- Hachez grossièrement les olives au couteau et effeuillez la menthe et le persil.
- Réunissez tous ces ingrédients avec le sarrasin dans un saladier puis arrosez avec le jus du citron et l'huile d'olive.
- Salez et poivrez.
- Servez dans un bol avec le tofu et parsemez de feuilles de menthe.

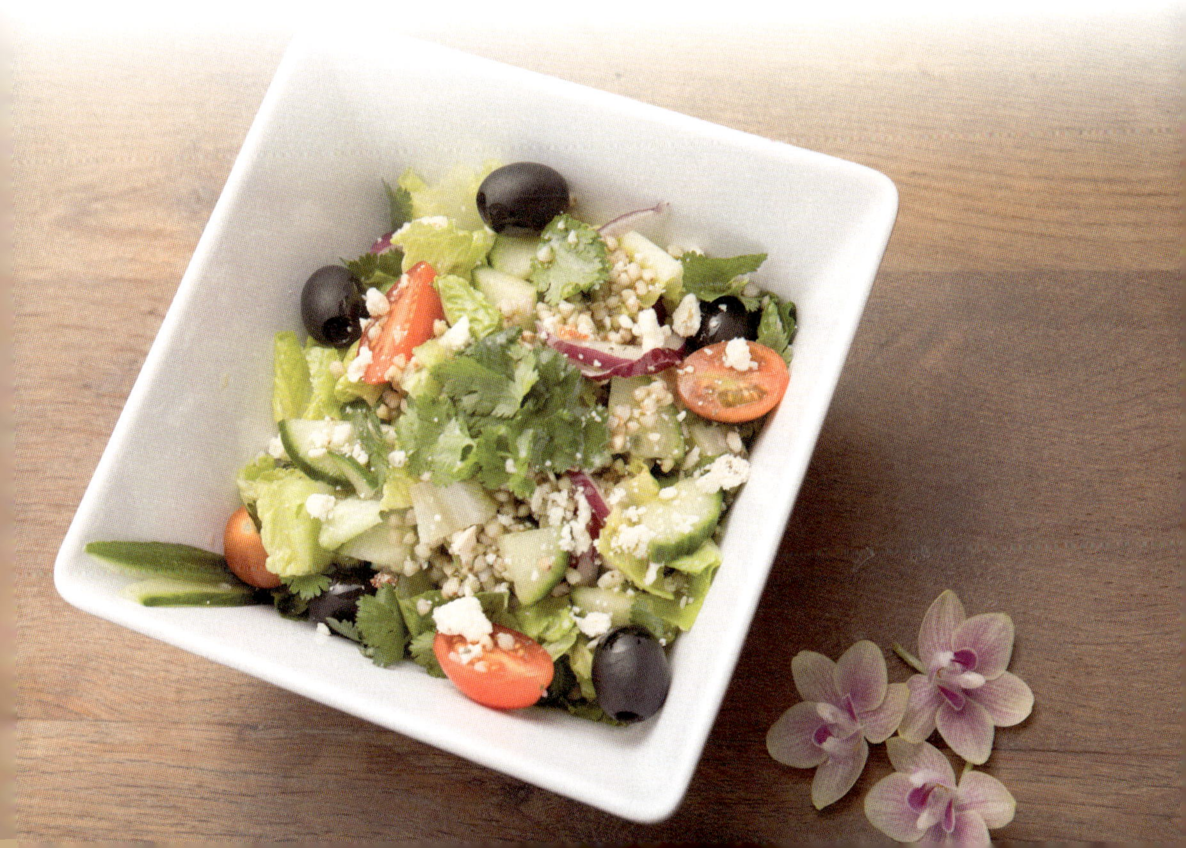

SOUPE POIREAUX-LENTILLES VERTES

- 1 petit verre de lentilles crues
- 1 poireau entier
- 3 branches de persil
- 1 pincée d'ail en poudre
- ¼ cuillère à café de curry indien
- ¼ cuillère à café d'huile de noix de coco
- ½ litre d'eau
- 1 filet d'huile d'olive

- Épluchez et rincez le poireau, émincez-le et conservez le vert et le blanc.
- Faites-le revenir doucement dans une casserole avec l'huile de coco puis ajoutez l'ail et le curry.
- Bien mélanger. Ajoutez les lentilles crues et laissez revenir pendant 3 minutes en remuant.
- Mouillez avec l'eau puis ajoutez le persil.
- Laissez cuire environ 30 minutes à feu doux.
- Conservez une partie des lentilles et mixez le reste.
- Versez la soupe dans un bol puis ajoutez les lentilles entières et un filet d'huile d'olive.

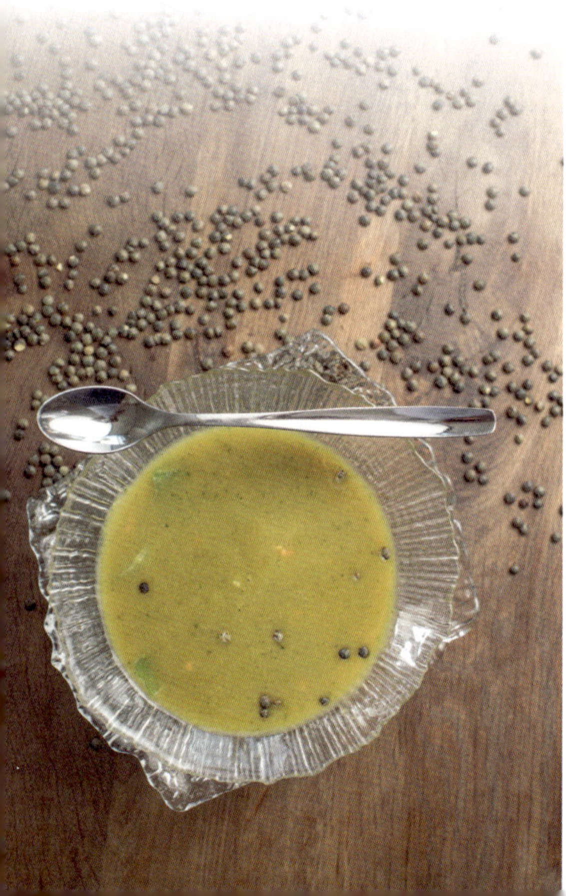

Mon conseil

Une soupe tout en saveur, riche en fibres alimentaires, ce qui aide à réduire le taux de cholestérol. Les protéines représentent 26 % des calories dans les lentilles, ce qui les place au troisième rang des plantes alimentaires.

CORRÉLATION FITNESS – CUISINE

Travail complet du corps. Tous les groupes musculaires sont sollicités en tonification et en endurance.

Le jus Détox procure l'énergie grâce aux épinards, favorise la minceur avec les fraises et fait baisser le taux de sucre grâce au basilic. Combiné avec le poivre de Cayenne, ce jus devient le plus antioxydant et votre meilleur allié minceur. La recette Détox fait l'impasse sur les féculents et les lipides mais vous offre une palette de saveurs. Le sarrasin maintiendra votre indice glycémique assez bas.

Détox
Jeudi

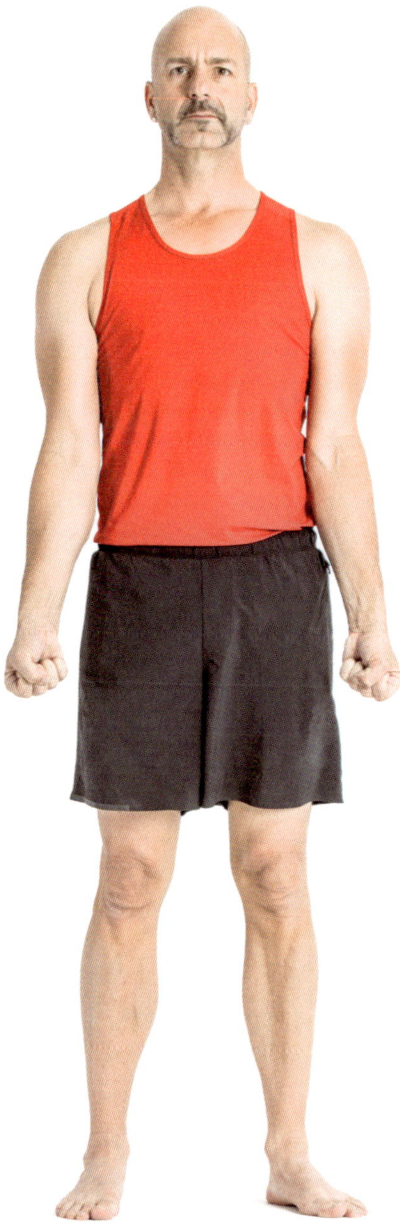

44 • Fitness
46 • Breakfast
47 • Lunch
48 • Dinner

Entraînement en résistance pour un résultat complet et effectif.

Faire les 7 exercices une fois pendant une minute et répéter la série une fois encore.

1. PUSH UP

En position de planche sur les mains avec ou sans les genoux au sol, les bras écartés plus que la largeur des épaules. Le corps bien gainé, fléchir les bras à 90 degrés puis revenir à la position initiale. Attention de ne jamais cambrer.

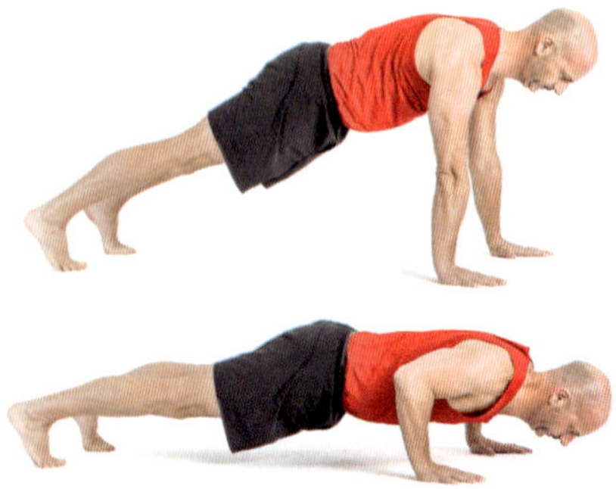

2. FENTE ÉLEVÉE PIED DROIT

En position debout face à la chaise, pied droit sur la chaise, jambe à 90 degrés, jambe gauche tendue, corps bien droit, les mains sur les hanches. Plier la jambe gauche le plus bas possible.

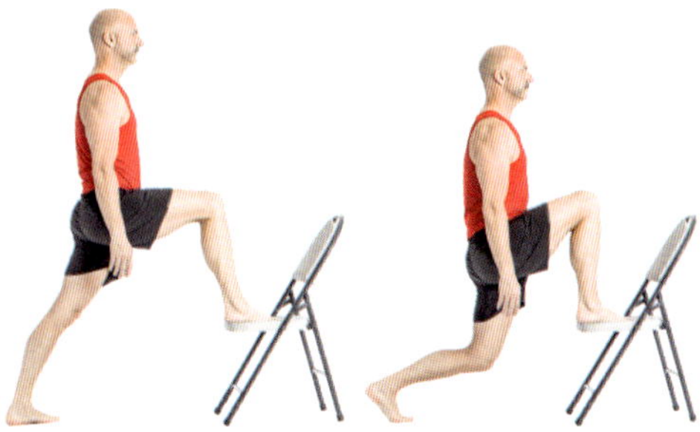

3. FENTE ÉLEVÉE PIED GAUCHE

En position debout face à la chaise, pied gauche sur la chaise, jambe à 90 degrés, jambe droite tendue, corps bien droit, les mains sur les hanches. Plier la jambe droite le plus bas possible.

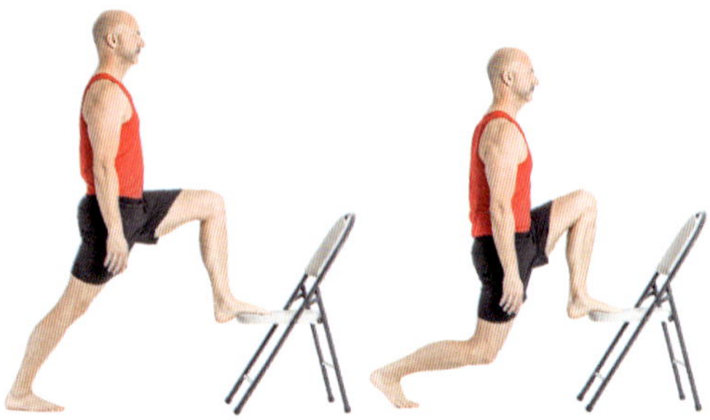

4. MOUNTAIN CLIMBER

En position de planche sur les mains, poignets alignés aux épaules, monter alternativement et de façon dynamique les genoux sous la poitrine.

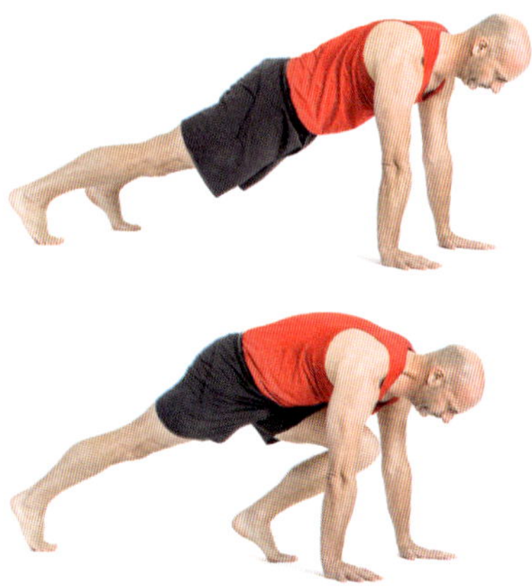

5 . LA PLANCHE MARCHE

En position de planche sur les mains, poignets alignés aux épaules, jambes tendues ou genoux au sol. Monter simultanément le bras droit tendu devant et la jambe gauche tendue ou pliée derrière.

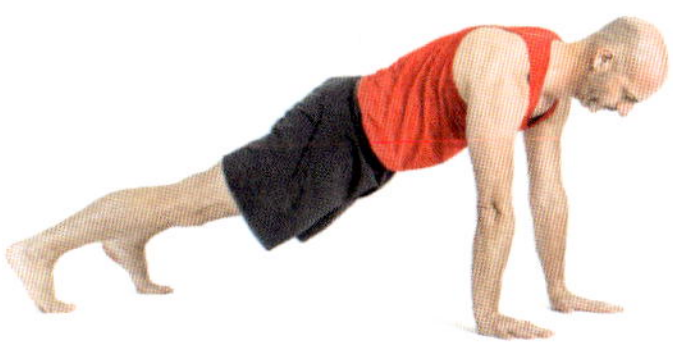

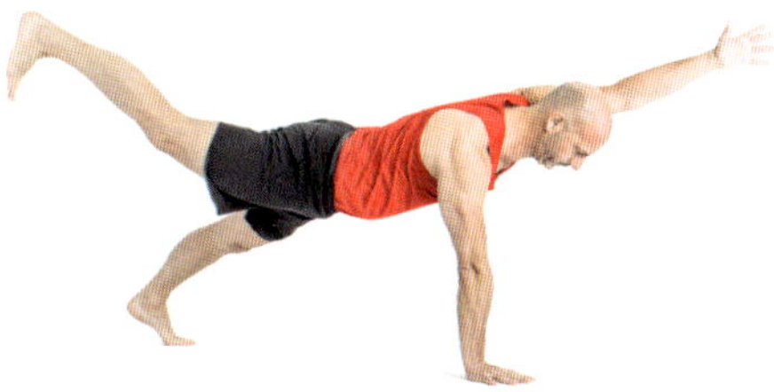

6 . ROTATION DU TRONC

En position assise, le buste et les cuisses forment un angle à environ 45 degrés, talons sur le sol, mains en prière avec les coudes élevés sur le côté. Pivoter le buste du côté droit le plus bas possible. De cette position, faire le même mouvement du côté gauche.

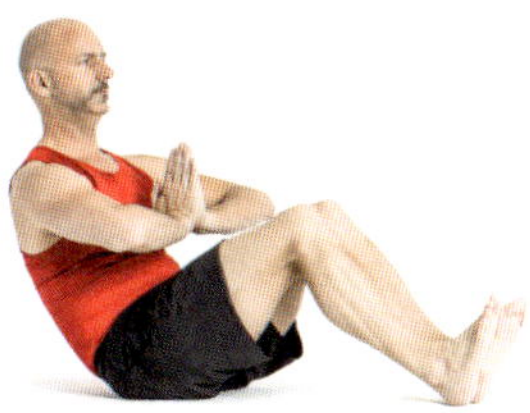

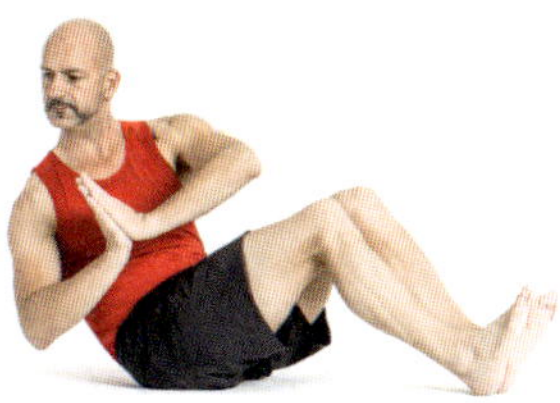

7 . BICEPS CURLS

En position debout, les jambes légèrement écartées, les bras légèrement pliés près des hanches, les paumes tournées vers l'avant. Plier les deux bras en même temps pour venir toucher les épaules. Puis redescendre à la position initiale. Les coudes ne bougent pas et restent sur le côté du corps.

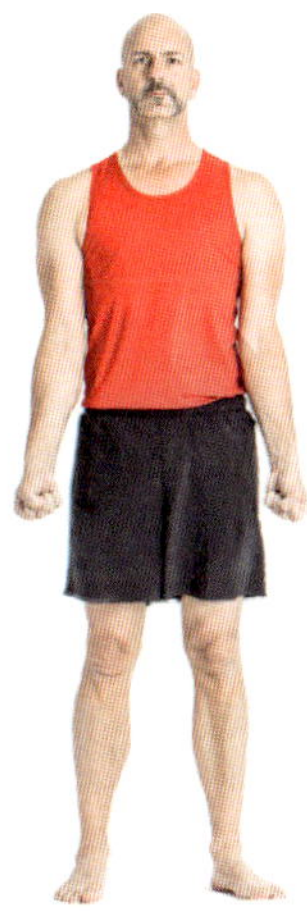

1

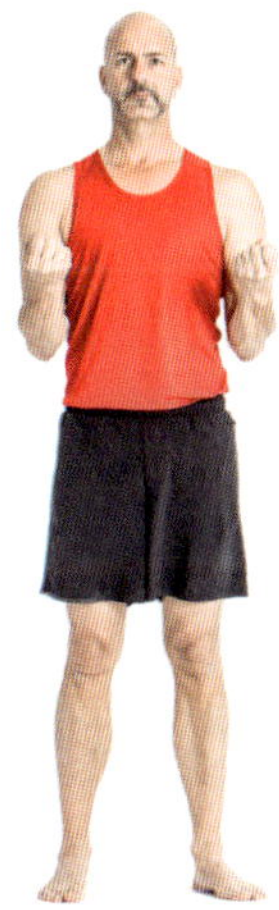

2

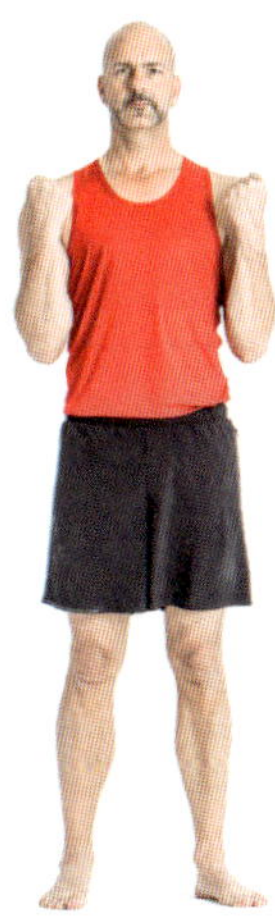

3

Jus de concombre
poire et citron vert

- ½ concombre
- 1 belle poire bien mûre fraîche ou surgelée
- 1 branche de céleri
- 1 poignée de persil plat
- ½ jus de citron vert
- 1 petit morceau de gingembre frais

- Ne pelez pas le concombre, coupez-le en morceaux et mettez-le dans le bol de votre blender.
- Ajoutez la poire pelée et mixez le tout.
- Stoppez et ajoutez la branche de céleri épluchée et coupée en petits morceaux, la poignée de persil et le morceau de gingembre.
- Mixez à nouveau.
- Transvasez dans un joli verre, ajoutez quelques gouttes de citron vert et décorez avec un petit bâton coupé dans la branche de céleri.

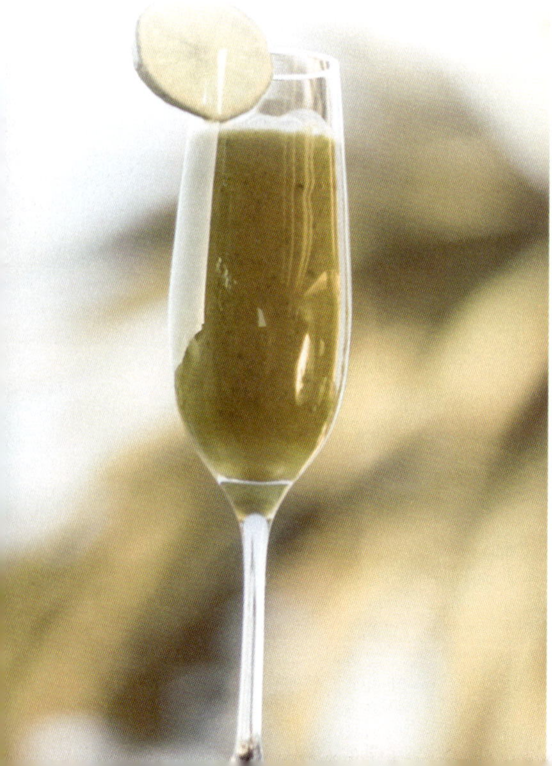

Mon conseil

Le mélange de la poire, du concombre et du persil, en plus d'être très bon, est une excellente source de vitamines A et C.
Have a good day !

Salade de légumes sauce tofu

- 1 laitue ou une romaine
- 1 belle courgette
- ¼ de concombre
- 1 poignée de roquette
- ½ orange
- ¼ fenouil
- 1 bouquet d'aneth
- 100 g de tofu ferme ou soyeux
- 3 cuillères à soupe de lait de coco
- Quelques noix de cajou fraîches non salées
- Poivre de Cayenne

- Coupez les courgettes en rondelles puis en deux et faites-les juste griller dans un peu d'huile de coco.
- Réservez-les. Coupez le concombre en morceaux et l'orange en demi-tranches.
- Effeuillez l'aneth puis coupez le fenouil en lamelles.
- Disposez dans un plat la salade puis les courgettes, le concombre, la roquette, le fenouil et l'orange.
- Mettez le tofu avec le lait de coco dans votre petit mixeur à herbes avec quelques noix de cajou.
- Mixez pour obtenir une sauce lisse puis versez sur la salade.
- Décorez avec les feuilles d'aneth.

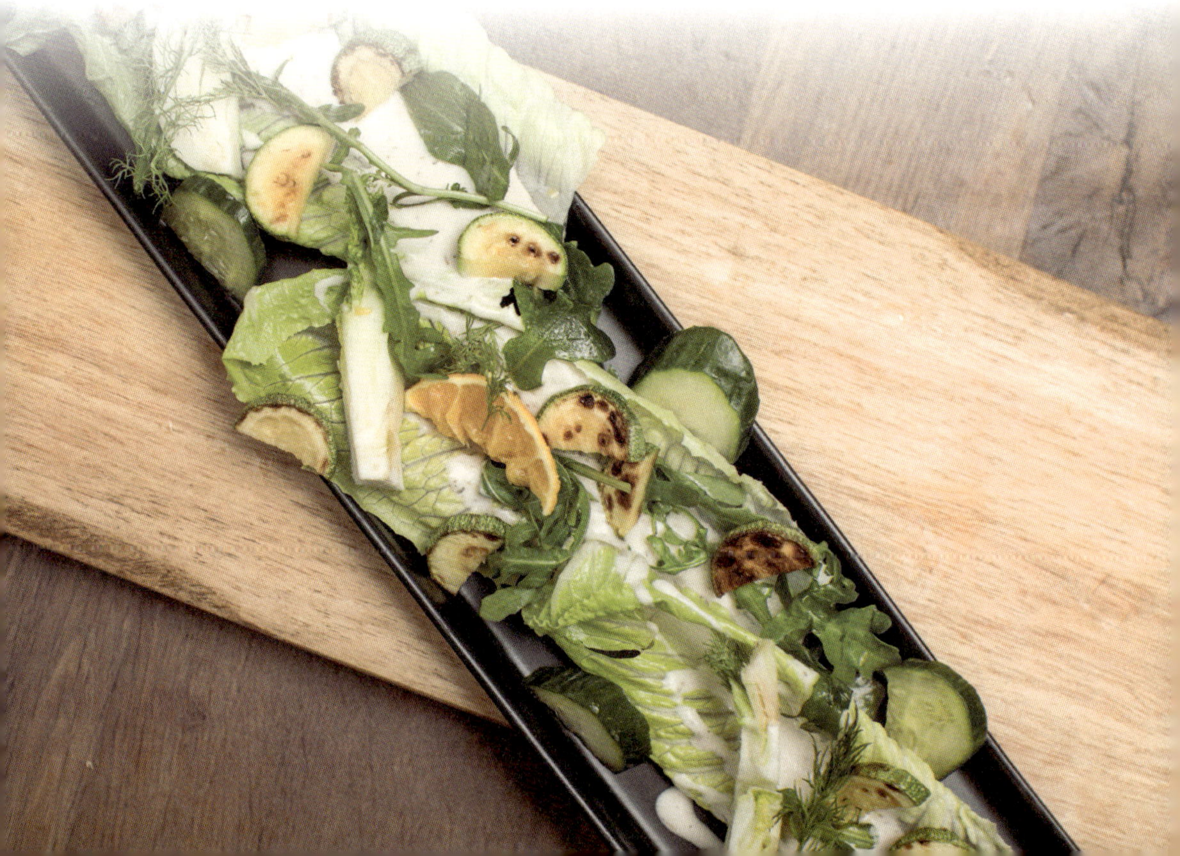

Soupe froide tomate-concombre-basilic

- 3 tomates bien mûres
- ½ concombre non pelé
- 1 oignon vert frais
- 10 branches de basilic
- Poivre de Cayenne

- Coupez les tomates et le concombre en morceaux et faites-les chauffer à feu doux dans une casserole sans matière grasse.
- Laissez cuire doucement pendant 15 minutes.
- Mixez avec un peu d'oignon vert et tout le basilic.
- À consommer chaud ou froid avec une pincée de Cayenne.

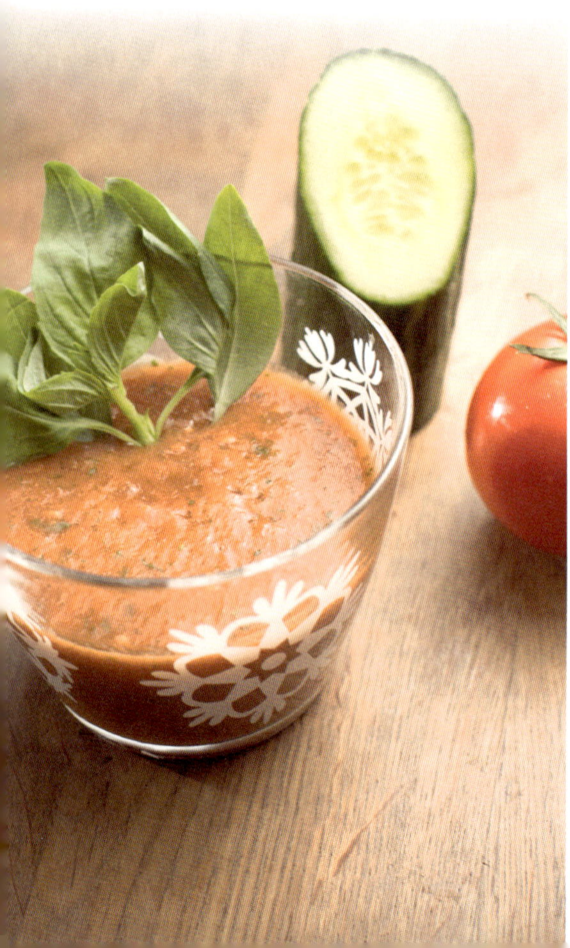

Mon conseil

Un concentré de magnésium, de calcium, de fer, de cuivre, de zinc et de manganèse. Comme elle est en plus très faible en calories, on ne va pas s'en priver.

Corrélation fitness – cuisine

Entraînement intense basé sur le travail du tronc. On élimine les graisses du ventre.
Le jus Détox apporte les fibres nécessaires pour un ventre plat grâce au concombre, à la poire et au persil. Ce jus est parfait pour ses vertus diurétiques. Les courgettes et le fenouil vont satisfaire votre satiété sans grand apport calorique. La sauce de tofu procure des protéines et la soupe à la tomate va continuer l'élimination.

Détox
Vendredi

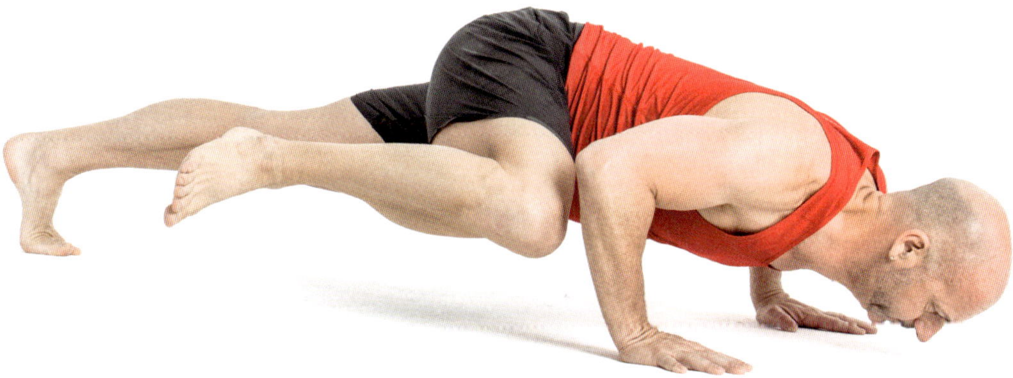

50 • Fitness
52 • Breakfast
53 • Lunch
54 • Dinner

On bouge tout le temps et on utilise tous les muscles. On brûle le maximum de graisses.

Faire chaque exercice deux fois de suite pendant une minute chacun.

Prendre 10 secondes de repos entre chaque exercice.

1 . LE PATINEUR

En position debout, les jambes légèrement pliées, tendre la jambe droite à droite sur le sol pendant que la jambe gauche se plie et vient se mettre derrière la jambe droite. Puis faire la même chose de l'autre côte. Les bras swinguent du même côté que la jambe.

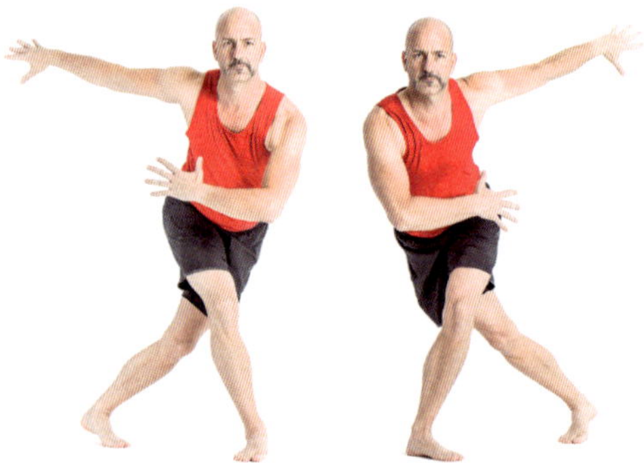

2 . SQUAT PULSATIONS

Debout, effectuer une flexion des genoux de 90 degrés et lever les bras tendus au-dessus de la tête. Les genoux ne dépassent pas les orteils. Garder le dos plat. Dans cette position, faire 5 pulsations vers le bas, tendre les jambes et baisser les bras dans la position initiale.

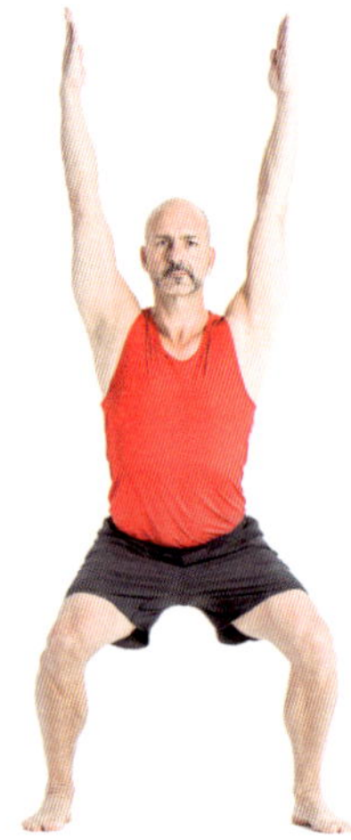

3 . SPIDERMAN PUSH UP

En position de planche sur les mains, les poignets alignés aux mains. Amener le genou gauche le plus près du coude gauche. Dans cette position, fléchir les bras en push up. Alterner les côtés.

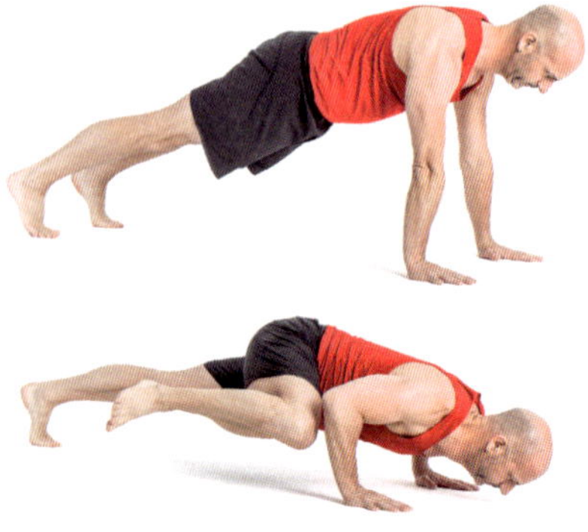

4 . LES OBLIQUES

En position allongée sur le dos, jambes pliées, pieds à plat au sol, bras levés. En soulevant le buste, amener les deux bras à gauche jusqu'à ce que la main droite touche l'extérieur du genou gauche. Revenir à la position initiale et changer de côté.

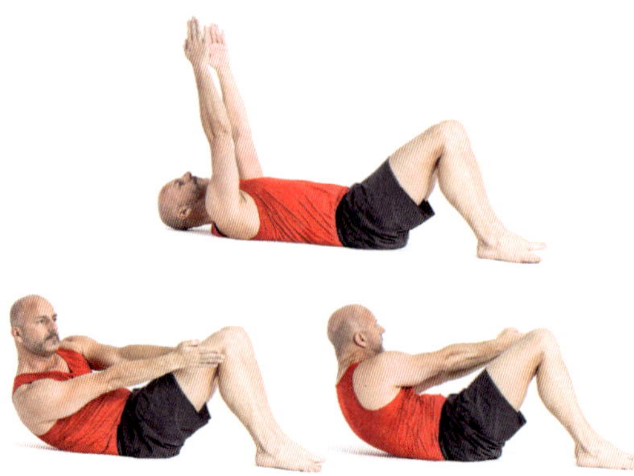

5. PLANCHE TWIST

En position de planche sur les mains ou les coudes, lever un bras sur le côté et le croiser sous le corps. Revenir et faire la même chose de l'autre côté.

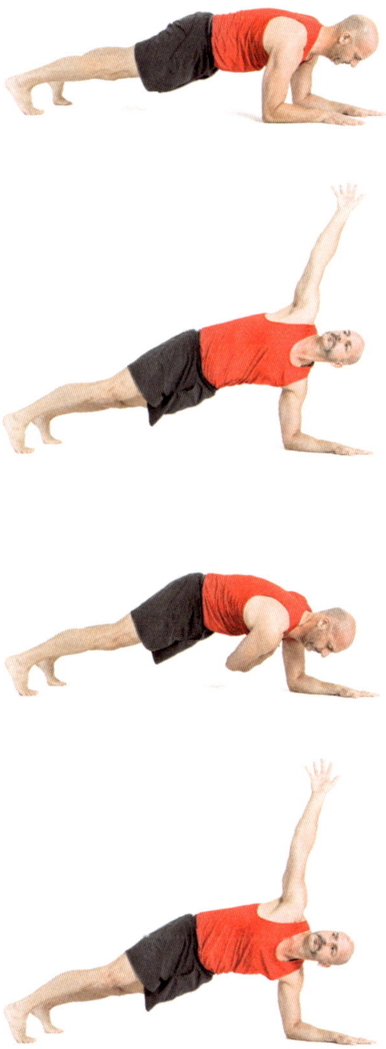

6. LA SCIE PILATES

En position assise jambes et bras tendus vers l'avant, corps à 90 degrés. En penchant le corps vers l'avant, pivoter le buste sur le côté en amenant le coude le plus loin possible à l'arrière. Toujours regarder la main du bras en action et garder le coude levé. Revenir à la position assise jambes et bras tendus. Alterner les côtés.

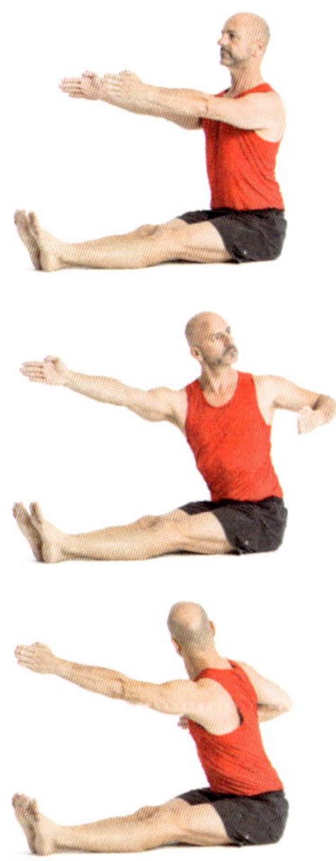

7. LE FOU TENDU

En position assise, les talons au sol, le corps à 45 degrés en arrière avec un poids dans les mains, tendre et plier les bras le plus vite possible.

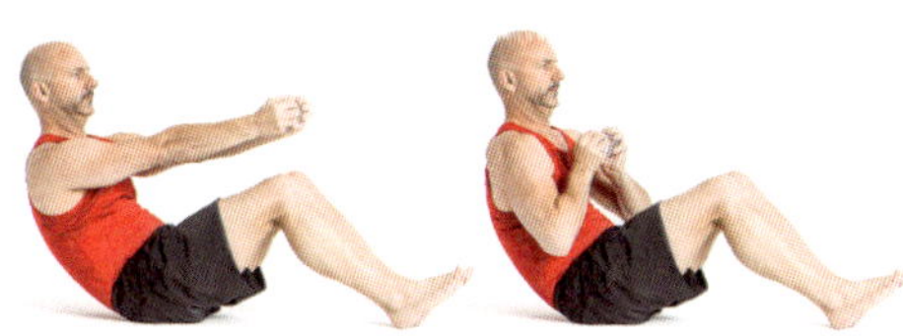

RETOUR AUX RACINES

- ½ betterave rouge cuite
- 2 carottes
- 1 petit morceau de gingembre frais
- 1 cuillère à soupe de céleri épluché et coupé en dés
- ¼ de citron entier avec la peau
- Poivre de Cayenne

- Il vous faut utiliser la centrifugeuse.
- Commencez par passer les carottes puis la betterave avec le citron puis le gingembre et le céleri.
- Récupérez le jus dans un verre et dégustez bien frais avec une pincée de Cayenne.

Mon conseil

Attention de ne pas vous tacher ! Pas la peine d'éplucher toutes ces racines, la centrifugeuse va le faire pour vous. Je peux vous dire que ce mélange va vous apporter une bonne dose de vitamines A, B et E et que la betterave est un bon nettoyeur du foie. Joli en couleur, que du « peps » à boire !

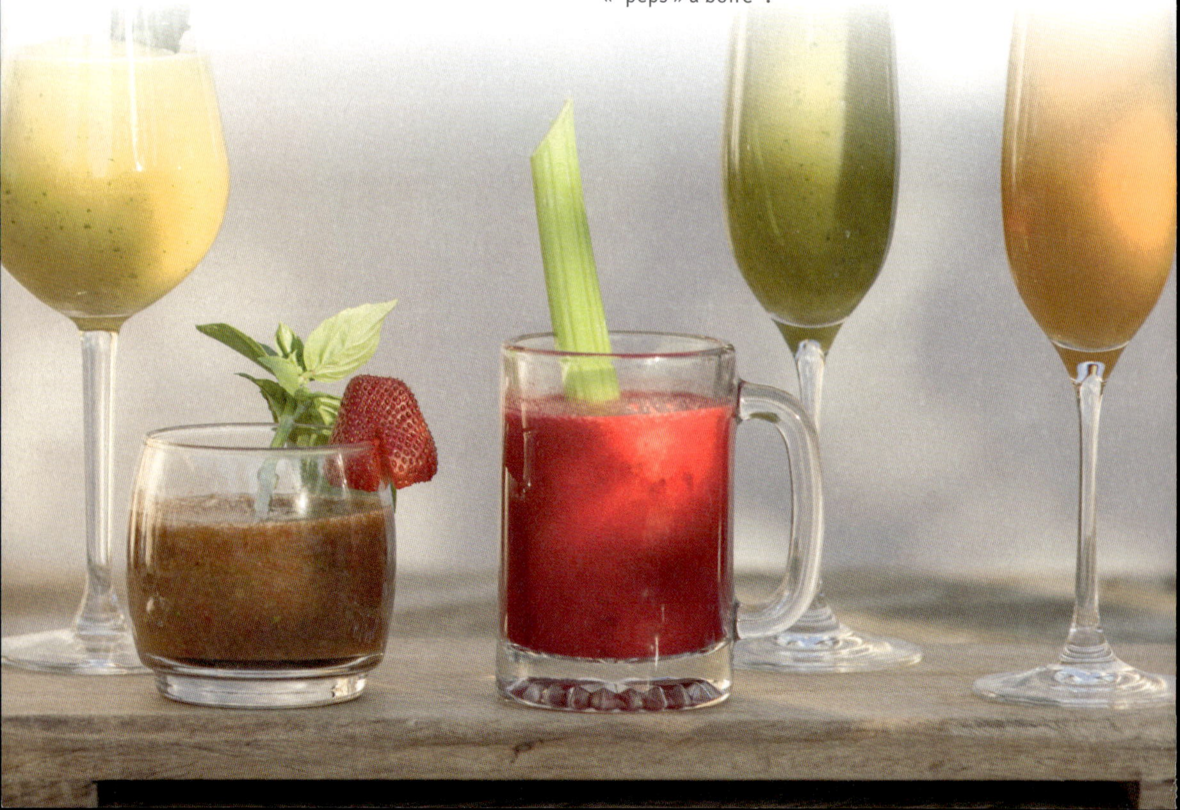

POTIRON ET BETTERAVES RÔTIS

- 1 potimarron ou potiron frais ou surgelé
- 2 betteraves rouges crues
- 2 branches de romarin
- Poivre de Cayenne
- 1 pincée de paprika

- Utilisez si possible du potiron ou potimarron frais.
- Coupez-le en plusieurs morceaux assez gros et disposez-le sur une plaque à four.
- Ajoutez les branches de romarin, le paprika et le poivre de Cayenne.
- Brossez les betteraves puis enfermez-les dans un papier aluminium et ajoutez-les dans le même plat.
- Préchauffez le four à 220 degrés et enfournez le tout environ 40 minutes.
- Servez ces légumes grillés avec des céréales cuites et des épinards.

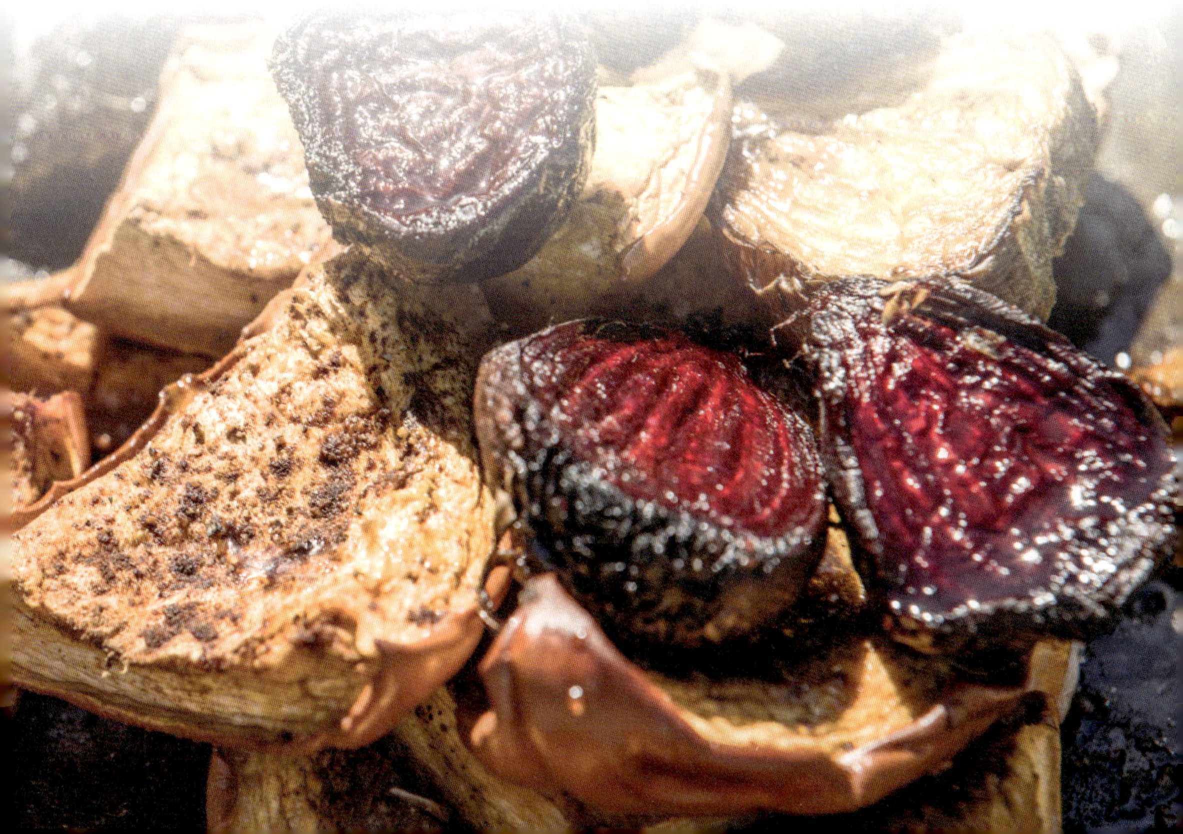

Soupe de champignons

- 5 beaux champignons
- 1 pincée d'ail en poudre
- 1 petit morceau de céleri en branche
- 1 pincée de noix de muscade
- 1 cuillère à café d'huile de noisette
- Quelques noisettes fraîches non salées
- Poivre de Cayenne

- Pelez les champignons et la branche de céleri et gardez-en un peu de côté.
- Faites chauffer doucement les champignons dans une casserole.
- Ajoutez le céleri coupé très finement, l'ail en poudre, la noix de muscade et le poivre de Cayenne.
- Faites cuire environ 15 minutes.
- Mixez finement le tout avec un peu d'eau.
- Dressez dans un bol avec le reste de champignons et céleri crus, un filet d'huile de noisette et les noisettes fraîches légèrement écrasées.

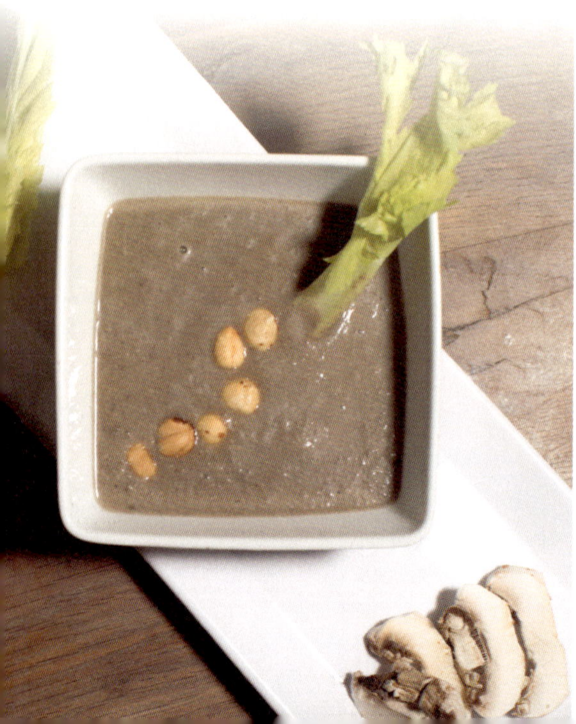

Mon conseil

Un bon velouté naturel grâce à la texture du champignon, sans graisse ni calorie.

Corrélation fitness – cuisine

Cette succession d'exercices favorise l'élimination des graisses dans tout le corps.

Le jus Détox apporte les sucres nécessaires pour avoir une grande énergie grâce à la carotte et à la betterave ainsi que l'eau essentielle à l'hydratation du muscle. La recette vient compléter l'apport de légumes qui vont booster l'effet énergie et hydratation.

Détox Samedi

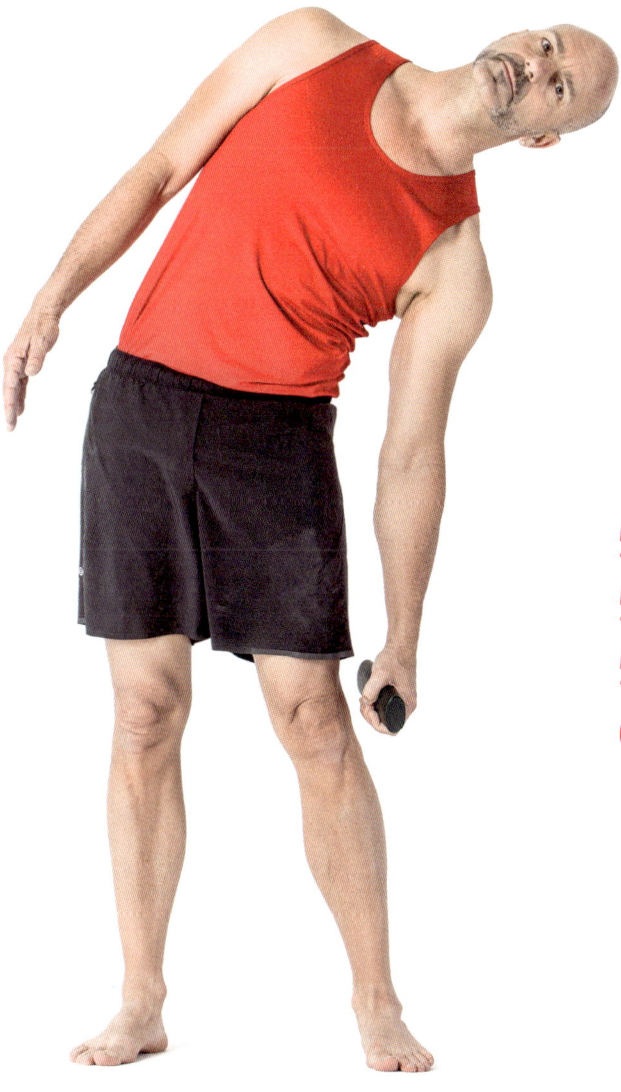

56 Fitness
58 Breakfast
59 Lunch
60 Dinner

LES ABDOMINAUX

Programme intensif sur le haut du corps.

Faire chaque exercice pendant une minute puis recommencer.

1. CRUNCH

En position allongée sur le dos, jambes pliées, pieds à plat et mains croisées derrière la tête. Expirer et remonter le buste de 45 degrés en serrant les abdominaux. (Ne pas s'aider du menton). Revenir doucement à la position initiale en inspirant.

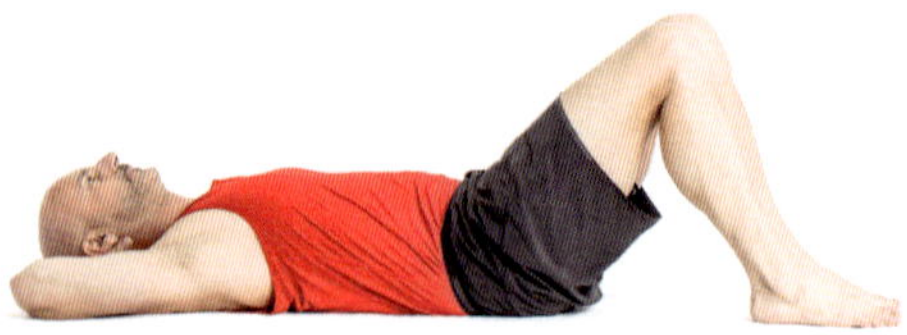

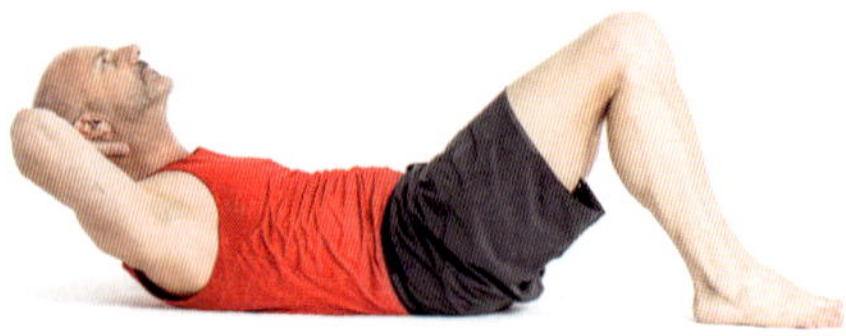

2. ABDOS VÉLO

En position allongée sur le dos, jambes pliées, pieds à plat sur le sol, mains croisées derrière la tête. Monter la jambe droite fléchie au contact du coude gauche pendant que la jambe gauche se tend vers l'avant. Effectuer un mouvement de pédalage en alternant les coudes-genoux.

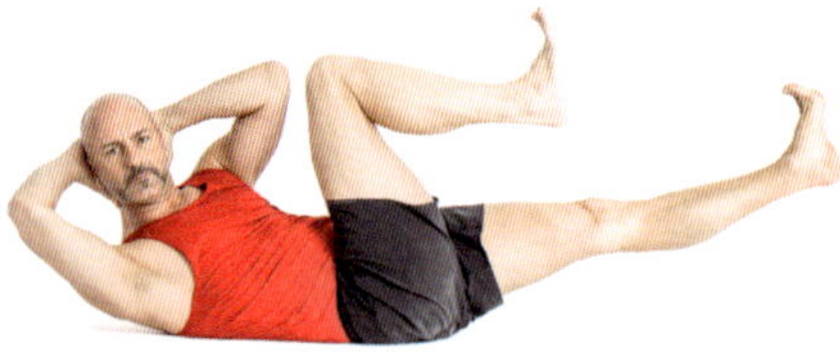

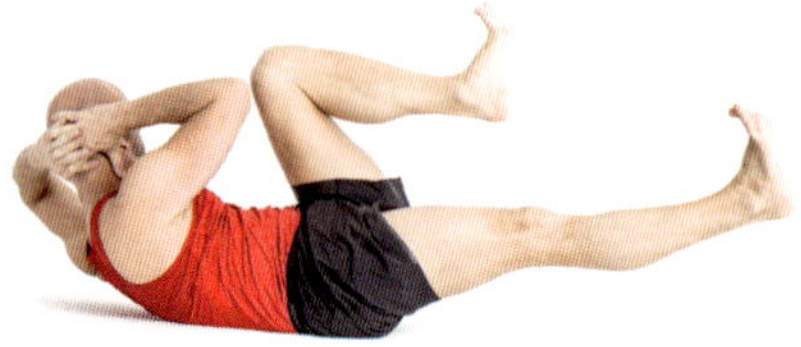

3. ABDOS OUVERTS

En position allongée sur le dos, jambes pliées à 90 degrés, pieds levés, bras tendus au sol. Contracter les abdos pendant que les jambes descendent jusqu'à ce que les talons touchent le sol tout en gardant l'angle de 90 degrés des genoux.

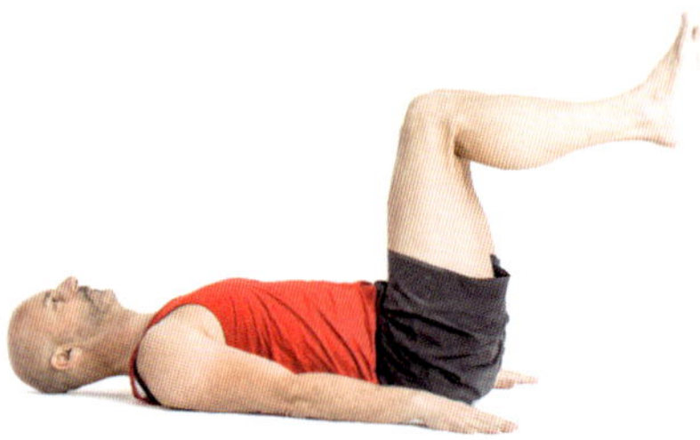

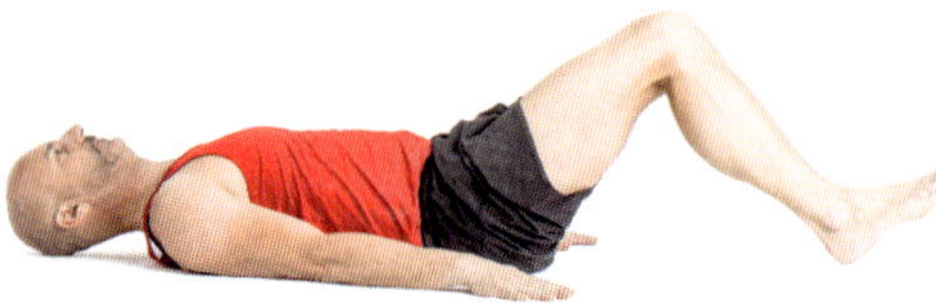

4 . ABDOS DING DONG

En position allongée sur le dos, bras en T, jambes tendues serrées et formant un angle à 90 degrés avec le corps. Sans bouger l'angle des jambes, monter les fesses vers le haut et puis redescendre. Les jambes restent tendues le plus possible, éviter tout mouvement vers l'avant.

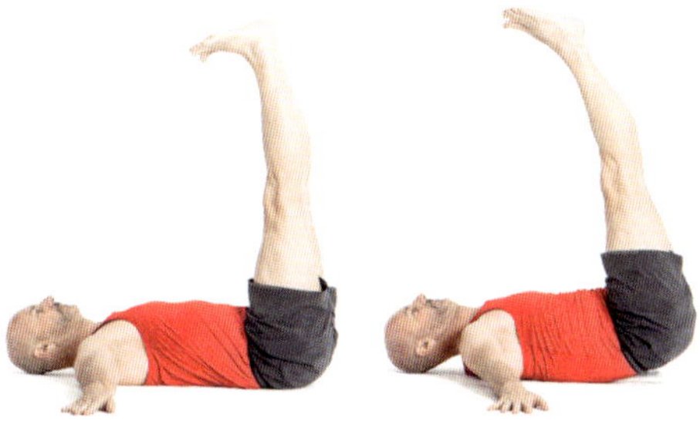

5 . ABDOS MONTÉE DE CORDE

En position allongée sur le dos, jambes fléchies, pieds à plat au sol, bras tendus entre les jambes. Relever le buste comme si l'on grimpait à la corde jusqu'à être droit, puis redescendre en arrondissant le dos.

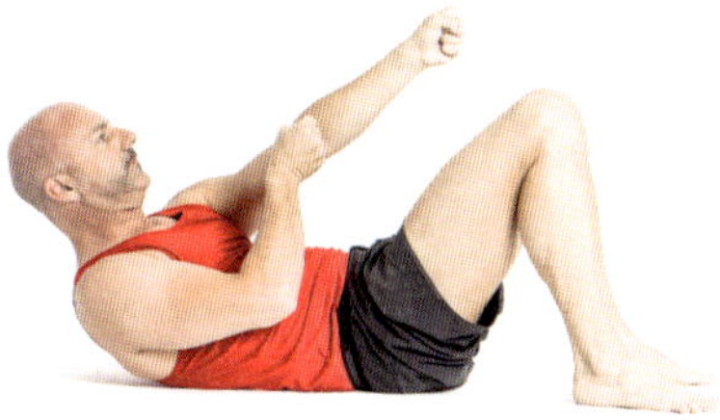

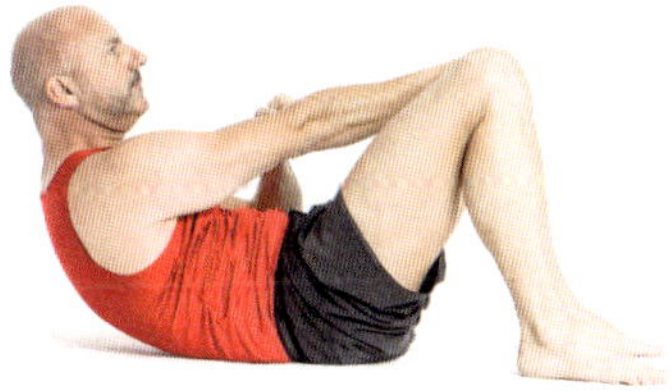

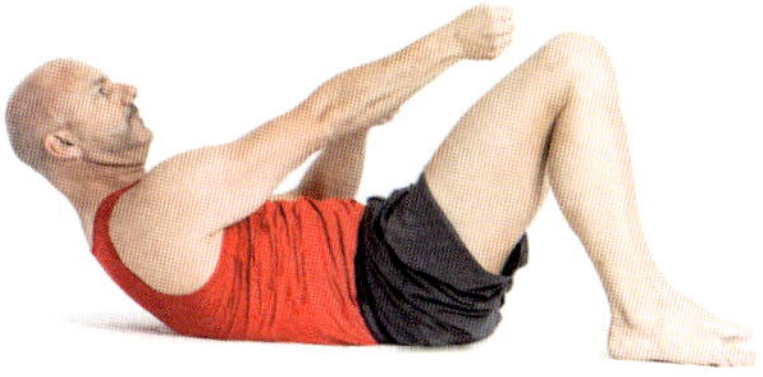

6 . ABDOS DEBOUT PENCHÉ

Partir d'une position debout avec un poids dans une main, pencher le corps le plus bas possible du côté du poids revenir à la position initiale. Une minute à droite puis une minute à gauche.

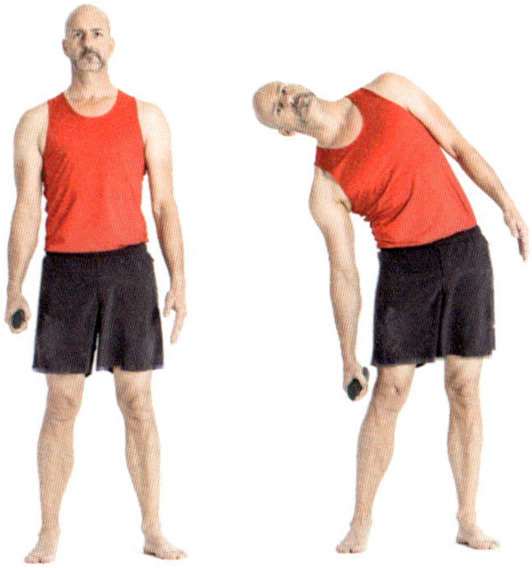

MORNING WAKE UP

- 1 pomme
- 2 carottes
- ¼ de concombre
- 1 branche de céleri
- 1 petit morceau de gingembre frais
- ½ fenouil frais
- Quelques feuilles de menthe fraîche

- Passez la carotte et le fenouil à la centrifugeuse.
- Versez le jus obtenu dans le bol de votre blender.
- Pelez le céleri et le gingembre et découpez-les en petits dés.
- Ajoutez-les au jus de carotte/fenouil ainsi que la pomme coupée en morceaux et les feuilles de menthe.
- Mixez et dégustez rapidement.

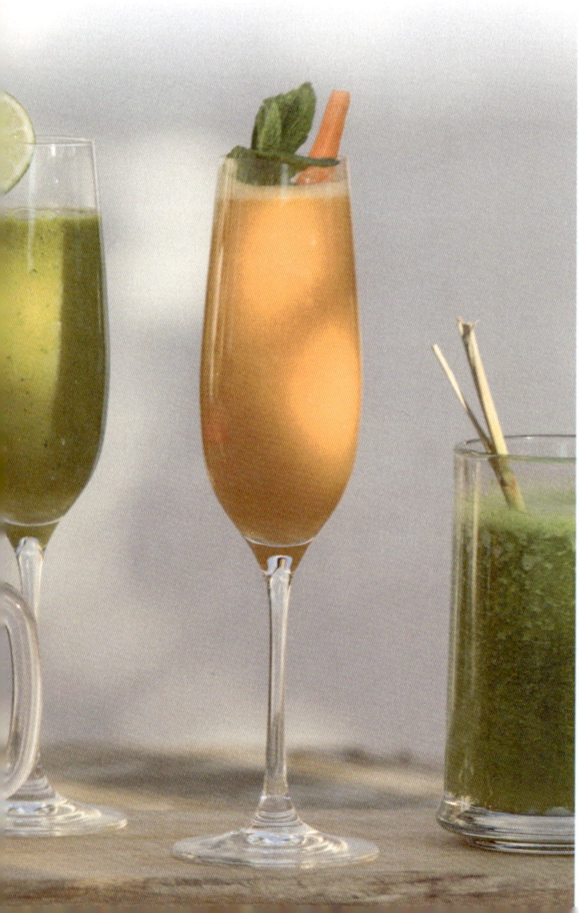

Mon conseil

Spécial bonus « détox-minceur » grâce au fenouil, excellent ingrédient pour garder un ventre plat et pour éviter la rétention d'eau. Le céleri est un nettoyeur naturel du corps qui, mélangé au concombre, va avoir un effet super drainant.

DÉTOX «JAPONISANTE» AU NORI

- ½ verre de riz rouge bio
- 1 concombre
- ½ feuille d'algue Nori
- 2 poignées de jeunes pousses de salades mélangées
- 1 poignée de roquette
- ½ avocat
- Quelques feuilles de menthe fraîche
- 1 cuillère à café d'huile de sésame
- 1 cuillère à soupe d'huile d'olive
- 1 cuillère à café de graines de sésame
- 1 cuillère à café de sirop d'agave
- 1 cuillère à soupe de vinaigre de riz
- Un peu de gingembre à sushi

- Cuisez le riz et laissez-le refroidir complètement.
- Taillez le concombre en fines lanières et coupez l'avocat en lamelles.
- À l'aide de ciseaux, coupez l'algue Nori en petits morceaux.
- Préparez la sauce en mélangeant l'huile de sésame, l'huile d'olive, le vinaigre de riz et la cuillère d'agave.
- Versez la moitié de cette sauce dans le riz puis disposez-le sur une assiette.
- Mélangez les salades, l'algue Nori, les feuilles de menthe avec la vinaigrette restante.
- Disposez l'ensemble sur le riz.
- Ajoutez l'avocat ainsi que le gingembre mariné. Parsemez le tout de graines de sésame.

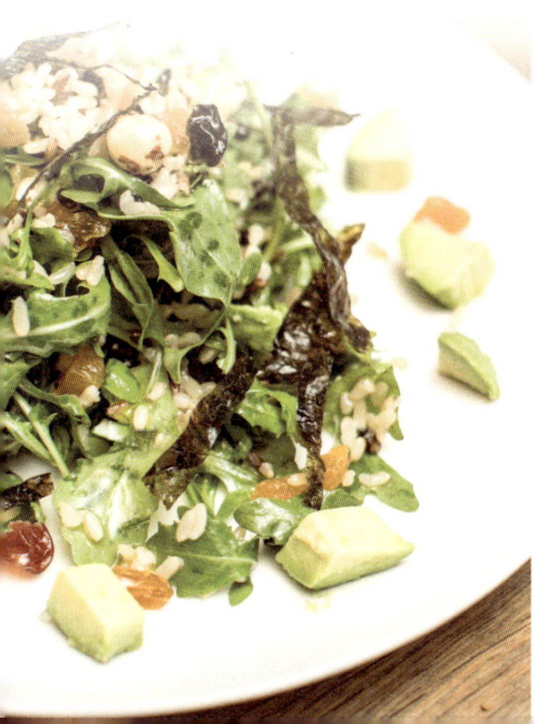

Mon conseil

J'utilise dans cette recette du riz rouge qui est une variété moins connue que le riz blanc mais qui est le parfait allié minceur. Parmi les bienfaits reconnus de ce riz, on peut noter qu'il est très riche en fibres, qu'il est antioxydant et qu'il contient beaucoup de vitamine B6, du fer, du manganèse et du zinc.

Quant à l'algue Nori, en plus d'être une source de vitamine K, sa valeur nutritionnelle est exceptionnelle et elle possède un goût très raffiné. La mélanger au dernier moment afin qu'elle reste croustillante.

Soupe crue petits pois - menthe

- 1 verre de petits pois frais ou surgelés
- 1 poignée de menthe fraîche
- 1 petit cube de bouillon de volaille
- 1 pincée d'ail en poudre
- Poivre de Cayenne

- Faites chauffer de l'eau avec le cube de bouillon et laissez refroidir.
- Mixez les petits pois crus avec le bouillon, l'ail en poudre et la menthe fraîche.
- Dégustez bien frais avec une pincée de Cayenne.

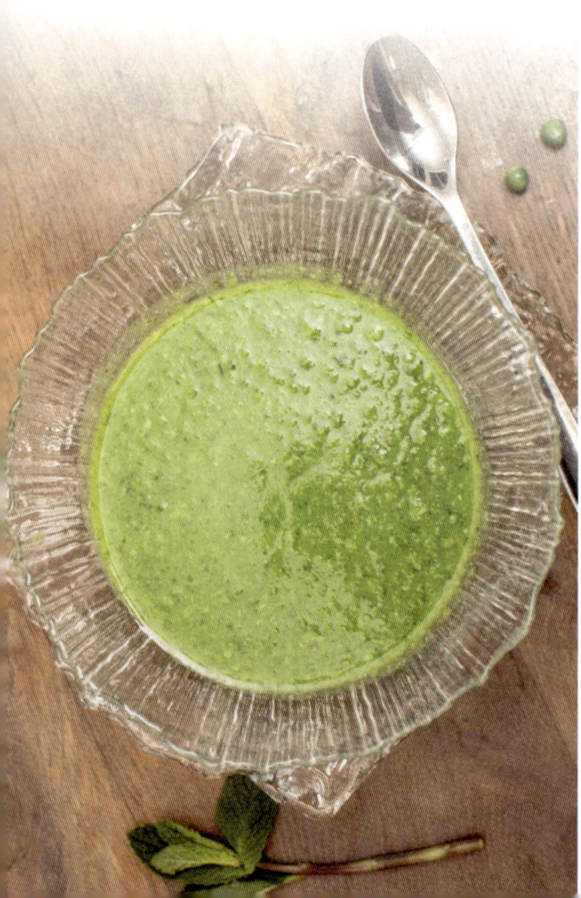

Mon conseil

On utilise les petits pois crus afin de garder leurs vitamines. Le goût est surprenant !

Corrélation fitness – cuisine

Les exercices ont pour objectif un ventre tablette de chocolat !

Le jus Détox apporte les fibres nécessaires (concombre, céleri, fenouil) pour une utilisation maximale des muscles de l'abdomen. Le fenouil possède en plus la vertu de soulager les spasmes musculaires. Duo « gagnant-gagnant ».

Détox Dimanche

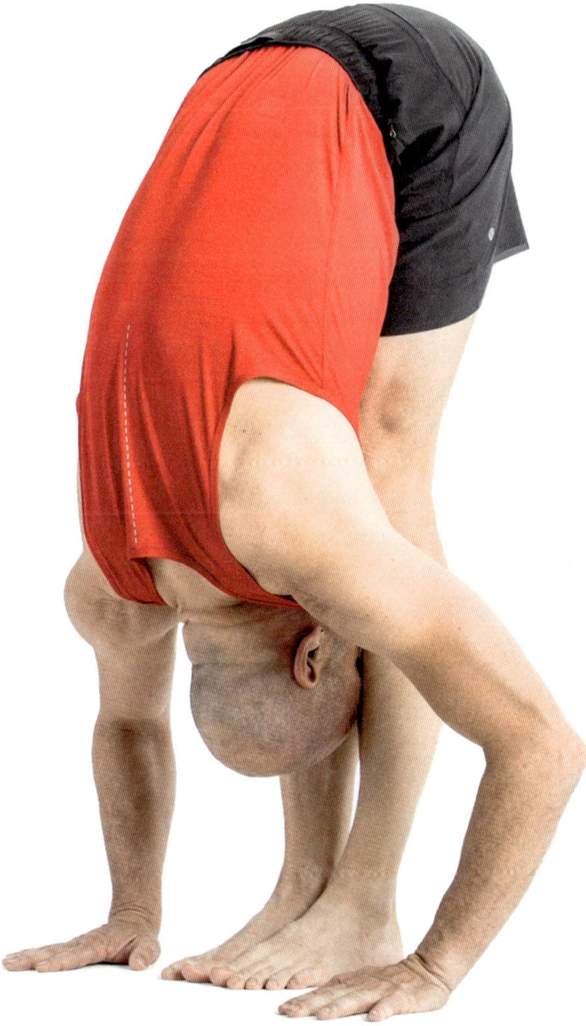

62 • Fitness
64 • Breakfast
65 • Lunch
66 • Dinner

SOUPLESSE ET ÉTIREMENT

Faire chaque exercice pendant 2 minutes.

1. CHAT

Idéal si vous avez mal au dos. La posture du chat assouplit la colonne vertébrale et renforce le transverse, le muscle profond de l'abdomen. À quatre pattes, inspirer, relâcher le ventre vers le sol et relever légèrement la tête (le dos se creuse). Expirer, coller le nombril à la colonne vertébrale et relâcher la tête (le dos s'arrondit). Enchaîner ces deux mouvements.

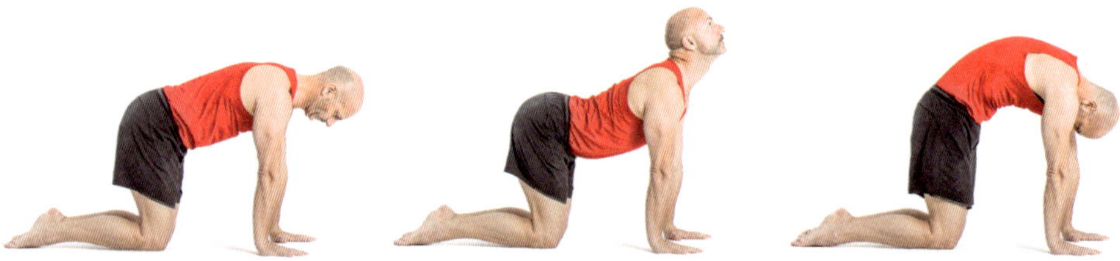

2. POSTURE DE LA CRÊPE

En position assise, jambes tendues. Se pencher vers l'avant pour aller attraper ses chevilles. Vous devez sentir un étirement derrière les genoux et les cuisses ainsi que dans le bas du dos. Ne pas coucher la tête. Faire partir le mouvement des hanches et garder le cou et le dos droits.

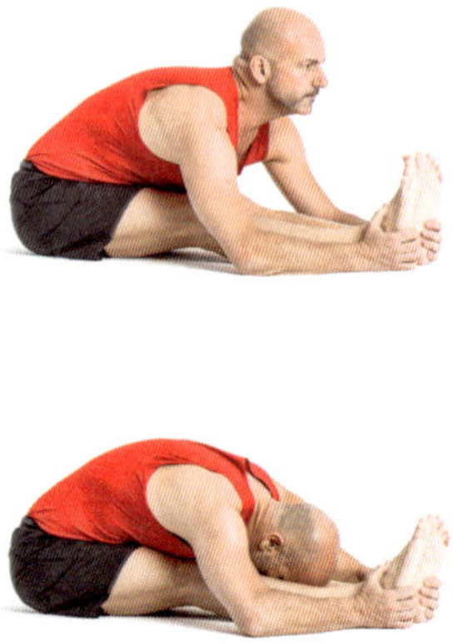

3. POSTURE DE LA CRÊPE OUVERTE

En position assise, jambes tendues ouvertes. Se pencher en avant pour aller mettre les coudes ou la poitrine en contact avec le sol. Ne pas arrondir le corps et la tête et faire partir le mouvement des hanches. Garder les jambes tendues le plus possible.

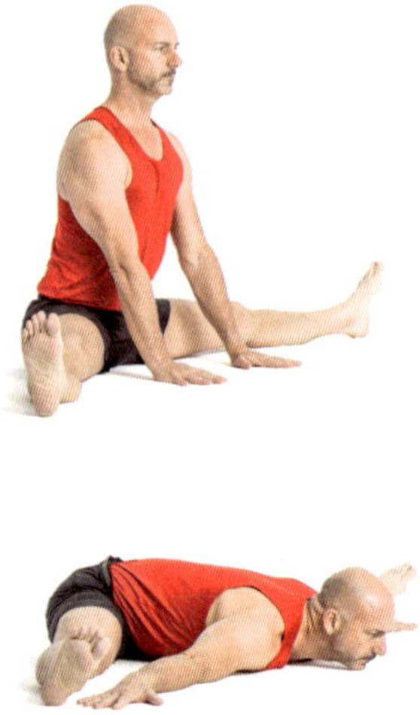

4. POSTURE PAPILLON

En position assise sur les fesses, jambes écartées, plantes des pieds collées, mains aux pieds. Pencher le corps vers l'avant pendant que les coudes s'appuient sur les genoux. Garder le corps et la tête droits.

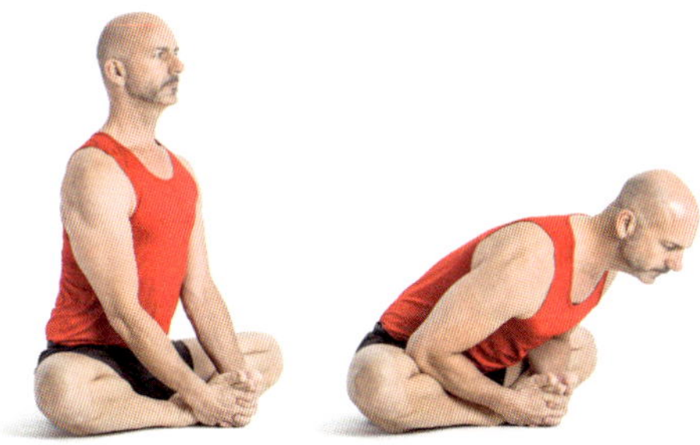

5. POSTURE DE LA PINCE

En position sur le genou gauche jambe droite tendue en avant. Presser la jambe tendue vers le sol. Pencher le corps en avant en gardant le dos aussi droit que possible jusqu'à ce que les mains s'appuient au sol.

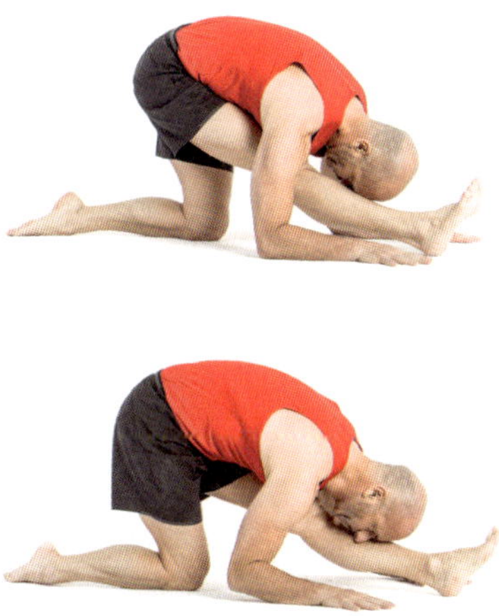

6. POSTURE DE L'ARC

En position de fente avec la jambe droite pliée, mains sur le genou droit. Pousser les hanches vers l'avant et vers le bas en gardant le haut du corps bien droit. Le but est d'avoir la hanche gauche le plus près possible du sol.

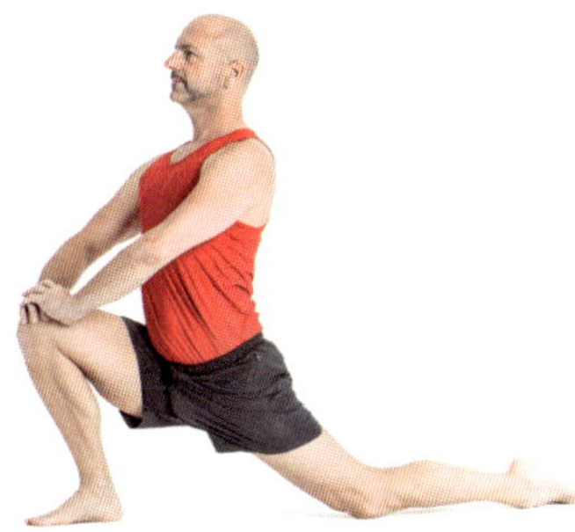

7. POSTURE DE L'ÉLÉPHANT

Debout, pieds légèrement écartés. Pencher le torse en avant et toucher les pieds avec les doigts. Garder les jambes les plus tendues possible.

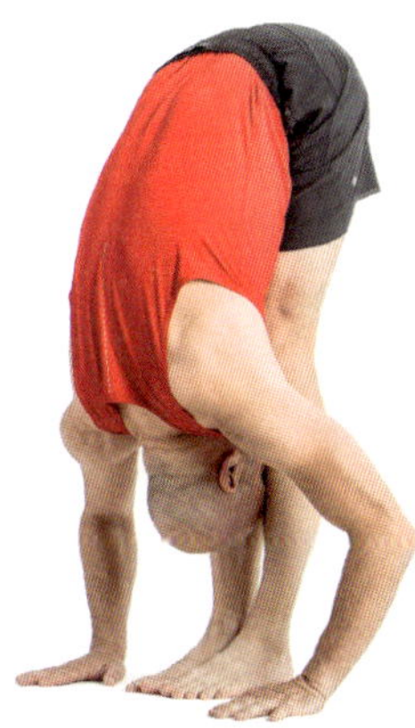

SUNDAY MORNING

- ½ pamplemousse rose
- 1 poignée d'épinards
- 1 petite poignée de coriandre
- 1 petite poignée de persil plat
- ¼ de concombre
- 1 petit morceau de gingembre

- Épluchez le pamplemousse et coupez-le en morceaux.
- Mettez tous les ingrédients dans le bol de votre blender et mixez par pressions.
- Détendez avec un peu d'eau fraîche si nécessaire et dégustez bien frais.

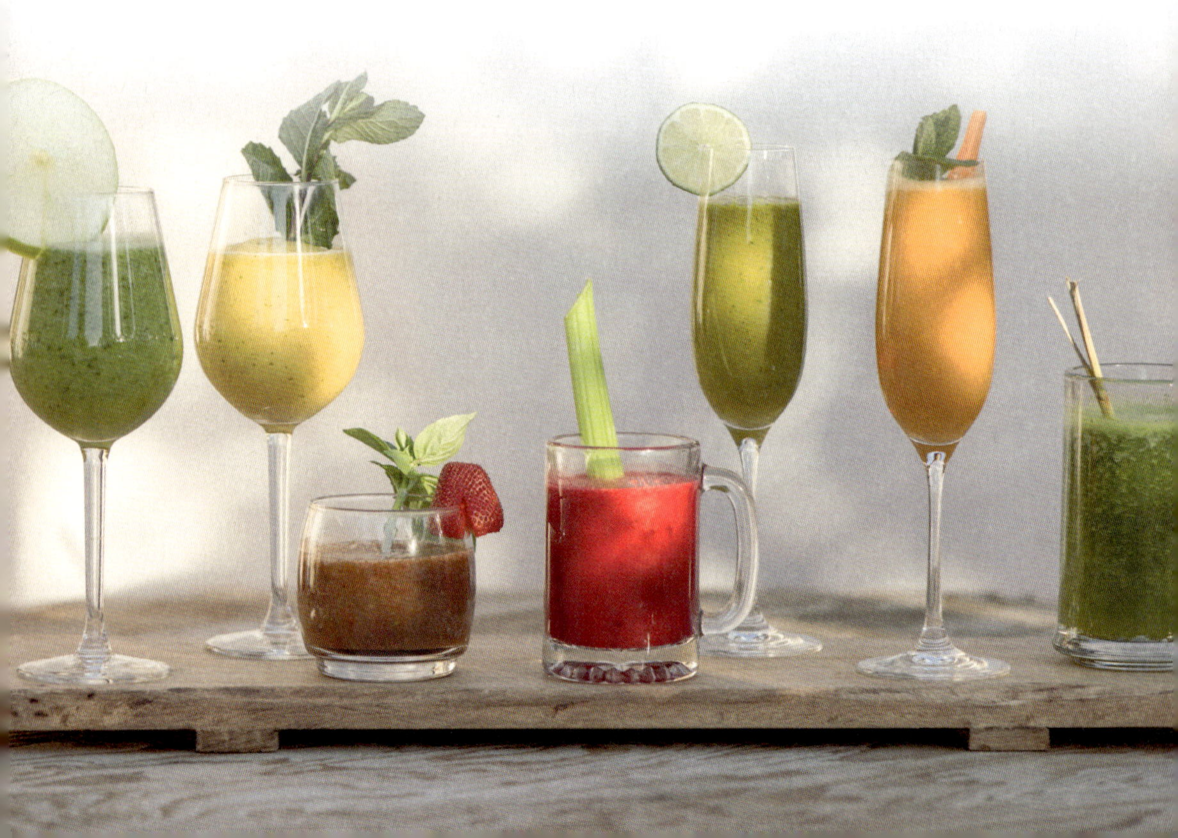

Frites de potimarron grillé et quinoa

- 1 potimarron
- 1 tasse de quinoa cuit
- 1 bouquet de coriandre
- 1 pincée de paprika
- 1 cuillère à café d'huile de noix de coco

- Coupez votre potimarron en frites.
- Mettez de l'huile de coco dans le fond d'un plat à four puis déposez vos frites parsemées de paprika et enfournez à 220 degrés pour 20 minutes environ.
- Pendant ce temps, cuisez le quinoa puis refroidissez-le.
- Dressez sur un joli plat vos frites accompagnées de quinoa et de feuilles de coriandre.

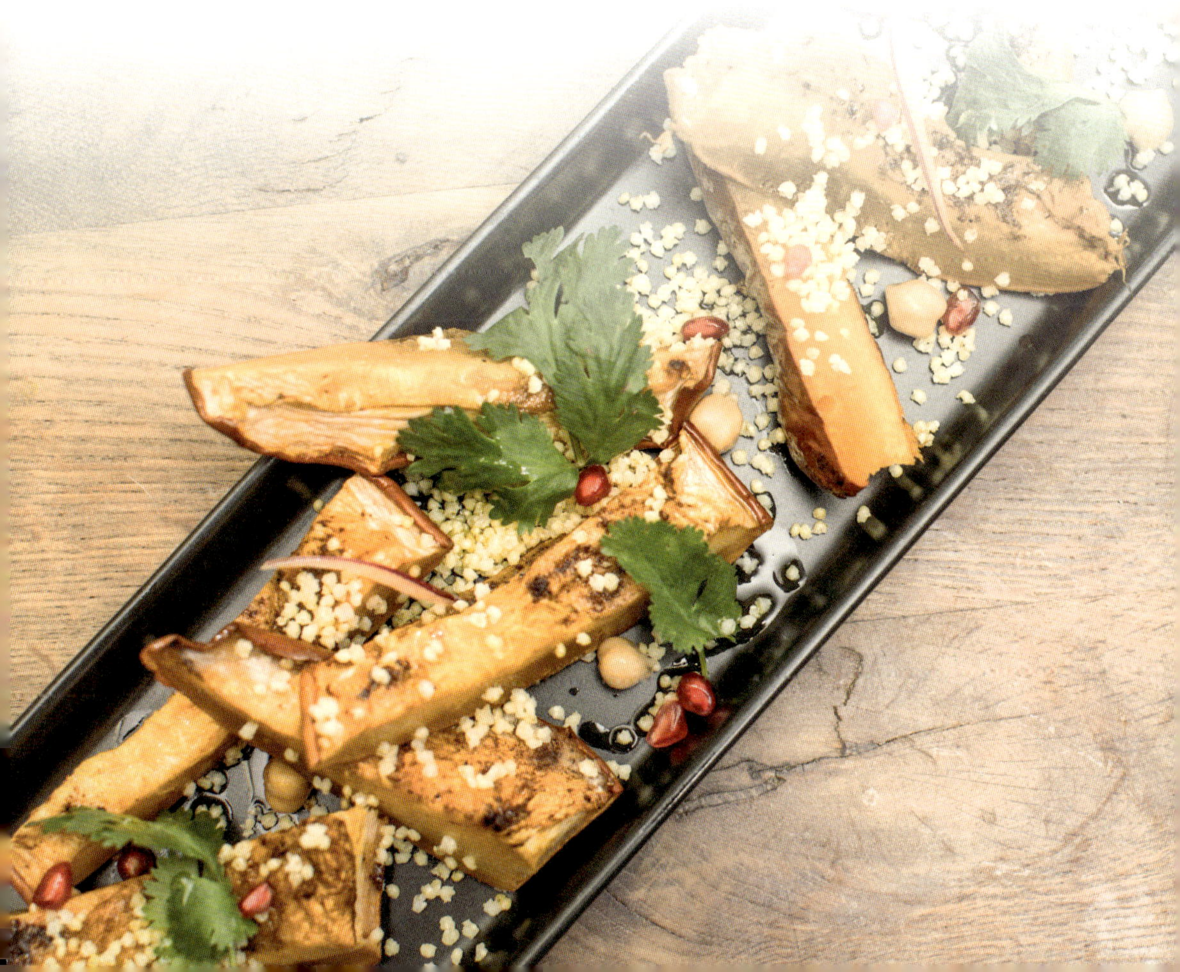

Soupe fenouil-pomme-aneth

- 1 fenouil
- 1 petit oignon jaune
- 2 pommes vertes
- 1 bouillon cube de légumes
- 1 cuillère à café de graines d'anis
- 2 cuillères à soupe d'aneth ciselé
- Poivre de Cayenne
- 1 cuillère à café d'huile de noix de coco

- Faites revenir les graines d'anis et l'oignon dans un peu d'huile de noix de coco jusqu'à légère coloration.
- Ajoutez le fenouil et les pommes coupées en morceaux.
- Faites légèrement colorer le tout puis ajoutez le cube de légumes émietté puis de l'eau, le poivre et l'aneth.
- Portez à ébullition puis baissez le feu et laissez cuire une vingtaine de minutes.
- Mixez l'ensemble en prenant soin de récupérer les légumes et un peu de jus.
- Ajustez le reste du liquide selon votre goût.
- Dégustez chaud ou froid.

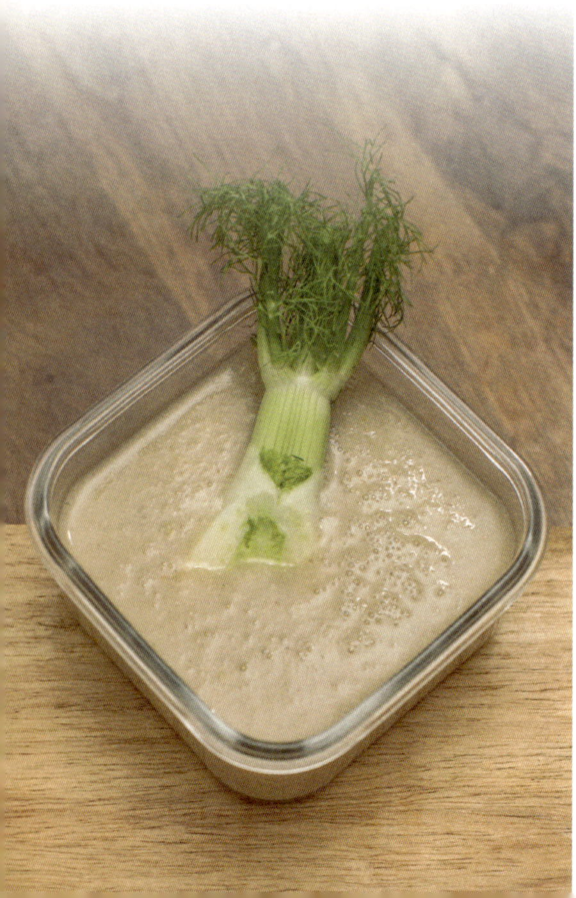

Mon conseil

Un maximum de vitamines pour ce dernier jour de Détox.

Corrélation fitness – cuisine

Après une semaine intense, on médite, on étire ses muscles tout en les assouplissant.
Le jus Détox apporte les vitamines nécessaires en fin de semaine grâce au pamplemousse et décontracte les muscles grâce à la coriandre. Ce jus est parfait avant ou après de gros étirements musculaires.

Recettes Incontournables

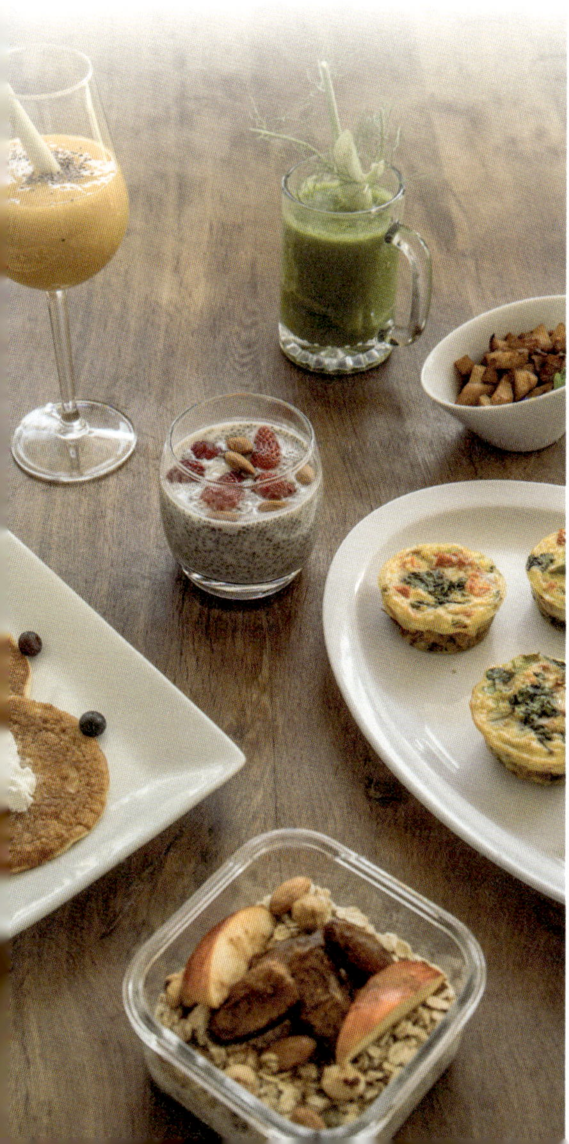

68 Chia pudding
68 Granola
69 Dynamic Ginger
70 Lait d'amande

Chia pudding

- 1 tasse de lait d'amande ou de coco
- 2 à 3 cuillères à soupe de graines de chia
- 1 cuillère à café de sirop d'agave

- Mettez le lait d'amande dans votre bol puis ajoutez les graines de chia en pluie.
- Mélangez bien et attendez 10 minutes environ.
- Mélangez à nouveau puis ajoutez le sirop d'agave.
- Attendez à nouveau 10 minutes puis mélangez encore.
- Les graines ont déjà commencé à épaissir et vous pouvez les consommer dès à présent.
- L'idéal est de garder ce pudding au réfrigérateur jusqu'au lendemain.
- Vous pouvez faire vos préparations à l'avance pour 3 à 4 jours.

Granola

- 3 tasses de flocons d'avoine
- 1 tasse d'amandes
- 1 tasse de noisettes
- 1 tasse de graines mélangées de tournesol, lin, sésame
- 1 pincée de cannelle
- 1 tasse de cranberries séchées, abricots secs, dattes
- 2 cuillères à soupe d'huile de noix de coco
- 1 cuillère à soupe de sirop d'agave

- Préchauffez votre four à 150 degrés.
- Dans un saladier, versez les flocons d'avoine.
- Ajoutez les amandes et noisettes dont vous aurez légèrement écrasé la moitié, puis les fruits secs coupés en petits morceaux et les différentes graines.
- Saupoudrez de cannelle puis versez l'huile de noix de coco et le sirop d'agave.
- Malaxez bien le tout pour enrober tous les ingrédients.
- Déposez un papier cuisson sur une plaque à four et étalez votre préparation.
- Enfournez pour 10 minutes environ et profitez de cette bonne odeur qui va envahir votre cuisine.
- Le mélange devra être doré au bout des 10 minutes.
- Si ce n'est pas le cas, prolongez la cuisson jusqu'à obtenir une jolie coloration.
- Sortez la plaque du four puis laissez refroidir complètement.
- Conservez dans un bocal fermé hermétiquement.

DYNAMIC GINGER

- 1 tasse d'eau
- 1 citron jaune
- Gingembre râpé

- Faites tiédir votre eau puis versez-la dans votre tasse.
- Pressez votre citron directement dans la tasse puis râpez le gingembre.
- Sa quantité dépend de votre goût. On n'en met jamais trop.
- Cette boisson, pour être efficace, doit être consommée au réveil, ni froide ni chaude, mais tiède, c'est-à-dire à la température du corps.
- Tout au long de la journée elle peut être consommée pour le plaisir et surtout pour l'énergie naturelle qu'elle apporte.
- Vous pouvez faire des mini cures d'un mois pendant lequel vous y ajouterez une demi-cuillère à café de curcuma en poudre ou frais.
- Cette cure est le meilleur anti-inflammatoire naturel.

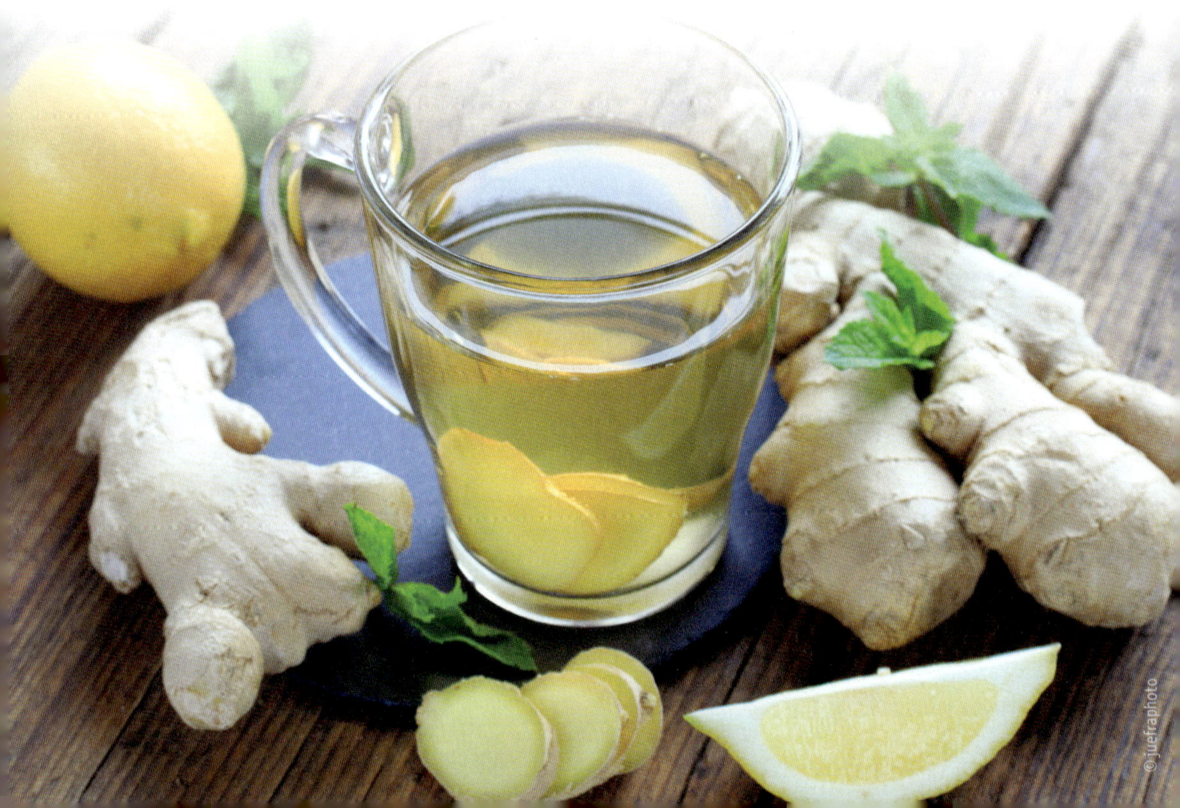

©juefraphoto

Lait d'amande

- 1 tasse d'amandes crues
- 1 cuillère à café de sirop d'agave
- 3 tasses d'eau

- Versez les amandes dans un bol et recouvrez-les avec l'eau.
- Laissez tremper au minimum quatre heures, mais une nuit c'est encore mieux.
- Égouttez les amandes, rincez-les à l'eau claire et jetez l'eau de trempage.
- Mettez les amandes dans le bol de votre mixeur et ajoutez 40 cl d'eau froide et le sirop d'agave.
- Mixez bien pour obtenir un liquide un peu épais.
- Passez la préparation au chinois au-dessus d'un saladier pour récupérer tout le lait.
- Gardez la partie épaisse qui vous servira à faire un cake aux amandes.
- Le lait ainsi préparé peut se garder trois jours au réfrigérateur.

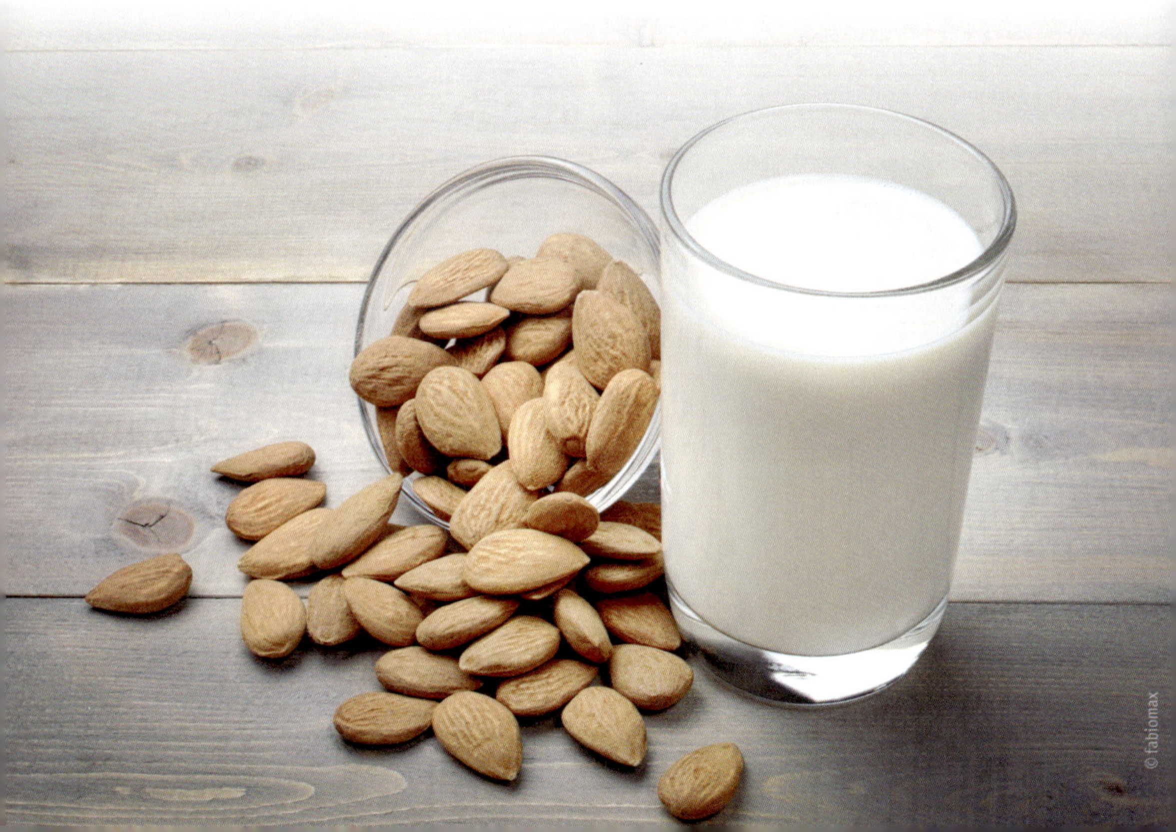

Le Programme

des 4 semaines

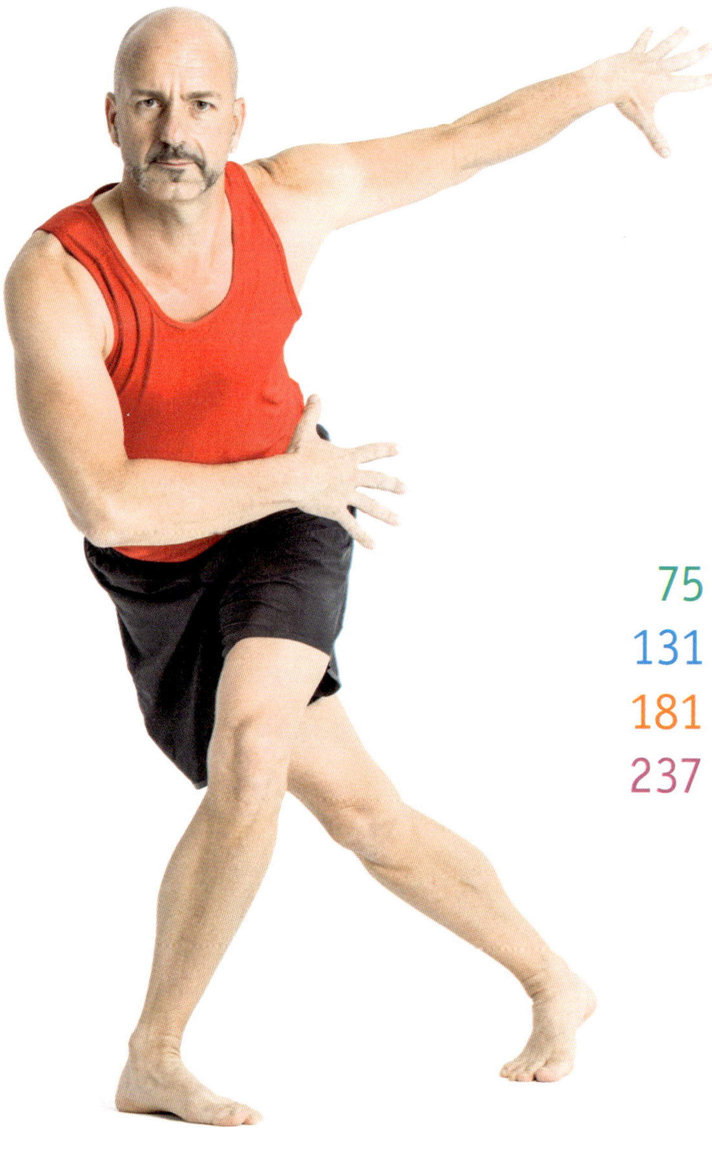

75 • Semaine 1
131 • Semaine 2
181 • Semaine 3
237 • Semaine 4

Introduction

Une bonne hygiène de vie passe par une alimentation saine et équilibrée et la pratique d'une activité physique.

En général, être en bonne santé suppose que l'on se nourrisse bien. Une bonne alimentation nous donne les éléments nutritifs nécessaires à une vie saine, mais aussi l'énergie dont nous avons besoin pour nos activités quotidiennes.

L'activité physique contribue au développement musculaire et brûle l'excès de graisse et de sucre accumulé dans l'organisme. Elle stimule l'immunité anti-infectieuse et facilite un sommeil profond et réparateur. Le corps humain est fait pour bouger : il a besoin d'exercices et de mouvements. Les muscles représentent 50 % du poids du corps.

Notre programme de 4 semaines consiste à vous donner le carburant nécessaire pour bien bouger.

Chacune de nos recettes a été choisie pour ses bienfaits alimentaires. La combinaison « aliments-exercices » est le succès de notre méthode.

Nos recettes sont simples, faciles à préparer et vont satisfaire tous vos désirs gustatifs. Nos exercices sont exigeants tout en étant basiques et réalisables où que vous soyez.

Une semaine type du programme comprend :

› Chaque jour, 30 minutes d'entraînement avec un objectif différent :
  - **Lundi**, au revoir les calories, c'est l'endurance.
  - **Mardi**, bonjour les bras, travail/développement musculaire du haut du corps.
  - **Mercredi**, bonjour les jambes, travail/développement musculaire du bas du corps.
  - **Jeudi**, réveil musculaire, travail de tout le corps.
  - **Vendredi**, au revoir les « love handles », bonjour les abdominaux.
  - **Samedi**, au revoir les extras, travail de résistance et de vitesse.
  - **Dimanche**, je/on reste jeune avec Yoga et Pilates.

› 3 recettes par jour, simples à réaliser, exquises et au goût de tout le monde. Avec variations si vous êtes vegan, végétarien, que vous mangez sans lactose, sans gluten. Chacun y trouve son bonheur !

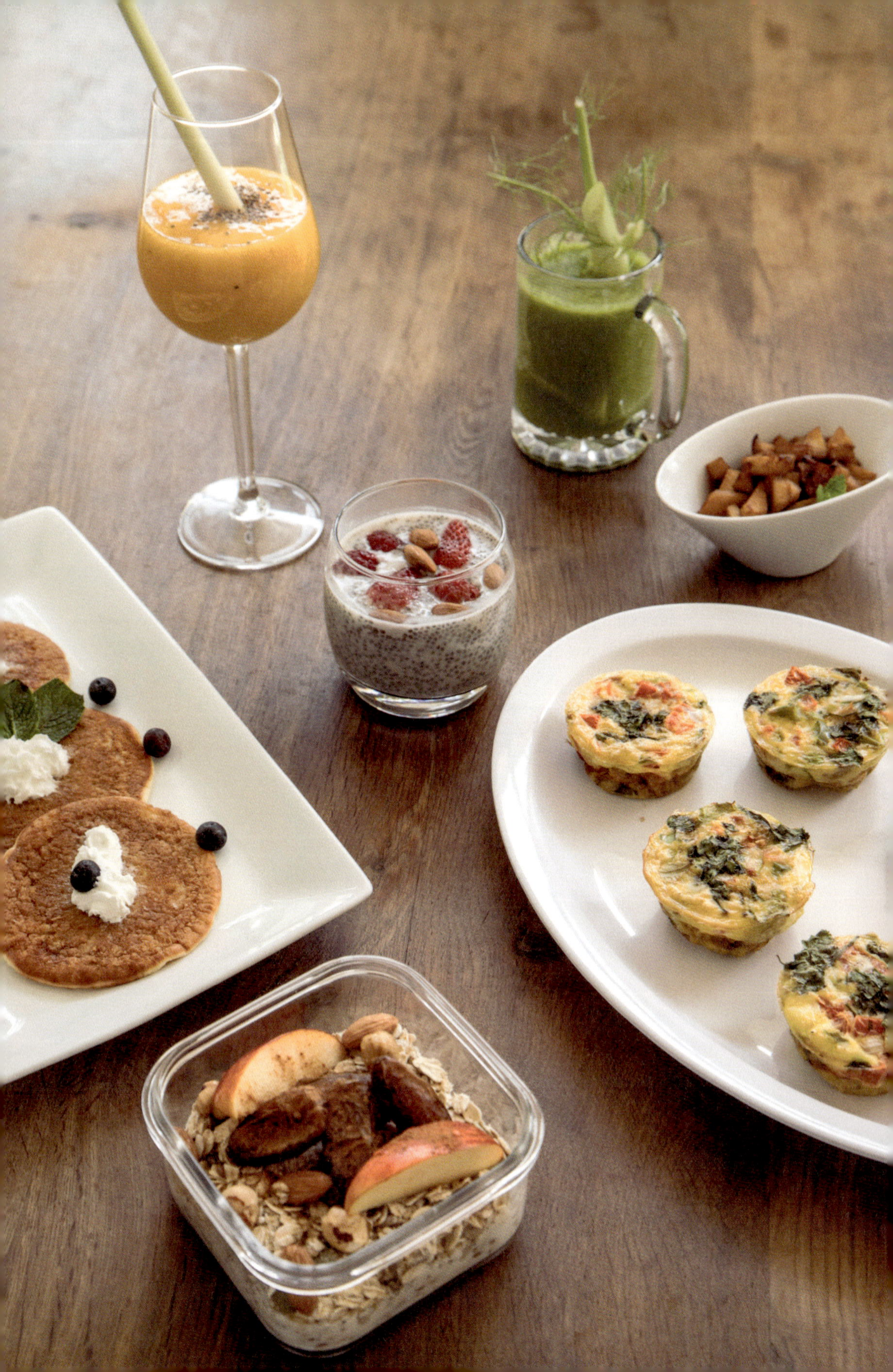

Semaine 1
Lundi

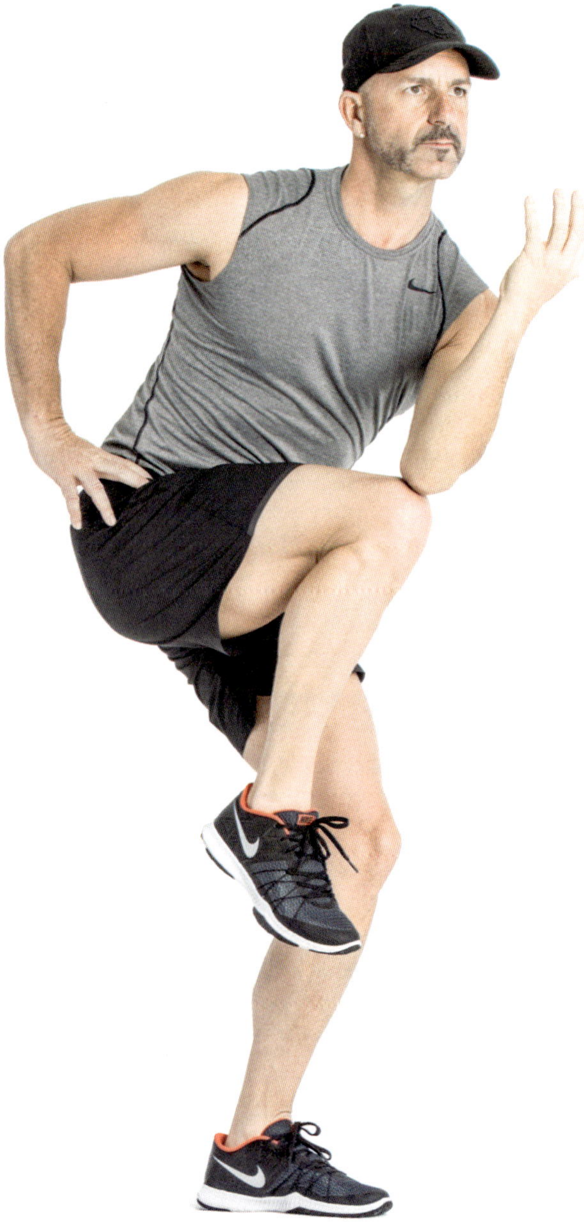

76 • Fitness
80 • Breakfast
81 • Lunch
82 • Dinner

ENDURANCE, ENTRAÎNEMENT CARDIO-VASCULAIRE

Une bonne endurance permet de trouver du plaisir dans son sport favori et rend plus faciles les efforts de la vie quotidienne.

ACCESSOIRE : roulez une serviette pour que cela fasse une bande d'environ 5 cm de large.
CONCEPT : faire chaque exercice deux fois pendant 50 secondes (10 secondes de récupération entre les deux) à une vitesse constante (sauf si indiqué).

1 . PETITS SAUTS

Sauter une jambe après l'autre de chaque côté de la serviette.

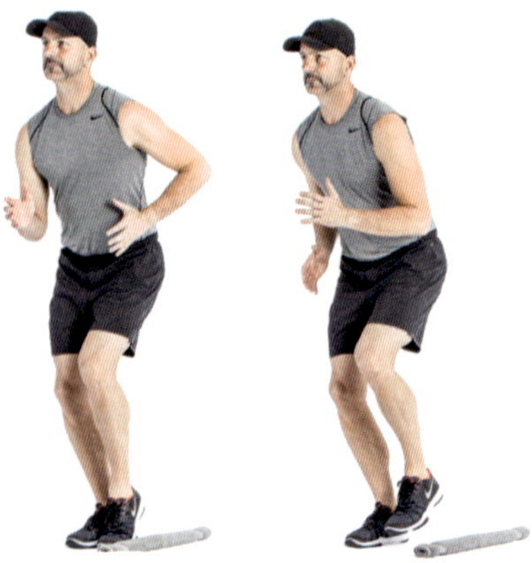

2 . SQUAT

Debout, fléchir les genoux à 90 degrés. Les genoux ne dépassent pas les orteils. Garder le dos plat.

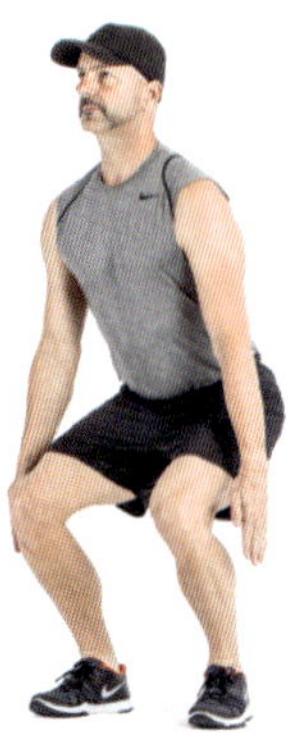

1 MINUTE DE REPOS

3 . PETITS SAUTS GROUPÉ

Sauter les deux pieds en même temps de chaque côté de la serviette.

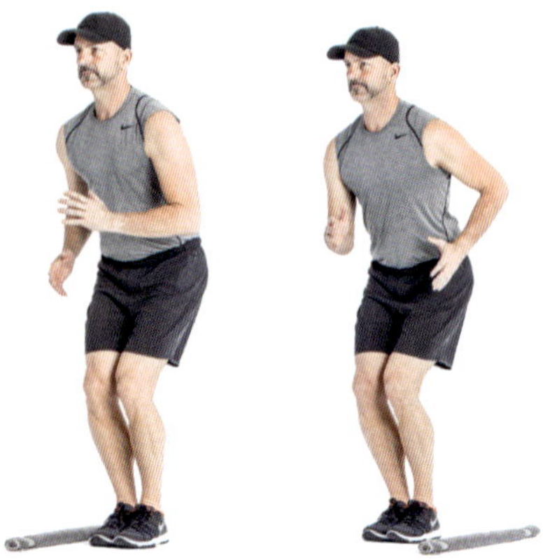

4 . SQUAT BRAS

Debout, fléchir les genoux à 90 degrés. Les genoux ne dépassent pas les orteils. Monter les bras tendus au-dessus de la tête lors de la flexion.

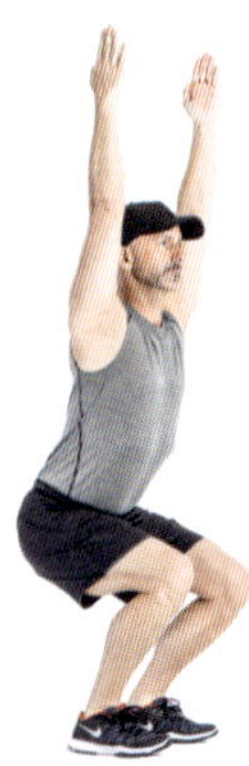

1 MINUTE DE REPOS

5 . PETITS SAUTS

Sauter un pied après l'autre autour de la serviette en faisant un losange. 50 secondes de chaque côté.

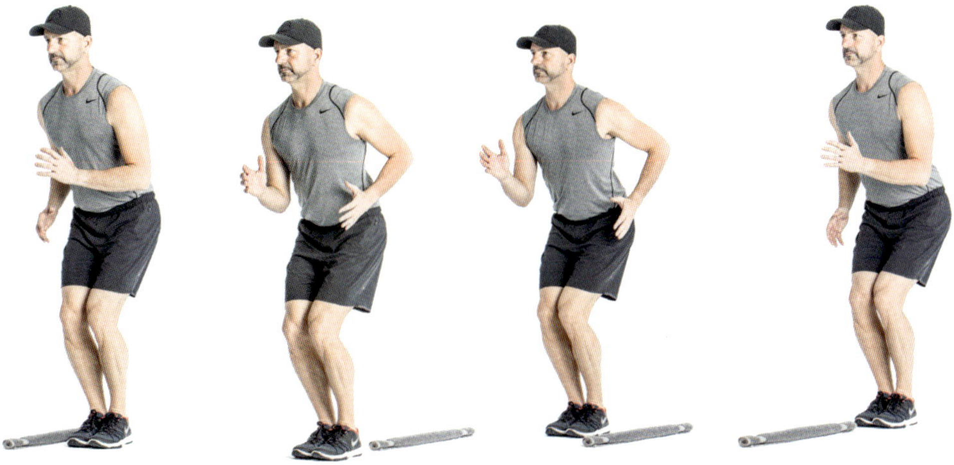

6 . SQUAT BOXER

En position de squat, les pieds tournés vers l'extérieur, bras en défense pliés devant soi. Boxer un bras après l'autre devant soi.

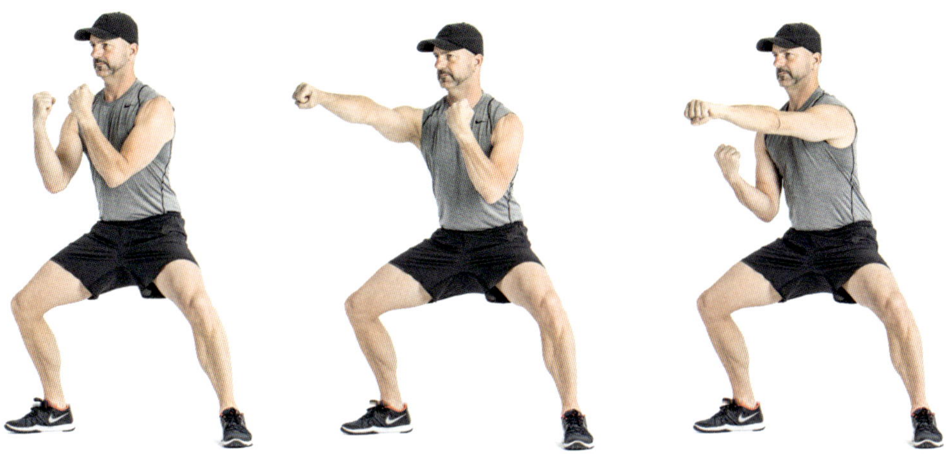

1 MINUTE DE REPOS

7 . PETITS SAUTS

Sauter un pied après l'autre vers l'avant puis vers l'arrière au-dessus de la serviette.

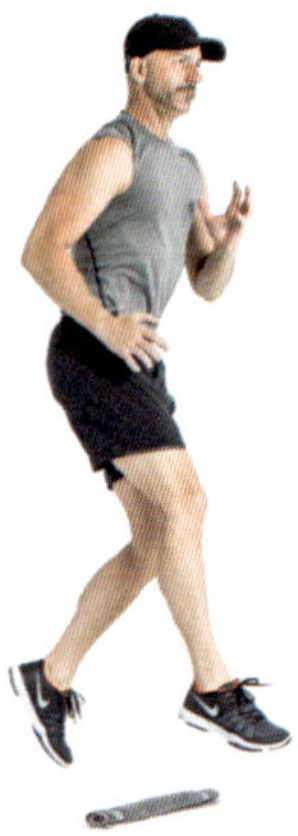

8 . SQUAT BOXER BRAS CÔTÉ

En position de squat, les pieds tournés vers l'extérieur, bras en défense pliés devant soi. Boxer du côté droit et du côté gauche le plus rapidement possible.

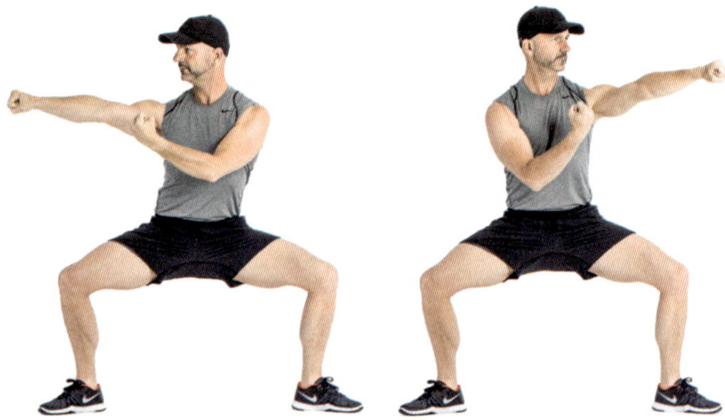

1 MINUTE DE REPOS

9 . PETITS SAUTS

Sauter un pied après l'autre vers l'avant puis vers l'arrière au-dessus de la serviette.

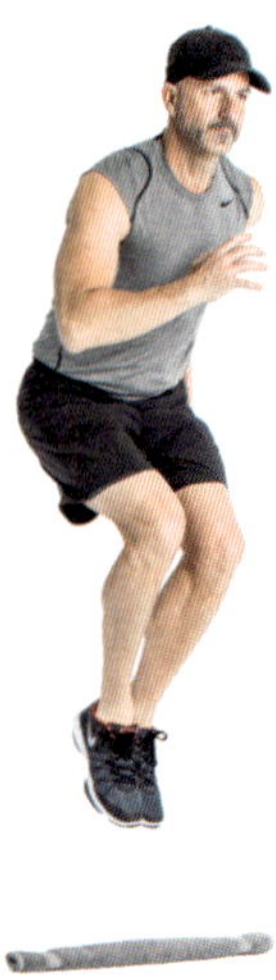

10 . JANE FONDA

Jambe droite en action. D'une fente sur le côté à 90 degrés on amène le genou droit et le coude gauche devant le corps. Le coude touche le genou. Puis on retend la jambe. 50 secondes à vitesse moyenne et 50 secondes à vitesse rapide.

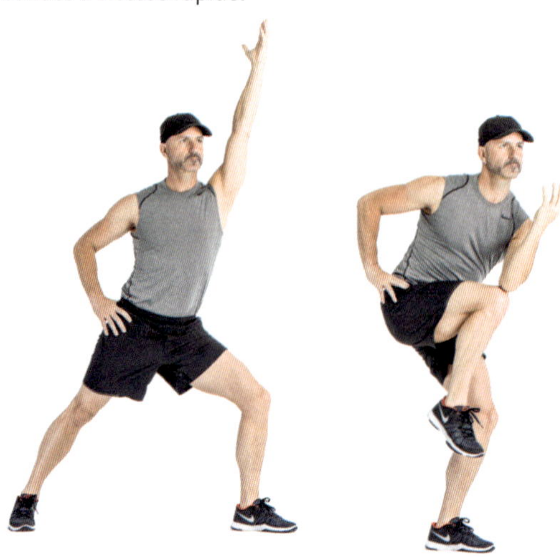

1 MINUTE DE REPOS

11 . PETITS SAUTS

Sauter les deux jambes ensemble au-dessus de la serviette en avant et en arrière. 50 secondes à vitesse moyenne et 50 secondes rapides.

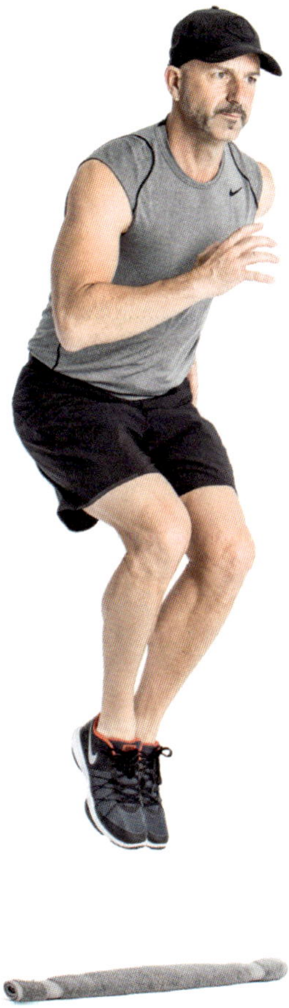

12 . JANE FONDA

Jambe gauche en action. D'une fente sur le côté à 90 degrés, on amène le genou gauche et le coude droit devant le corps. Le coude touche le genou. Puis on retend la jambe. 50 secondes à vitesse moyenne et 50 secondes à vitesse rapide.

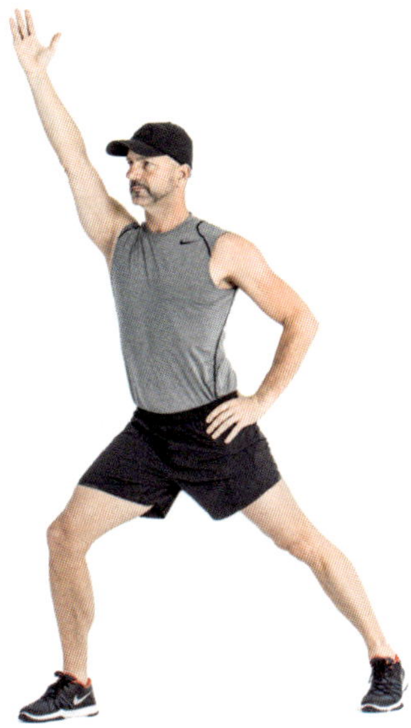

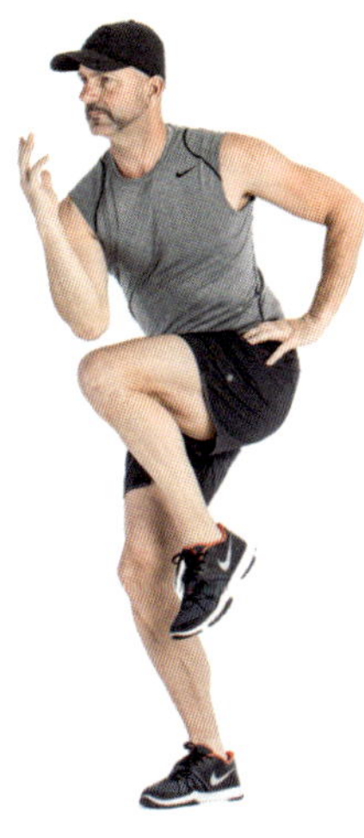

Pommes confites à la cannelle

- 1 pomme rouge ou golden
- 1 pincée de cannelle
- 1 pincée d'anis moulu
- ½ cuillère à café d'extrait de vanille
- 1 cuillère à café d'huile de noix de coco
- ½ tasse d'eau

- Faites chauffer l'huile de coco dans une petite casserole puis ajoutez la cannelle, l'anis et l'extrait de vanille.
- Mélangez bien puis ajoutez les pommes en tranches sans la peau.
- Ajoutez un peu d'eau et laissez cuire environ 10 à 15 minutes à feu doux.
- Dégustez chaud ou froid.

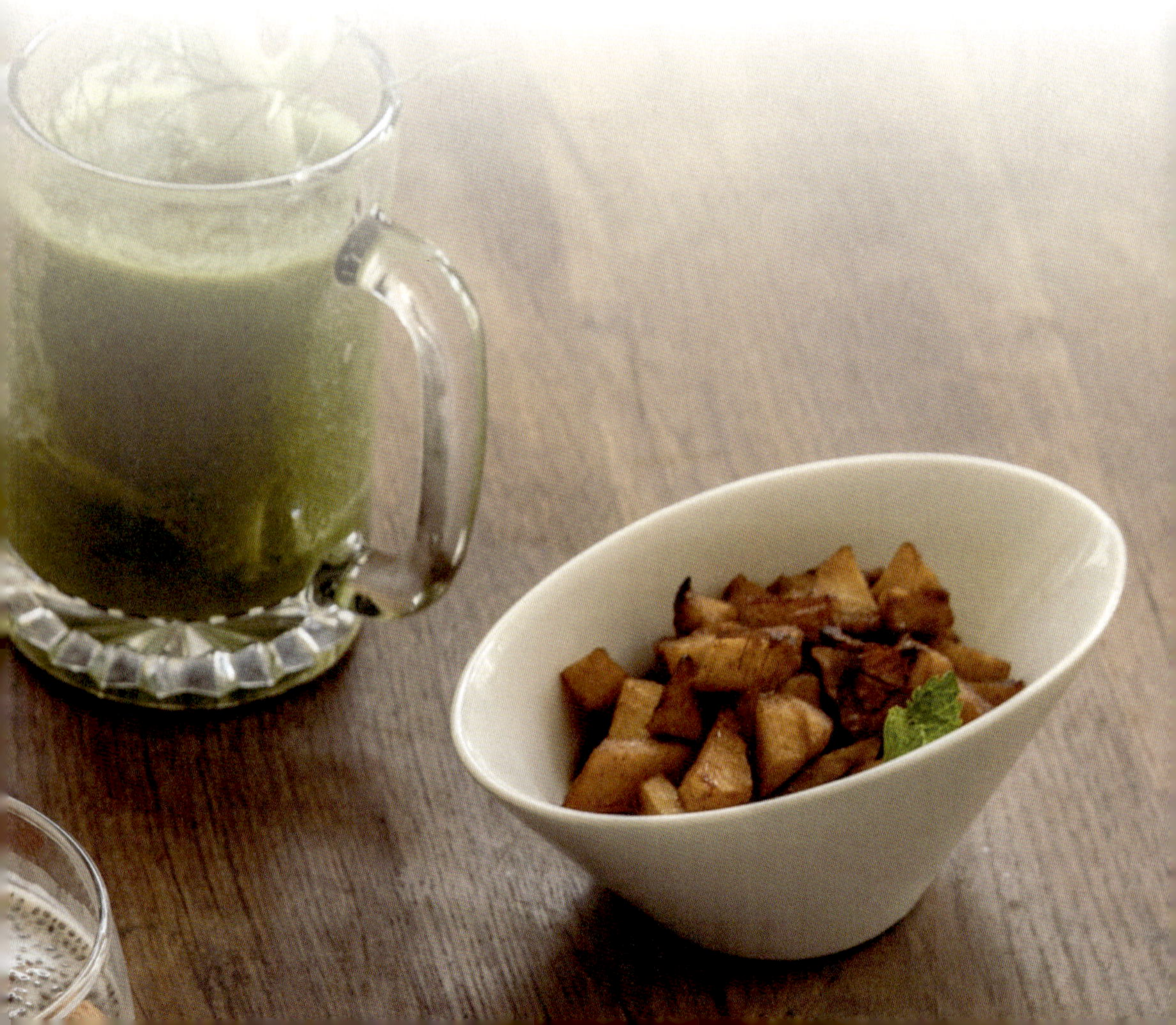

TABOULÉ DE CHOU-FLEUR

- 10 fleurettes de chou-fleur
- 1 tomate pas trop mûre
- ¼ de concombre
- ½ tasse de pois chiches
- 1 citron jaune bio de préférence
- ½ cuillère à café d'échalotes
- 1 poignée de menthe fraîche
- 1 cuillère à café d'huile d'olive
- Sel et poivre

- Mettez les fleurettes de chou-fleur dans le bol de votre mixeur à herbes.
- Pulsez plusieurs fois afin d'obtenir une semoule fine.
- Mettez cette semoule dans un saladier et ajoutez-y la tomate, les pois chiches, le concombre coupé en tout petits dés ainsi que l'échalote finement émincée.
- Ajoutez le zeste du citron et le jus entier.
- Mélangez bien et mettez l'huile d'olive, le sel et le poivre ainsi que la menthe.
- Servez bien frais.

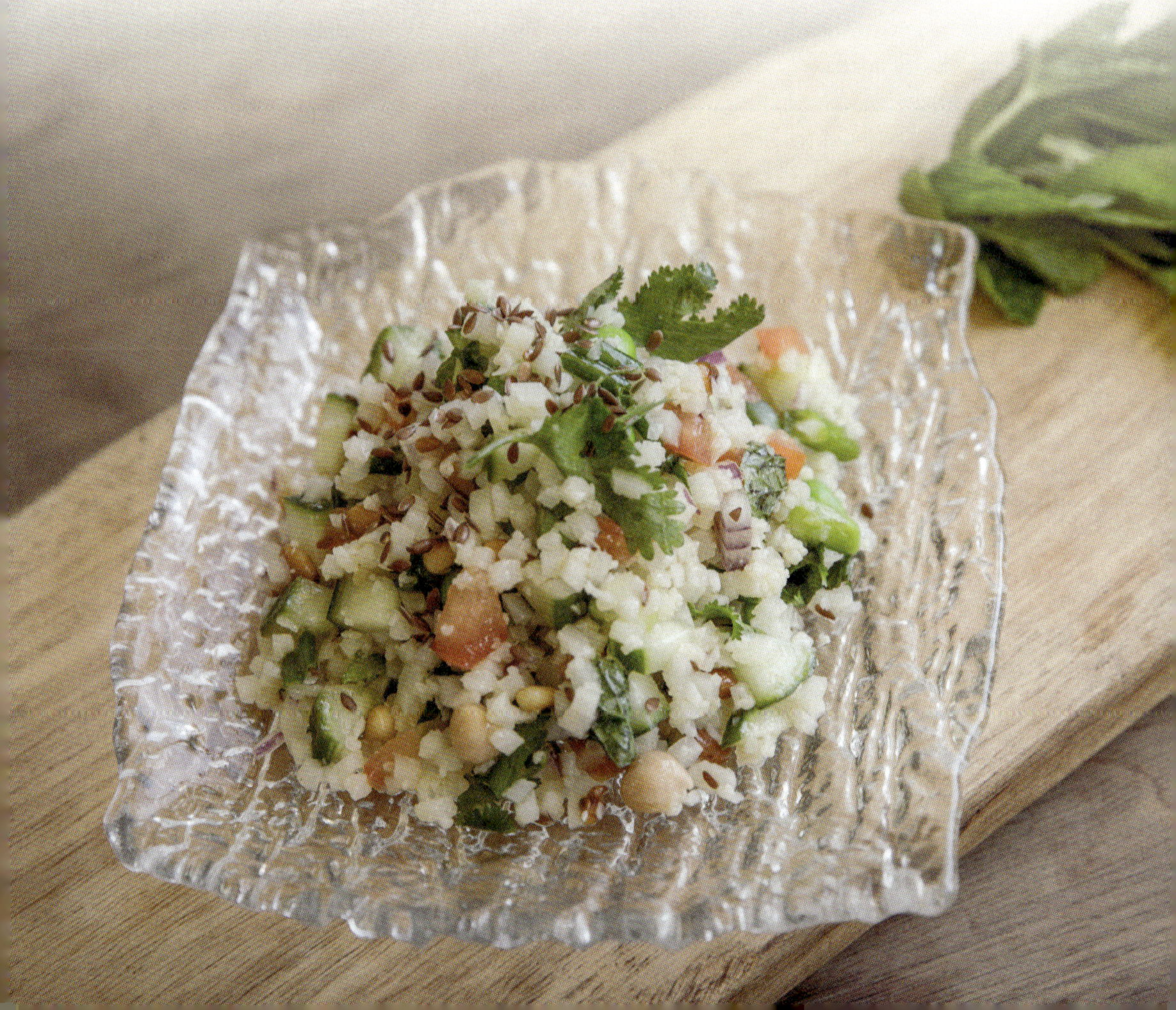

SOUPE DE POTIMARRON
CAROTTE ET GINGEMBRE

- ½ potimarron frais ou surgelé nature
- 2 carottes
- 1 cuillère à café d'oignons blancs émincés
- 1 cuillère à café de gingembre en morceaux
- 1 pincée de cannelle
- 1 cuillère à café d'huile de coco
- 1 tasse de lait de coco
- Sel et poivre

- Dans une casserole, faites chauffer à feu doux la cuillère d'huile de coco et ajoutez-y les oignons émincés.
- Faites-les doucement revenir une ou deux minutes puis ajoutez les carottes, le potimarron et le gingembre.
- Décollez bien le fond de la casserole puis ajoutez le lait de coco ainsi que la cannelle, le sel et le poivre.
- Laissez cuire à couvert pendant 20 minutes environ.
- Retirez les légumes chauds et mettez-les dans le bol de votre robot en ajoutant la quantité de liquide que vous souhaitez pour obtenir un velouté ou bien une soupe un peu plus liquide.
- Vous pouvez aussi utiliser un mixeur plongeant directement dans la casserole.
- Dégustez cette soupe pas trop chaude parsemée de quelques feuilles de coriandre fraîche.

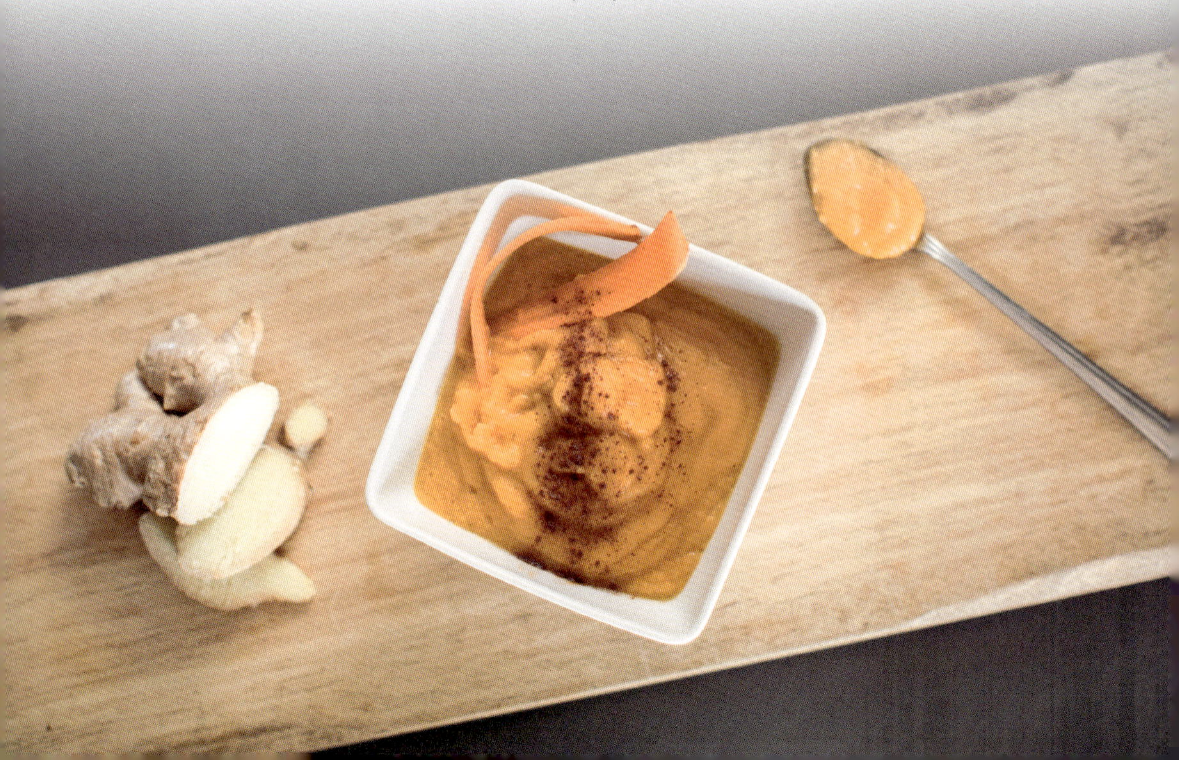

Semaine 1
Mardi

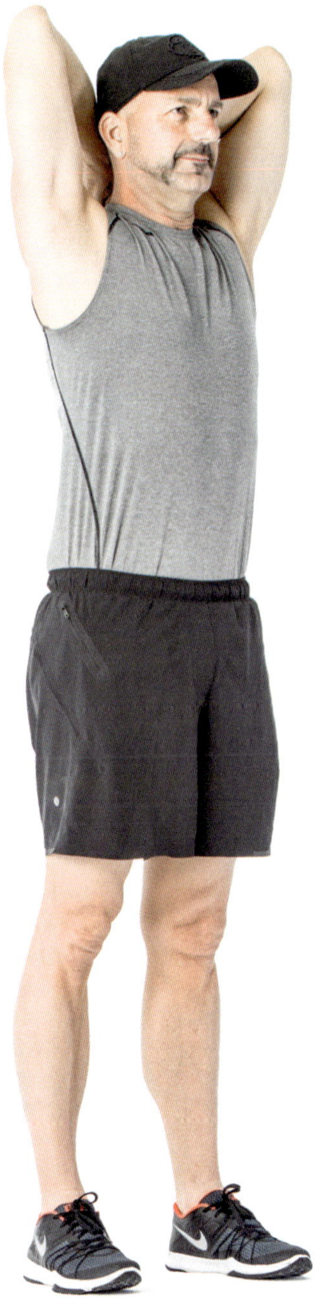

84 Fitness
88 Breakfast
89 Lunch
90 Dinner

ENTRAÎNEMENT DU HAUT DU CORPS

Cette séance du mardi est complétée par des unités spécialement ciblées sur la qualité du mouvement.

ACCESSOIRES : poids, élastiques, bouteille d'eau, boîte de conserve... (facultatif).

CONCEPT : le travail est basé sur la qualité du mouvement. La vitesse ne rentre pas en compte. Effectuer le plus de répétitions possible tout en gardant une position parfaite. Faire chaque exercice deux fois pendant une durée de 50 secondes. Il est important de réaliser les 50 secondes sans s'arrêter. Si l'on est fatigué, on peut toujours ralentir, faire moins de répétitions, reposer les poids utilisés...

1 . PLANCHE TOUCHÉE

En position de planche sur les mains avec les poignets alignés aux épaules. La main droite vient toucher l'épaule gauche puis retourne à la position initiale. Faire la même chose de la main gauche. Il est important de ne pas bouger les hanches. Possibilité de se mettre sur les genoux pour un exercice plus difficile.

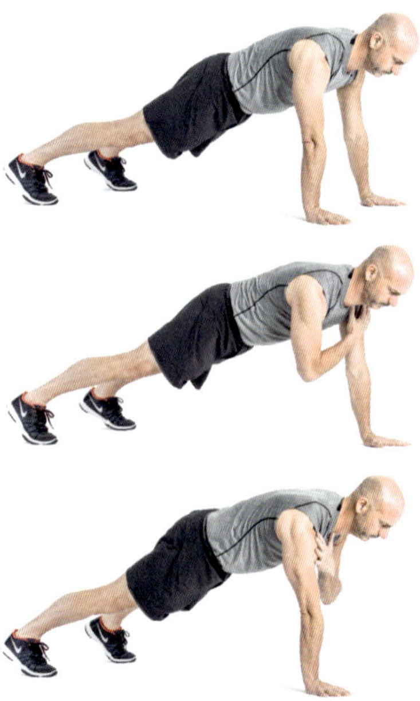

2 . EXTENSION BRAS

Debout, les jambes légèrement écartées, les bras ouverts sur le côté pliés à 90 degrés. Tendre les bras au-dessus de la tête puis revenir à la position initiale. On peut utiliser des poids ou des élastiques.

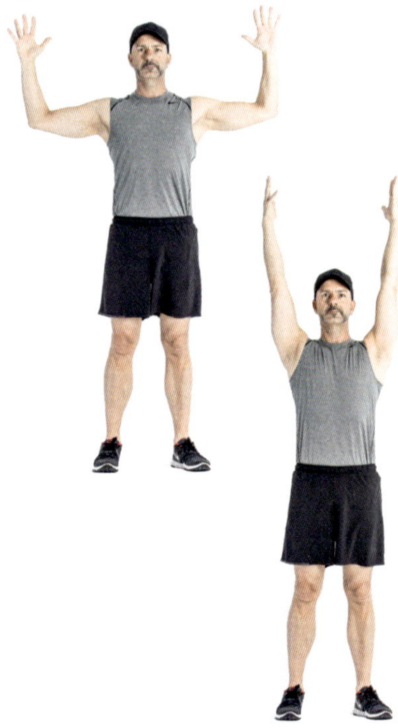

3. L'AIGLE

En position allongée sur le dos, les jambes pliées à 90 degrés, les pieds au sol, les bras levés, légèrement serrés et fléchis au-dessus des yeux. Les paumes des mains sont face à face. Descendre les bras sur le côté jusqu'à ce que les coudes viennent toucher le sol. Il est important d'avoir toujours le bas du dos en contact avec le sol et de garder les bras légèrement pliés.

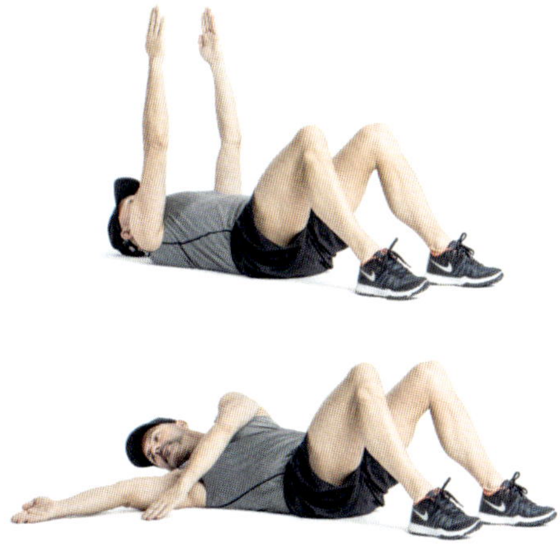

4. PUSH UP

En position de planche sur les mains avec ou sans les genoux au sol, les bras écartés plus que la largeur des épaules. Le corps bien gainé, fléchir les bras à 90 degrés puis revenir à la position initiale. Attention de ne jamais cambrer.

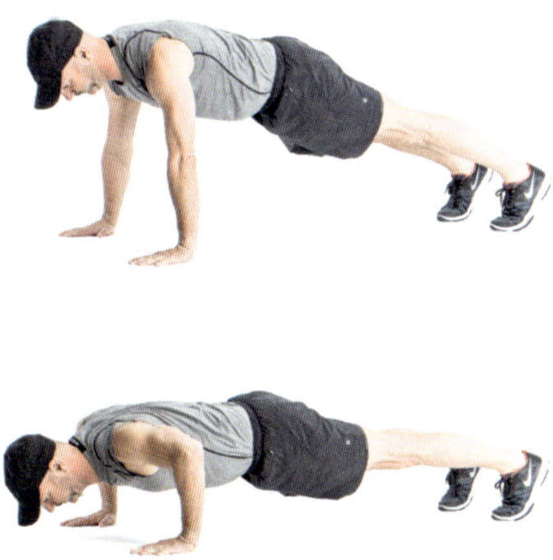

5. EXTENSION TRICEPS

Debout, les jambes légèrement écartées, les bras tendus au-dessus de la tête, les mains en contact avec les paumes l'une contre l'autre. Sans bouger les coudes, plier les bras derrière la tête puis revenir à la position initiale. Possibilité d'utiliser des poids, une bouteille d'eau...

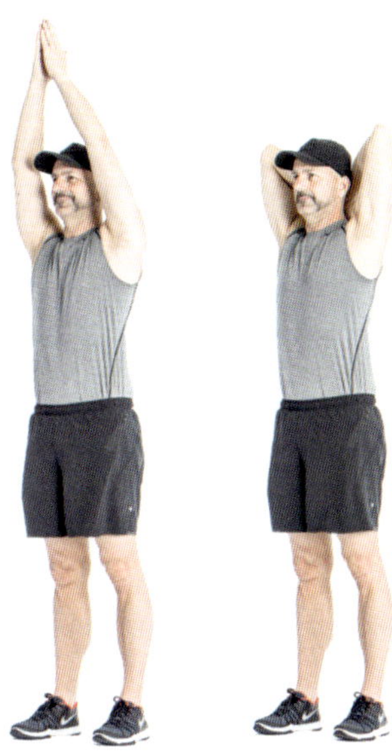

1 MINUTE DE REPOS

6 . L'AIGLE CROISÉ

En position allongée sur le dos, les jambes à 90 degrés, les pieds au sol, les bras levés, croisés (gauche devant) au-dessus des yeux. Les paumes tournées vers l'avant. Descendre les bras sur le côté gauche jusqu'à ce que le coude gauche vienne toucher le sol. Puis revenir à la position initiale en changeant le croisé (droit devant).

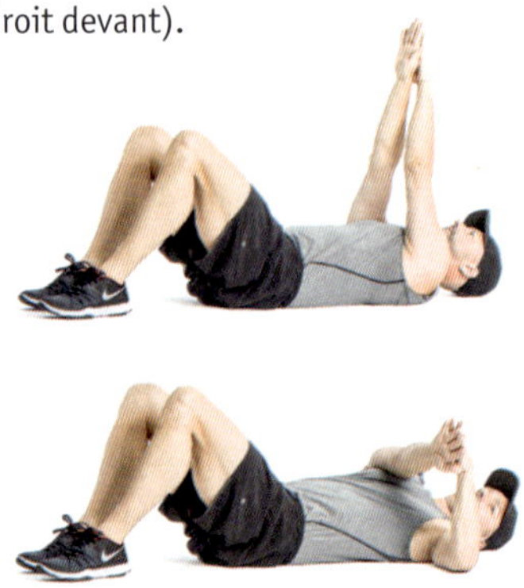

7 . BICEPS CURLS

Debout, les jambes légèrement écartées et les bras légèrement fléchis près des hanches, les paumes tournées vers l'avant. Plier les deux bras en même temps pour venir toucher les épaules. Puis redescendre à la position initiale. Les coudes ne bougent pas et restent sur le côté du corps.

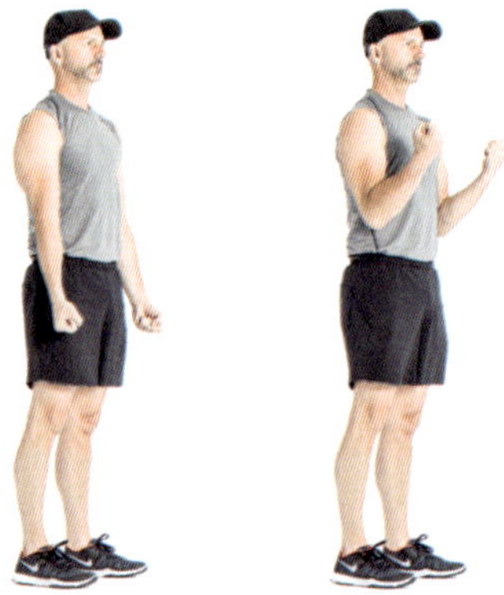

8 . ENCHAÎNEMENT DE BRAS

Debout, les jambes légèrement écartées, les bras fléchis à 90 degrés sur le côté. En gardant la position de 90 degrés, fermer les coudes devant soi, puis rouvrir, tendre les bras au-dessus de la tête et revenir à la position initiale les bras fléchis.

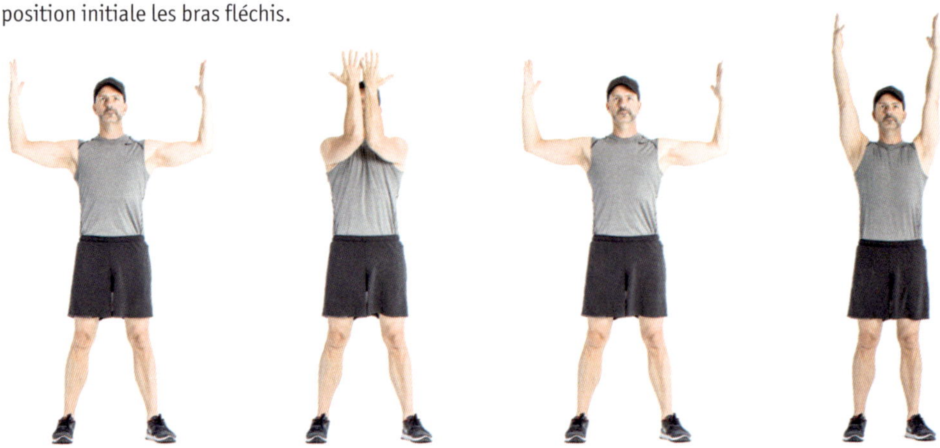

1 MINUTE DE REPOS

9 . PLANCHE ISOMÉTRIQUE

En position de planche sur les mains ou sur les coudes avec les mains ou les coudes alignés aux épaules. Tenir la position pendant 2 minutes ou plus si possible.

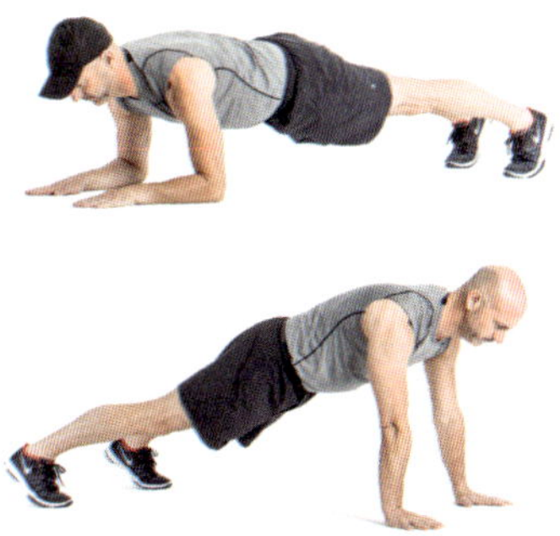

10 . LE CONDOR

Debout, les jambes légèrement écartées, les bras le long du corps, les paumes face aux hanches. Monter simultanément les bras tendus sur le côté jusqu'à 90 degrés. Puis redescendre les bras.

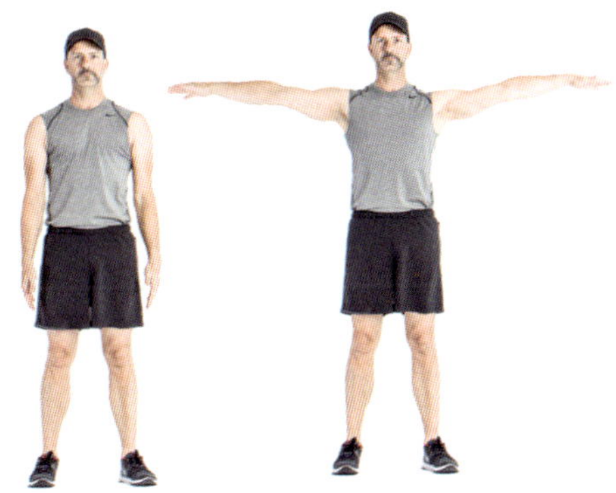

11 . BICEPS CURLS

avec les poignets tournés à l'intérieur. Debout, les jambes légèrement écartées, les bras légèrement fléchis près des hanches, les paumes face aux hanches. Fléchir les bras simultanément pour venir toucher ses épaules. Puis redescendre à la position initiale. Les coudes ne bougent pas et restent sur le côté du corps.

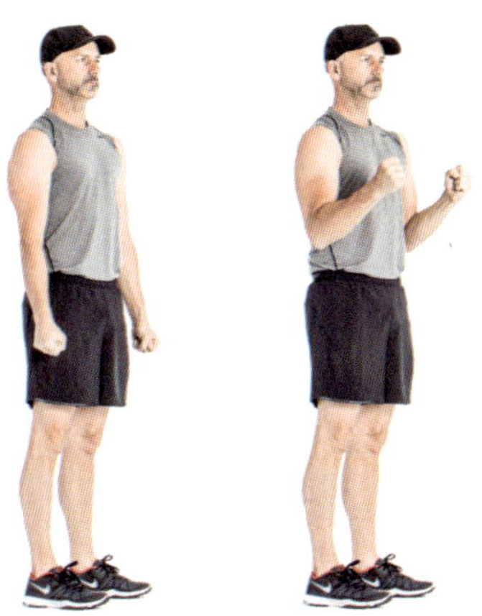

12 . TRICEPS PLANCHE

En position assise sur une chaise, les mains accrochées à l'avant du siège. Décoller les fesses du siège en avançant légèrement les genoux. Sans utiliser la force des genoux, plier les coudes puis les tendre.

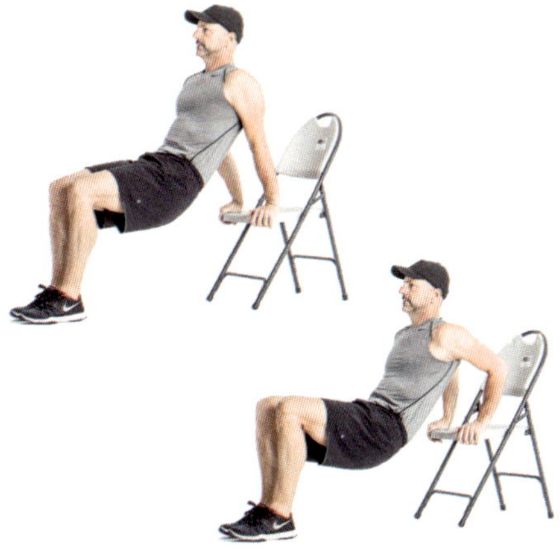

Booster fenouil ananas

- ½ fenouil frais
- 1 tasse d'ananas en dés frais ou surgelé nature
- ½ tasse de coriandre fraîche
- 4 framboises fraîches ou surgelées
- 2 cuillères à soupe de granola

- Coupez le fenouil en morceaux et mettez-le dans le bol de votre mixeur.
- Ajoutez l'ananas et la coriandre et mixez le tout.
- Détendez avec un peu d'eau de coco ou minérale si vous souhaitez une consistance un peu plus liquide.
- Versez dans un grand verre puis ajoutez les deux cuillères de granola et les framboises.

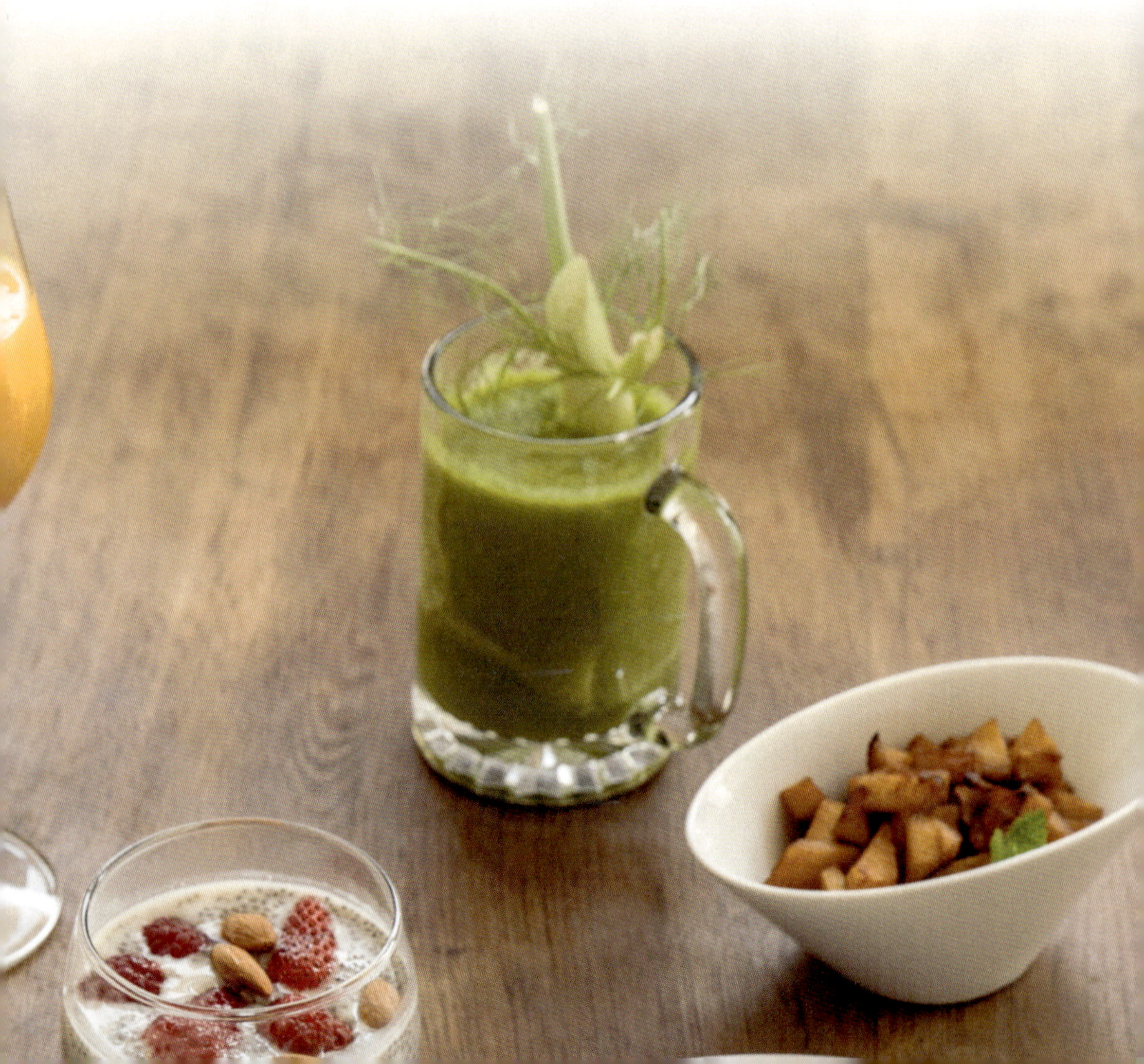

SPAGHETTIS SANS GLUTEN
AVEC UN ŒUF MOLLET

- 1 portion de spaghettis sans gluten
- 3 cuillères à soupe de crème de soja ou d'avoine
- 1 cuillère à café de levure diététique
- 1 cuillère à café de sauge fraîche ou en poudre
- 1 œuf bio

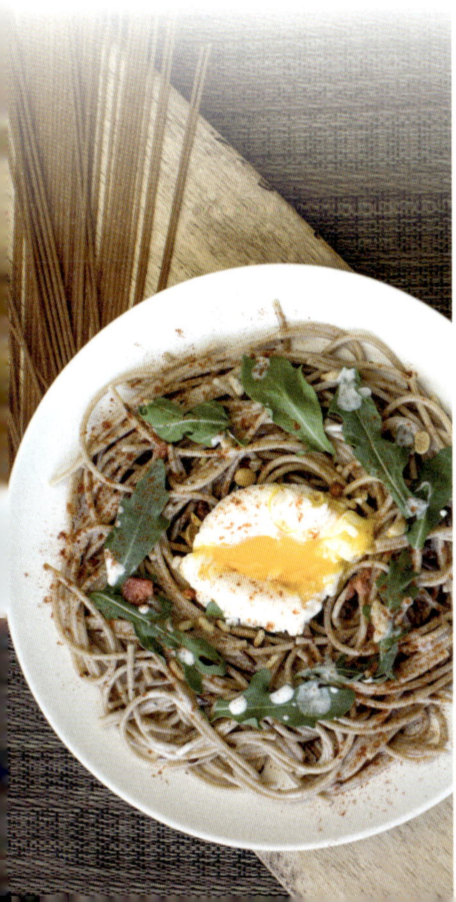

- Faites cuire les spaghettis al dente dans un grand volume d'eau bouillante salée.
- Pour gagner du temps si besoin, faites bouillir votre eau sans le sel dans une bouilloire puis transférez-la dans la casserole.
- Pendant la cuisson, faites chauffer la crème de soja ou d'avoine et versez-la dans un saladier.
- Ajoutez la sauge puis la moitié de la levure diététique.
- Faites bouillir une petite casserole d'eau salée puis casser délicatement votre œuf dans un petit ramequin.
- Faites glisser doucement l'œuf dans l'eau frémissante puis, à l'aide d'une cuillère à soupe, réunissez les parties blanches qui s'échappent du contour de l'œuf.
- Laissez frémir pendant 2 minutes car pour cette recette il nous faut l'œuf « coulant ».
- Égouttez les pâtes et conservez deux cuillères à soupe environ de l'eau de cuisson. Versez-les dans le saladier et mélangez rapidement.
- Ajoutez une ou deux cuillères d'eau de cuisson selon votre goût.
- Mettez les spaghettis dans une assiette creuse puis faites un petit puits au milieu.
- Sortez l'œuf de l'eau, égouttez-le légèrement puis mettez-le dans le puits sur les pâtes.
- Salez à la fleur de sel.
- Un tour de poivre noir au moulin et le reste de la levure diététique ainsi que quelques feuilles de sauge et ce sera parfait !
- Percez votre œuf avec le couteau, mélangez et dégustez.

BARQUETTE DE ROMAINE FARCIE

- 2 belles grandes feuilles de romaine
- ½ tasse de quinoa cuit
- 1 petite patate douce cuite
- 1 tasse de haricots noirs
- ½ avocat
- 1 citron vert
- 1 petit bouquet de coriandre
- ½ cuillère à café d'oignons rouges émincés
- 1 cuillère à soupe d'huile d'olive

- Pelez l'avocat, conservez quelques lamelles et coupez le reste en dés.
- Dans un saladier, mélangez le quinoa, les haricots noirs, les morceaux de patate douce, la coriandre et les oignons rouges.
- Ajoutez l'huile d'olive et enfin l'avocat coupé en dés.
- Disposez ce mélange sur les feuilles de romaine et ajoutez le zeste du citron vert, le jus du citron et quelques feuilles de coriandre.

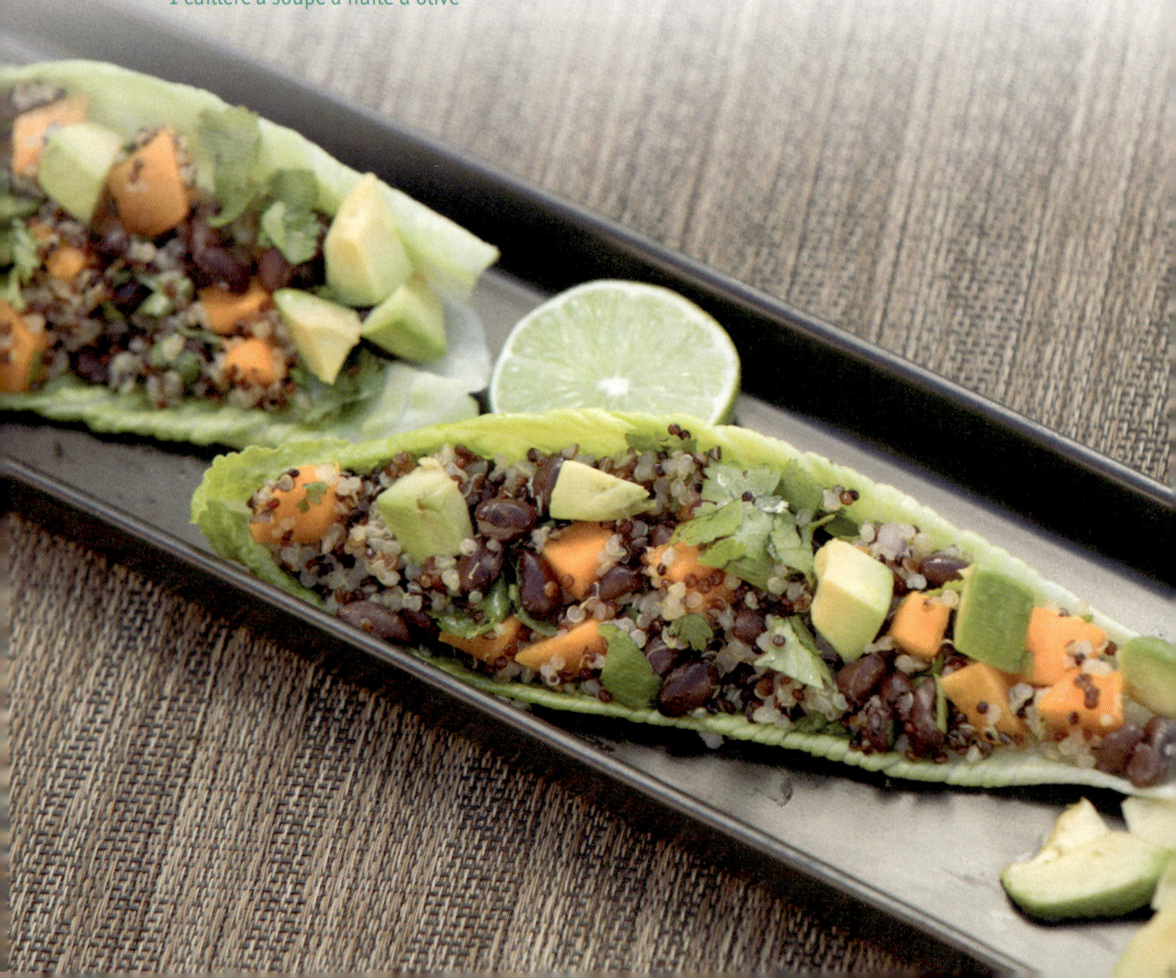

Semaine 1
Mercredi

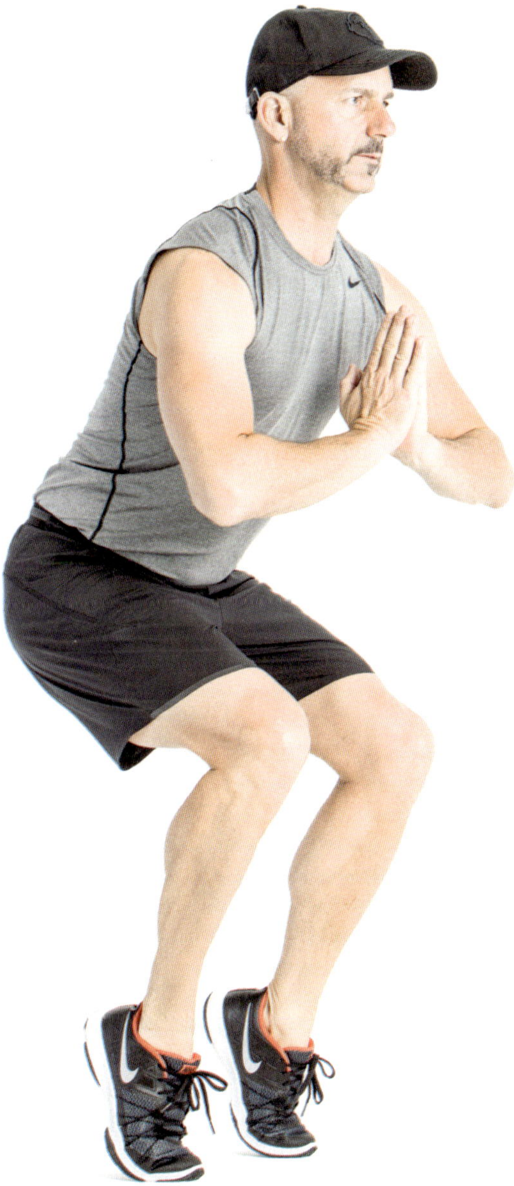

92 Fitness
96 Breakfast
97 Lunch
98 Dinner

ENTRAÎNEMENT CIBLÉ SUR LE BAS DU CORPS

Cette séance du mercredi est complétée par des unités spécialement orientées sur la qualité du mouvement. L'entraînement des jambes et du bas du corps est indispensable à l'harmonie et l'équilibre musculaires. Travailler le bas du corps c'est travailler les cuisses, les fessiers, les mollets. Ce travail permet un développement des muscles des jambes mais il crée aussi un environnement anabolisant qui favorise le renforcement musculaire du corps entier.

PAS D'ACCESSOIRES.

CONCEPT : faire deux fois chaque exercice pendant 50 secondes, répéter à votre propre vitesse.

1 .FENTE AVANT

Debout, les pieds à plat écartés de la largeur du bassin, les mains à la taille. Fléchir les deux jambes en avançant la jambe droite à 90 degrés jusqu'à ce que le genou gauche arrière frôle pratiquement le sol sans jamais le toucher. Remonter en poussant sur la jambe arrière. Alterner les jambes à chaque répétition.

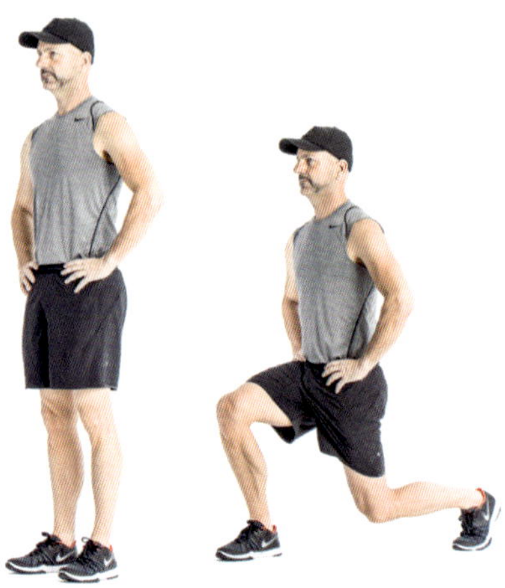

2 .SQUAT

Debout, fléchir les genoux à 90 degrés. Les genoux ne dépassent pas les orteils. Garder le dos plat.

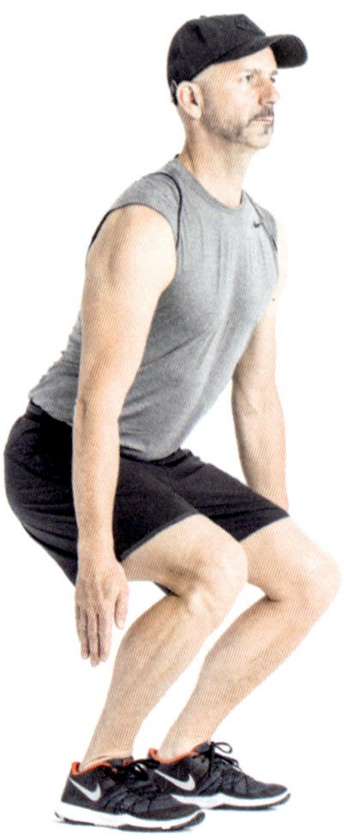

3 .SQUAT DES DOIGTS

Debout, les jambes écartées et les bras tendus au-dessus de la tête. Effectuer un squat tout en descendant les bras jusqu'à ce que le bout des doigts touche le sol.

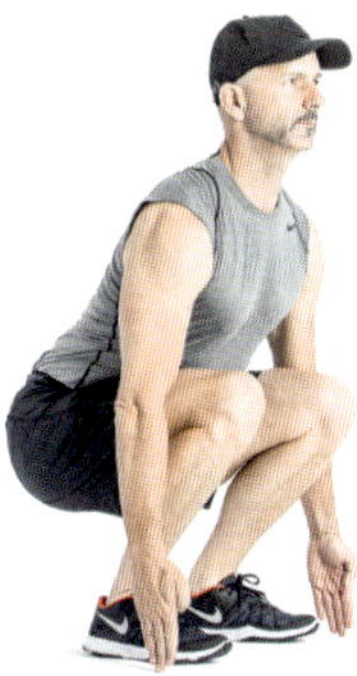

4 . SQUAT KICK

Debout, les jambes écartées et les bras tendus au-dessus de la tête. Faire un squat suivi d'un kick de la jambe droite. Puis faire un squat suivi d'un kick de la jambe gauche.

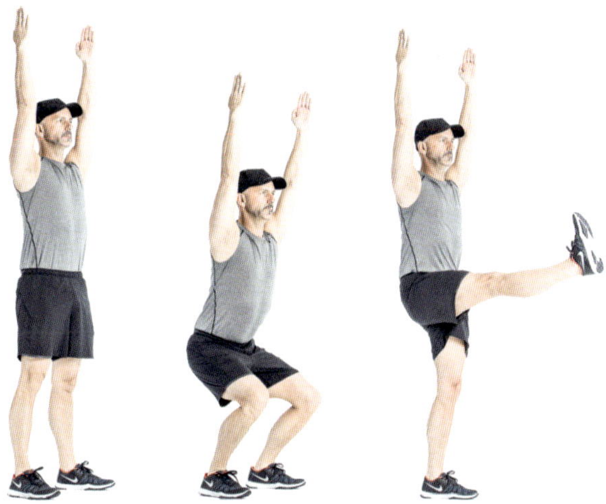

5 . SQUAT JAMBE DROITE

Debout, pied droit à plat au sol, jambe gauche pliée talon fesses, genoux alignés. Fléchir le plus possible la jambe droite sans bouger la jambe gauche. Les genoux ne passent jamais devant les orteils.

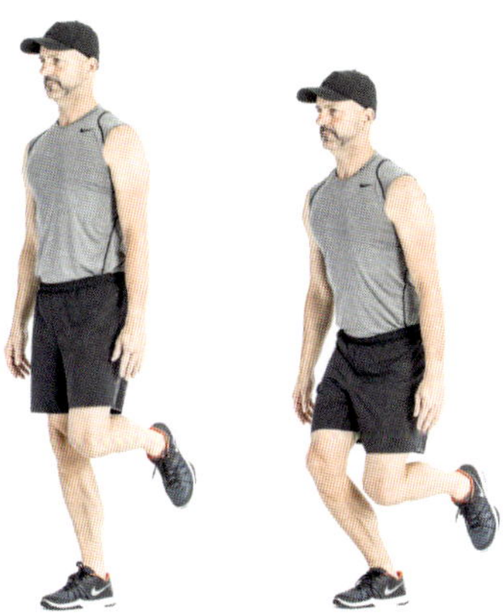

6 . SQUAT JAMBE GAUCHE

Debout, pied gauche à plat au sol, jambe droite pliée talon fesses, genoux alignés. Fléchir le plus possible la jambe gauche sans bouger la jambe droite. Les genoux ne passent jamais devant les orteils.

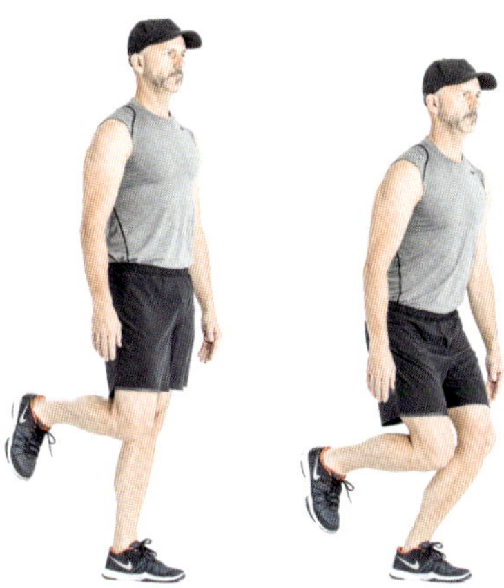

7 . LE PATINEUR

Debout, les jambes légèrement fléchies, tendre la jambe droite à droite sur le sol pendant que la jambe gauche se plie et vient se mettre derrière la jambe droite. Puis faire la même chose de l'autre côté. Les bras swinguent du même côté que la jambe.

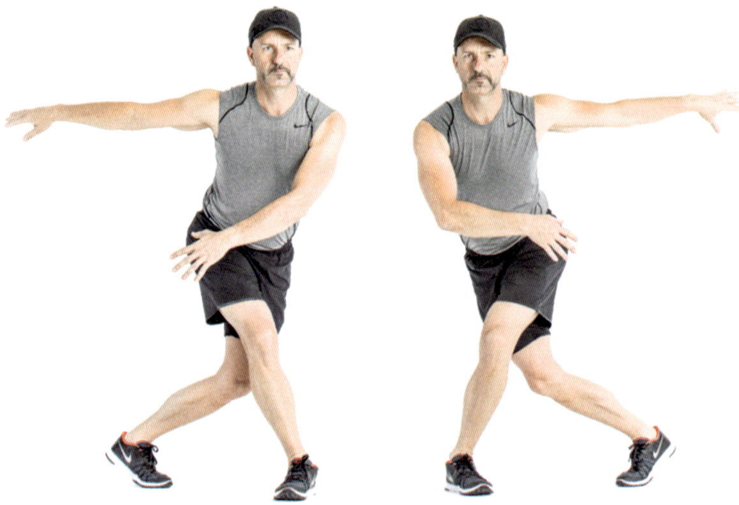

8 . SQUAT GRENOUILLE

En position de squat, les orteils à l'extérieur, les jambes bien ouvertes et les bras en prière devant soi. Exécuter des petites pulsations vers le bas.

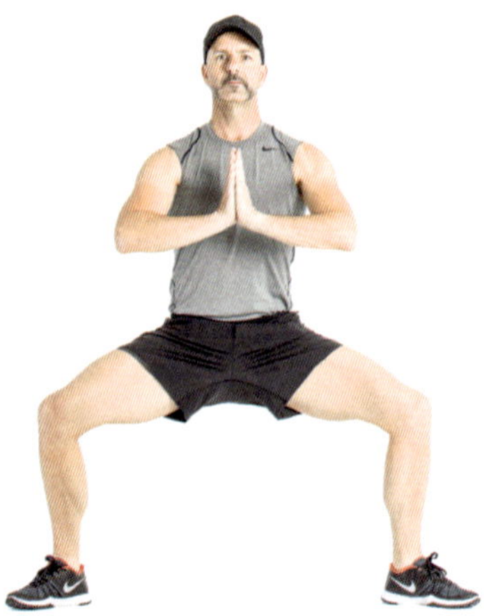

9 . SQUAT ET FENTE

Effectuer un squat suivi d'une fente avant avec la jambe droite. On répète le squat puis on fait une fente avant de la jambe gauche.

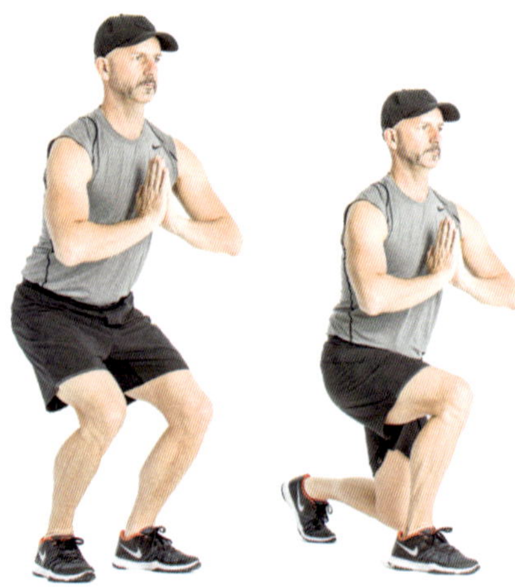

10 . FENTE AVANT JAMBE DROITE

Debout, les pieds à plat écartés de la largeur du bassin, les mains au niveau des hanches. Fléchir les deux jambes en avançant la jambe droite à 90 degrés jusqu'à ce que le genou gauche frôle pratiquement le sol sans jamais le toucher. Remonter en poussant sur la jambe arrière.

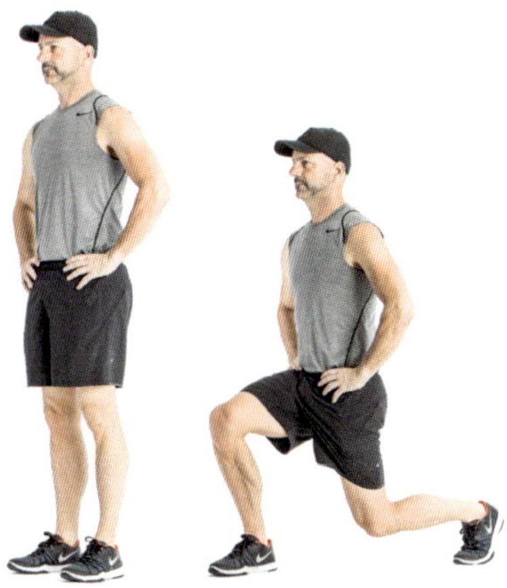

11 . FENTE AVANT JAMBE GAUCHE

Debout, les pieds à plat écartés de la largeur du bassin, les mains au niveau des hanches. Fléchir les deux jambes en avançant la jambe gauche à 90 degrés jusqu'à ce que le genou droit frôle pratiquement le sol sans jamais le toucher. Remonter en poussant sur la jambe arrière.

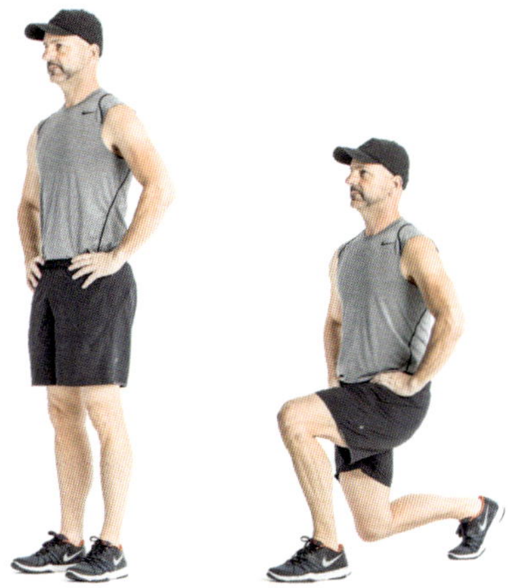

12 . CHAISE

Debout, les jambes serrées, les bras en prière. Plier les jambes au maximum en mettant les fesses et le poids du corps vers l'arrière. Les genoux ne doivent jamais dépasser les orteils. Tenir cette position pendant 30 secondes puis 30 secondes sur la pointe des pieds puis 30 secondes en levant les orteils du sol et 30 secondes les pieds à plat.

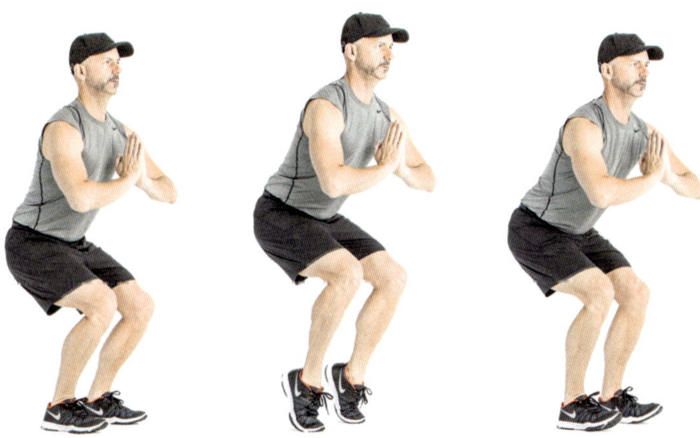

CHIA PUDDING
AUX FRUITS ROUGES ET AMANDES

- Votre bol de chia pudding
- 6 fraises fraîches ou surgelées
- 6 framboises fraîches ou surgelées
- 1 cuillère à café de sirop d'érable
- 4 amandes
- 3 feuilles de menthe fraîche

- Écrasez la moitié des fruits à la fourchette et versez le mélange dans le bol.
- Disposez les fruits entiers par-dessus ainsi que les amandes.
- Arrosez avec le sirop d'érable puis mettez les feuilles de menthe émincées.

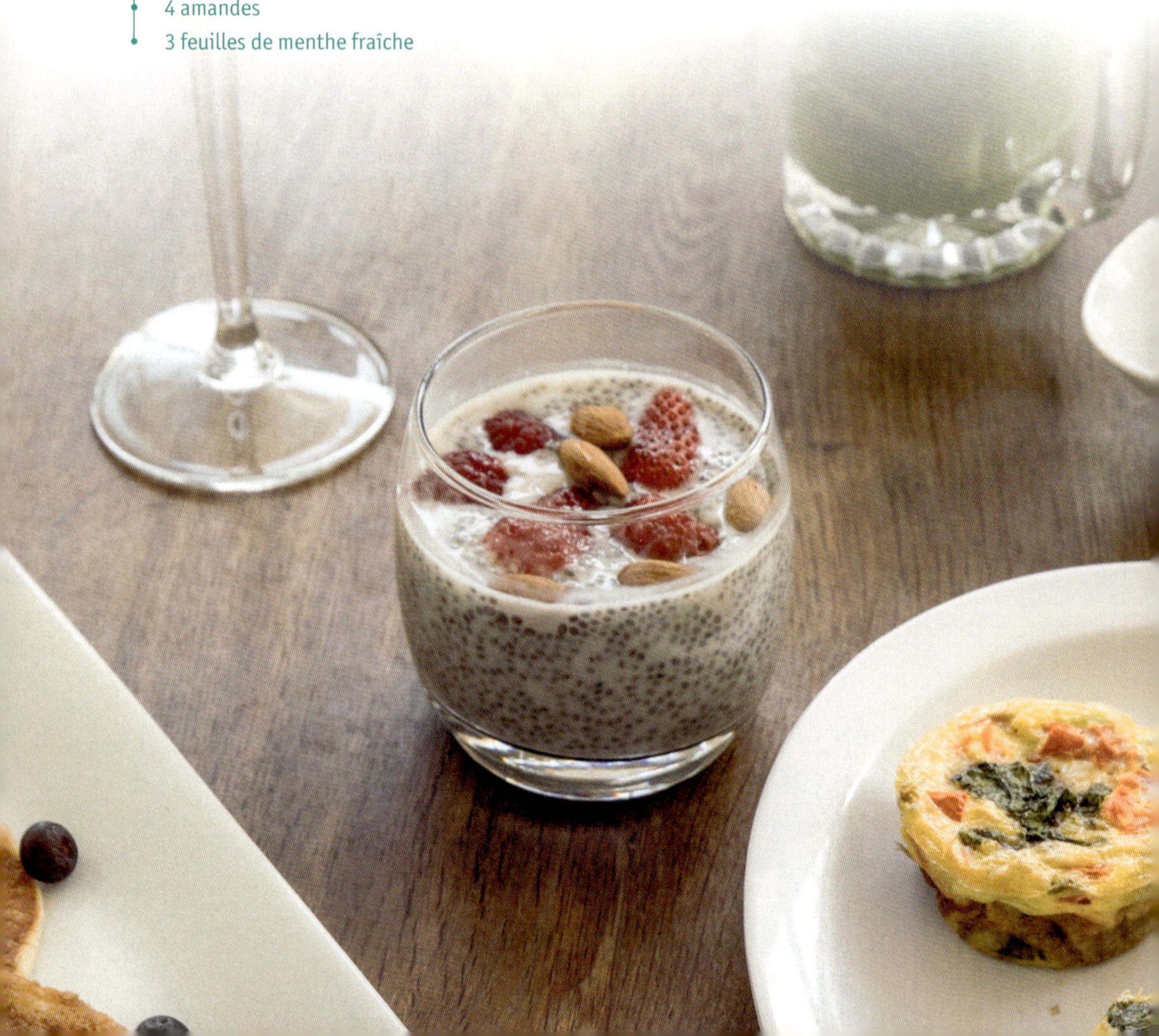

Ratatouille sur épinards

- 1 courgette
- 1 tomate
- 1 aubergine
- 1 poivron vert
- ½ oignon blanc
- 1 gousse d'ail
- ½ tasse d'eau
- 1 cuillère à café d'huile de noix de coco
- 5 belles feuilles de basilic frais
- 1 sachet d'épinards frais équeutés
- Huile d'olive

- Faites blondir l'oignon coupé en dés et l'ail émincé dans une cuillère à café d'huile de noix de coco.
- Ajoutez les dés de poivron et laissez colorer 3 à 4 minutes.
- Mettez ensuite l'aubergine, les courgettes et la tomate coupées en petits morceaux.
- Ajoutez une demi-tasse d'eau, le poivre et laissez cuire doucement 20 minutes environ.
- Pendant ce temps, faites tomber les épinards dans une poêle avec juste un peu d'huile d'olive, poivrez, puis disposez-les sur votre assiette de service.
- Ajoutez dessus la ratatouille puis parsemez de basilic émincé et d'un peu de levure diététique.

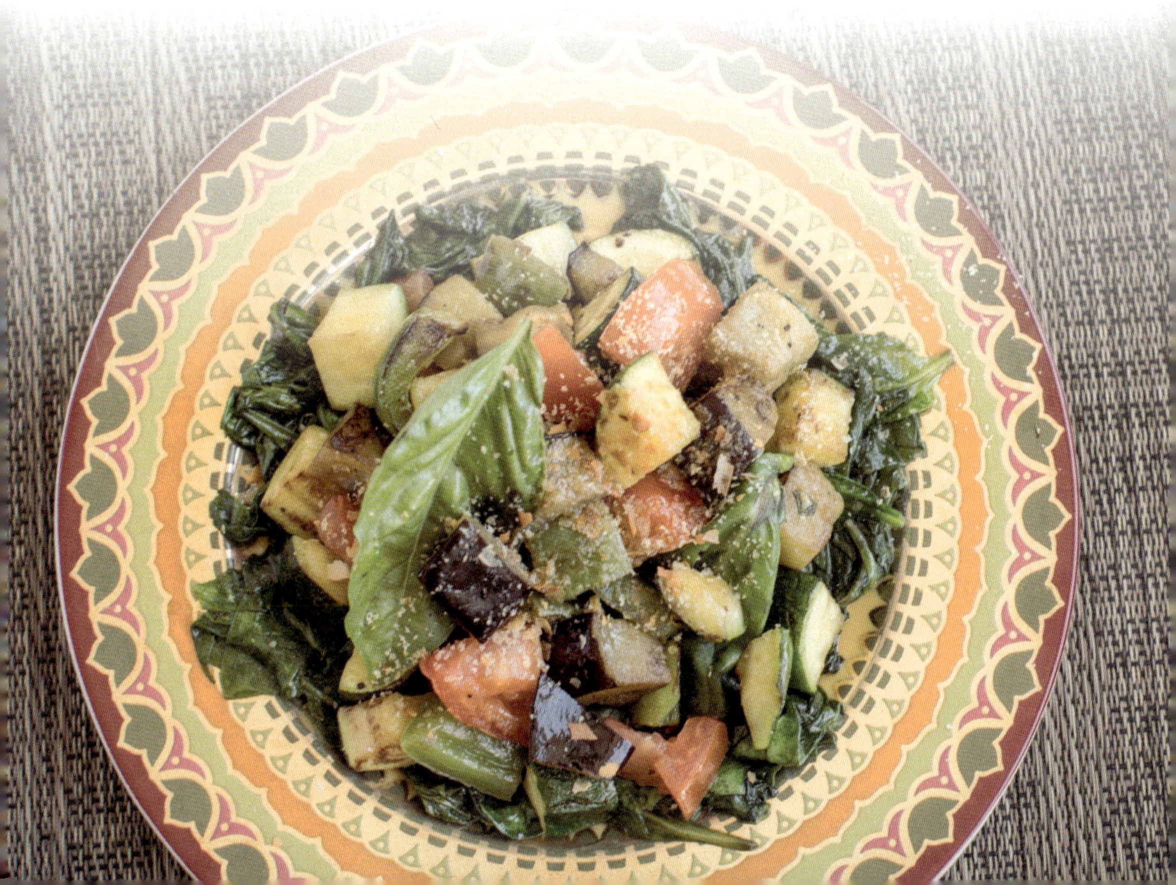

SOUPE CÉLERI ET LENTILLES BLONDES
CURRY-CURCUMA

- 1 boule de céleri rave
- ½ tasse de lentilles blondes
- ½ oignon blanc
- 1 gousse d'ail
- ½ cuillère à café de poudre de curry indien
- ½ cuillère à café de poudre de curcuma
- Poivre de Cayenne
- ½ cuillère à café d'huile de noix de coco
- 1 cuillère à café de raisins secs
- ½ litre d'eau bouillante

- Faites tremper les raisins secs dans un bol d'eau chaude.
- Pelez le céleri et découpez-le en petits morceaux.
- Épluchez la gousse d'ail, émincez-la et coupez l'oignon en petits dés.
- Dans une casserole faites revenir doucement l'ail et l'oignon ainsi que les cuillères de curry et de curcuma afin de laisser le parfum s'exprimer.
- Ajoutez les quartiers de céleri et mélangez bien.
- Salez, poivrez puis ajoutez les lentilles non rincées.
- Décollez bien les sucs au fond de la casserole et ajoutez l'eau bouillante.
- Laissez cuire à couvert 20 minutes environ.
- Prenez la moitié des légumes avec une écumoire et mettez-les dans le bol de votre mixeur.
- Ajoutez la quantité de liquide désiré et une demi-cuillère à café d'huile de noix de coco.
- Mixez le tout pour obtenir un velouté. Dressez dans un bol puis ajoutez par-dessus le reste des légumes ainsi que les raisins égouttés.

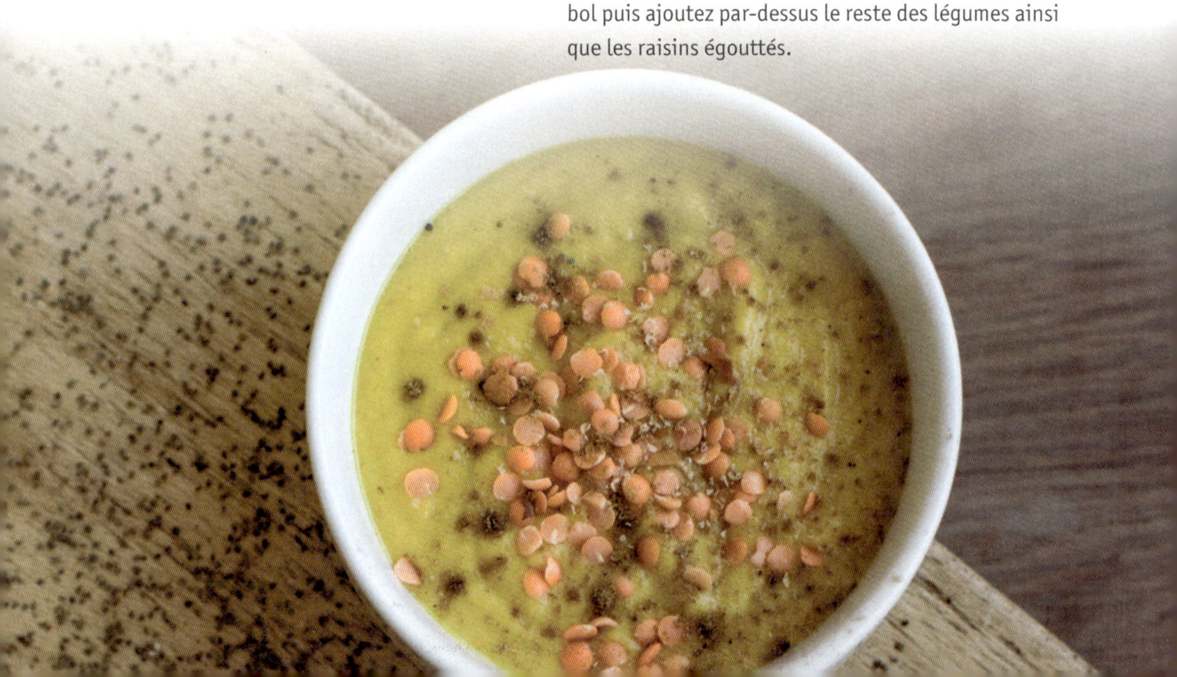

Semaine 1

Jeudi

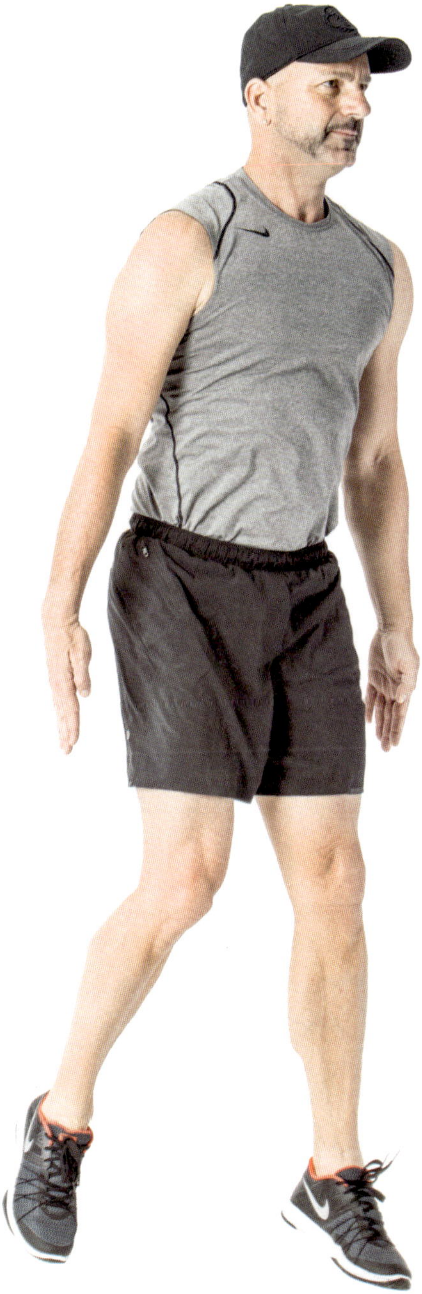

100 • Fitness
104 • Breakfast
105 • Lunch
106 • Dinner

ENTRAÎNEMENT COMPLET CARDIO-VASCULAIRE, HAUT DU CORPS ET BAS DU CORPS

Il fait appel aux bases fondamentales de la remise en forme par l'utilisation et l'engagement des muscles principaux.

ACCESSOIRE : serviette roulée.

CONCEPT : faire deux fois les douze exercices pendant 50 secondes à un rythme soutenu. Réaliser 3 exercices, prendre un repos de 30 secondes puis continuer cette formule jusqu'à la fin des exercices.

1. COURIR SUR PLACE

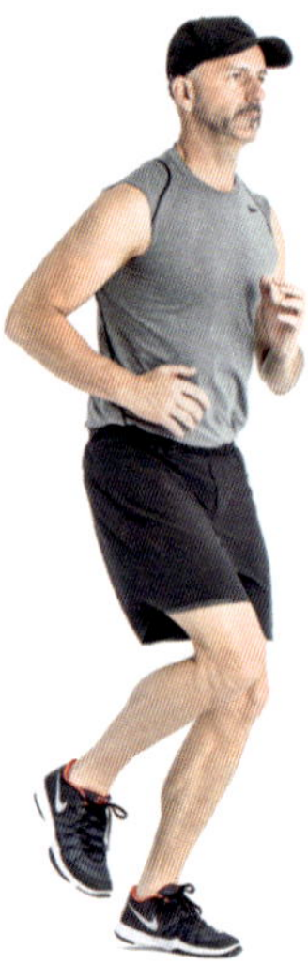

2. PLANCHE ET SPHINX

En position de planche sur les mains, poignets alignés aux épaules. Sans changer de position, avancer les épaules jusqu'à ce qu'elles dépassent le niveau des mains. Puis revenir à la position de planche initiale.

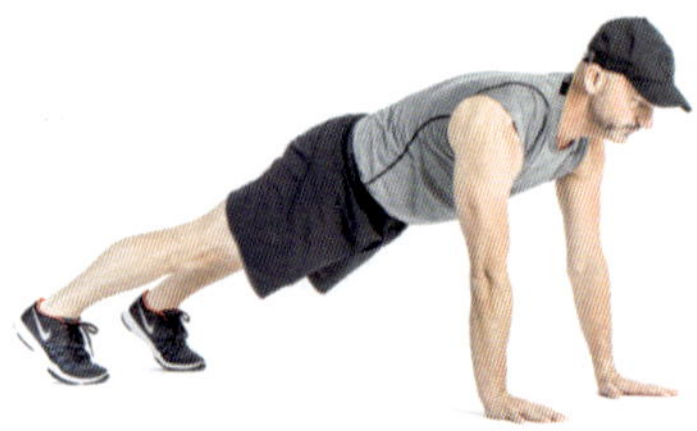

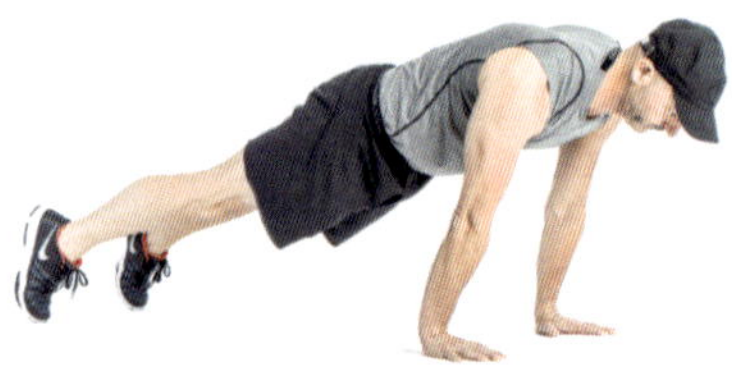

3. LE PATINEUR

Debout, les jambes légèrement fléchies, tendre la jambe droite à droite sur le sol pendant que la jambe gauche se plie et vient se mettre derrière la jambe droite. Puis faire la même chose de l'autre côté. Les bras swinguent du même côté que la jambe.

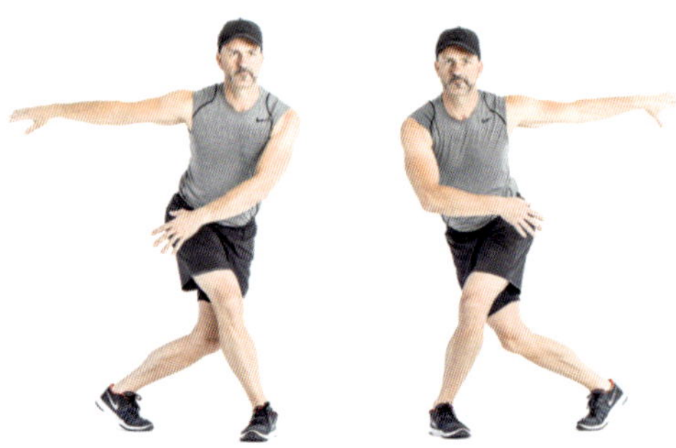

30 SECONDES DE REPOS

4 . JUMPING JACK

Monter les bras au-dessus de la tête, les mains jointes et les jambes écartées. Sauter en rabattant les bras le long du corps et en joignant les jambes. Revenir à la position initiale.

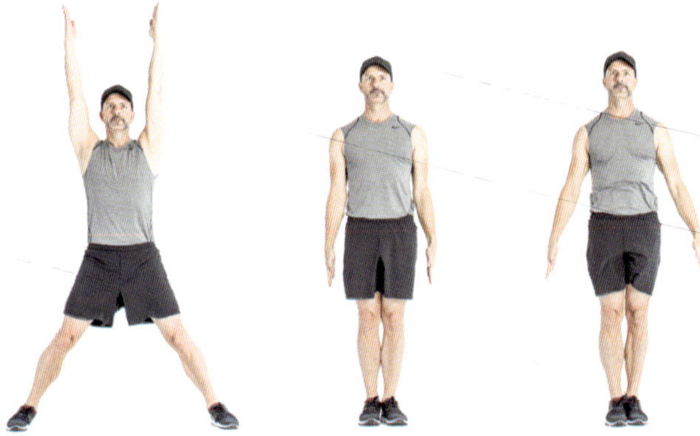

5 . DOWN DOG-PLANCHE

À quatre pattes, mains parallèles posées à plat (doigts ouverts) dans le prolongement des épaules. Pieds écartés de la largeur du bassin alignés aux mains. Pousser les fesses vers le haut en tendant les bras et les jambes. On se retrouve en position de V inversé. Dans cette position, rentrer le ventre puis redescendre lentement le corps jusqu'à la position de planche.

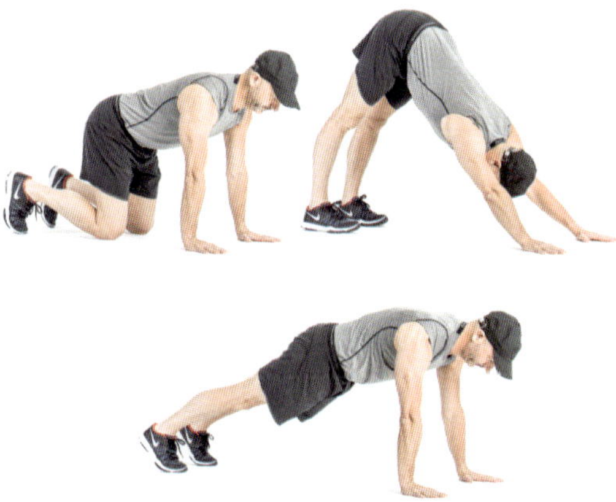

6 .FENTE DE CÔTÉ

Debout, jambes légèrement écartées et bras tendus aux hanches. Déplacer la jambe droite à droite pour effectuer une flexion de 90 degrés maximum. Le corps se penche légèrement vers l'avant pendant que les bras se plient en position de prière. Pousser sur la jambe droite pour revenir à la position initiale debout. Faire une minute avec la jambe droite et une minute avec la jambe gauche.

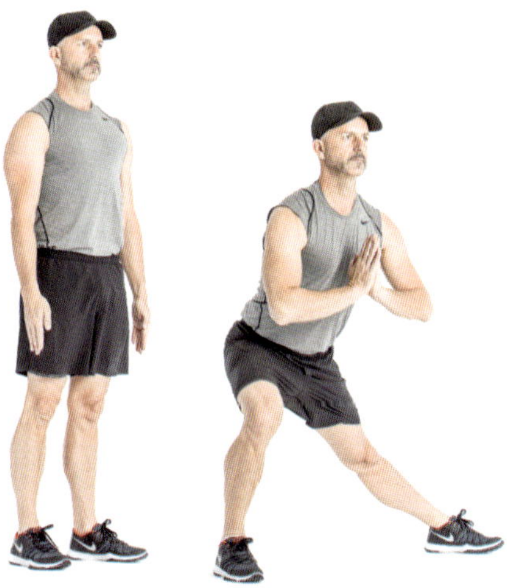

30 SECONDES DE REPOS

7 . PETITS SAUTS

Sauter à pieds joints d'un côté à l'autre.

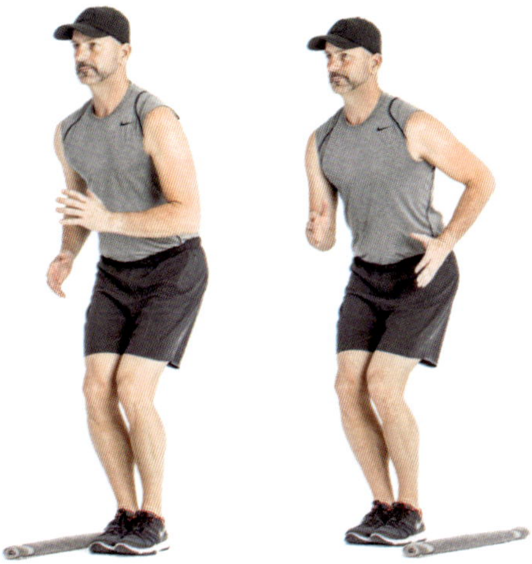

8 . PUSH UP

En position de planche sur les mains avec ou sans les genoux au sol, les bras écartés plus que la largeur des épaules. Le corps bien gainé, fléchir les bras à 90 degrés puis revenir à la position initiale. Attention de ne jamais cambrer.

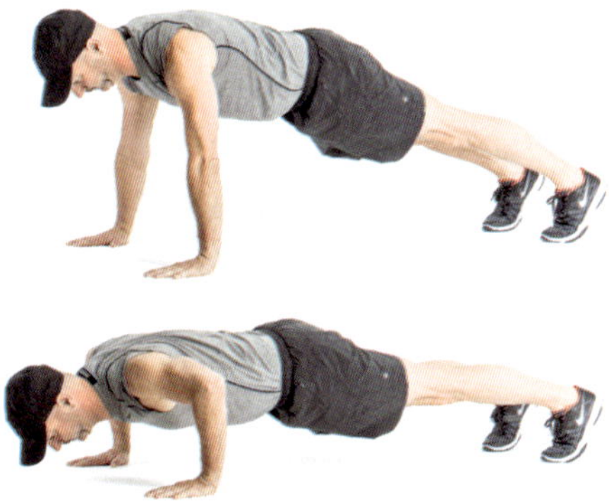

9 . SQUAT PARALLÈLE

Placer les pieds à plat au sol, les jambes écartées de la largeur du bassin. En gardant les pieds bien parallèles, fléchir les jambes à un angle légèrement inférieur à 90 degrés. En regardant devant soi tout le temps, creuser le dos pour qu'il soit bien plat pendant le mouvement. Les genoux ne doivent jamais dépasser les orteils.

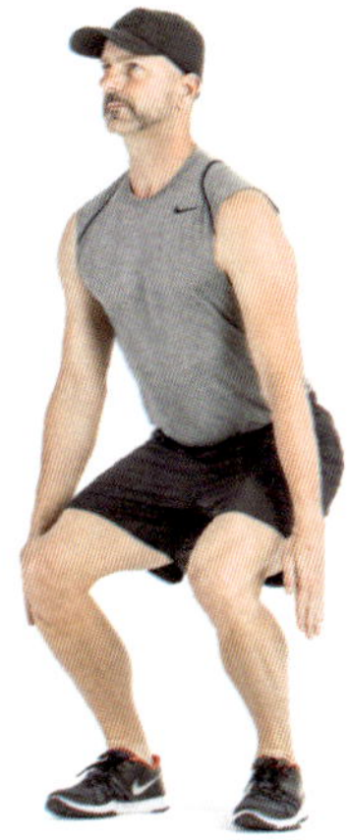

30 SECONDES DE REPOS

10 . LES 100 PILATES ASSIS

En position assise au sol, corps bien droit, genoux pliés et pieds à plat au sol. Tendre les bras vers l'avant mains au niveau des genoux. Reculer le corps pour obtenir un angle de 45 degrés maximum. Réaliser 5 pulsations vers le bas sur l'inspiration puis 5 pulsations vers le bas sur l'expiration. Effectuer 100 battements.

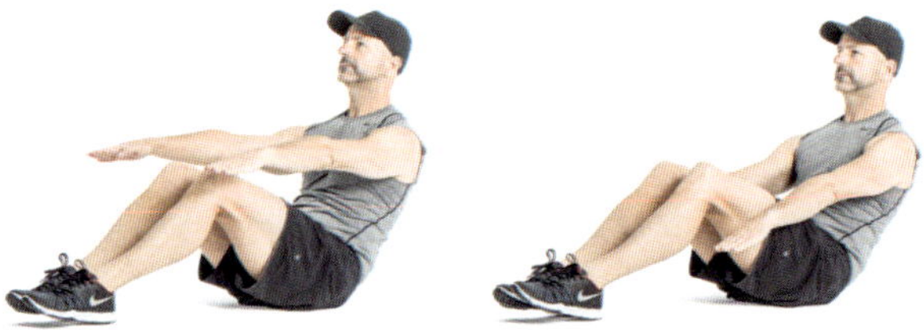

11 . LA PLANCHE MARCHE

En position de planche sur les mains, poignets alignés aux épaules, jambes tendues ou genoux au sol. Monter simultanément le bras droit tendu devant et la jambe gauche tendue ou pliée derrière.

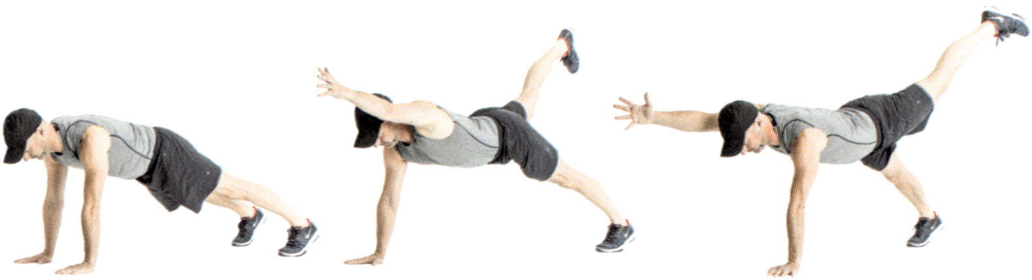

12 . SAUTS DE FENTE

Debout, les pieds à plat écartés de la largeur du bassin, les mains au niveau des hanches. Fléchir les deux jambes en avançant d'un grand pas la jambe droite à 90 degrés jusqu'à ce que le genou gauche arrière frôle pratiquement le sol sans jamais le toucher. Changer de jambe en réalisant un petit saut.

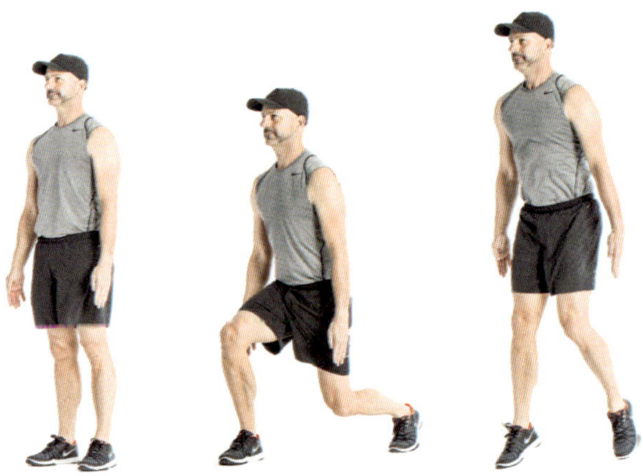

AVOINE AUX DATTES ET POMMES

- 1 tasse d'avoine bio
- 4 dattes coupées en petits morceaux
- 1 pomme rouge ou golden
- 1 pincée de cannelle en poudre
- ½ cuillère à café d'extrait naturel de vanille
- 1 cuillère à café de sirop d'érable
- Quelques noix et noisettes
- 3 tasses de lait de coco

- Faites cuire l'avoine, les dés de pomme et de dattes ainsi que l'extrait de vanille dans une casserole avec le lait de coco.
- Portez à ébullition puis baissez le feu et cuisez doucement en remuant afin de mélanger les ingrédients jusqu'à l'absorption complète du liquide.
- Servez chaud ou froid dans un bol en ajoutant la cuillère de sirop d'érable ainsi que les noix et noisettes.

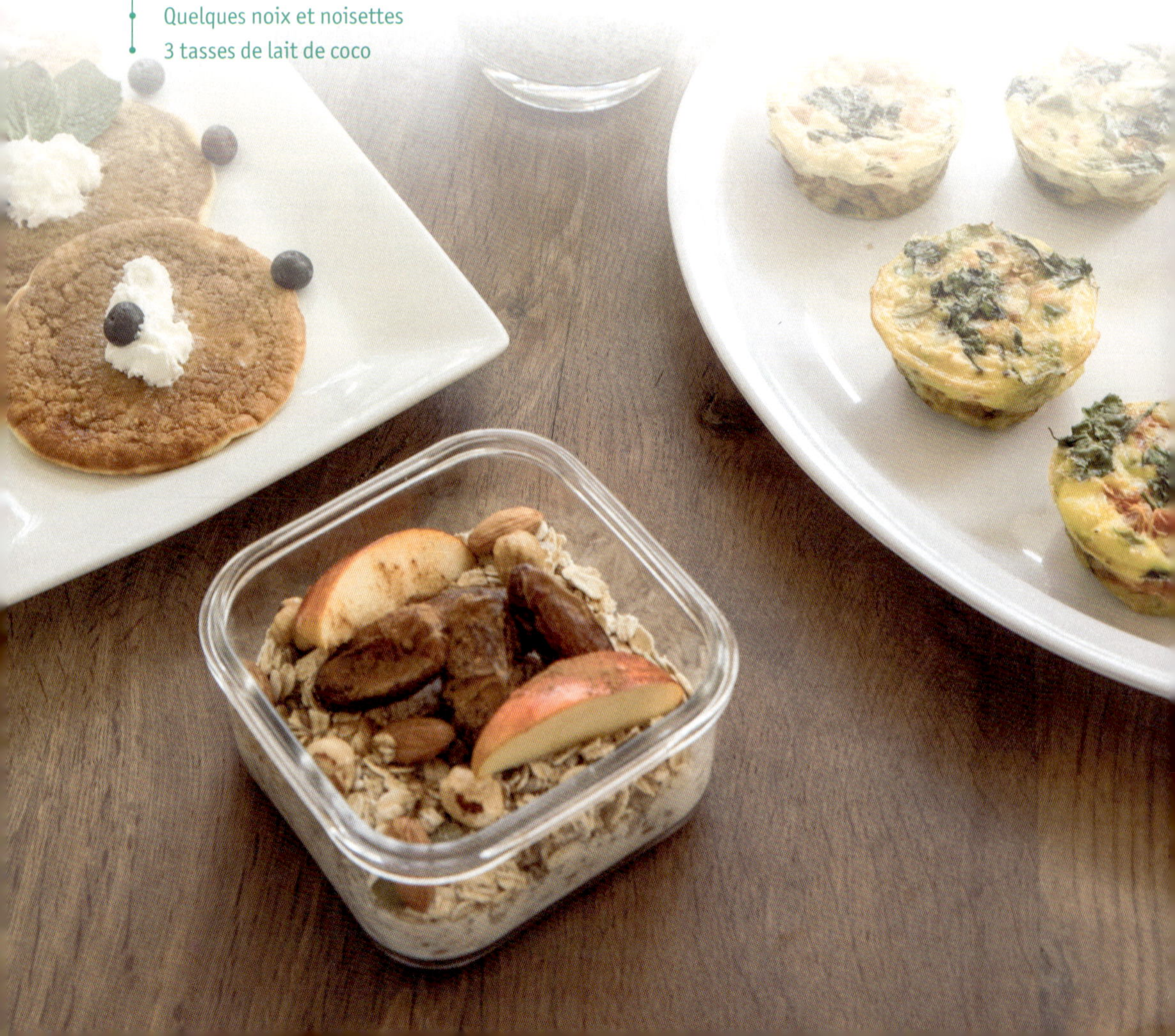

AVOCAT ET TOFU GRILLÉ EN SALADE

- 2 belles poignées d'épinards frais
- 2 avocats
- 1 paquet de tofu « ferme »
- 1 cuillère à soupe d'oignons rouges en lamelles fines
- ½ cuillère à café de curcuma en poudre
- 1 cuillère à café d'huile d'avocat
- 1 citron vert bio
- 1 petit bouquet de coriandre fraîche
- 1 pincée de poivre de Cayenne
- 1 cuillère à café d'huile de noix de coco
- ½ cuillère à café de graines de lin et tournesol
- Sel et poivre

- Coupez le tofu en dés après l'avoir bien séché dans une serviette en papier.
- Mettez-le dans un bol et ajoutez la poudre de curcuma.
- Enveloppez bien le tofu afin qu'il s'imprègne du goût et de la jolie couleur jaune.
- Faites chauffer l'huile de noix de coco dans une poêle puis mettez le tofu à dorer doucement de chaque côté.
- Retirez et réservez.
- Mettez les épinards dans un grand saladier puis ajoutez les dés d'avocats, les oignons rouges, la coriandre, la pincée de Cayenne, la cuillère d'huile d'avocat, le sel et le poivre.
- Mélangez bien puis ajoutez le tofu.
- Zestez et pressez le citron vert et ajoutez sur le dessus.
- Prenez un joli bol et disposez la salade garnie des graines de lin et de tournesol.

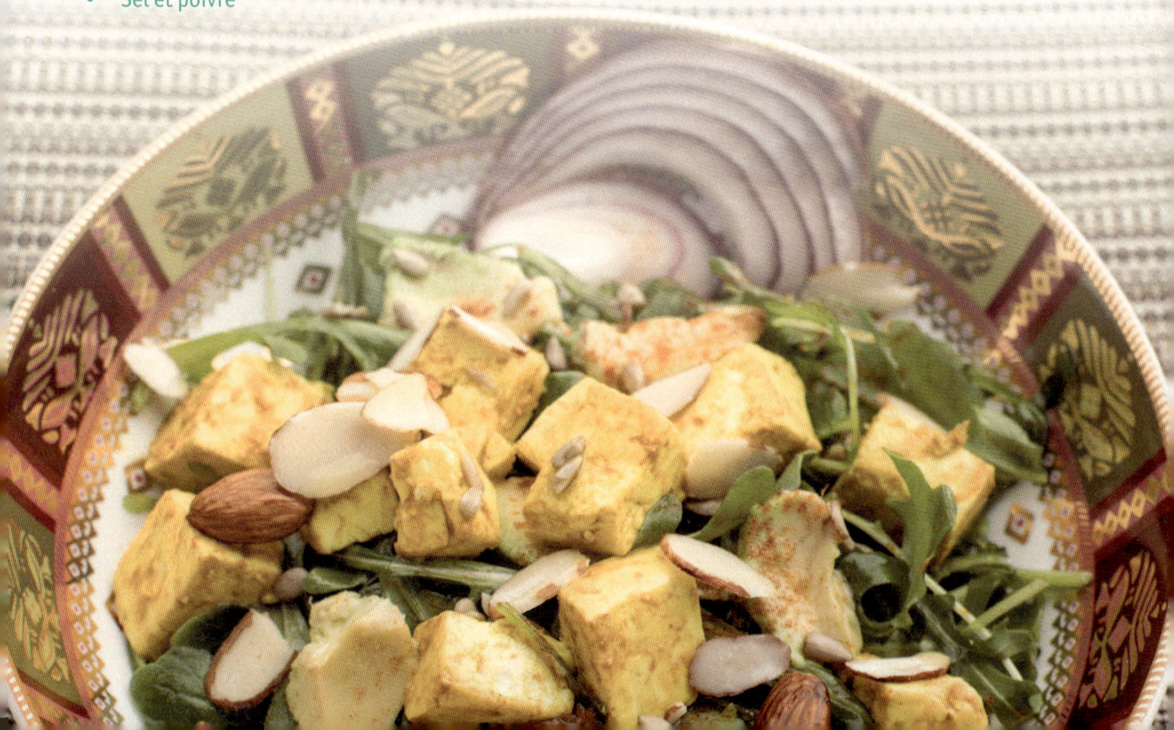

GREEN SOUPE FROIDE

- 250 g d'épinards entiers surgelés
- 250 g de brocolis surgelés
- 150 g de petits pois surgelés
- 1 cube de bouillon de légumes
- ½ oignon blanc
- 1 gousse d'ail
- 1 bouquet de menthe fraîche
- 1 cuillère à café d'huile de coco
- ½ cuillère à café de levure diététique
- ½ litre d'eau
- Poivre de Cayenne

- Faites revenir l'oignon et l'ail en morceaux dans l'huile de noix de coco.
- Ajoutez les brocolis puis versez l'eau, le poivre et le cube de bouillon de légumes.
- Laissez cuire 4 à 5 minutes puis ajoutez les épinards.
- Au bout de 3 minutes, retirez la casserole du feu et égouttez les légumes en conservant l'eau de cuisson.
- Laissez refroidir.
- Dans le bol de votre mixeur, mettez les légumes cuits ainsi que les petits pois crus décongelés. (Gardez-en quelque-uns pour la décoration). Ajoutez un peu d'eau de cuisson, le bouquet de menthe fraîche et mixez pour obtenir un velouté bien vert. Servez dans un grand verre avec quelques branches de menthe et les petits pois que vous avez conservés.
- Saupoudrez d'un voile de levure diététique.

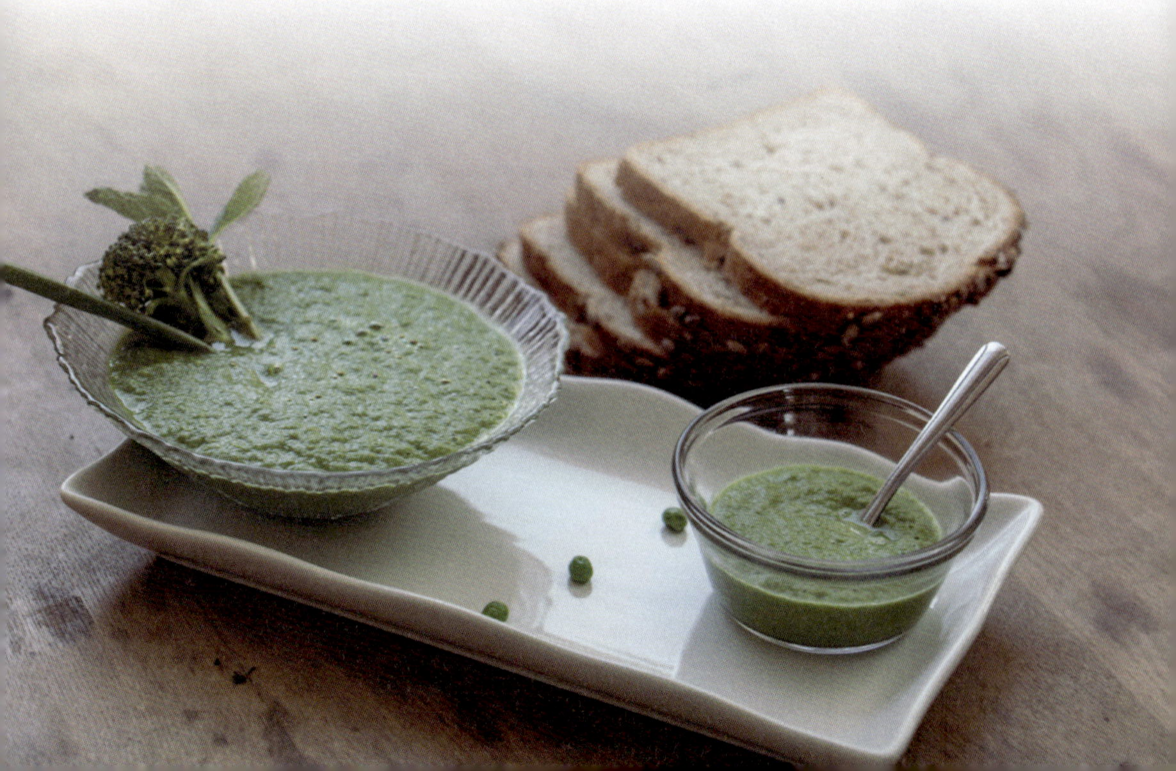

Semaine 1
Vendredi

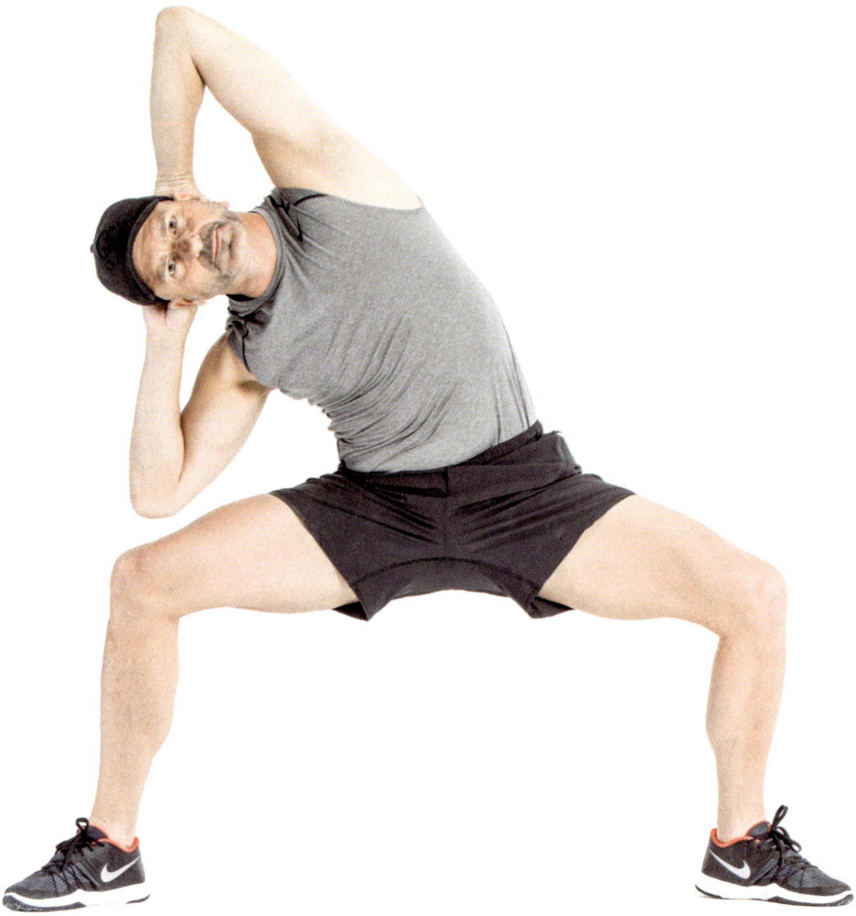

108 Fitness
112 Breakfast
113 Lunch
114 Dinner

ENTRAÎNEMENT DES ABDOMINAUX, DU BUSTE ET DES FESSIERS

Le travail des abdos est composé de deux grandes familles d'exercices : les flexions du buste et les exercices de gainage. Un combiné intelligent de ces deux types d'exercices permet une sollicitation complète de toute la sangle abdominale. Les résultats sont très rapides. Une bonne tonicité abdominale permet d'obtenir un véritable gain d'énergie dans la vie quotidienne, une meilleure posture et une meilleure répartition des efforts.

PAS BESOIN D'ACCESSOIRES.

CONCEPT : faire deux fois chaque exercice pendant 50 secondes. Faire le plus de répétitions possible dans un rythme plutôt lent.

1 . CRUNCH

En position allongée sur le dos, jambes pliées, pieds à plat au sol et mains croisées derrière la tête. Expirer et remonter le buste en serrant les abdominaux pour arriver à un angle de 45 degrés. (Ne pas s'aider du menton). Revenir doucement à la position initiale en inspirant.

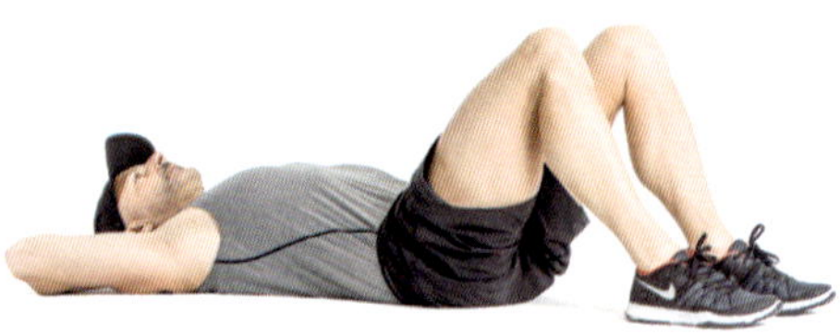

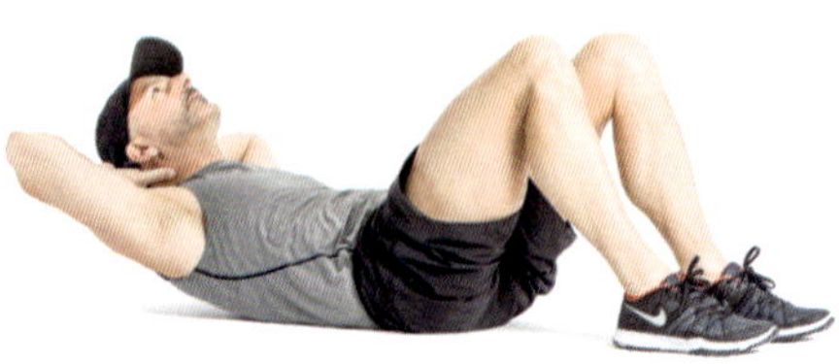

2 . ABDOS VÉLO

En position allongée sur le dos, jambes pliées, pieds à plat au sol, mains croisées derrière la tête. Monter la jambe droite à 90 degrés pendant que la jambe gauche se tend vers l'avant. Le coude gauche vient au contact du genou droit. Effectuer un mouvement de pédalage en alternant les coudes-genoux.

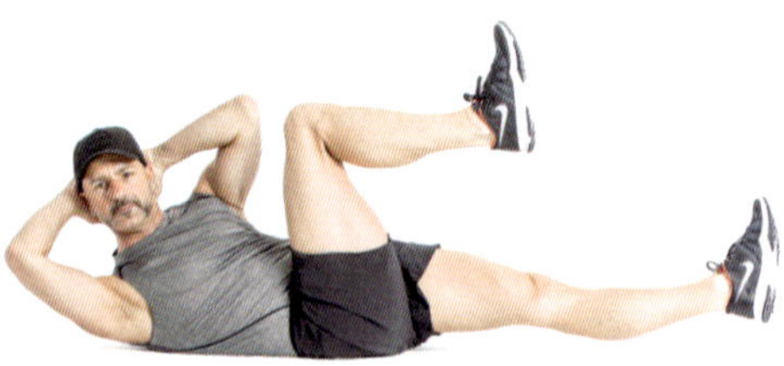

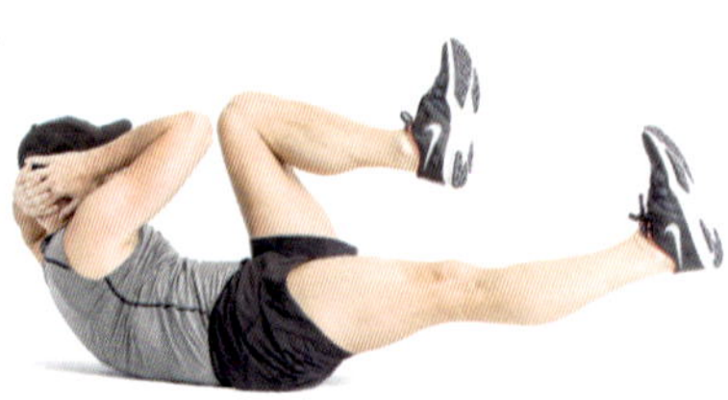

3 . ABDOS OUVERTS

En position allongée sur le dos, jambes fléchies à 90 degrés, pieds levés, bras tendus au sol en position T. Contracter les abdos pendant que les jambes se baissent jusqu'à ce que les talons touchent le sol tout en gardant l'angle de 90 degrés des genoux.

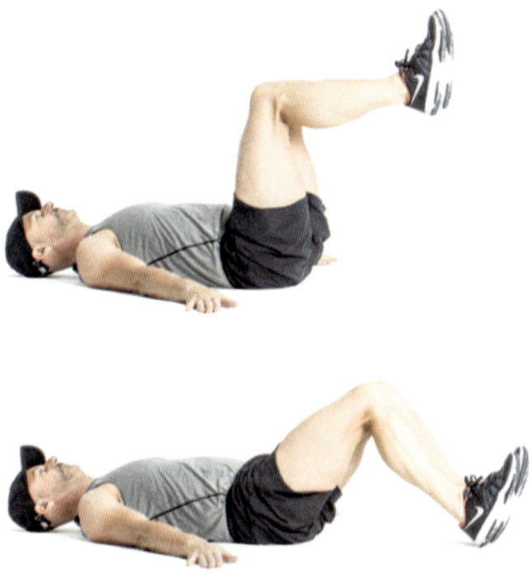

4 . MONTÉE DES FESSES

En position allongée sur le dos, pieds à plat au sol, jambes pliées talons près des fesses et bras allongés près du corps. Décoller les fesses du sol tout en gardant les épaules en contact avec celui-ci. Serrer les fesses au maximum à la position la plus haute. Revenir à la position initiale en déroulant lentement vertèbre par vertèbre.

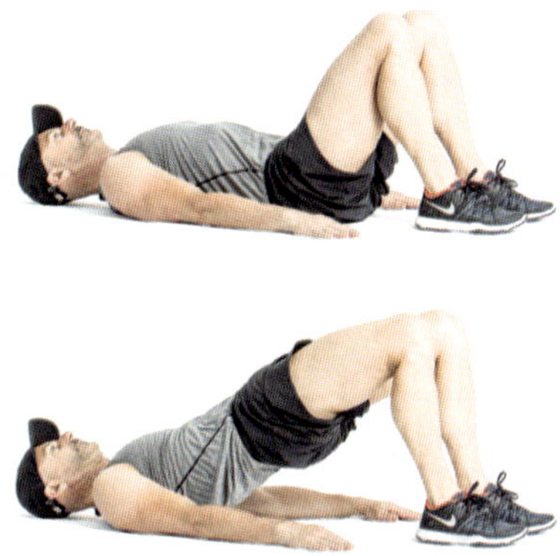

1 MINUTE DE REPOS

5 . CRUNCH INVERSÉ

En position allongée sur le dos, jambes pliées, cuisses à la verticale, mains sous les fesses et dos plaqué au sol. Expirer le plus lentement possible en plaquant intensément dos et lombaires au sol. Amener les genoux vers la poitrine en continuant d'expirer lentement. Retourner à la position initiale en inspirant, en évitant que les cuisses dépassent la verticale.

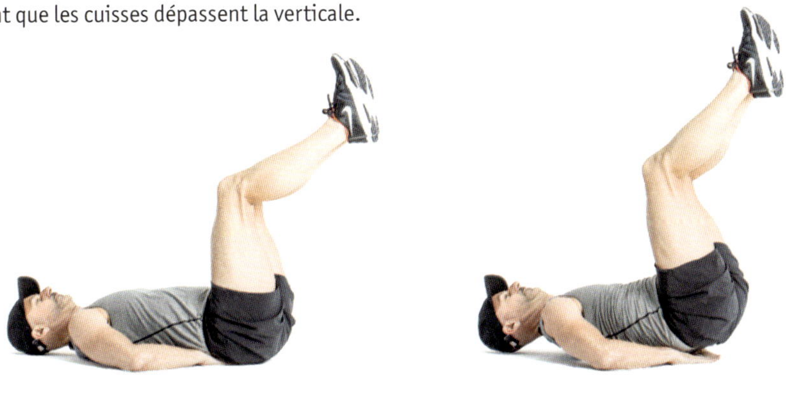

6 . OBLIQUES

En position allongée sur le dos, jambes pliées, pieds à plat au sol, bras levés le long du corps. En soulevant le buste, amener les deux bras à gauche jusqu'à ce que la main droite touche l'extérieur du genou gauche. Revenir à la position initiale et refaire en changeant de côté.

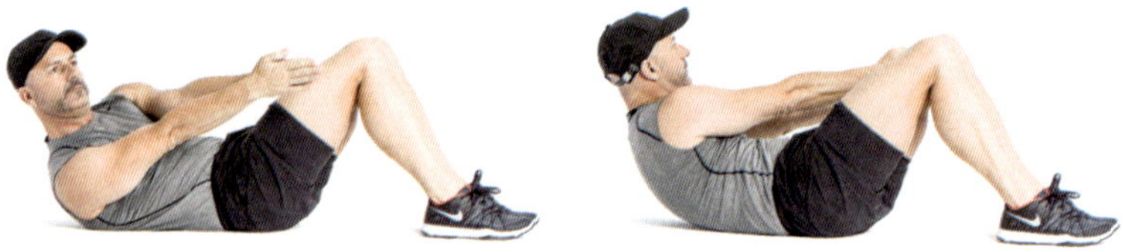

7 . ROTATION DU TRONC

En position assise, corps à 45 degrés, talons sur le sol, mains en prière avec les coudes élevés sur le côté. Pivoter le buste du côté droit en allant le plus bas possible. De cette position faire le même mouvement du côté gauche.

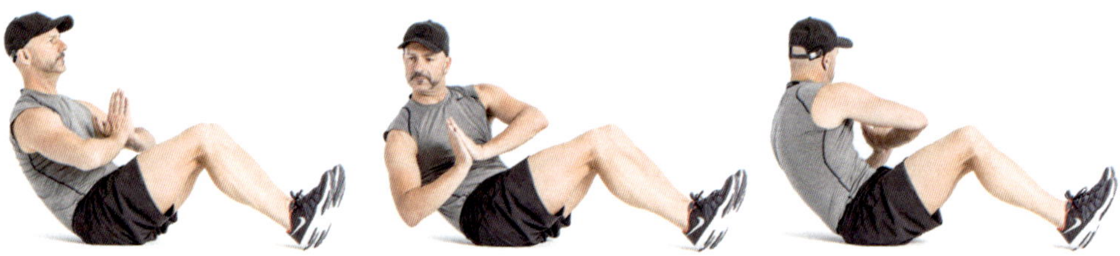

8 . DEMI-CERCLE EN SQUAT

En position de squat orteils à l'extérieur, mains croisées derrière la tête. Sans bouger le bas du corps, pencher à gauche en mettant le coude gauche le plus en contact possible avec le haut du genou gauche. Revenir à la position initiale et faire le mouvement du côté droit.

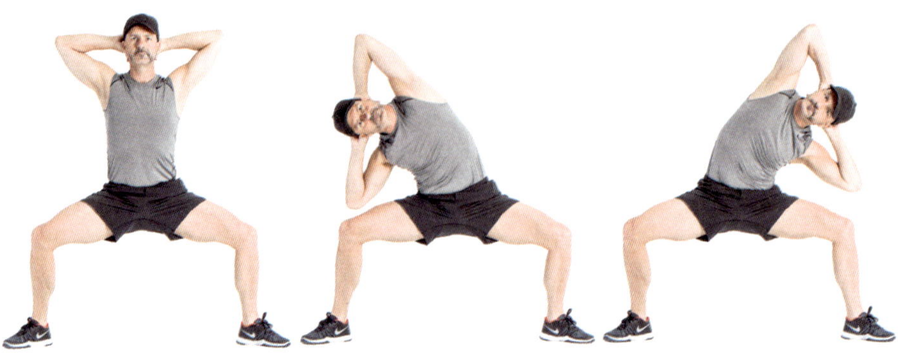

1 MINUTE DE REPOS

9 . PLANCHE SUR LES COUDES

En position de planche sur les coudes, bras écartés de la largeur des épaules, coudes alignés aux épaules, mains à plat écartées sur le sol, jambes serrées. Garder le corps le plus droit possible. Maintenir cette position 2 minutes ou le plus longtemps possible.

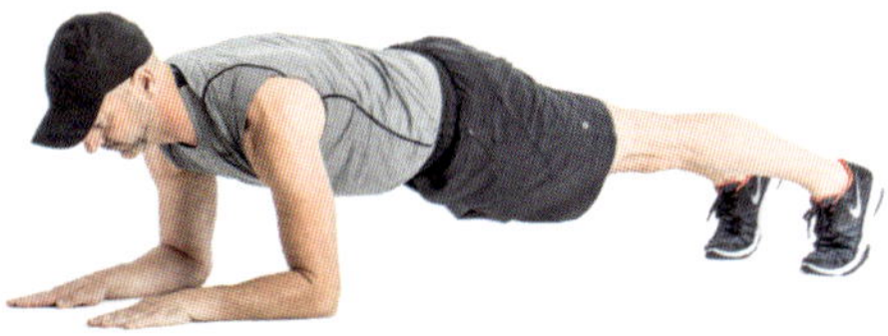

10 . PLANCHE LATÉRALE DROITE

En position de planche sur le côté droit, poignet droit aligné à l'épaule droite, jambes serrées, main gauche posée sur la hanche gauche ou bras gauche levé tendu pour un exercice plus difficile. Garder le buste et la tête bien droits. Tenir une minute. Bien respirer. Puis tenir cette position le plus longtemps possible.

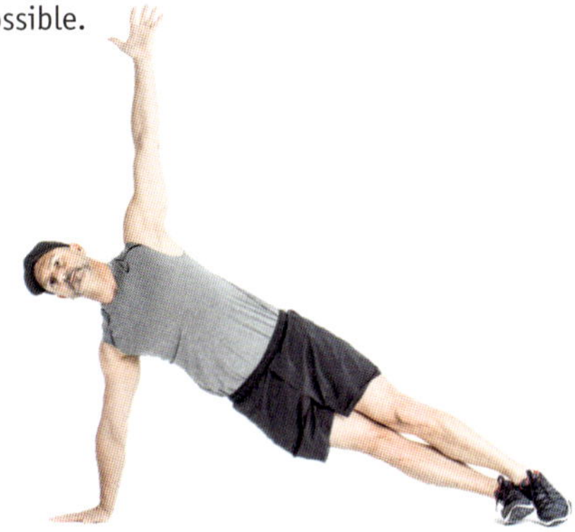

11 . PLANCHE LATÉRALE GAUCHE

En position de planche sur le côté gauche, poignet gauche aligné à l'épaule gauche, jambes serrées, main droite posée sur la hanche droite ou bras droit levé tendu pour un exercice plus difficile. Tenir une minute. Bien respirer. Puis tenir cette position le plus longtemps possible.

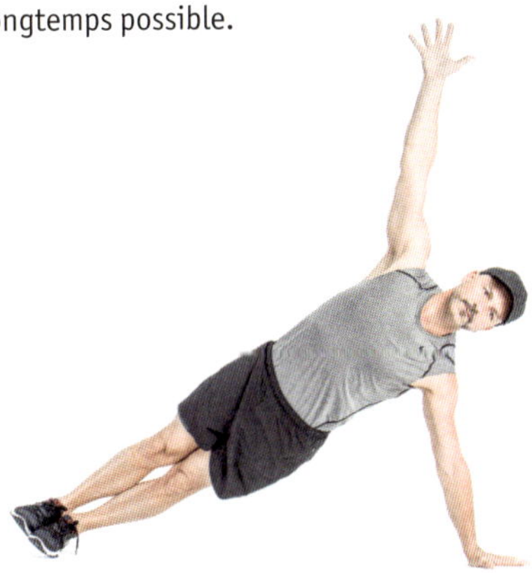

12 . MONTÉE DES FESSES PULSATION

En position allongée sur le dos, pieds à plat au sol, jambes pliées talons près des fesses et bras allongés près du corps. Décoller les fesses du sol tout en gardant les épaules en contact avec celui-ci. Serrer les fesses au maximum à la position la plus haute. Dans cette position, faire 15 pulsations vers le haut suivies de 15 pulsations vers le bas pendant les deux minutes.

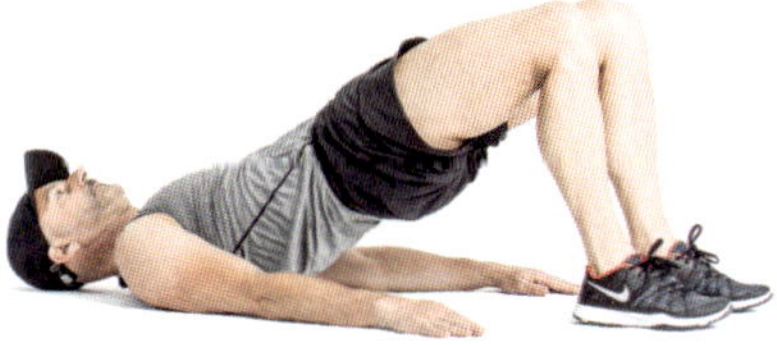

Booster à la mangue

- 1 belle mangue ou 200 g de mangue surgelée
- 1 poignée d'épinards frais
- ½ banane
- 10 amandes trempées dans l'eau
- 1 cuillère à café de graines de chia
- 1 pincée de Cayenne
- 2 tasses d'eau de coco
- 1 cuillère à café de sirop d'érable

- Faites tremper la veille au soir vos amandes dans un bol d'eau.
- Récupérez-les ramollies et mettez-les dans le bol de votre mixeur.
- Ajoutez les épinards, la mangue en morceaux, la banane coupée, les graines de chia, le Cayenne, le sirop d'érable et enfin l'eau de coco.
- Mixez bien le tout puis versez dans un grand verre.
- Dégustez rapidement.

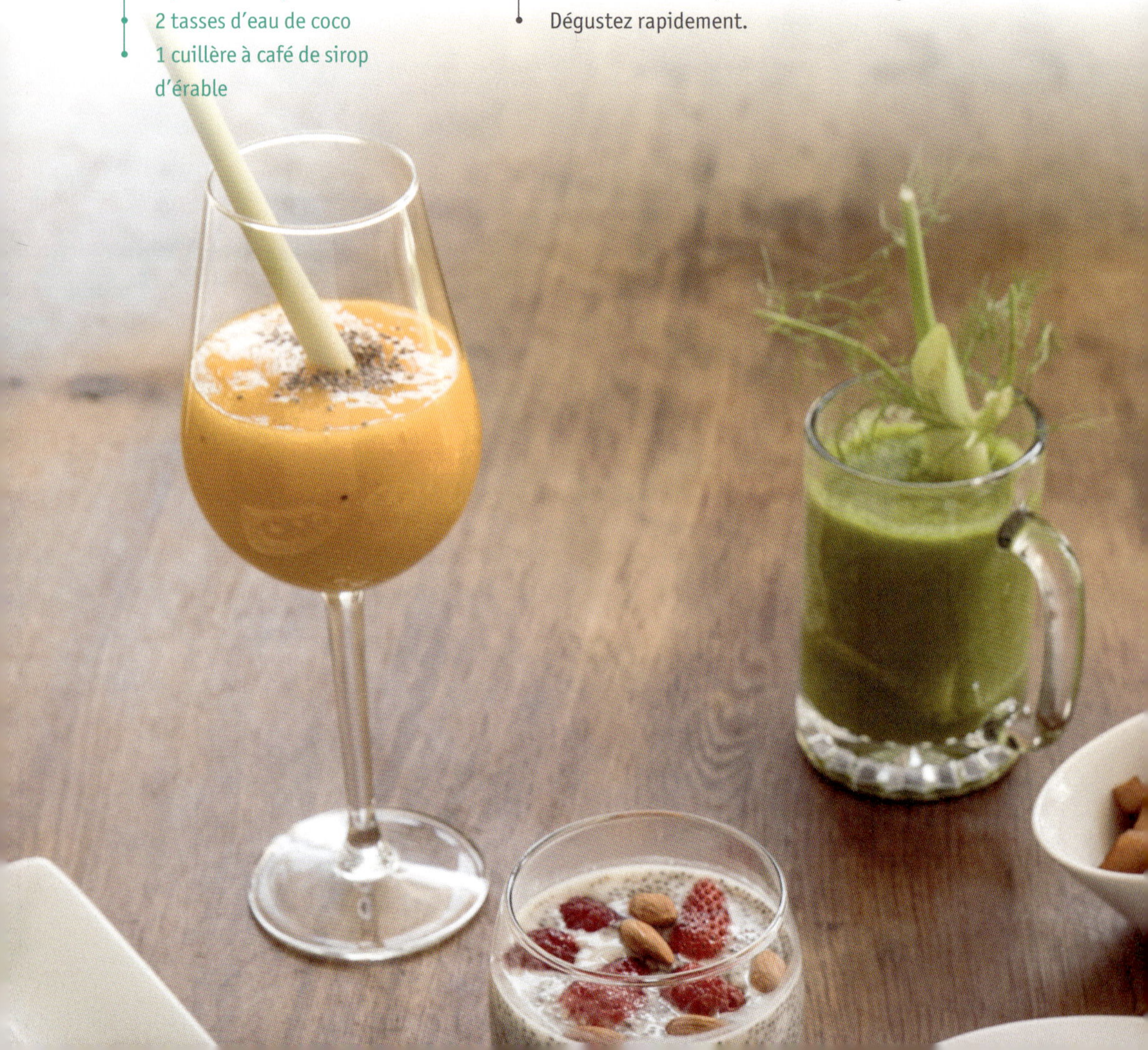

Poisson curry aneth

- 2 filets de flétan frais ou surgelés
- 2 poireaux
- 1 cuillère à café de curry indien
- 1 bouquet d'aneth
- 1 petite brique de crème de soja
- 1 citron jaune
- Poivre rose en grains
- 1 cuillère à soupe d'huile d'olive
- Sel et poivre

- Préparez le poisson ou décongelez-le.
- Essuyez-le dans du papier absorbant.
- Dans un petit bol, versez l'huile d'olive, le curry, un peu d'aneth émincé et du poivre.
- Mettez un peu de cette sauce dans le fond d'un plat à four, puis posez vos filets de poisson et recouvrez-les du reste du bol.
- Enfournez à 220 degrés pour 10 minutes de cuisson.
- Pendant ce temps, cuisez à l'eau les poireaux avec un peu de sel et poivre.
- Égouttez-les et séchez-les dans du papier absorbant.
- Versez-les autour des filets de flétan dans le plat à four en ajoutant un peu de crème de soja.
- Poursuivez la cuisson 5 minutes environ.
- Dans une belle assiette, servez le flétan sur un lit de poireaux crémés.
- Parsemez d'un filet de citron, de feuilles d'aneth et de baies roses.

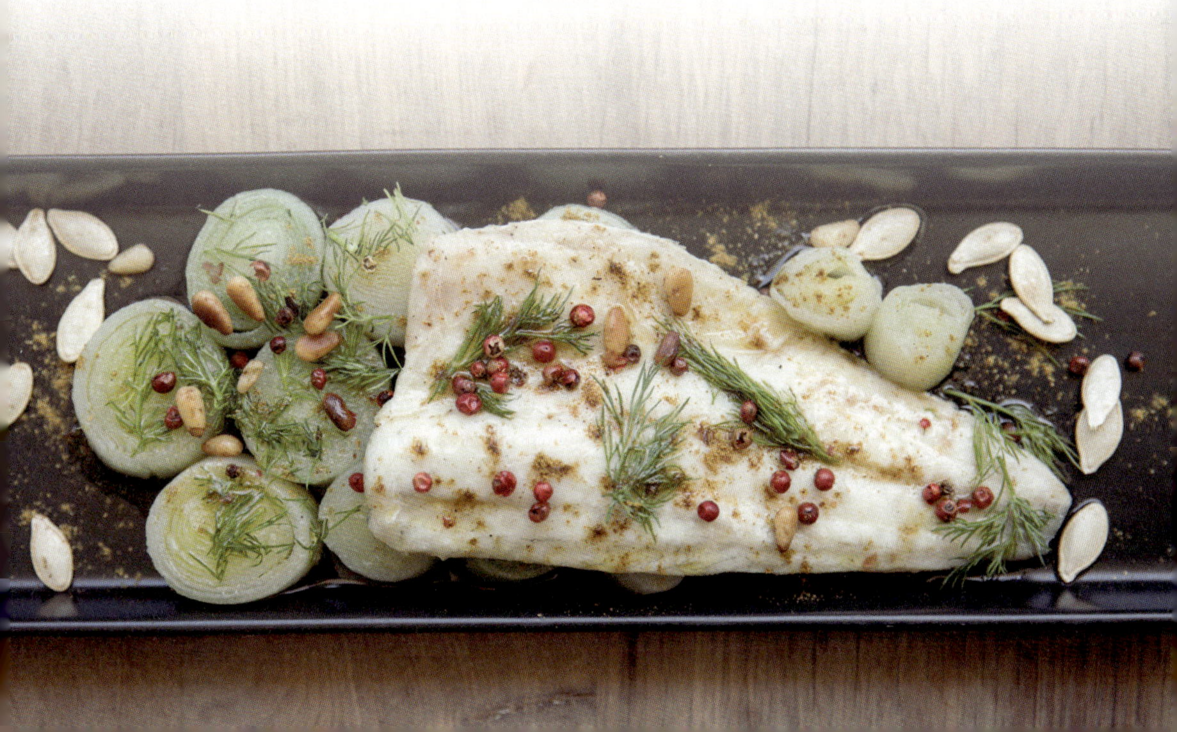

SPAGHETTIS DE COURGETTES
AU PESTO

- 4 belles courgettes
- 8 tomates cerises
- 1 bouquet de basilic frais
- ½ avocat
- 1 cuillère à café de levure diététique
- 1 cuillère à soupe de pignons de pin
- 2 cuillères à soupe d'huile d'olive
- ½ citron
- Sel et poivre

- Dans une poêle sèche, mettez les pignons à griller doucement pendant quelques minutes puis réservez.
- Lavez les courgettes puis émincez-les, avec leur peau, en forme de spaghettis.
- Mettez-les dans un grand saladier et ajoutez les tomates cerises coupées en deux ainsi qu'une poignée de basilic juste déchiré à la main.
- Prenez votre mixeur à herbes. Mettez-y deux poignées de basilic, la levure diététique, les pignons grillés, le demi-avocat, le jus du citron, l'huile d'olive et le poivre.
- Mixez bien l'ensemble et mélangez cette pâte obtenue aux courgettes.
- Arrosez d'un dernier filet d'huile d'olive et de citron, du basilic et de quelques graines de lin et de tournesol.

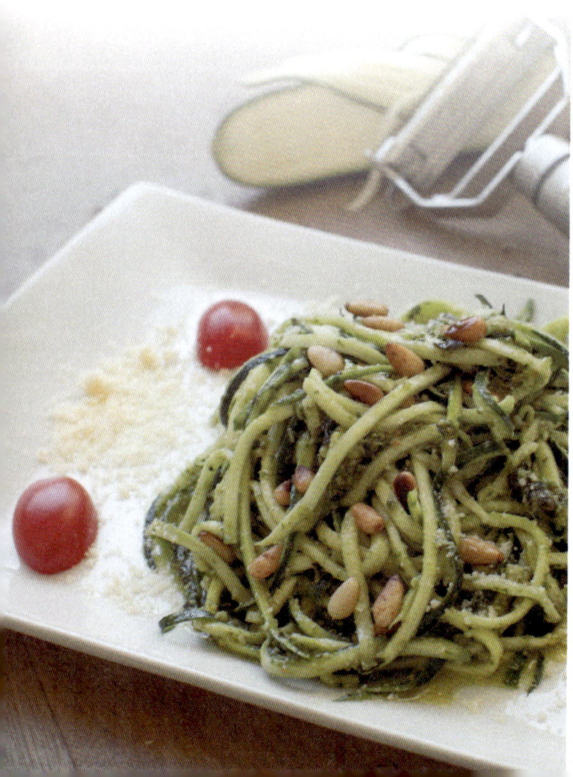

Petite note de Michèle

Cette salade est visuellement bluffante car vous avez réellement l'impression de voir des « spaghettis » au pesto. Gustativement cela y ressemble sauf que le fait de diminuer l'huile du pesto et de remplacer les féculents par des courgettes change considérablement l'apport de calories. Hors détox, vous pouvez rajouter selon votre goût quelques billes de bonne mozzarella, des crevettes ou encore du poulet grillé.
Vous allez adorer cette salade et épater vos amis.

Semaine 1
Samedi

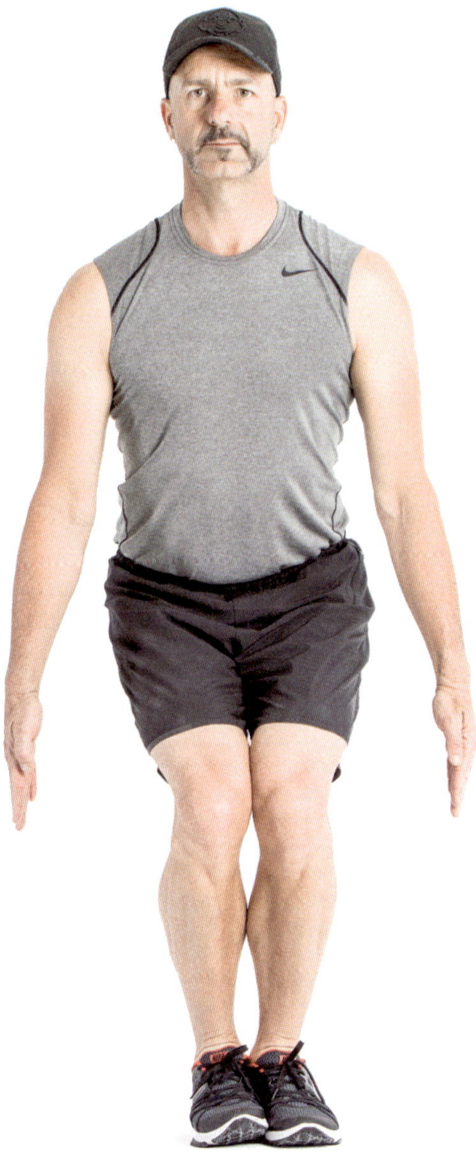

116 • Fitness
120 • Breakfast
121 • Lunch
122 • Dinner

ENTRAÎNEMENT DU CORPS ENTIER AVEC RÉSISTANCE

C'est un mélange judicieux de renforcement musculaire et d'exercices cardio-vasculaires. Ce type de renforcement musculaire provoque une élévation du métabolisme de base et donc une consommation accrue des graisses pendant que le corps est au repos. C'est l'apothéose.

Avec accessoire ou sans accessoire. Je conseille de prendre des poids légers comme des bouteilles d'eau ou des haltères...

Concept : Faire deux fois chaque exercice pendant 50 secondes chacun à vitesse soutenue. Il n'y a pas de repos. Votre repos est le temps écoulé pour aller d'un exercice à l'autre. Répèter le tout deux fois.

1. PLANCHE SALUT

En position de planche sur les mains avec les poignets alignés aux épaules. Tendre le bras droit vers l'avant et tenir pendant 10 secondes. Revenir à la position initiale et changer de côté. Possibilité de se mettre sur les genoux pour un exercice plus facile.

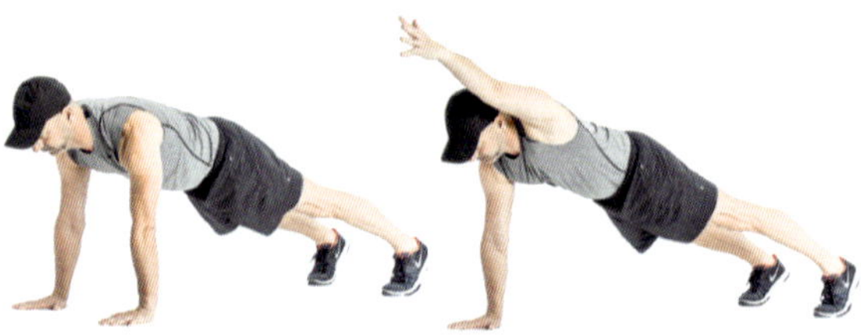

2. SQUAT ÉLEVÉ

Debout avec les jambes bien ouvertes, les orteils à l'extérieur et les jambes pliées à 90 degrés. Tendre les jambes et monter en même temps sur les pointes de pieds.

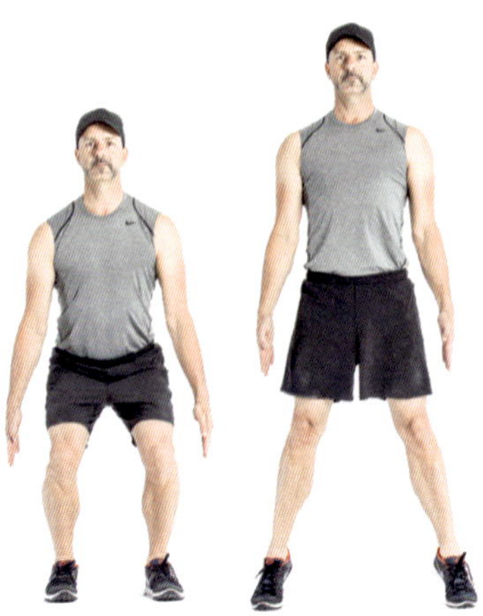

3. PLANCHE SALSA

En position de planche sur les mains avec les poignets alignés aux épaules. Descendre la hanche droite à droite puis changer de côté. Le corps reste en planche, attention de ne pas lever les fesses. Possibilité de se mettre sur les genoux pour un exercice plus facile.

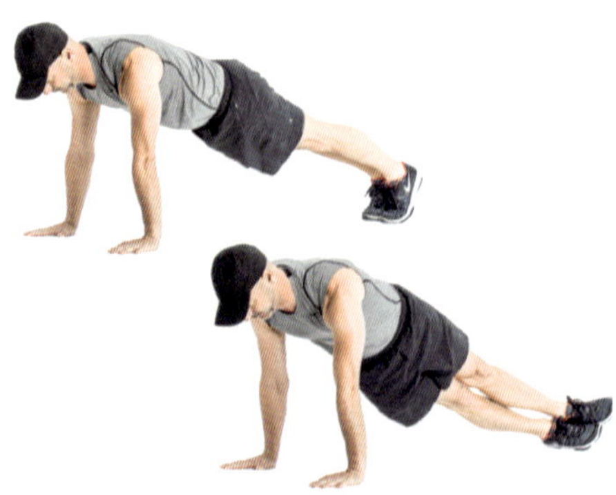

4 . LES 100 PILATES ASSIS

En position assise au sol, corps bien droit, genoux pliés et pieds à plat au sol. Tendre les bras vers l'avant mains au niveau des genoux. Reculer le corps pour obtenir un angle de 45 degrés maximum. Réaliser 5 pulsations vers le bas sur l'inspiration puis 5 pulsations vers le bas sur l'expiration. Effectuer 100 battements.

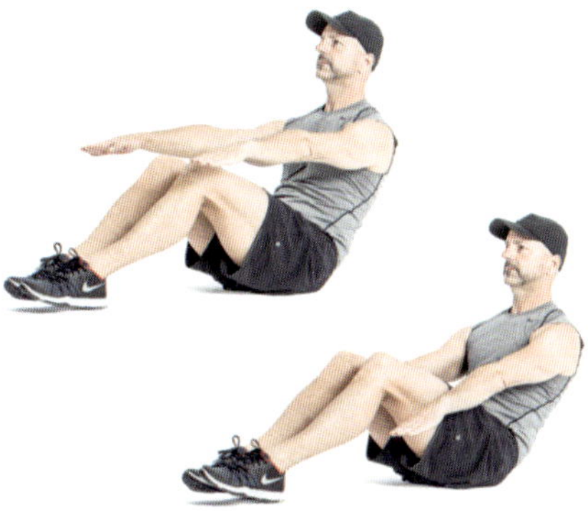

5 . SQUAT TENU

Debout, pieds à plat au sol écartés de la largeur du bassin. En gardant les pieds bien parallèles, fléchir les jambes à 90 degrés. Regarder devant soi tout le temps, dos bien plat. Attention que les genoux ne dépassent jamais les orteils. Remonter à la position initiale. Faire 3 squats puis tenir la position en bas pendant 10 secondes.

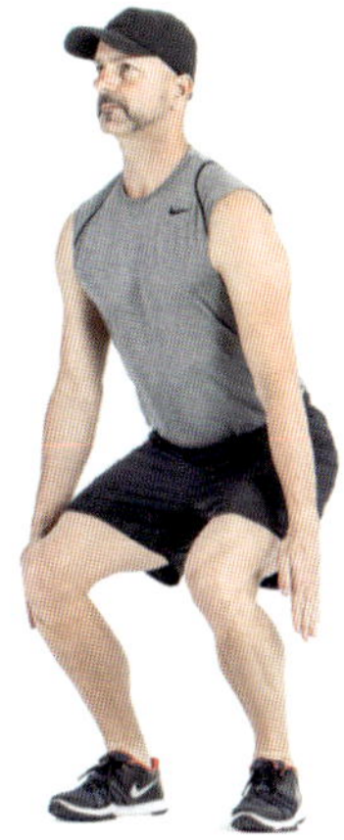

6 . PUSH UP TENU

En position de planche sur les mains avec ou sans les genoux au sol, les bras écartés plus que la largeur des épaules. Le corps bien gainé, fléchir les bras à 90 degrés puis revenir à la position initiale. Attention de ne jamais cambrer.

Faire 3 push up rapides puis tenir la position planche les bras tendus pendant 10 secondes. Refaire 3 push up puis tenir la position les bras pliés pendant 10 secondes.

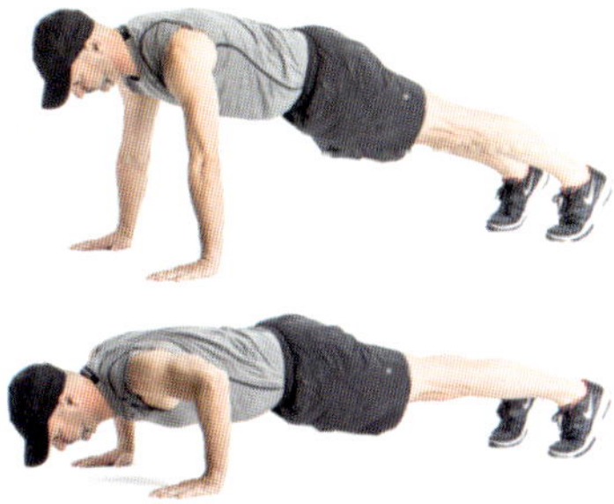

7 . SQUAT ET CHAISE

Fléchir les genoux à 90 degrés, les jambes écartées. Les genoux ne dépassent pas les orteils. Garder le dos plat. Fermer la jambe droite sur la jambe gauche pour se retrouver en position de chaise. Ouvrir la jambe gauche pour se retrouver en squat. Alterner les côtés. On fait la séquence pendant les 2 minutes. Le corps et les mains ne bougent jamais et restent dans la même position.

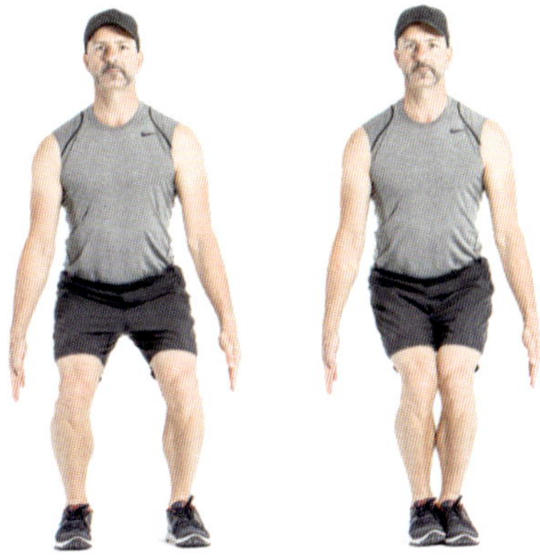

8 . BICEPS CURLS

Debout, les jambes légèrement écartées, les bras légèrement pliés près des hanches, les paumes tournées vers l'avant. Plier les deux bras en même temps pour venir toucher les épaules. Puis redescendre à la position initiale. Les coudes ne bougent pas et restent sur les côtés.

Faire 3 flexions complètes et tenir la position avec les bras à 90 degrés pendant 10 secondes.

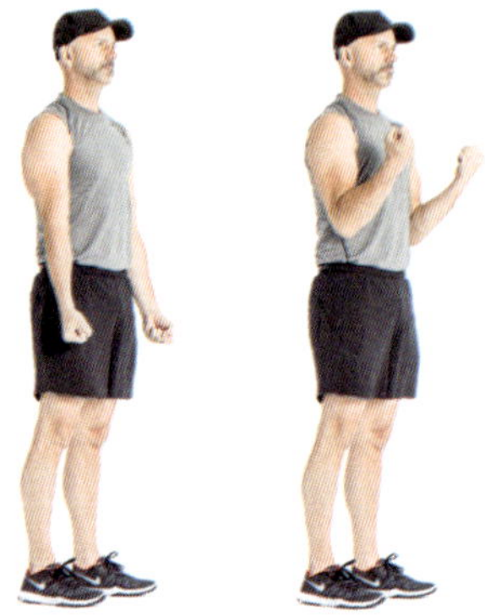

9 . SQUAT KICK

Debout, les jambes écartées et les bras tendus au-dessus de la tête. Faire un squat suivi d'un kick de la jambe droite. Puis faire un squat suivi d'un kick de la jambe gauche. Faire 5 kicks puis tenir la position de squat pendant 10 secondes.

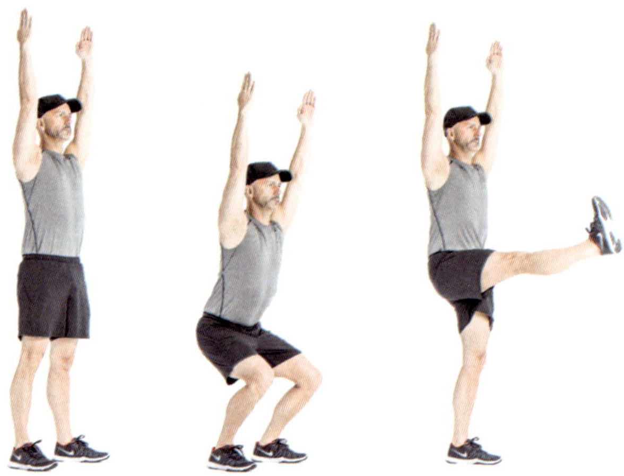

10 . SAUTS DE FENTE

Debout, les pieds à plat écartés de la largeur du bassin, les mains au niveau des hanches. Fléchir les deux jambes en avançant d'un grand pas la jambe droite à 90 degrés jusqu'à ce que le genou gauche arrière frôle pratiquement le sol sans jamais le toucher. Changer de jambe en réalisant un petit saut. Faire 4 sauts puis tenir la position pendant 10 secondes.

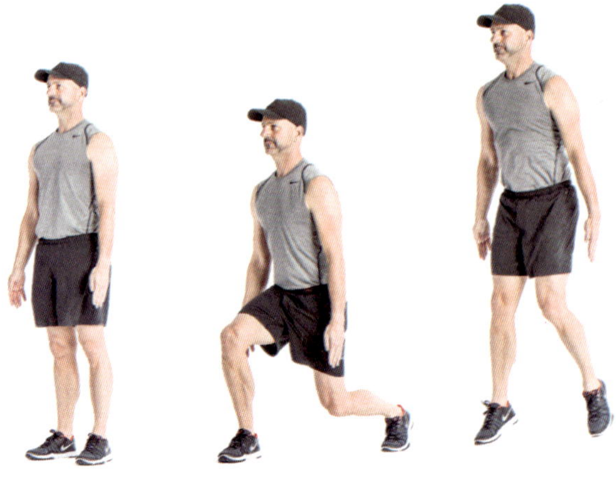

11 . MONTÉE DES FESSES

En position allongée sur le dos, pieds à plat au sol, jambes pliées talons près des fesses et bras allongés près du corps. Décoller les fesses du sol tout en gardant les épaules en contact avec celui-ci. Serrer les fesses au maximum à la position la plus haute. Revenir à la position initiale en déroulant lentement vertèbre par vertèbre.

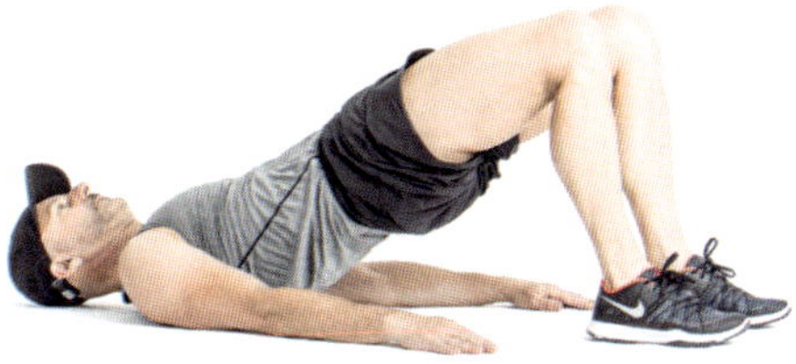

12 . CRUNCH

En position allongée sur le dos, jambes pliées, pieds à plat au sol et mains croisées derrière la tête. Expirer et remonter le buste en serrant les abdominaux, pour arriver à un angle de 45 degrés. (Ne pas s'aider du menton). Revenir doucement à la position initiale en inspirant. Faire 8 crunchs et tenir la position du haut pendant 10 secondes.

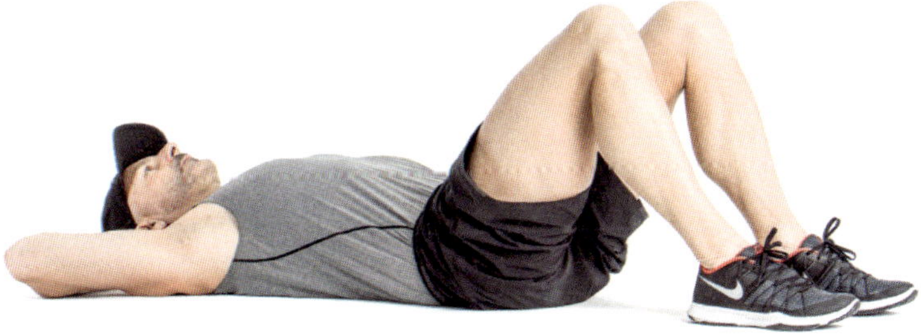

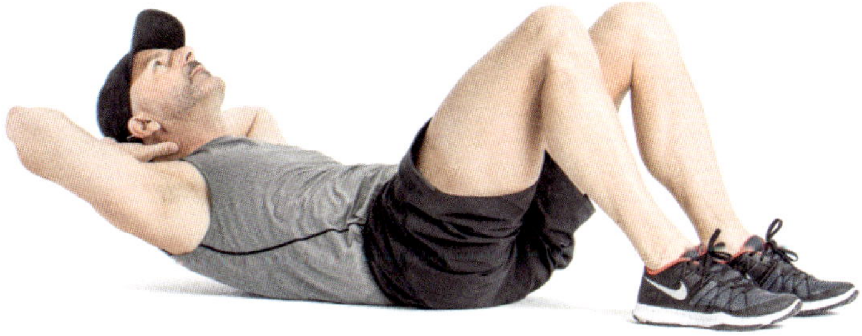

MUFFINS OMELETTE

- 4 œufs bio
- 2 poignées d'épinards
- 2 tomates
- 8 champignons de Paris
- 4 fleurettes de brocoli cru
- 1 pincée de romarin moulu
- 1 pincée d'origan séché
- 2 cuillères à café de levure diététique
- Sel et poivre

- Dans un bol, battez les œufs en omelette, salez et poivrez puis ajoutez les deux cuillères de levure diététique.
- Prenez un moule à muffins de six trous que vous graissez légèrement.
- Dans la moitié des trous mettez les tomates, les feuilles d'épinards en morceaux et une pincée d'origan.
- Dans les trois autres trous, les champignons en petits morceaux, les brocolis émincés et la pincée de romarin.
- Versez les œufs battus dans chaque trou.
- Placez au milieu du four chaud, à 180 degrés, pour 30 minutes.
- Sortez le plat du four et démoulez vos « muffins omelette » sur un plat.

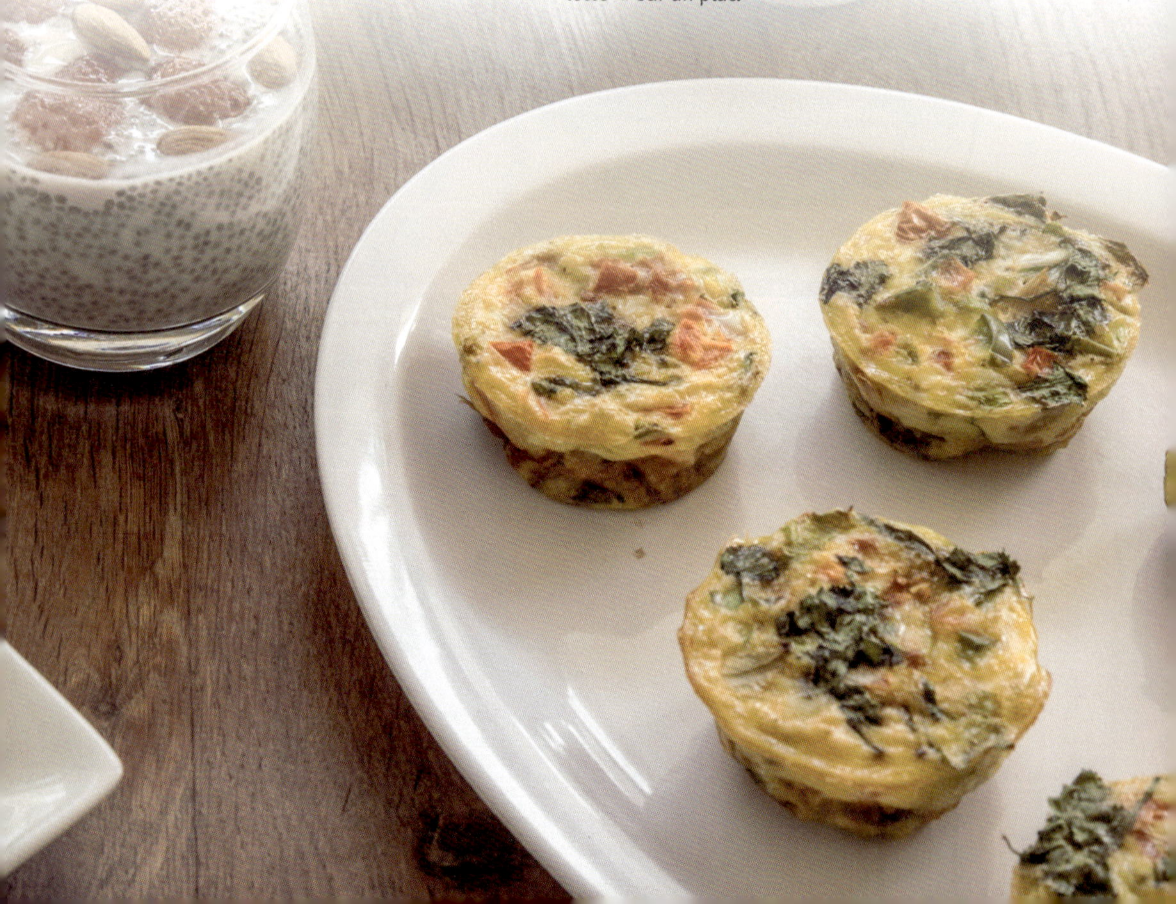

Couscous végétal

- 300 g de quinoa
- 4 carottes
- 2 navets
- 2 courgettes
- 3 tomates
- 1 oignon blanc
- ¼ de potiron ou courge
- 1 cuillère à soupe d'huile d'olive
- ½ cuillère à café de cumin
  – gingembre – curcuma
  – ras-el-hanout
- 1 petite boîte de pois chiches
- 1 poignée de raisins secs
- 1 bouquet de coriandre
- 1 litre d'eau
- Sel et poivre

- Épluchez les légumes : les carottes en bâtonnets, les navets en morceaux, les courgettes en grosses rondelles avec la peau, l'oignon en lamelles et les tomates en quartiers.
- Faites revenir doucement les oignons dans l'huile d'olive. Ajoutez les carottes et les tomates.
- Mélangez bien puis saupoudrez de toutes les épices, poivrez.
- Décollez les sucs du fond de la casserole et ajoutez environ un litre d'eau.
- Ficelez le bouquet de coriandre et mettez-le dans la casserole.
- Couvrez et laissez cuire environ 30 minutes.
- Ajoutez les courgettes sur le dessus et prolongez la cuisson d'environ 6 à 7 minutes.
- Pendant ce temps, faites cuire le quinoa et laissez-le égoutter.
- Prenez une louche du bouillon dans une petite casserole et réchauffez les pois chiches avec les raisins secs.
- Dans une assiette creuse, disposez le quinoa puis mettez un peu de chaque légume avec la quantité de jus que vous souhaitez.
- Ajoutez enfin les pois chiches et les raisins et une petite touche de harissa si vous aimez.

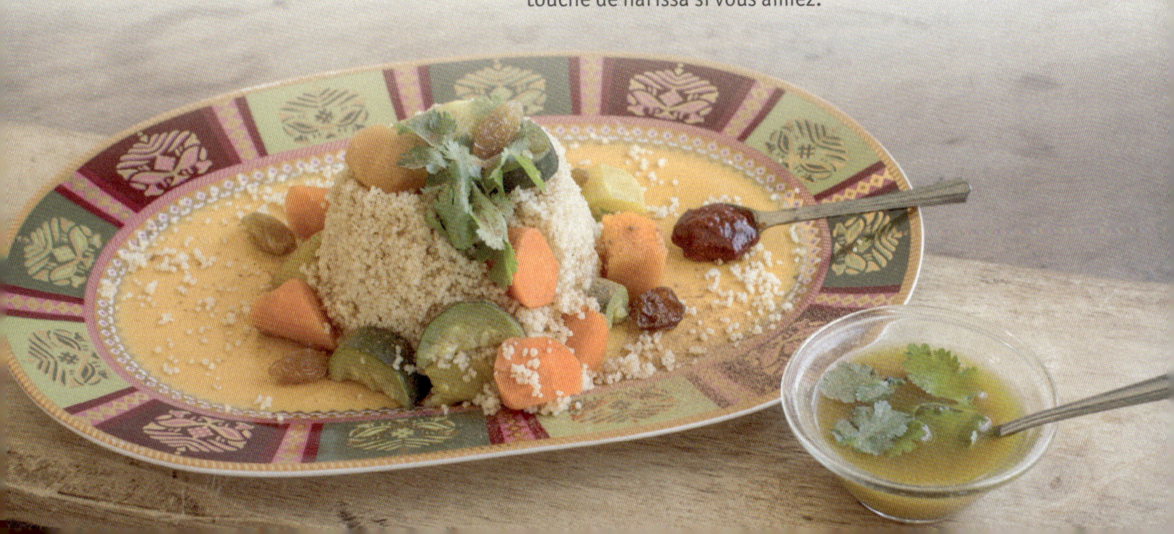

BOUILLON DE POULET ÉPICÉ

- Poulet en morceaux
- Le reste du couscous du midi
- Coriandre fraîche

- Faites bouillir le reste de votre bouillon de légumes du midi.
- Ajoutez les morceaux de poulet, couvrez et baissez à feu moyen afin de les cuire doucement.
- Lorsque le poulet est cuit, soit après environ 30 minutes, sortez-le de la casserole et réservez-le.
- Réchauffez alors les légumes dans le bouillon.
- Servez le bouillon, le poulet et les légumes parsemés de coriandre émincée dans un grand bol.

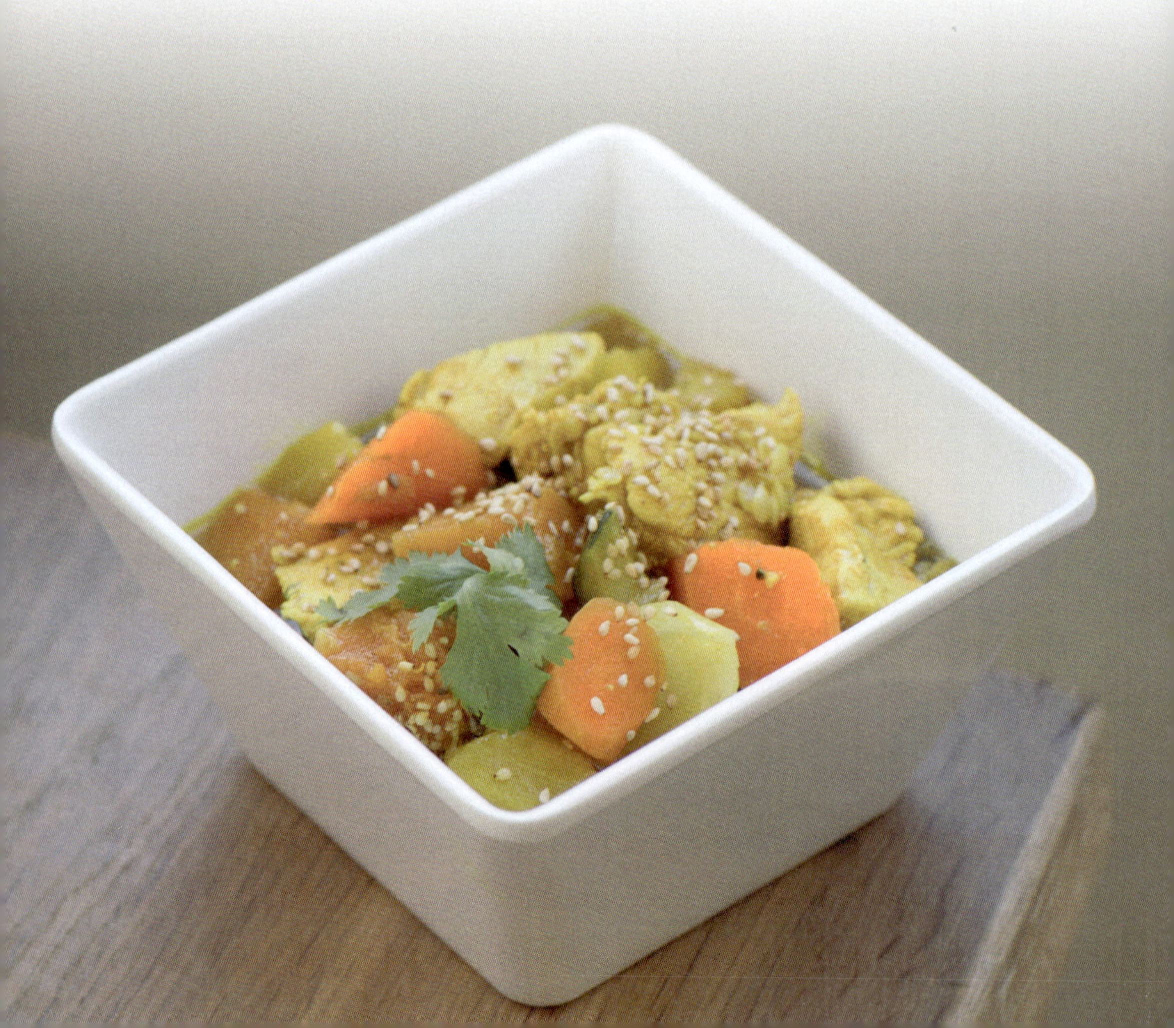

Semaine 1
Dimanche

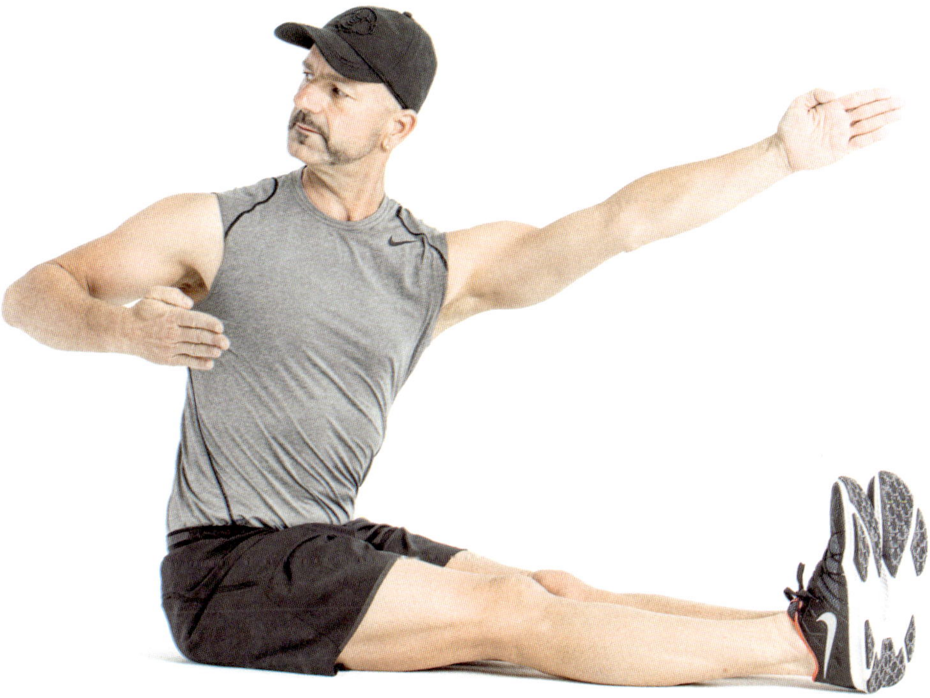

124 Fitness
128 Breakfast
129 Lunch
130 Dinner

ÉTIREMENTS, MÉDITATION, ASSOUPLISSEMENT, TRAVAIL EN PROFONDEUR

Cet entraînement est une prise en charge globale du corps qui permet d'agir en profondeur sur les muscles. Il s'agit de se relaxer afin d'éliminer les tensions superflues, d'évacuer le stress et d'aider les muscles à se détendre.

Concept : faire les douze exercices pendant 2 minutes chacun.

1. CHAT

Idéal si vous avez mal au dos. La posture du chat assouplit la colonne vertébrale et renforce le transverse, le muscle profond de l'abdomen. À quatre pattes. Inspirer, relâcher le ventre vers le sol et relever légèrement la tête (le dos se creuse). Expirer, coller le nombril à la colonne vertébrale et relâcher la tête (le dos s'arrondit). Enchaîner ces deux mouvements.

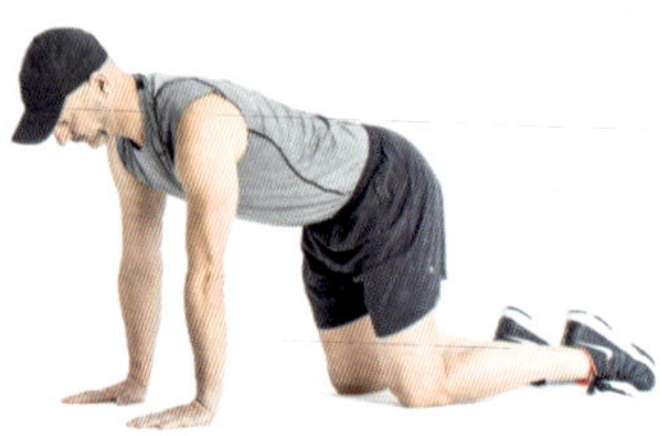

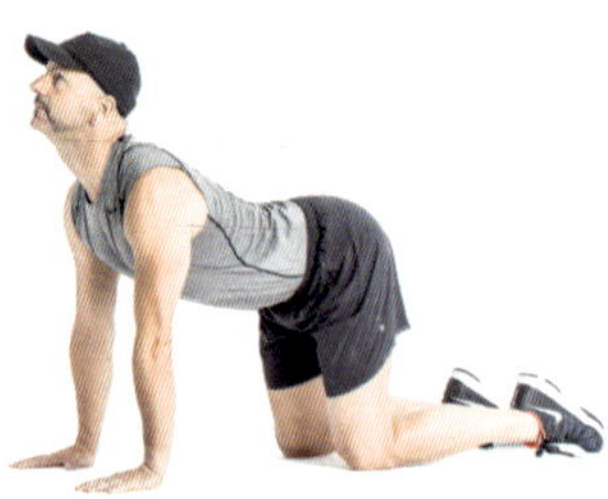

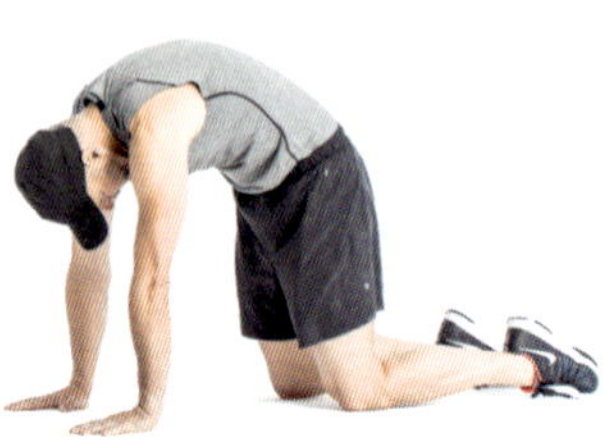

2. CHAT COTÉ

À quatre pattes. Lever le bras droit le plus haut possible en regardant la main. Glisser le bras droit sous le corps pour le mettre en contact avec le sol. Faire une minute de chaque bras.

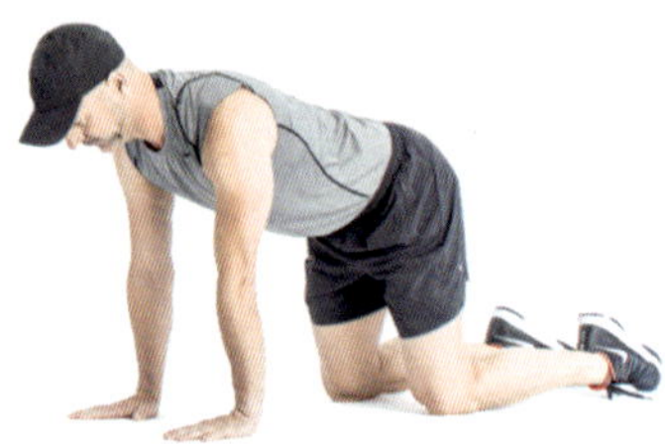

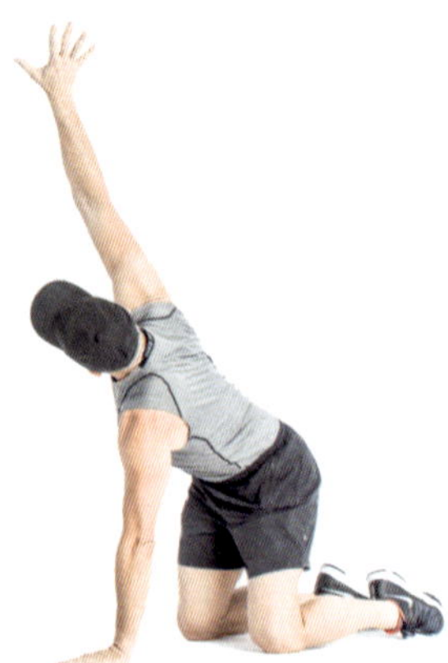

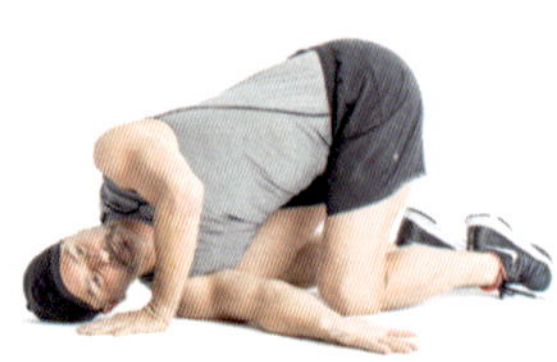

3 . CHAT LEVER DES GENOUX

À quatre pattes sur les orteils. Décoller les genoux de deux centimètres environ et tenir cette position en serrant bien le ventre.

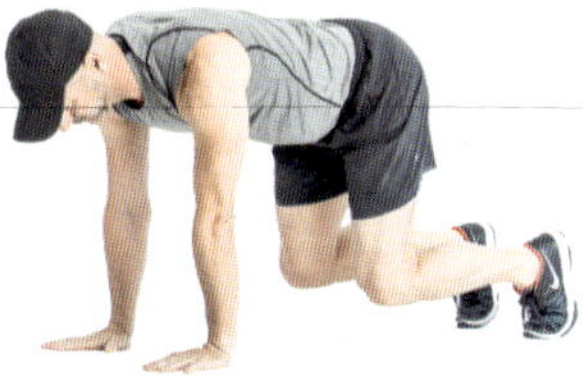

4 . PLANCHE CHIEN

En position de planche sur les mains. Monter les hanches pendant que les mains se rapprochent des pieds pour obtenir la position V tête en bas. Regarder son ventre et respirer profondément avec l'abdomen. Marcher de nouveau avec les mains pour revenir à la position initiale de la planche.

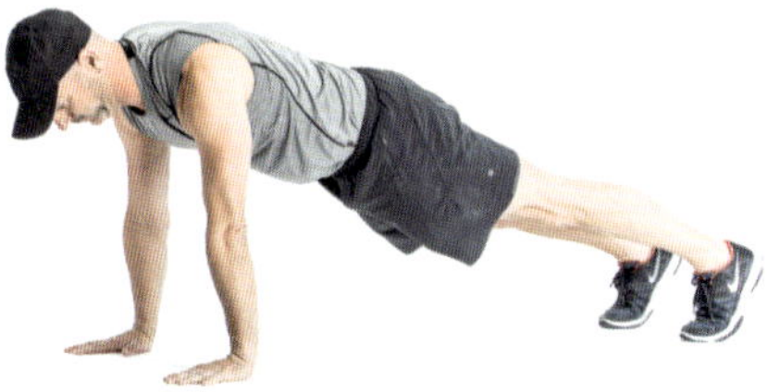

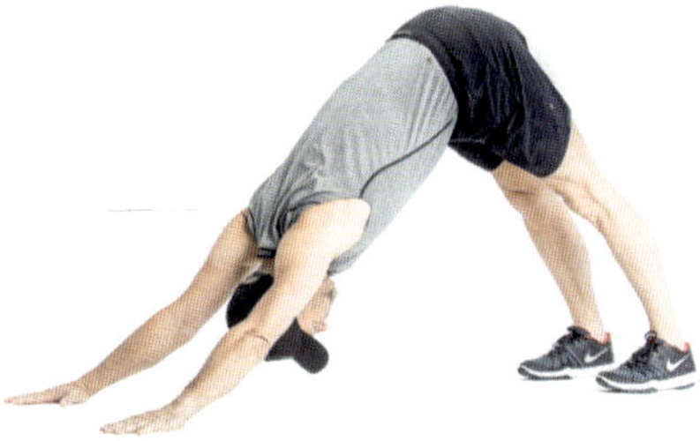

1 MINUTE DE REPOS

5 . ROULÉ TWIST

En position assise sur le sol, pieds à plat, jambes pliées. Rentrer le ventre, dérouler en pivotant le buste à droite et à gauche jusqu'à ce que le corps soit en contact avec le sol. Remonter en faisant les mêmes mouvements. Faire environ 4 « tournés » en descendant et 4 « tournés » en remontant.

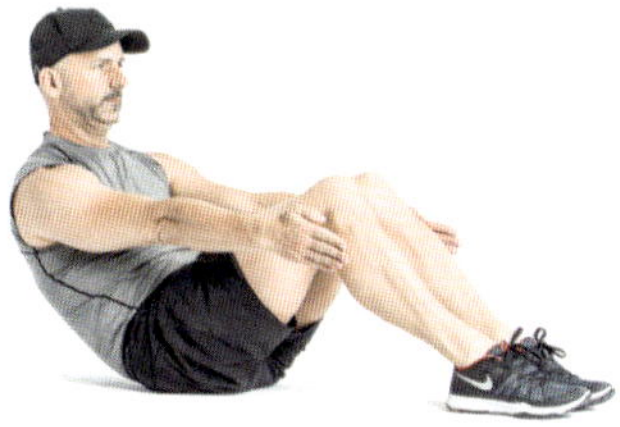
1

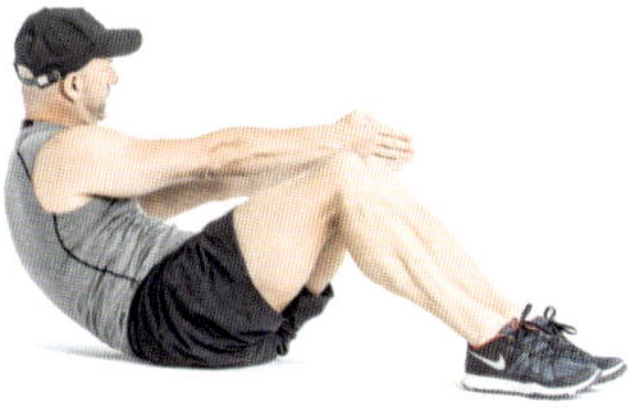
2

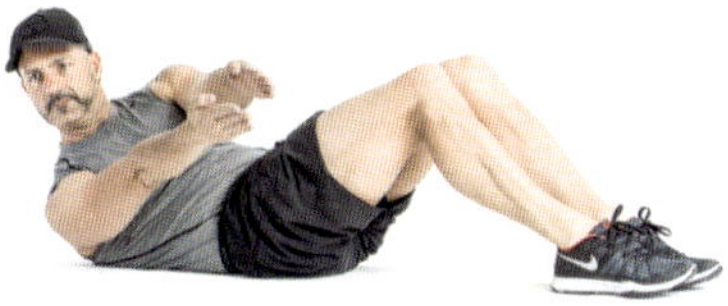
3

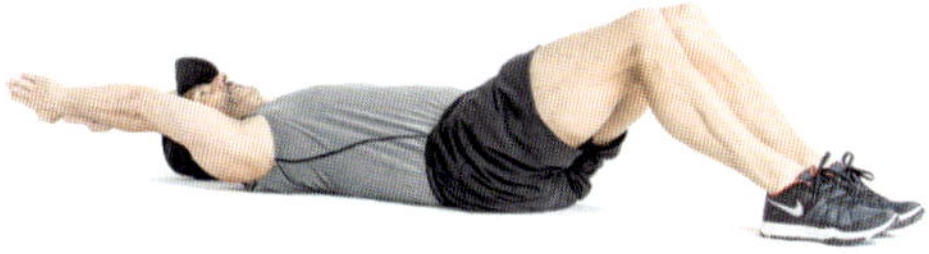
4

6 . MONTÉE DES FESSES

Allongé sur le dos, pieds à plat au sol, jambes pliées talons près des fesses et bras allongés près du corps. Décoller les fesses du sol tout en gardant les épaules en contact avec celui-ci. Serrer les fesses au maximum à la position la plus haute. Revenir à la position initiale en déroulant lentement vertèbre par vertèbre.

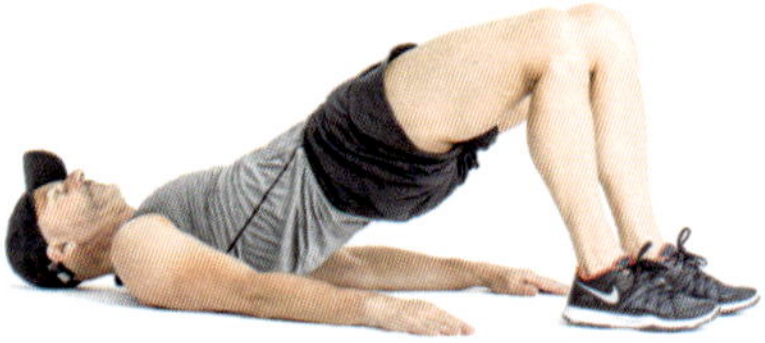

7 . LA SCIE PILATES

En position assise jambes et bras tendus vers l'avant, corps à 90 degrés. En penchant le corps vers l'avant, pivoter le buste sur le côté en amenant le coude le plus loin possible à l'arrière. Toujours regarder la main du bras en action et garder le coude levé. Revenir à la position assise jambes et bras tendus. Alterner les côtés.

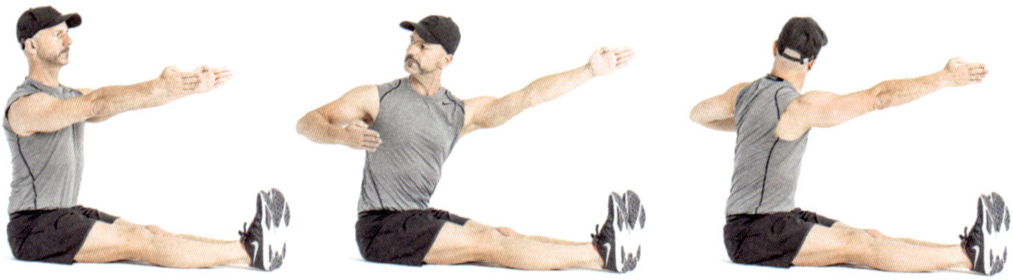

8 . POSTURE DE LA CRÊPE

En position allongée sur le dos, jambes serrées, bras le long du corps. Inspirer puis expirer en enroulant la tête, la nuque, les épaules, le haut et le bas du dos, puis tendre le corps pour aller le plus loin possible à l'avant. Essayer de saisir les chevilles ou les orteils. Inspirer puis, en expirant, dérouler le corps vertèbre par vertèbre jusqu'à la position initiale.

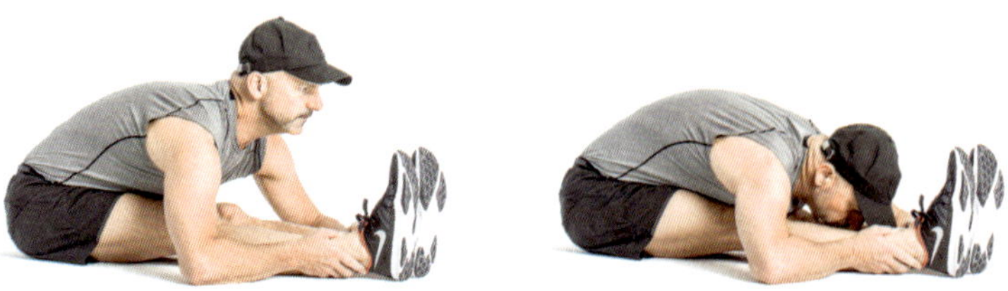

1 MINUTE DE REPOS

9 . GENOUX KICK SUR LE DOS

En position allongée sur le dos, jambes serrées, bras le long du corps, inspirer profondément. Plier la jambe droite et attraper le genou droit pour l'amener contre l'épaule droite, expirer profondément et alterner les jambes.

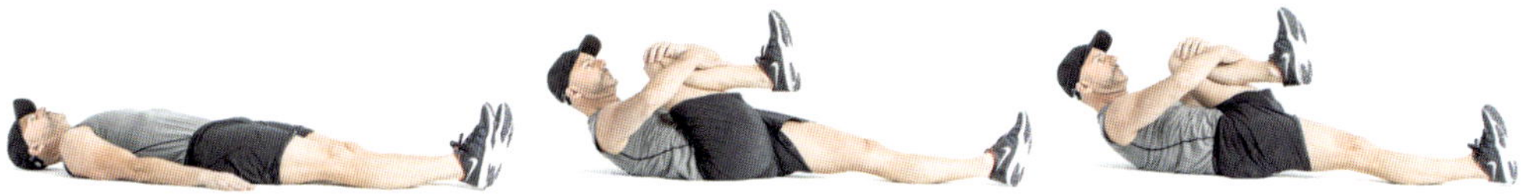

10 . CISEAUX DE JAMBES SUR LE DOS

En position allongée sur le dos. Inspirer et soulever la jambe droite la plus tendue possible. Monter la jambe droite. Expirer en la reposant au sol tout en montant la jambe gauche. Répéter ce mouvement pendant 2 minutes.

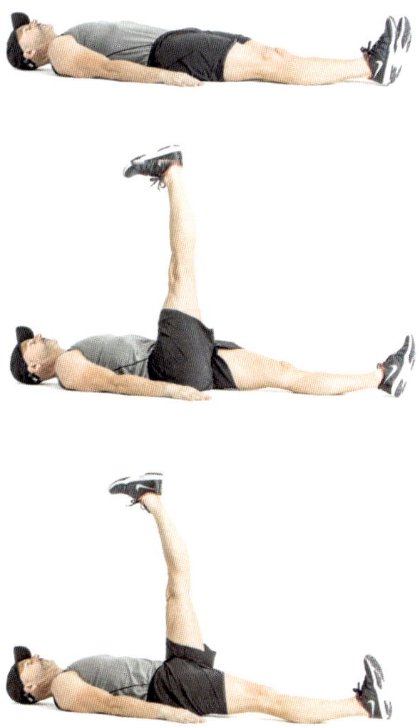

11 . SUPERMAN

En position allongée sur le ventre, bras au sol devant, décoller simultanément tête, bras et jambes tendus d'environ 15 centimètres. Redescendre à la position initiale.

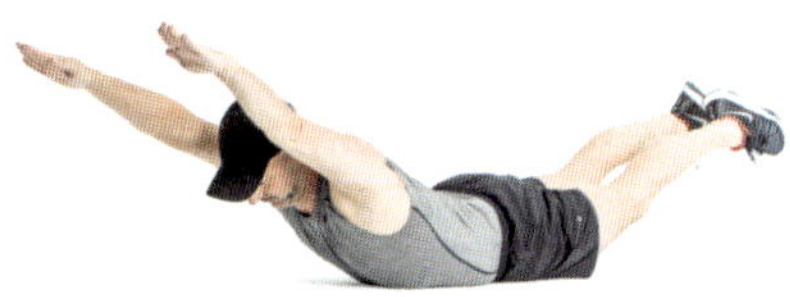

12 . LA SIRÈNE

En position assise, jambes pliées sur le côté gauche, corps droit. Contracter les abdominaux. Inspirer et lever le bras gauche au-dessus de la tête et les hanches simultanément en inclinant le buste du même côté. Revenir à la position initiale. Changer de cote.

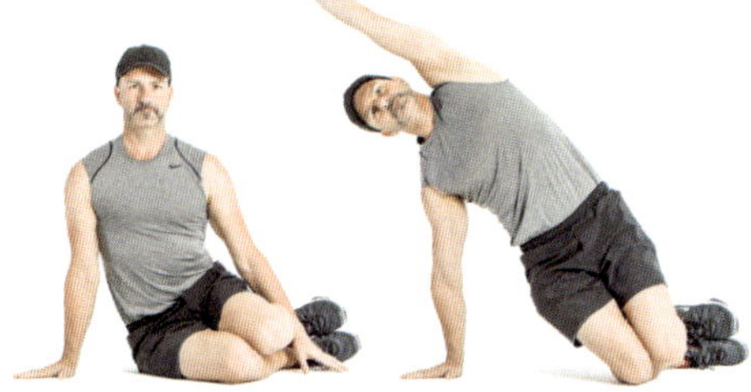

BANANA PANCAKES AUX MYRTILLES

- 2 bananes bien mûres
- ½ tasse de myrtilles fraîches ou surgelées
- 5 cuillères à soupe de farine de noix de coco
- ½ cuillère à café de levure à dessert
- ½ cuillère à café d'extrait de vanille
- 1 cuillère à soupe de sirop d'érable
- 4 œufs bio
- 2 feuilles de menthe fraîche

- Gardez quelques rondelles de banane et quelques myrtilles pour le décor.
- Prenez le bol de votre mixeur et mettez-y les bananes écrasées, la farine de coco, la levure et l'extrait de vanille.
- Donnez quelques impulsions.
- Ajoutez les œufs entiers puis mixez à nouveau pour obtenir une pâte légère.
- Incorporez délicatement les myrtilles.
- Faites chauffer une petite poêle avec un peu d'huile de coco puis formez un pancake d'environ 4 millimètres d'épaisseur.
- Laissez cuire la première face puis retournez doucement afin de cuire l'autre face.
- Posez sur une assiette et décorez avec les myrtilles, quelques rondelles de banane et le sirop d'érable.

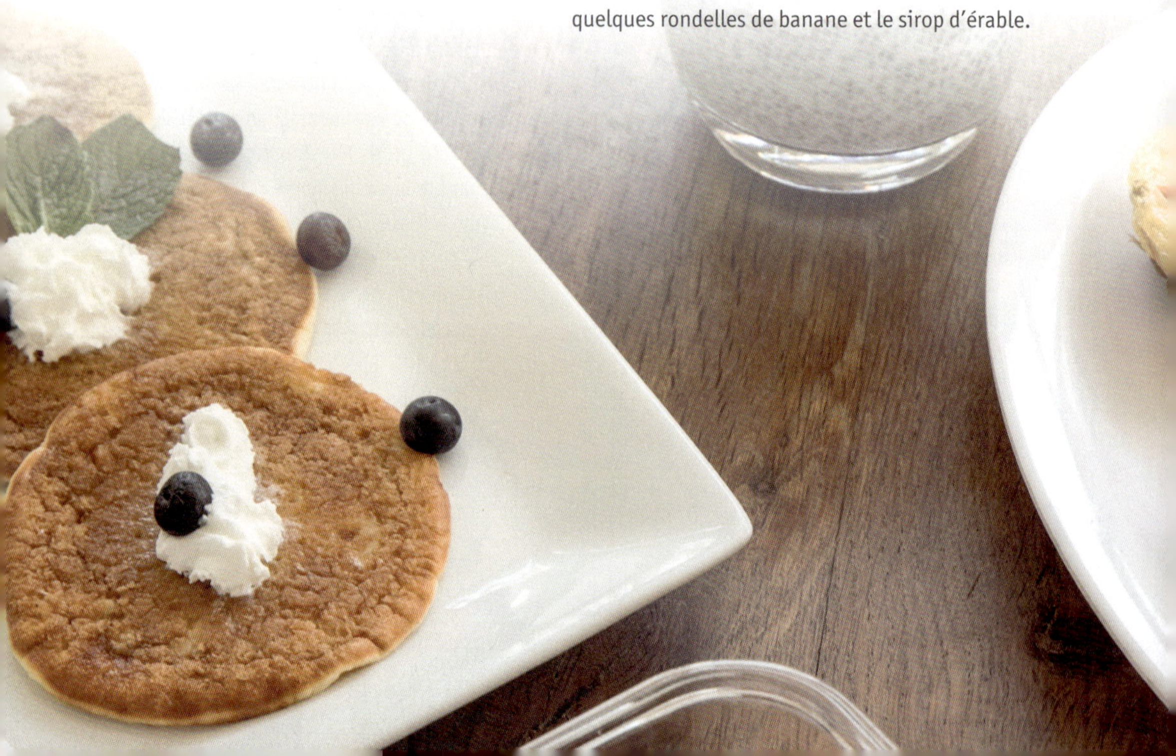

Pizza mystérieuse

- 1 beau chou-fleur
- 2 œufs bio
- ½ cuillère à café de basilic séché
- 1 pincée d'ail en poudre
- ½ cuillère à café d'origan séché
- 2 cuillères à soupe d'huile d'olive
- ½ cuillère à café de curcuma
- ½ tasse de quinoa cuit
- Poivre de Cayenne
- 1 aubergine
- ½ tasse de coulis de tomates
- 1 cuillère à café de parmesan râpé
- 3 champignons de Paris
- 6 olives noires dénoyautées
- 6 feuilles de basilic

- Dans votre robot à herbes, mixez le chou-fleur jusqu'à obtention d'une semoule fine.
- Mettez cette semoule dans un linge propre et serrez en tournant afin d'extraire le plus d'eau possible.
- Mettez cette préparation dans un grand saladier.
- Ajoutez le quinoa cuit et totalement essoré ainsi que toutes les épices.
- Mélangez à l'aide d'une fourchette puis ajoutez les œufs et l'huile d'olive.
- Sur une plaque à four couverte de papier sulfurisé, déposez la pâte obtenue en forme de pizza, pas plus épaisse.
- Enfournez et cuisez à 240 degrés environ 10 minutes. Faites revenir à la poêle les rondelles d'aubergines que vous aurez badigeonnées d'huile de noix de coco.
- Sortez la pâte et baissez le four à 180 degrés.
- Dressez votre pizza : étalez le coulis de tomates sur le fond de pâte puis disposez les rondelles d'aubergines ainsi que les lamelles de champignons puis enfin les olives.
- Saupoudrez d'origan et de parmesan et remettez au four à 180 degrés pour environ 15 minutes.
- Servez avec des feuilles de basilic entières crues.

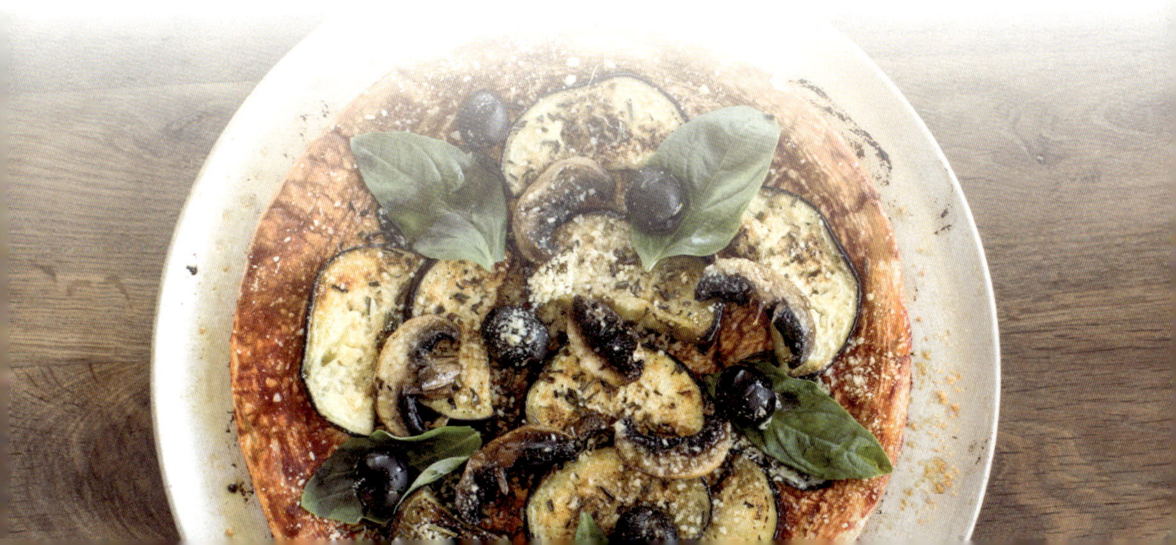

Soupe petits pois
LENTILLES ET TOMATES

- 150 g de petits pois frais ou surgelés
- 1 tasse de lentilles verte
- 2 belles tomates
- ½ oignon blanc
- 1 pincée de curry indien
- Graines de lin et de tournesol
- 1 gousse d'ail

- Faites revenir l'oignon émincé avec l'ail.
- Ajoutez les tomates en morceaux puis une pincée de curry indien et le poivre.
- Versez un litre d'eau puis portez à ébullition.
- Ajoutez les lentilles et laissez cuire en vérifiant la quantité d'eau.
- Lorsque les lentilles sont cuites, ajoutez les petits pois afin de les réchauffer.
- Ils doivent rester croquants.
- Servez dans un bol avec quelques graines de tournesol et de lin.

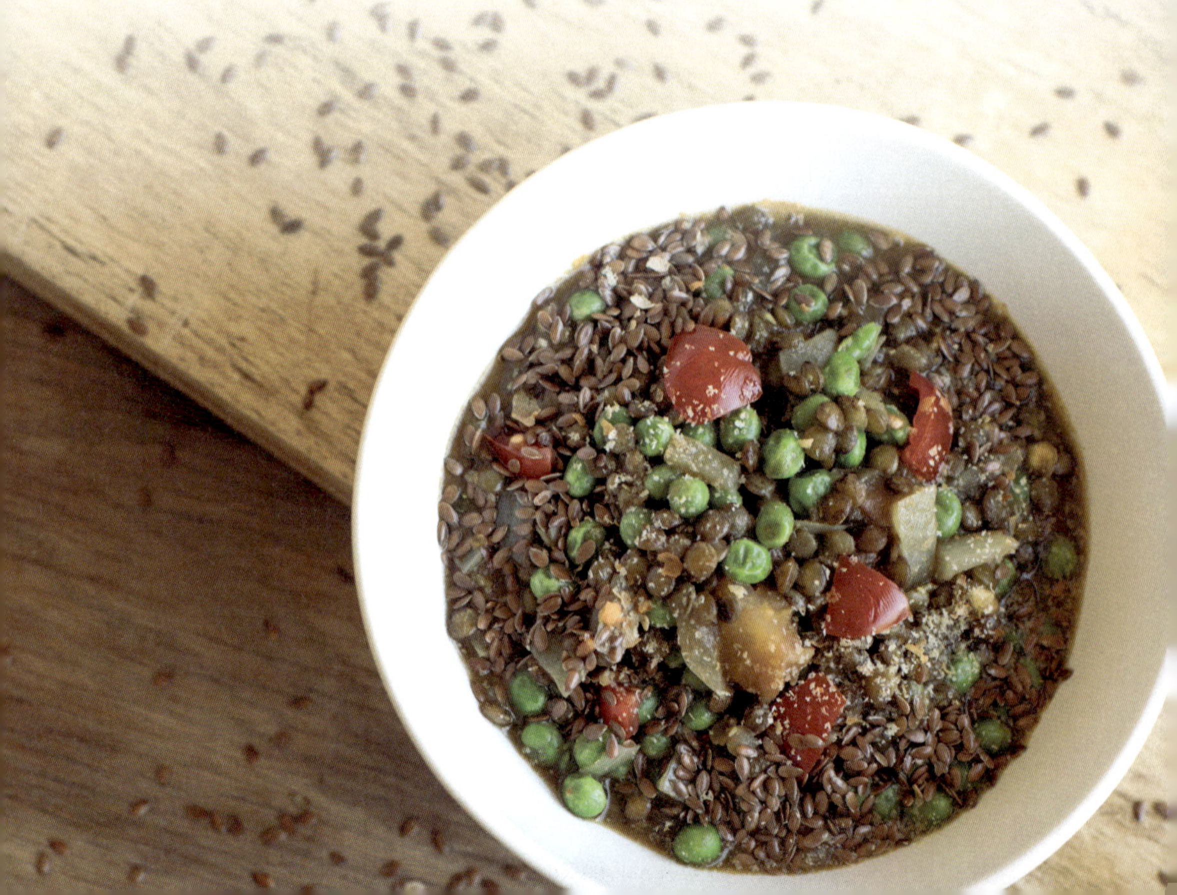

Semaine 2
Lundi

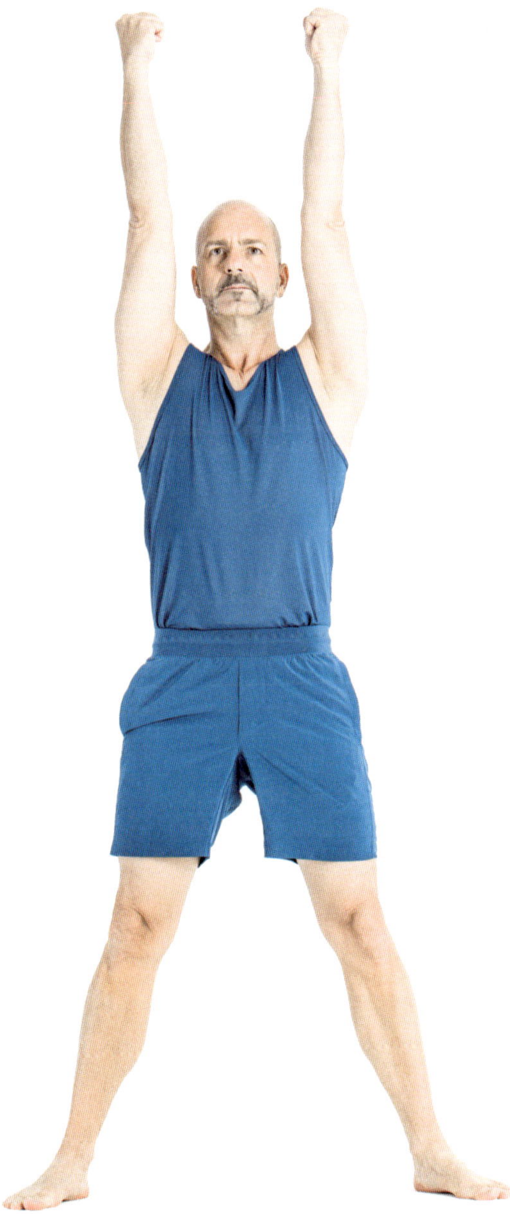

132 • Fitness
136 • Breakfast
137 • Lunch
138 • Dinner

ENDURANCE, ENTRAÎNEMENT CARDIO-VASCULAIRE

Une bonne endurance permet de trouver du plaisir dans son sport favori et rend plus faciles les efforts de la vie quotidienne.

PAS BESOIN D'ACCESSOIRES.

CONCEPT : faire chaque exercice deux fois pendant 50 secondes à vitesse moyenne et 50 secondes à vitesse plus rapide. Plus la différence entre les vitesses est grande, plus cet entraînement sera bénéfique et vous fera perdre un maximum de calories.

1 . JUMPING JACK

Monter les bras au-dessus de la tête, les mains jointes et les jambes écartées. Sauter en rabattant les bras le long du corps et en joignant les jambes. Revenir à la position initiale.

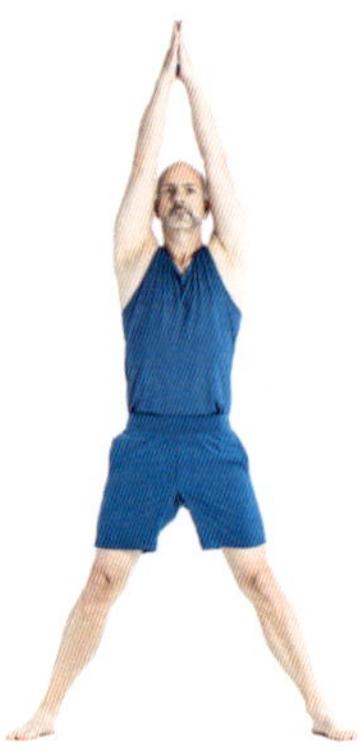

1

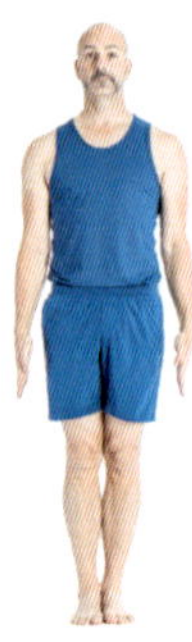

2

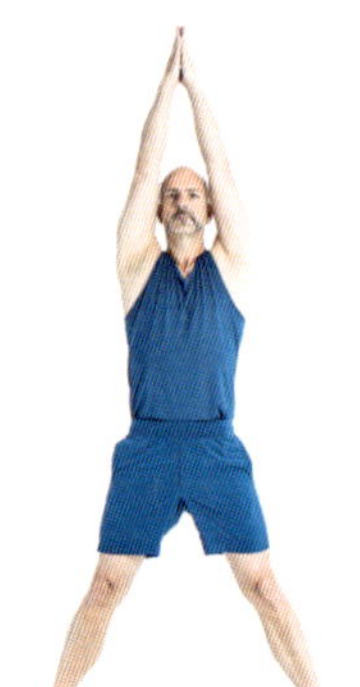

3

2 . LA MARCHE

En position debout les bras tendus au-dessus de la tête, monter alternativement les jambes tendues le plus haut possible pendant que les bras descendent à 90 degrés devant soi.

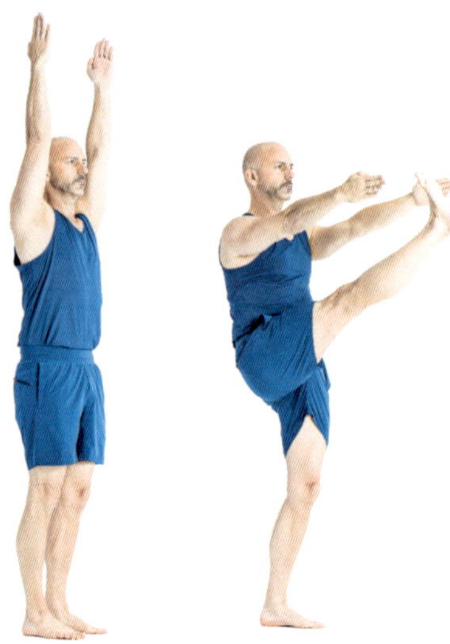

1 MINUTE DE REPOS

3 . LE PIVOT

En position de fente de côté avec la jambe gauche pliée et la jambe droite tendue. Le corps est tourné sur la gauche. Lorsque le corps pivote de l'autre côté, la jambe droite vient rejoindre la jambe gauche et la jambe gauche se tend sur le côté. Les coudes et les bras restent toujours élevés à 90 degrés.

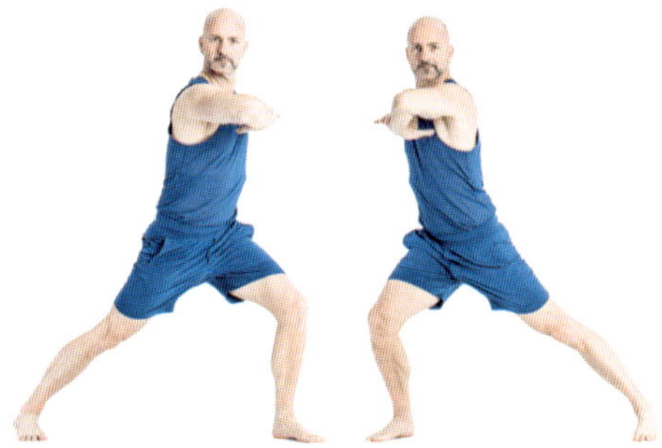

4 . SQUAT DU GLOBE

En position de squat les orteils tournés vers l'extérieur, les bras tendus au-dessus de la tête. Les deux bras en même temps font un mouvement circulaire vers le bas puis vers le haut. Quand les bras sont de nouveau au-dessus de la tête, effectuer un petit saut en squat.

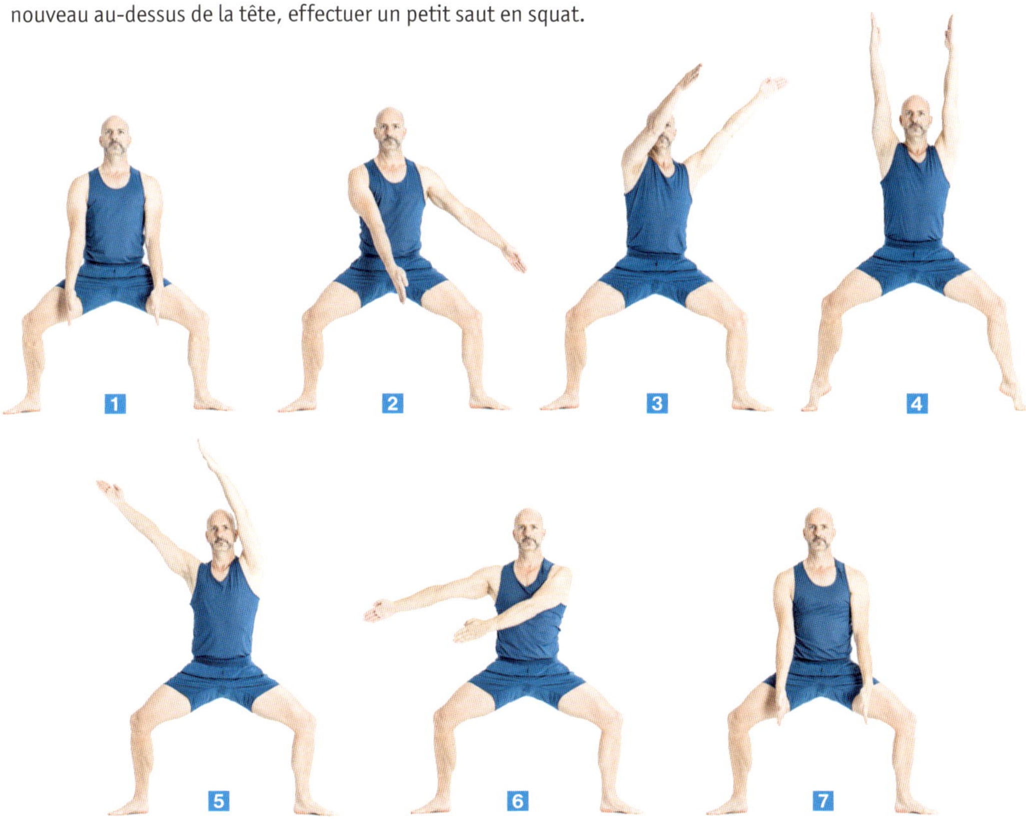

1 MINUTE DE REPOS

5 . SAUTS DE CHEVAL

Lever alternativement les genoux l'un après l'autre le plus haut possible, en avançant de quatre pas, puis reculer de quatre pas en montant toujours avec les genoux le plus haut possible.

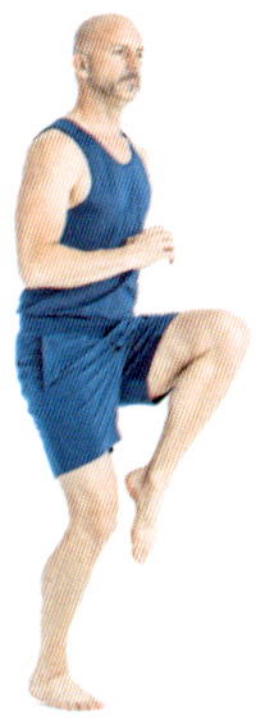

6 . LE PATINEUR

Debout, les jambes légèrement pliées, tendre la jambe droite à droite sur le sol pendant que la jambe gauche se plie et vient se mettre derrière la jambe droite. Puis faire la même chose de l'autre côté. Les bras swinguent du même côté que la jambe.

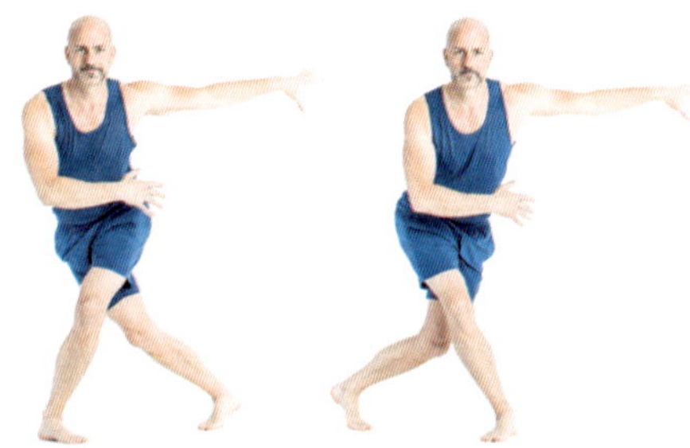

1 MINUTE DE REPOS

7 . SQUAT SCIE

Debout, les orteils vers l'avant et les bras tendus au-dessus de la tête. Descendre les bras en les pliant pour venir toucher le sol avec le bout des doigts (ou les paumes de mains pour un exercice plus difficile). Le corps reste droit et ne se penche pas en avant. Puis remonter les bras de la même manière pendant que l'on tend les jambes en se mettant sur la pointe des pieds.

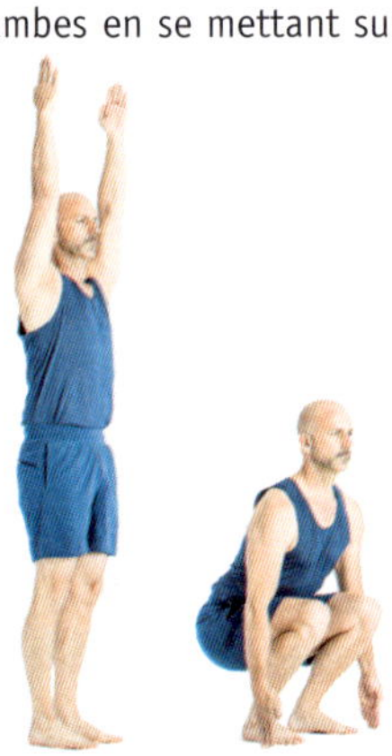

8 . SQUAT BOXER

En position de squat les orteils tournés vers l'extérieur, bras en défense pliés devant soi. Boxer un bras après l'autre devant soi.

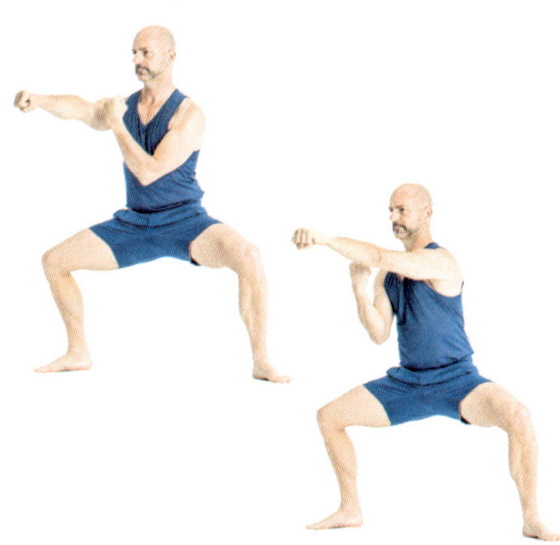

1 MINUTE DE REPOS

9 . PUSHING JACK

C'est un jumping jack avec les bras en flexion devant le corps. Les bras montent et descendent pendant que les jambes s'écartent et se reserrent.

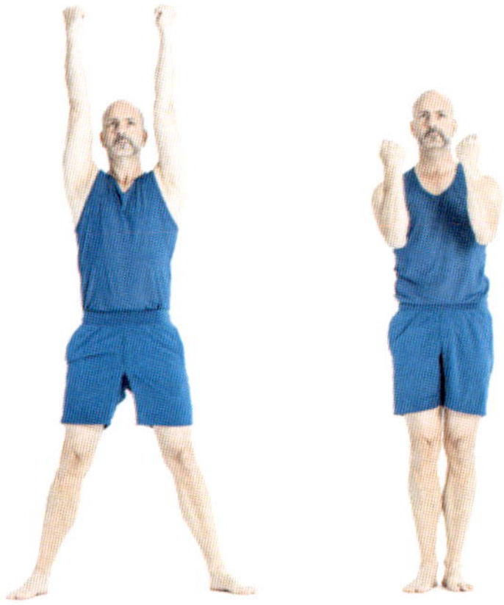

10 . COURSE TALONS

Courir sur place en faisant attention à ce que les talons touchent les fesses.

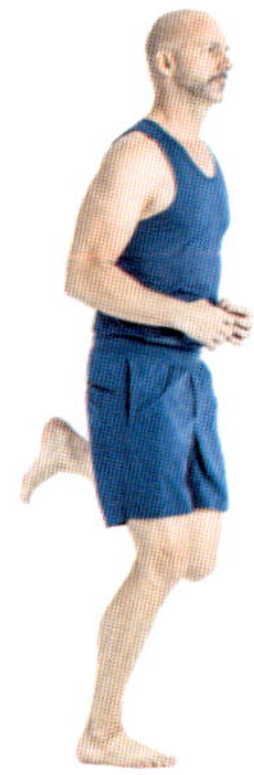

1 MINUTE DE REPOS

11 . SQUAT BOXER BRAS CÔTÉ

En position de squat les orteils tournés vers l'extérieur, bras en défense pliés devant soi. Boxer du côté droit et du côté gauche le plus rapidement possible.

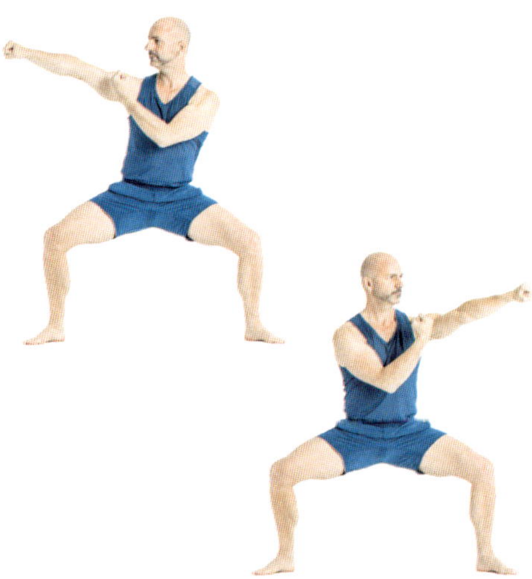

12 . COURSE FENTE

En position de fente avant avec la jambe droite pliée à l'avant et la jambe gauche derrière, les bras tendus au-dessus de la tête. Sans bouger les bras ni la position du corps, la jambe gauche vient rejoindre la jambe droite pour se retrouver en position de chaise. De cette position, la jambe droite se tend derrière pour se retrouver en fente avec la jambe gauche devant.

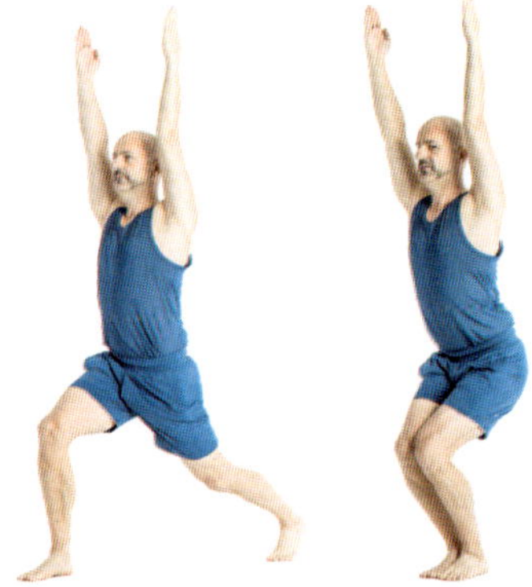

Compote de pommes garnie

- 4 pommes golden
- 6 framboises
- ½ cuillère à café de sirop d'érable
- 1 cuillère à café de noix de coco râpée
- 2 feuilles de menthe fraîche
- ½ cuillère à café de graines de chia

- Pelez les pommes et mettez-les en petits morceaux dans une casserole avec deux cuillères à soupe d'eau et laissez compoter pendant 10 minutes environ.
- Laissez refroidir et mixez cette compote.
- Versez-la dans un bol ou un verre transparent puis ajoutez le sirop d'érable, les framboises, la noix de coco râpée et les graines de chia.
- Décorez avec une feuille de menthe fraîche.
- Vous pouvez aussi garder les pommes en morceaux.

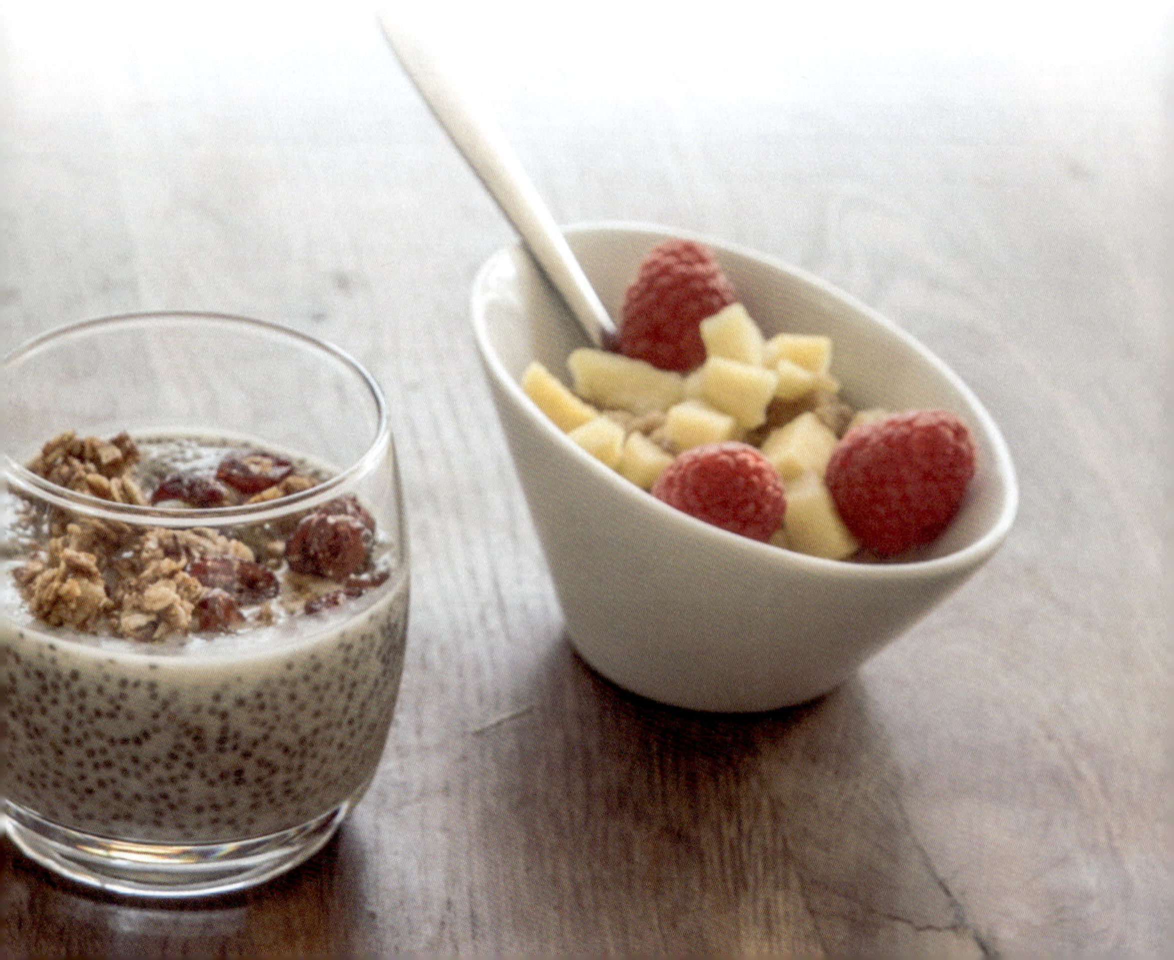

Salade rose

- 1 betterave rose
- 1 betterave jaune
- 1 patate douce
- ½ tasse de lentilles vertes
- 1 poignée de mâche fraîche
- 1 cuillère à soupe de feta émiettée
- ½ cuillère à café d'oignon rouge émincé
- 2 cuillères à soupe d'huile d'olive
- 1 cuillère à café de vinaigre de cidre
- 1 filet de citron
- Quelques feuilles de menthe

- Achetez des betteraves crues si possible.
- Bien les brosser à l'eau claire puis les essuyer avant de les envelopper dans une papillote avec une goutte d'huile d'olive.
- Faites de même avec la patate douce.
- Enfournez à 200 degrés pendant 40 minutes environ.
- Pendant ce temps, cuisez les lentilles vertes al dente.
- Laissez-les refroidir.
- Découpez les betteraves et la patate douce en rondelles.
- Dans un grand saladier, mélangez la mâche, les légumes, l'oignon rouge, l'huile d'olive et le vinaigre de cidre, sel et poivre.
- Dressez sur une grande assiette et saupoudrez de lentilles, de feta et de menthe fraîche.
- Un filet de citron et c'est prêt.

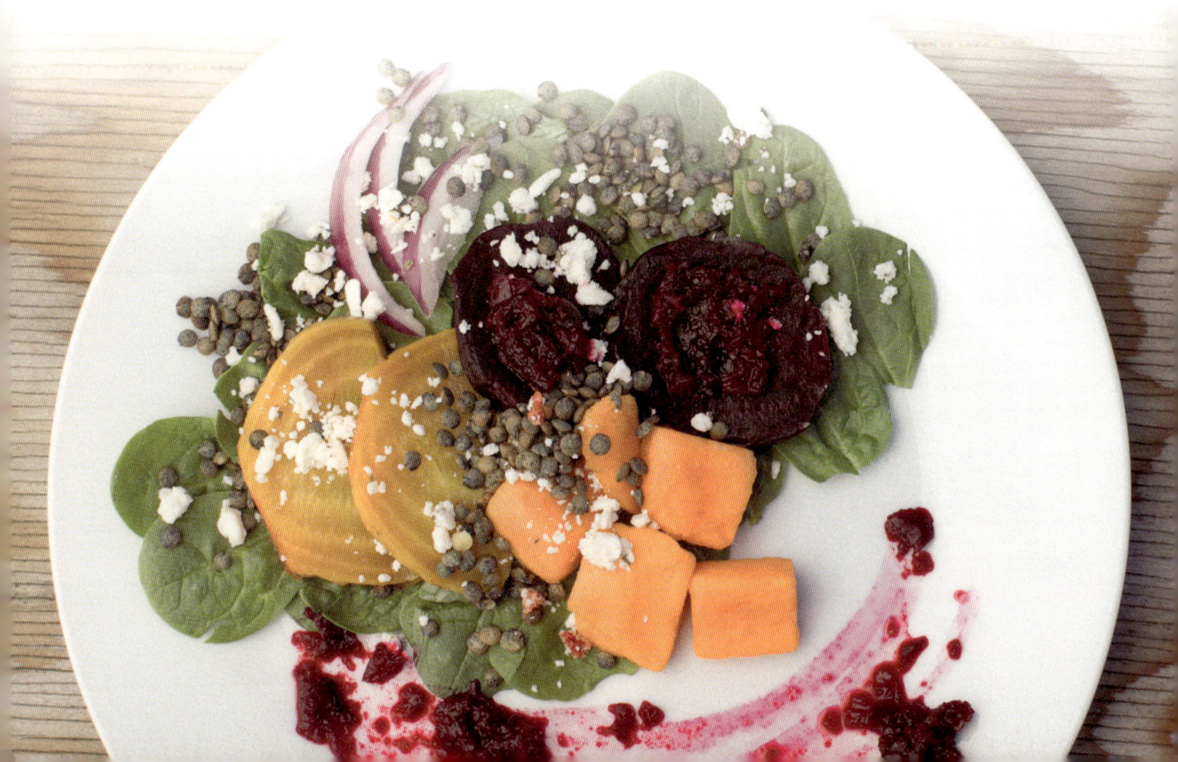

SOLE AUX PETITS POIS
ET «CRÉMEUX» DE TOFU

- 2 tasses de petits pois frais ou surgelés
- 2 poignées de roquette
- 2 filets de sole
- ½ paquet de tofu
- 3 cuillères à soupe de lait de coco
- Quelques branches d'aneth
- 1 cuillère à café de curry
- 1 pincée de poivre de Cayenne
- 1 citron jaune

- Mettez un peu d'huile de coco sur une plaque à four.
- Posez les filets de sole et ajoutez une pincée de curry et le poivre de Cayenne.
- Faites cuire à 220 degrés pendant 8 à 10 minutes.
- Pendant ce temps mettez les petits pois quelques minutes dans de l'eau bouillante puis égouttez-les.
- Dans votre mixeur à herbes, mettez le tofu, le lait de coco, le curry et quelques brins d'aneth.
- Mixez le tout pour obtenir un « crémeux » bien lisse.
- Déposez ce « crémeux » dans le fond d'un bol, mettez par-dessus la roquette et les petits pois puis ajoutez le poisson émietté et les rondelles de citron.

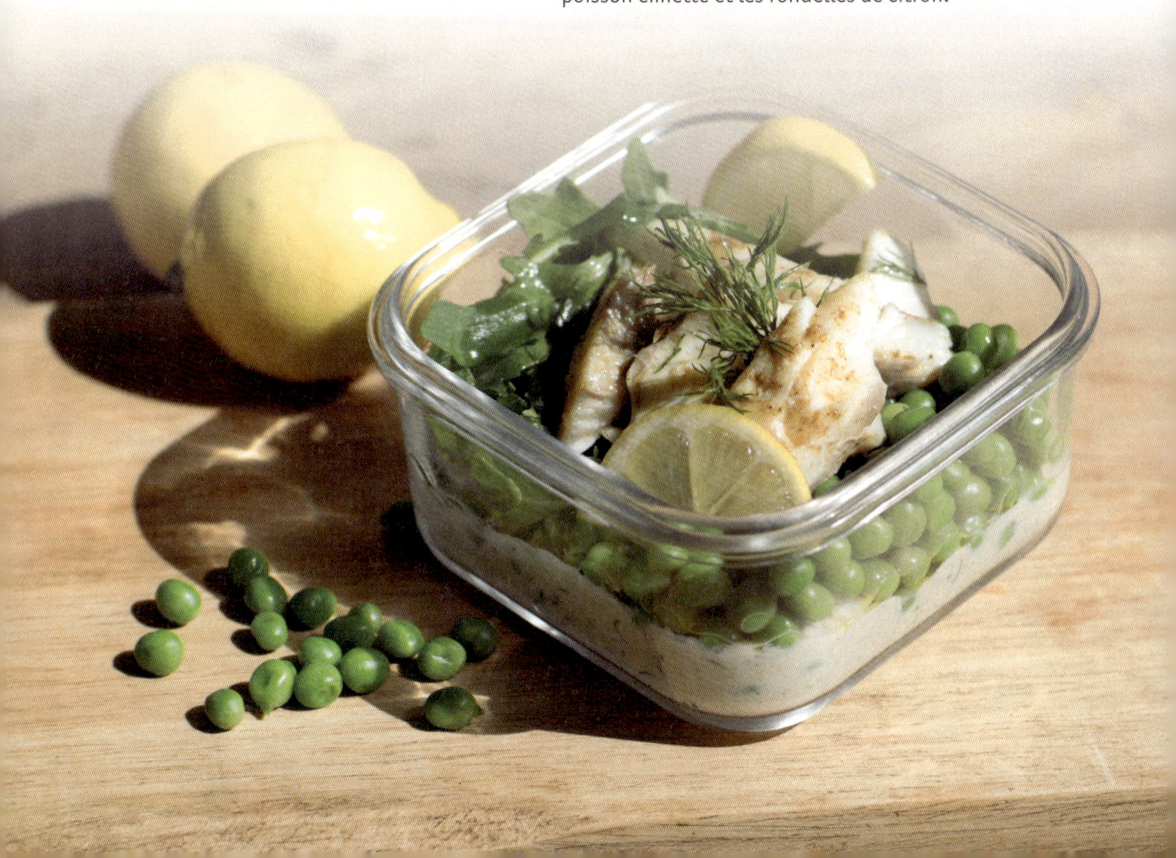

Semaine 2
Mardi

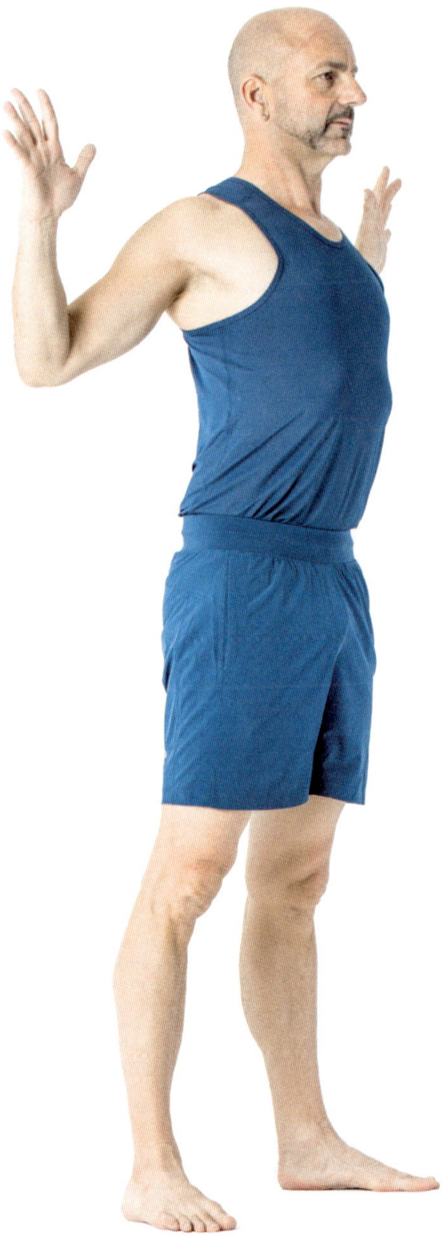

140 • Fitness
142 • Breakfast
143 • Lunch
144 • Dinner

ENTRAÎNEMENT DU HAUT DU CORPS

Cette séance du mardi est complétée par des unités spécialement ciblées sur la qualité du mouvement.

Accessoires : poids, élastiques, bouteilles d'eau, boîtes de conserve, sac de sable...

Concepts : Six exercices. Faire chaque exercice quatre fois pendant 50 secondes. La première fois sans poids ou avec poids légers, la deuxième fois avec poids, la troisième fois sans poids le plus rapidement possible et la quatrième fois avec poids très lentement. Prendre 15 secondes de repos entre chaque exercice.

1 . BRAS EN CERCLE

Debout, les jambes serrées, les bras à 90 degrés sur le côté légèrement pliés et les paumes vers le haut. Faire des petits cercles vers l'avant en gardant la même position des bras.

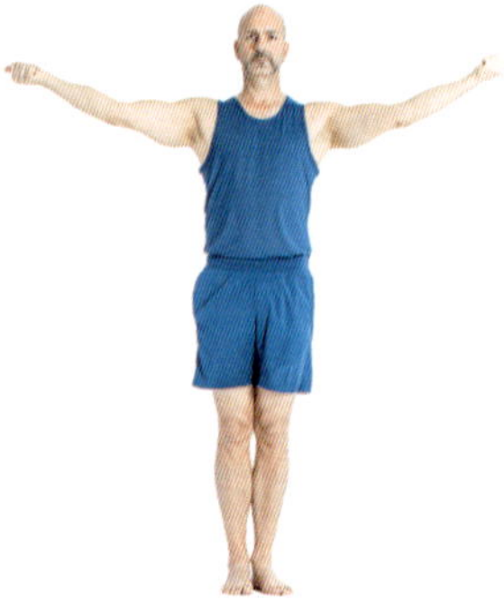

2 . SQUAT BOXER

En position de squat les orteils tournés vers l'extérieur, bras en défense pliés devant soi. Boxer un bras après l'autre devant soi.

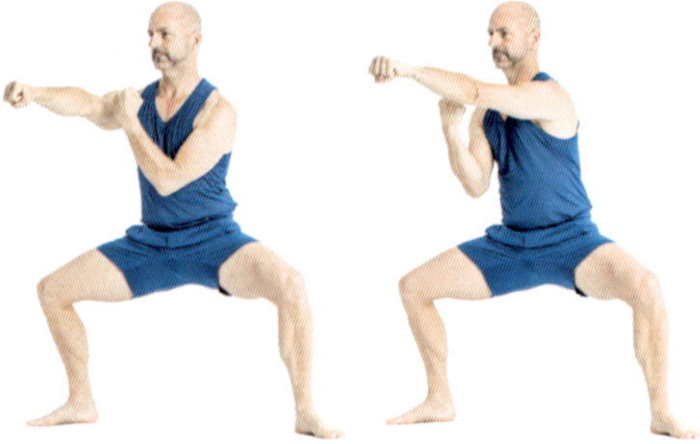

3 . BRAS EN CERCLE

Debout, les jambes légèrement écartées, les bras à 90 degrés sur le côté légèrement pliés, paumes face au sol. Faire des petits cercles vers l'avant en gardant la même position des bras.

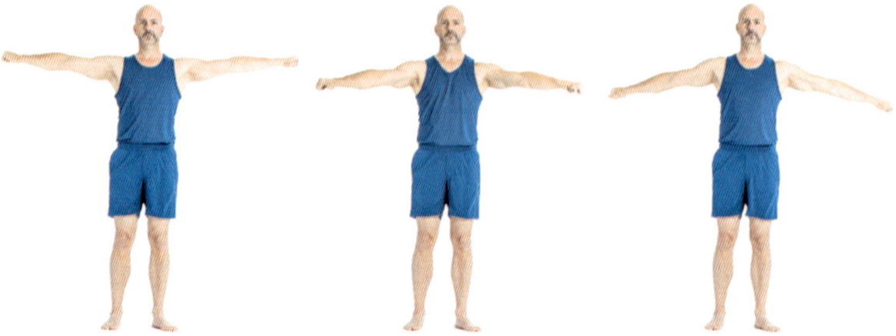

4 . ACCORDÉON

Debout, les jambes légèrement écartées, les bras pliés à 90 degrés sur le côté. Écarter les coudes vers l'arrière, les muscles dorsaux se rapprochent. Les bras restent pliés.

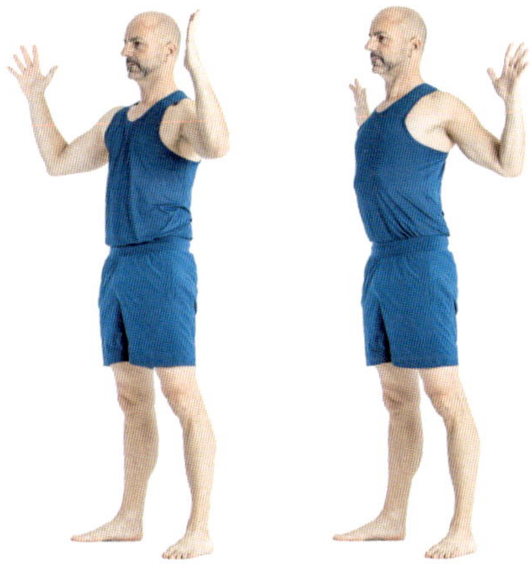

5 . BICEPS AVANT ET CÔTÉ

En position de squat, les orteils à l'extérieur, les bras tendus le long du corps et les paumes tournées vers l'avant. Faire une flexion des bras en gardant les coudes au corps jusqu'à toucher le devant des épaules. Redescendre à la position initiale. Puis tourner les mains vers l'extérieur et faire une flexion des bras jusqu'à ce que les mains touchent l'extérieur des épaules.

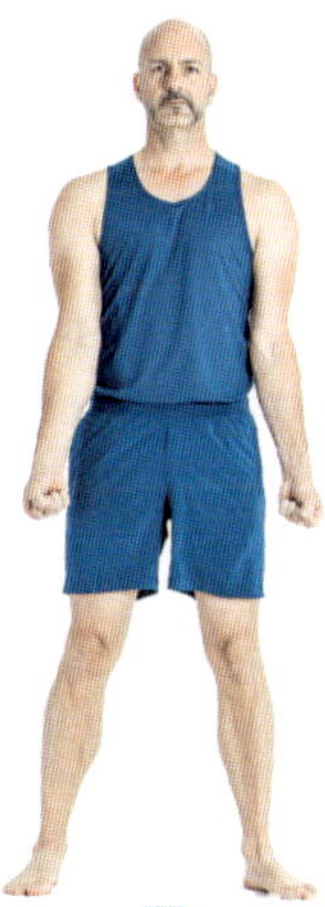

1

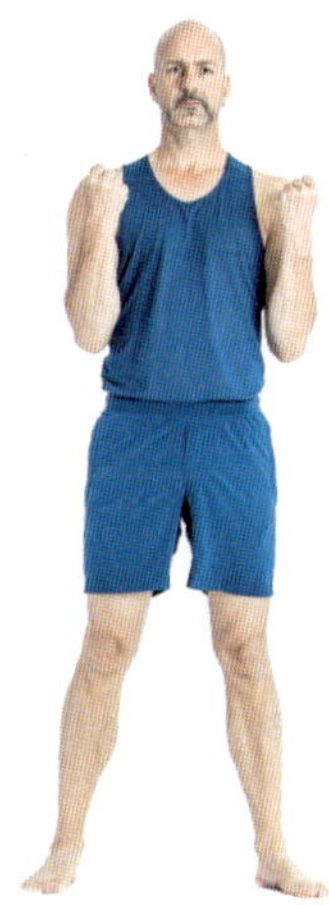

2

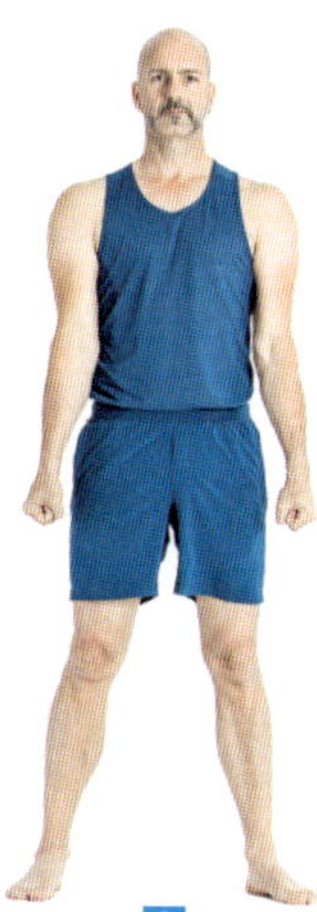

3

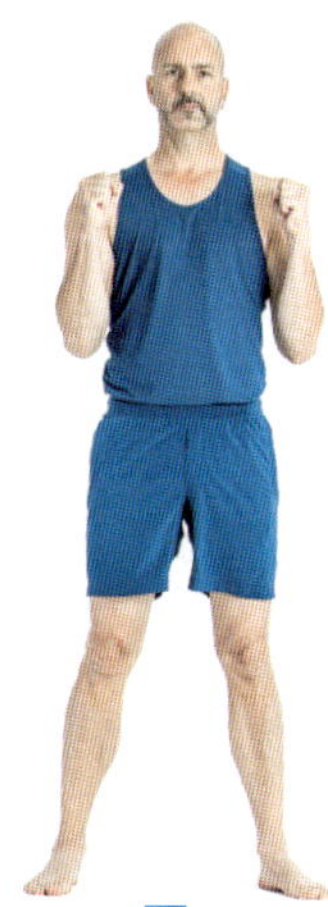

4

6 . EXTENSION TRICEPS

Debout, les jambes légèrement écartées, les bras tendus au-dessus de la tête, les mains en contact avec les paumes à l'intérieur. Sans bouger les coudes, plier les bras derrière la tête puis revenir à la position initiale.

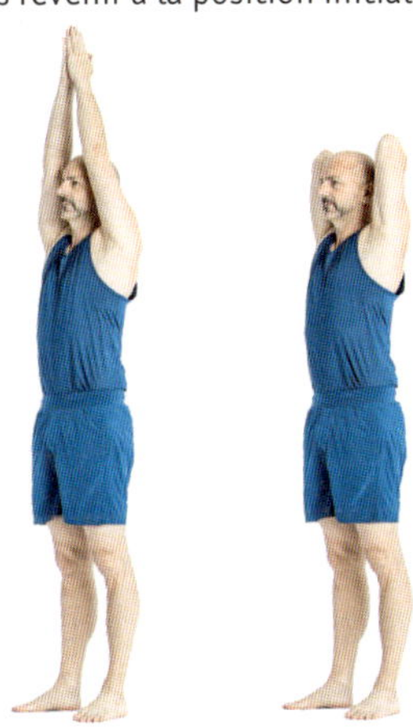

Booster fraises basilic

- 1 tasse de fraises fraîches ou surgelées
- 5 feuilles de basilic
- 1 cuillère à café d'huile de noix de coco
- 1 pincée de poivre de Cayenne

Mixez les fraises avec le basilic, l'huile de coco et la pincée de Cayenne.

Servir très frais.

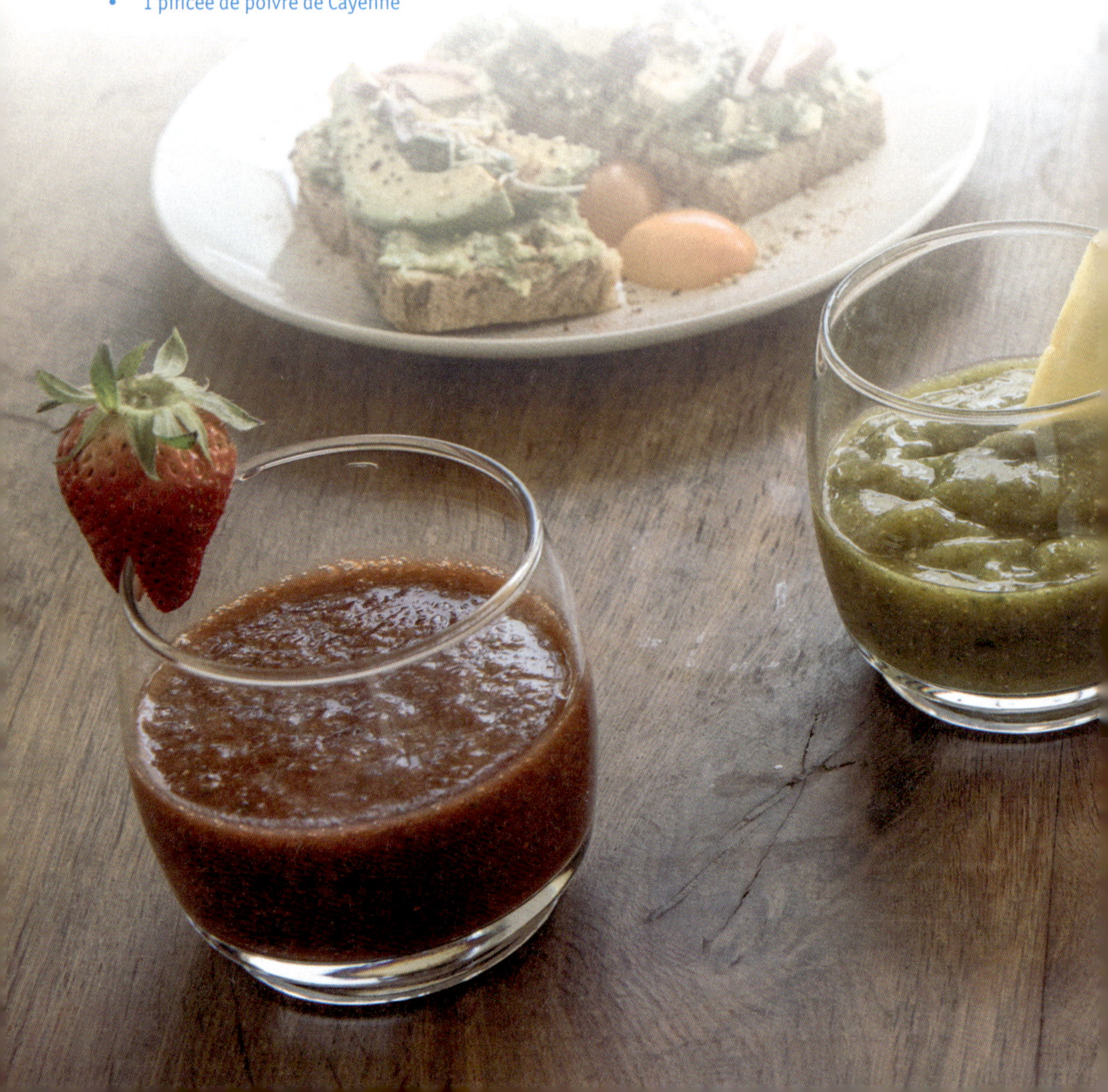

SALADE DE FENOUIL
AU SAUMON FUMÉ

- 1 fenouil
- 1 citron jaune
- 2 cuillères à soupe d'huile d'olive
- 2 tranches de saumon fumé
- 4 branches d'aneth
- ½ cuillère à café de poivre rose
- 1 pincée de graines de lin

- Émincez le fenouil entier en tranches.
- Posez-le sur une grande assiette puis arrosez-le de citron et d'huile d'olive.
- Salez et poivrez.
- Découpez le saumon en lanières puis disposez-les sur le fenouil.
- Parsemez de feuilles d'aneth, de poivre rose et de graines de lin.

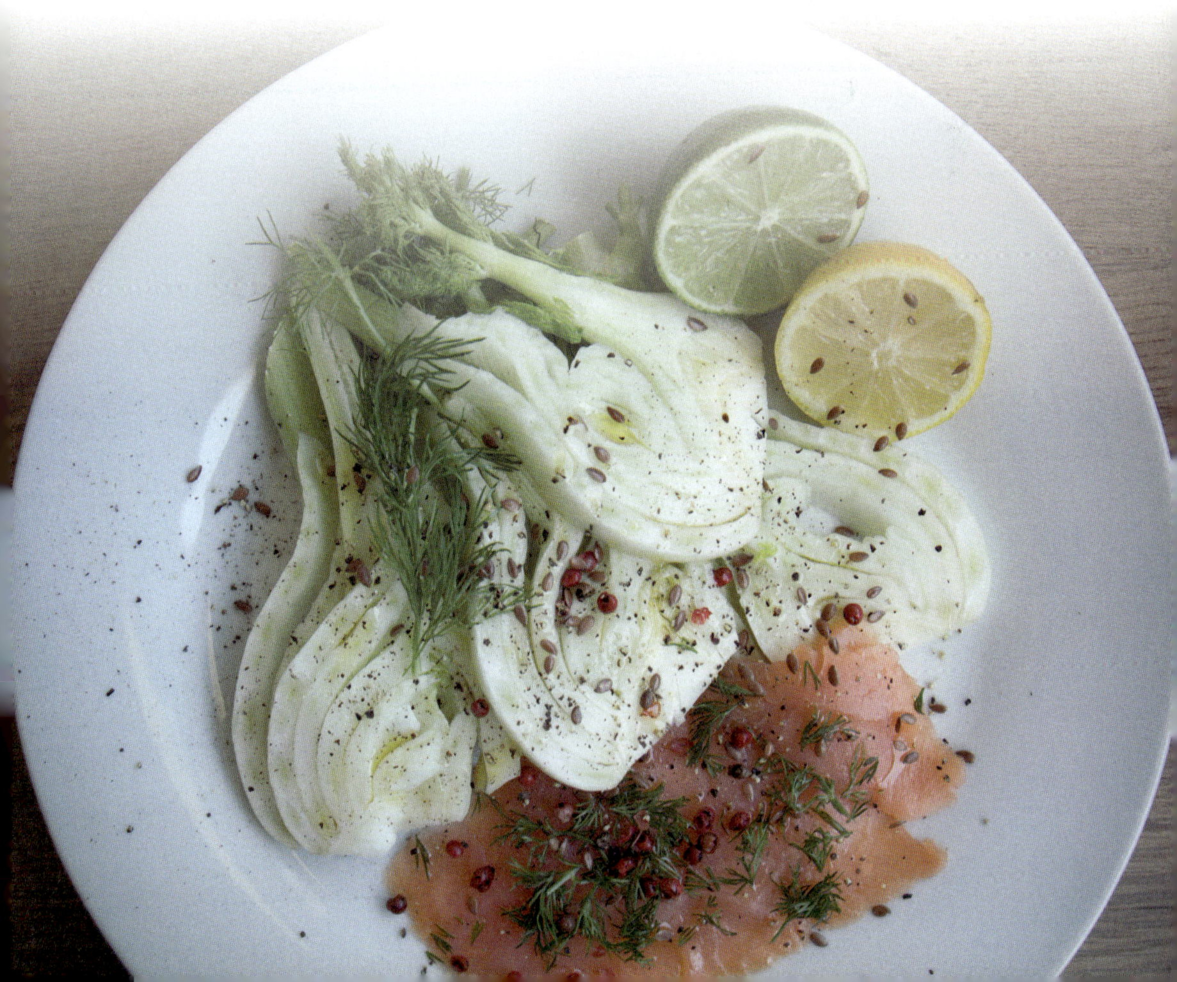

SOUPE AVOCAT COURGETTE CONCOMBRE

- 1 avocat
- ½ courgette
- 1 concombre
- 5 feuilles de basilic frais
- 5 branches de menthe fraîche
- Quelques cuillères à soupe d'eau
- Sel et poivre
- 1 filet d'huile d'avocat

Mixez tous les ingrédients avec le basilic et la menthe.
Servir cette soupe froide dans un grand verre avec un filet d'huile d'avocat sur le dessus.

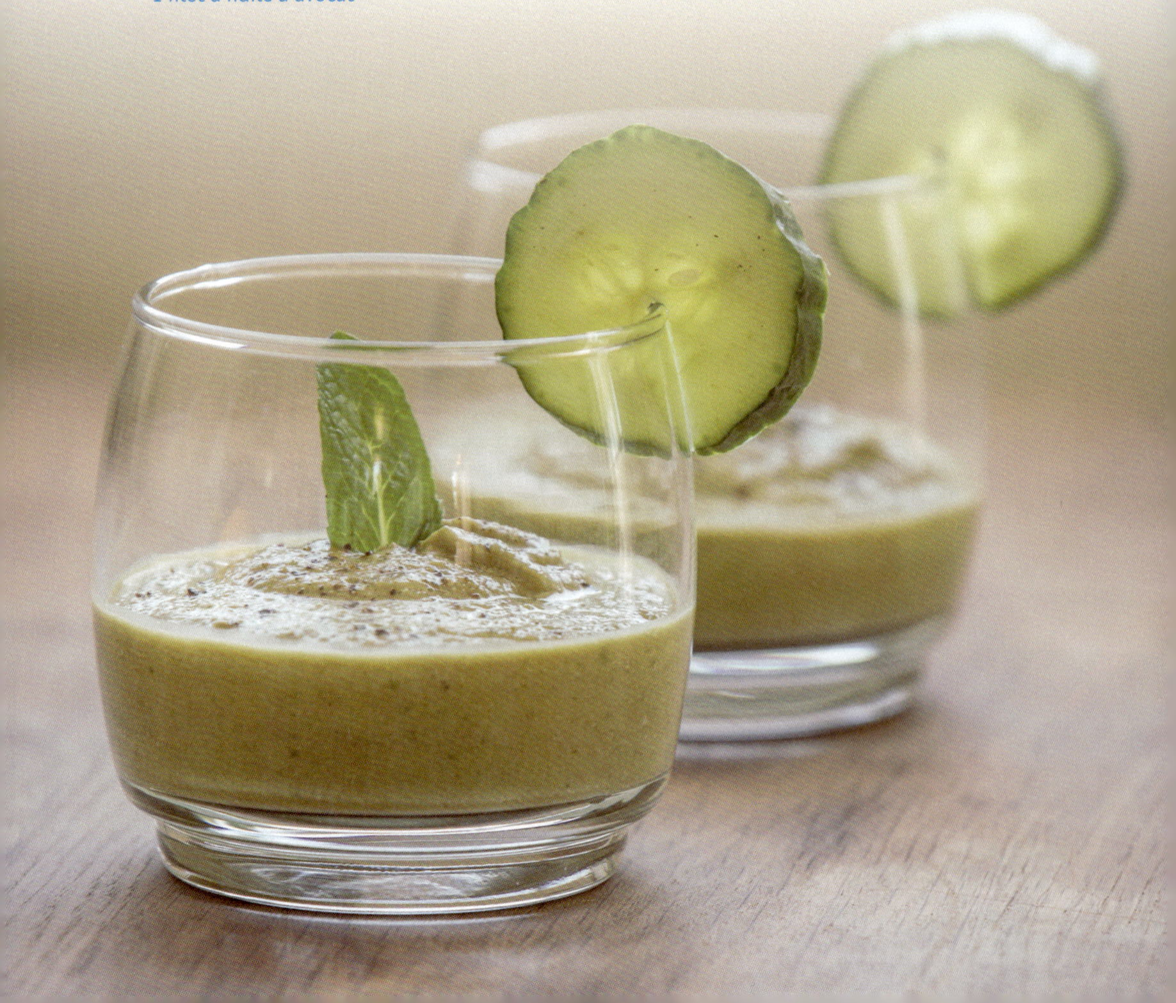

Semaine 2
Mercredi

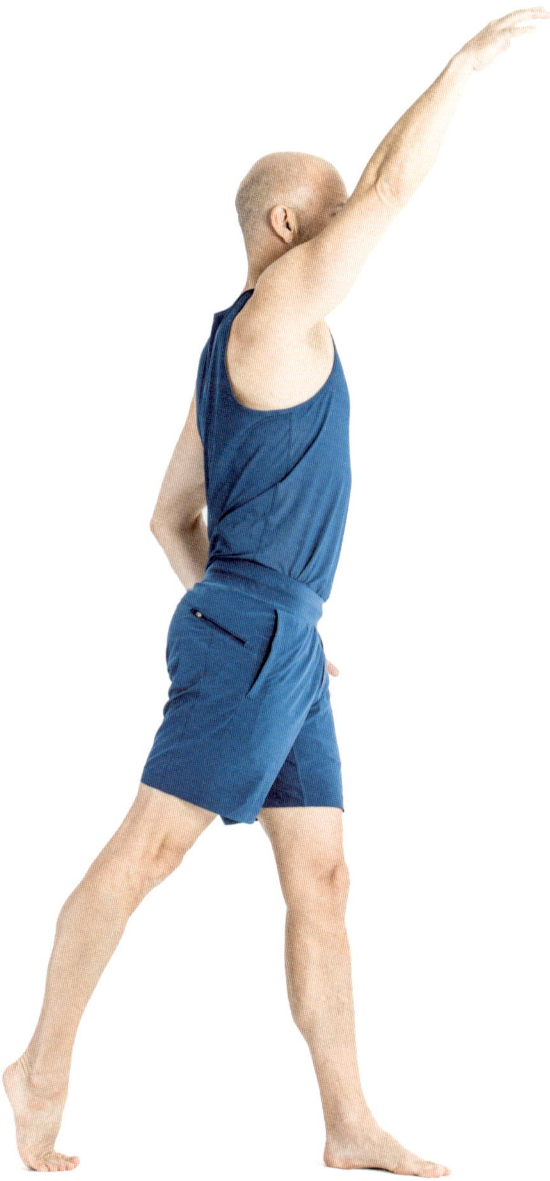

146 Fitness
148 Breakfast
149 Lunch
150 Dinner

ENTRAÎNEMENT CIBLÉ SUR LE BAS DU CORPS

Cette séance du mercredi est complétée par des unités spécialement orientées sur la qualité du mouvement.

L'entraînement des jambes et du bas du corps est indispensable à l'harmonie et l'équilibre musculaires. Travailler le bas du corps c'est travailler les cuisses, les fessiers, les mollets. Ce travail permet un développement des muscles des jambes mais il crée aussi un environnement anabolisant qui favorise le renforcement musculaire du corps entier.

Accessoires : poids, élastiques, bouteilles d'eau, boîtes de conserve, sac de sable...

Concept : Six exercices. Faire chaque exercice quatre fois pendant 50 secondes. La première fois sans poids ou avec poids légers, la deuxième fois avec poids, la troisième fois sans poids le plus rapidement possible et la quatrième fois avec poids très lentement. Prendre 15 secondes de repos après la quatrième répétition.

1. SQUAT BASKETBALL

Faire un squat de 90 degrés. En remontant, marquer un panier avec le bras gauche en pivotant le buste du côté droit. Refaire un squat et changer de côté.

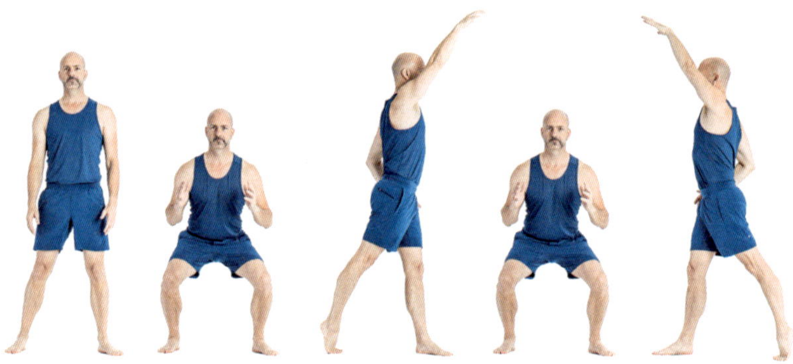

2. SQUAT ÉLEVÉ

Debout, les jambes bien ouvertes et fléchies à 90 degrés, les orteils à l'extérieur. Tendre les jambes et monter en même temps sur les pointes de pieds.

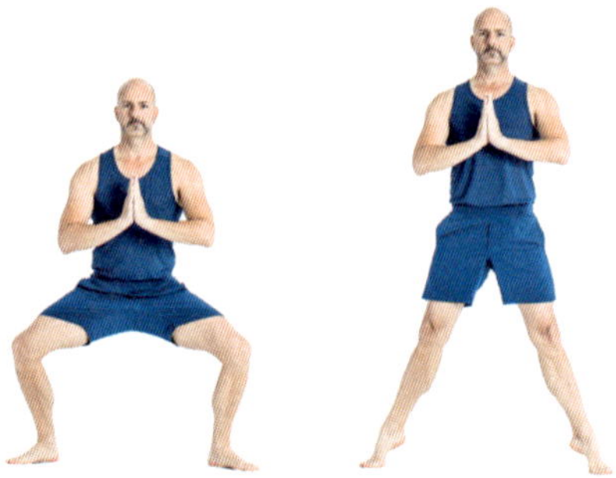

3 . FENTE AVANT MARCHE

Debout, les pieds à plat écartés de la largeur du bassin, les mains au niveau des hanches. Fléchir les deux jambes en avançant d'un grand pas la jambe droite à 90 degrés jusqu'à ce que le genou gauche frôle pratiquement le sol sans jamais le toucher. Sans changer la position du corps, amener la jambe gauche au niveau de la jambe droite pour se retrouver en position de chaise. Puis reculer la jambe droite pour se retrouver en position de fente avant jambe gauche. Le corps et les mains ne bougent jamais et restent dans la même position.

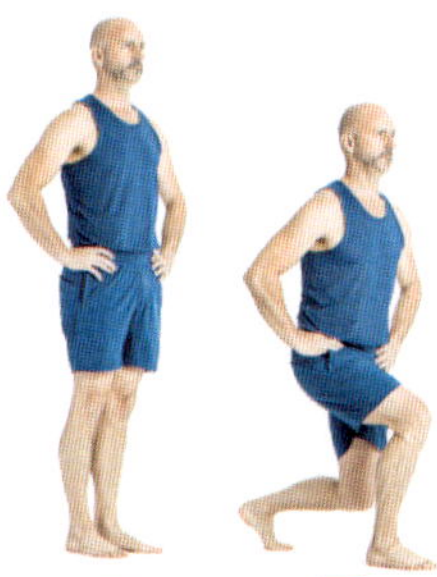

1 2

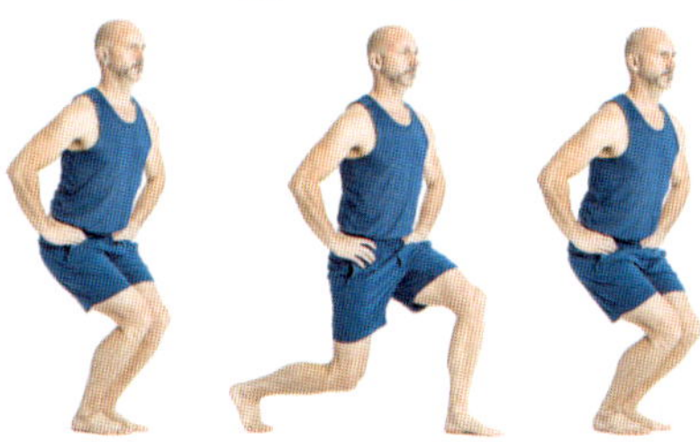

3 4 5

4 . PAS DE CHEVAL

Lever les genoux alternativement le plus haut possible en avançant de quatre pas, puis reculer de quatre pas toujours avec les genoux le plus haut possible.

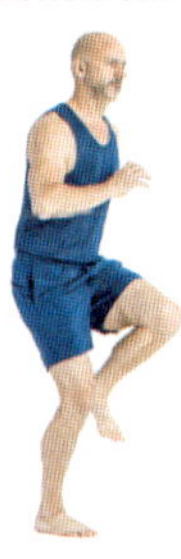

5 . SQUAT KICK

Debout, les jambes écartées et les bras tendus au-dessus de la tête. Faire un squat suivi d'un kick de la jambe droite. Puis faire un squat suivi d'un kick de la jambe gauche.

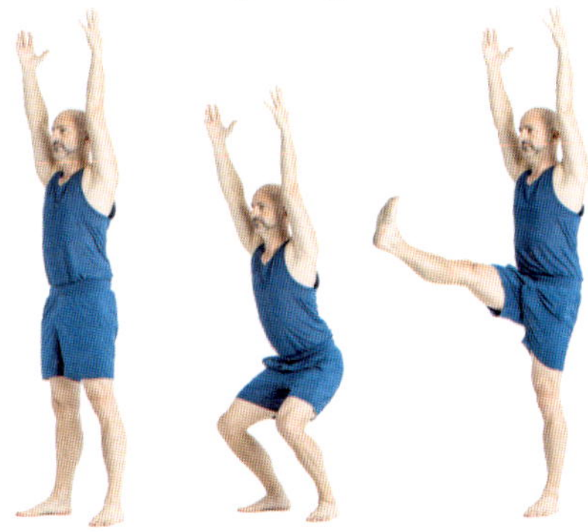

6 . JANE FONDA

Jambe droite en action. D'une fente sur le côté à 90 degrés, on amène le genou droit et le coude gauche devant le corps. Le coude touche le genou. Puis on retend la jambe. Faire une fois jambe droite puis une fois jambe gauche.

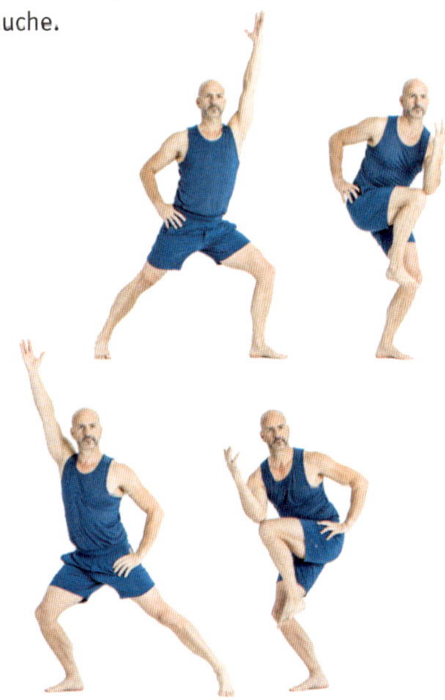

BOOSTER ÉPINARD
ANANAS CORIANDRE

- 1 poignée d'épinards frais
- ¼ d'ananas frais ou surgelé
- 1 petite poignée de coriandre

- Mettez l'ananas en morceaux dans le bol de votre mixeur puis ajoutez les épinards et les feuilles de coriandre.
- Mixez bien et dégustez immédiatement.

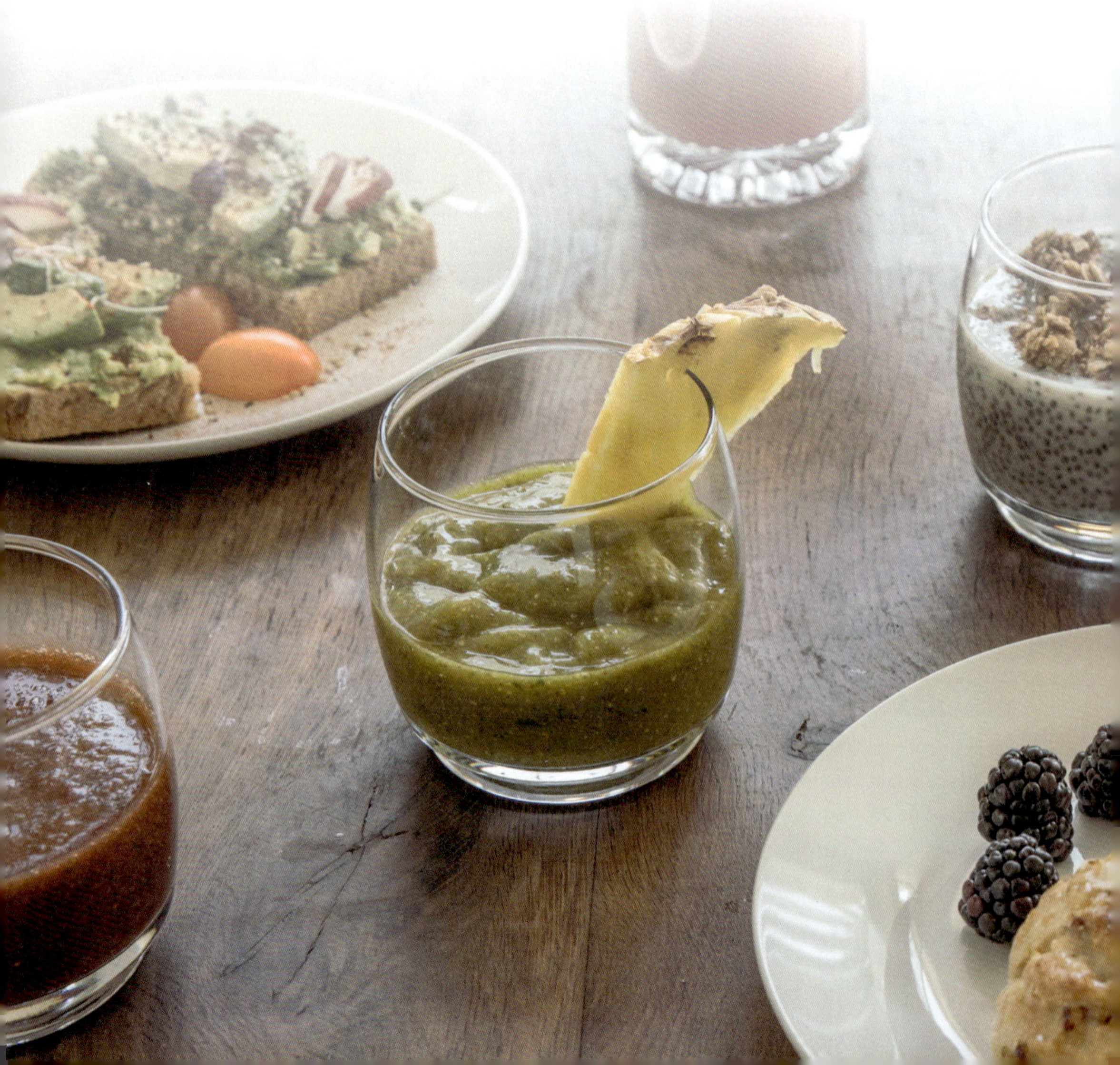

TARTARE DE LÉGUMES CRÉMEUX
AU SARRASIN

- 200 g de lentilles vertes cuites
- 100 g de lentilles corail cuites
- 200 g de petits pois
- 60 g de sarrasin bio
- 1 citron vert
- 3 cornichons
- 1 cuillère à soupe d'huile d'olive
- 20 cl de crème de soja
- 1 cuillère à soupe de moutarde jaune aux aromates
- 4 branches d'estragon
- 1 petit oignon vert

- Cuire tous les légumes à l'eau salée ainsi que le sarrasin.
- Laissez refroidir puis mettez dans un grand bol et mélangez bien ensemble les lentilles vertes, les lentilles corail, les petits pois, l'oignon vert émincé et le sarrasin.
- Préparez la sauce crémeuse dans un autre bol.
- Mélangez la crème de soja avec la moutarde, le jus de citron vert, l'estragon émincé et les cornichons coupés en tout petits morceaux.
- Versez cette sauce onctueuse sur les légumes et mélangez pour qu'ils soient tous bien imprégnés.
- Dressez sur des grandes feuilles de salade verte ou sur une galette de riz soufflé.

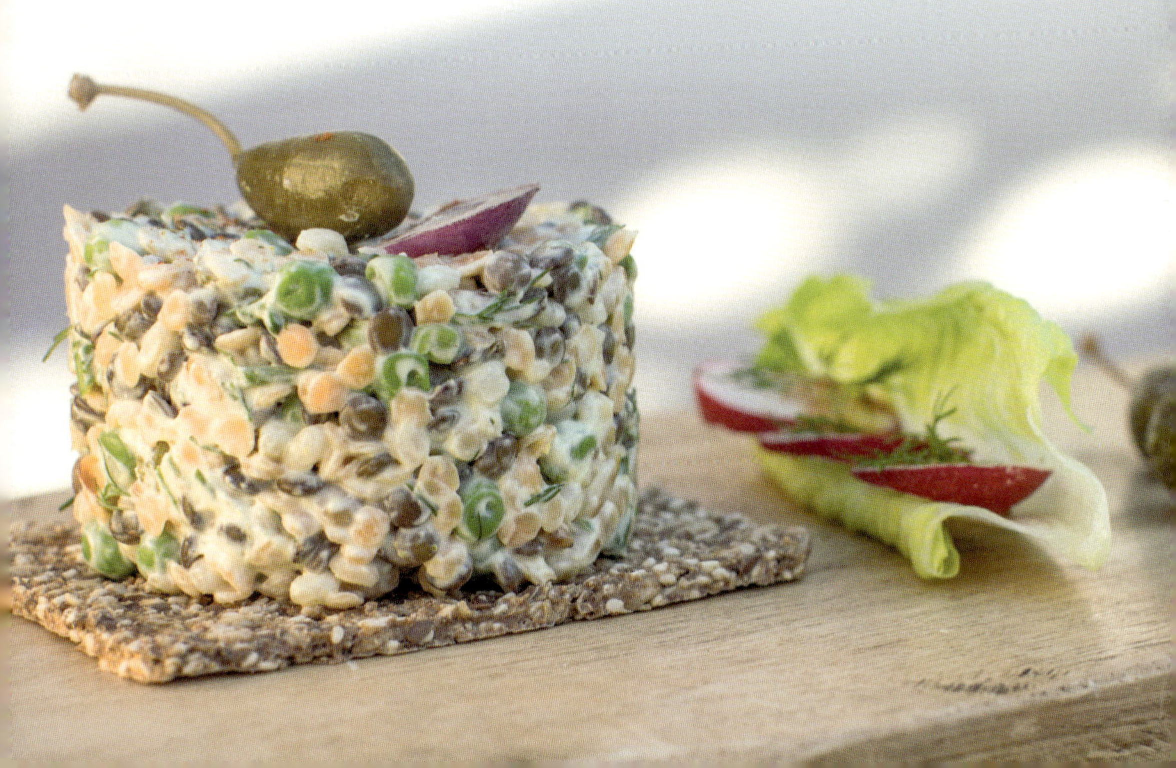

COCOTTE DE POIS CHICHES
AU CUMIN

- 1 petite boîte de pois chiches
- 3 tomates
- 1 poignée d'épinards
- 1 oignon jaune
- ½ cuillère à café de cumin – cannelle – curcuma – ras-el-hanout
- Quelques feuilles de coriandre
- 1 cuillère à café d'huile de noix de coco
- Poivre de Cayenne
- 1 tasse d'eau chaude
- Quelques raisins secs

- Découpez l'oignon en fines lamelles et faites-les revenir dans l'huile de noix de coco.
- Ajoutez les tomates coupées en quartiers puis toutes les épices.
- Mélangez bien les légumes avec les épices.
- Salez et poivrez.
- Versez l'eau chaude dans la casserole et amenez à ébullition.
- Ajoutez les raisins et les épinards puis les pois chiches le temps de les réchauffer.
- Servez dans une assiette creuse ou dans un grand bol.

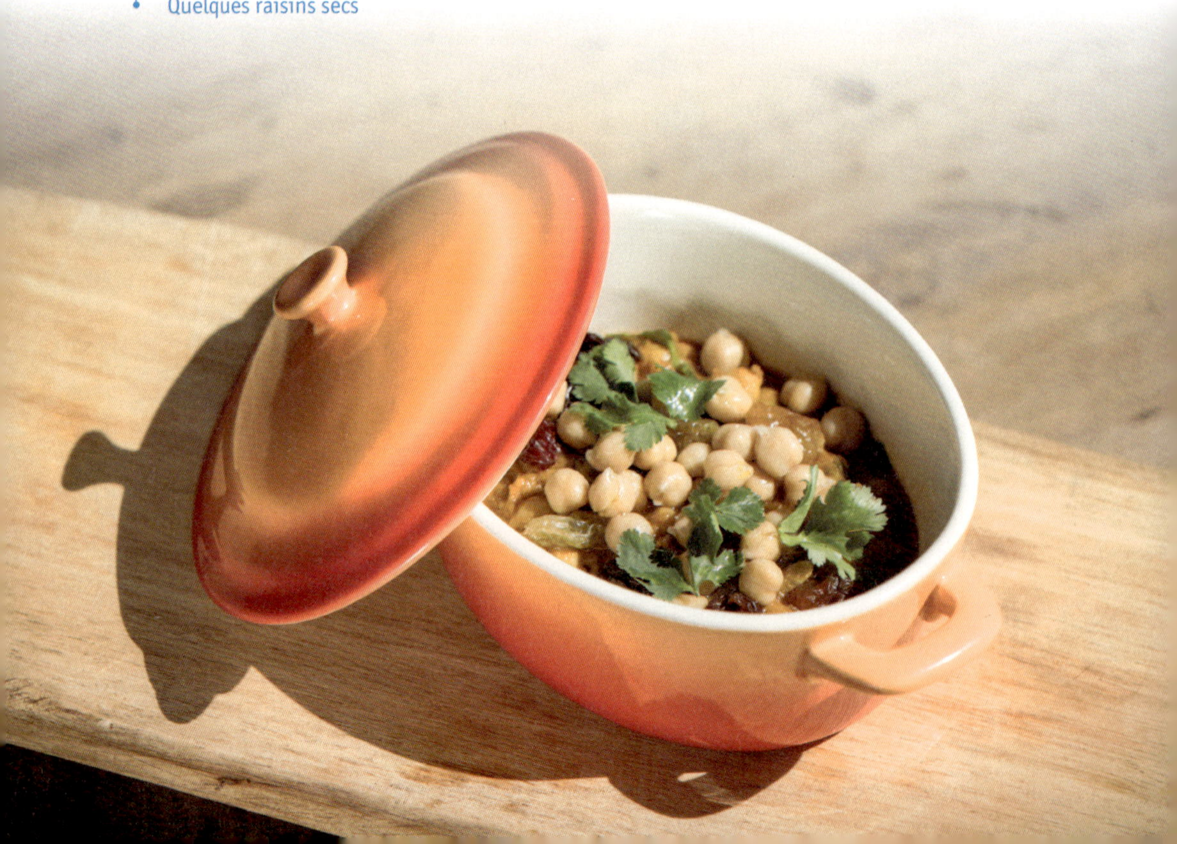

Semaine 2
Jeudi

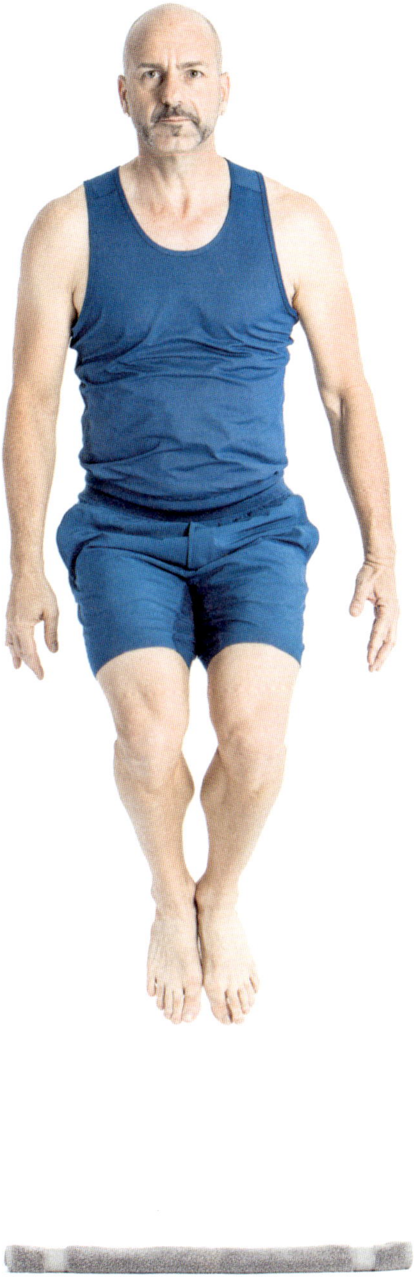

152 Fitness
156 Breakfast
157 Lunch
158 Dinner

ENTRAÎNEMENT COMPLET : CARDIO-VASCULAIRE, HAUT DU CORPS ET BAS DU CORPS

Il fait appel aux bases fondamentales de la remise en forme par l'utilisation et l'engagement des muscles principaux.

Accessoires : poids, élastiques, bouteilles d'eau, boîtes de conserve, sac de sable...
Concept : faire deux fois chaque exercice à un rythme soutenu pendant 50 secondes puis à un rythme rapide pendant 50 secondes. Prendre le repos indiqué tous les 3 exercices.

1 . SQUAT BOXER LES BRAS DEVANT

En position de squat, les orteils tournés à l'extérieur, bras en défense pliés devant soi. Boxer un bras après l'autre devant soi.

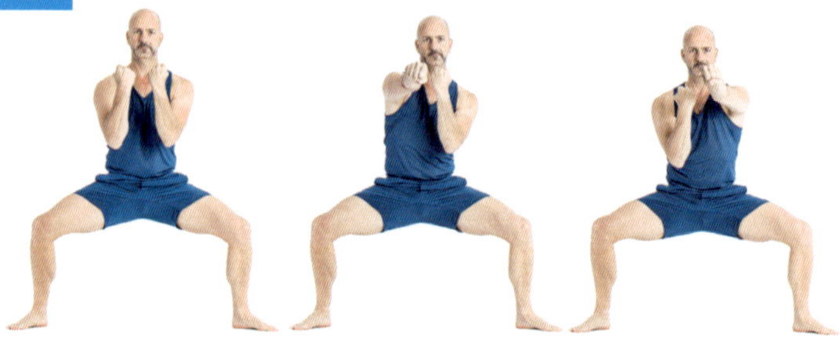

2 . SUPERMAN

En position allongée sur le ventre, bras au sol devant, décoller simultanément tête, bras et jambes tendus d'environ 15 centimètres. Redescendre à la position initiale.

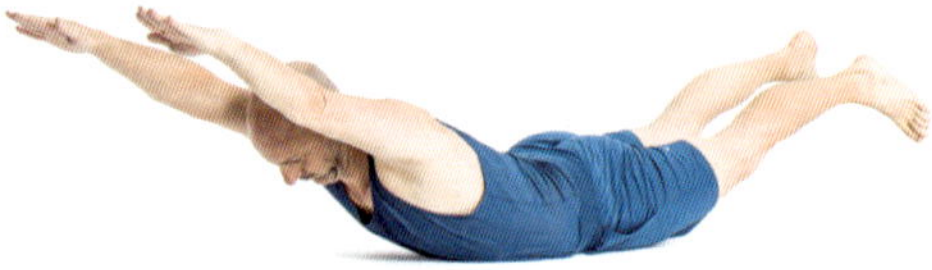

3 . SQUAT ET CHAISE

Debout, effectuer une flexion des genoux de 90 degrés. Les genoux ne dépassent pas les orteils. Garder le dos plat. Fermer la jambe droite sur la jambe gauche pour se retrouver en position de chaise. Ouvrir la jambe gauche pour se retrouver en squat. Alterner les côtés.

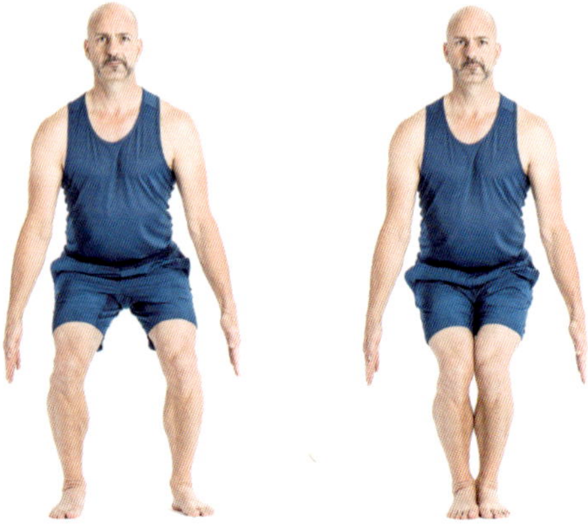

30 SECONDES DE REPOS

4 . PETITS SAUTS

Effectuer des petits sauts vers l'avant et l'arrière les deux jambes serrées au-dessus de la serviette.

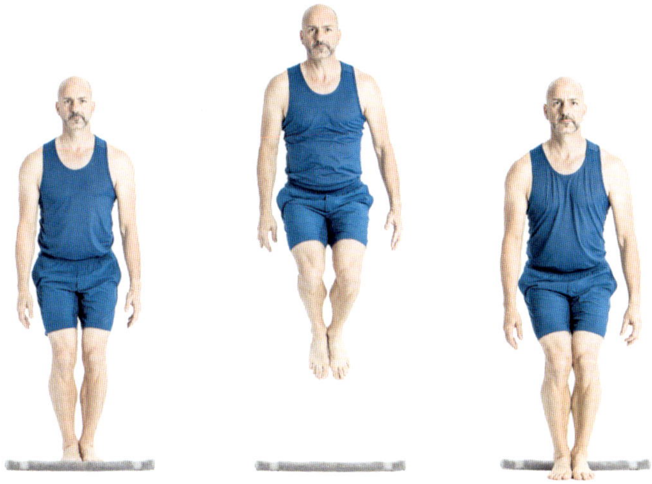

5 . BICEPS CURLS

Debout, les jambes légèrement écartées, les bras légèrement pliés près des hanches, les paumes tournées vers l'avant. Plier les deux bras en même temps pour venir toucher les épaules. Puis redescendre à la position initiale. Les coudes ne bougent pas et restent sur le côté du corps.

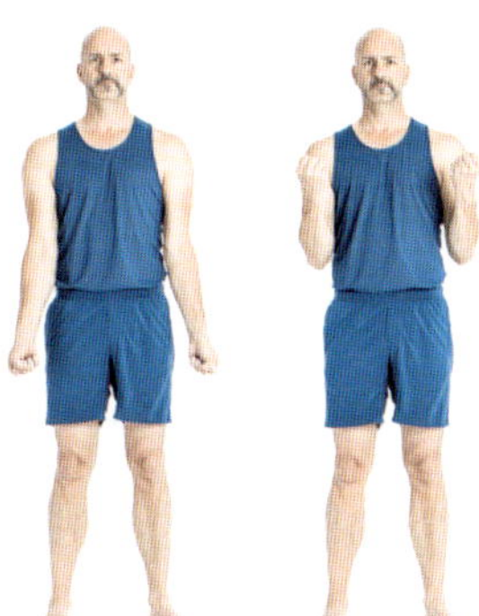

6 . SQUAT

Debout, effectuer une flexion des genoux de 90 degrés. Les genoux ne dépassent pas les orteils qui sont tournés à l'extérieur.

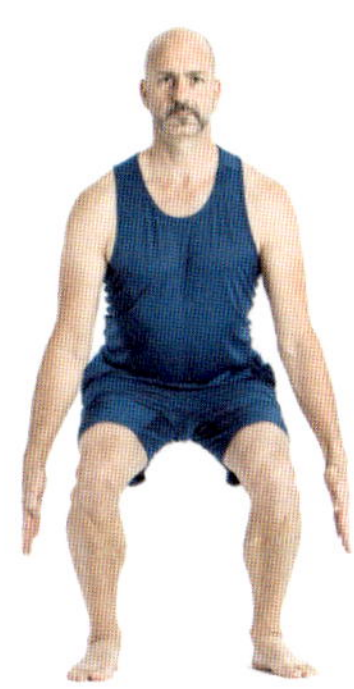

1 MINUTE DE REPOS

7 . PETITS SAUTS EN DIAMANT

Effectuer des petits sauts en diamant autour de la serviette, les deux jambes serrées.

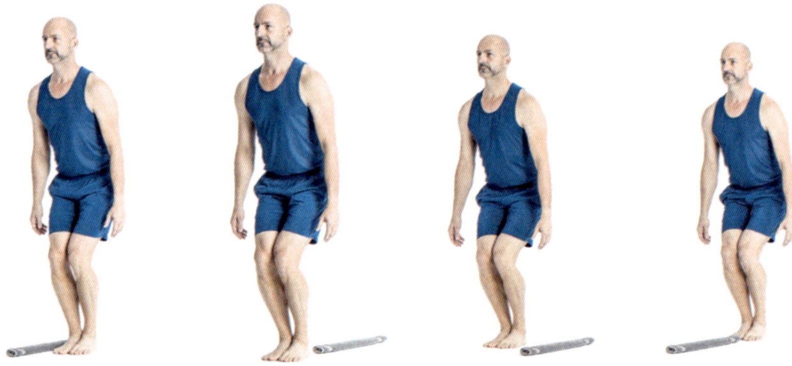

8 . PLANCHE LATÉRALE

En position de planche sur le côté droit, poignet droit aligné à l'épaule droite, jambes serrées, main gauche posée sur la hanche gauche. Garder le buste et la tête bien droits. Tenir une minute puis changer de côté.

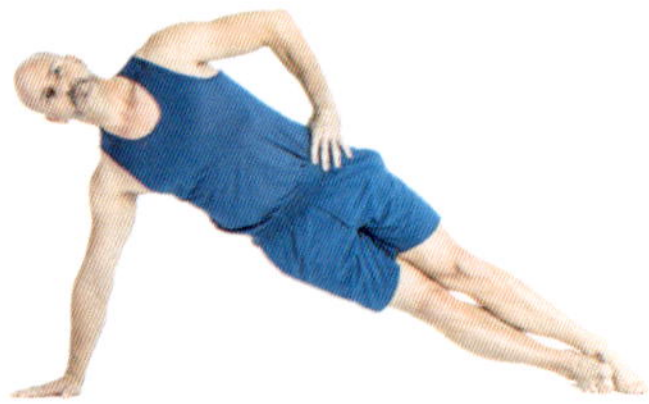

9 . SQUAT ET FENTE

Exécuter un squat suivi d'une fente avant avec la jambe droite. Répéter le squat puis faire une fente avant de la jambe gauche.

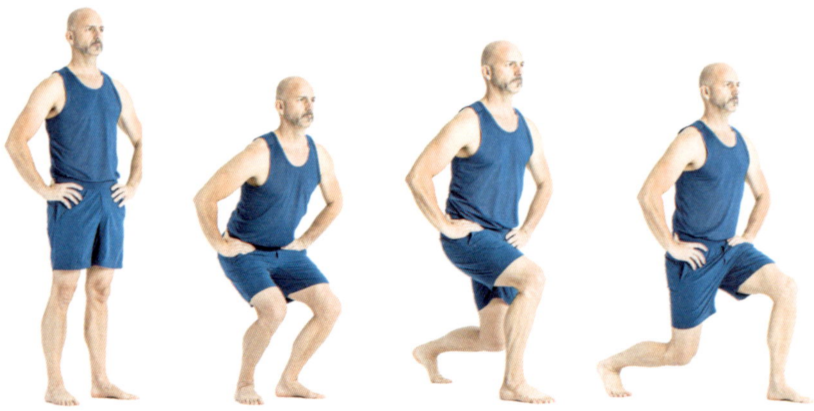

30 SECONDES DE REPOS

10 . SAUTS DE CHEVAL

En sautant, lever les genoux alternativement le plus haut possible en avançant de quatre pas puis en reculant de quatre pas, toujours avec les genoux le plus haut possible.

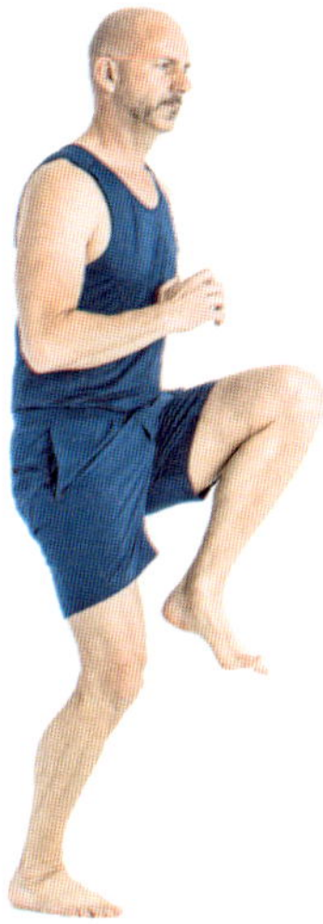

11 . PUSH UP

En position de planche sur les mains avec ou sans les genoux au sol, les bras écartés plus que la largeur des épaules. Le corps bien gainé, fléchir les bras à 90 degrés puis revenir à la position initiale. Attention de ne jamais cambrer.

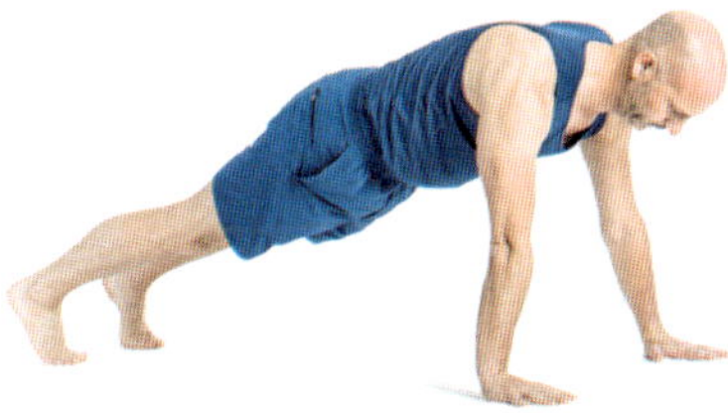

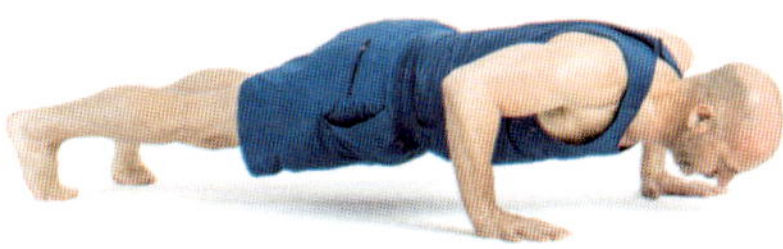

12 . SQUAT LES ORTEILS À L'EXTÉRIEUR AVEC PETITS SAUTS

Debout, effectuer une flexion des genoux de 90 degrés les jambes écartées. Les genoux ne dépassent pas les orteils. Garder le dos plat. Sans changer de position, effectuer des petits sauts.

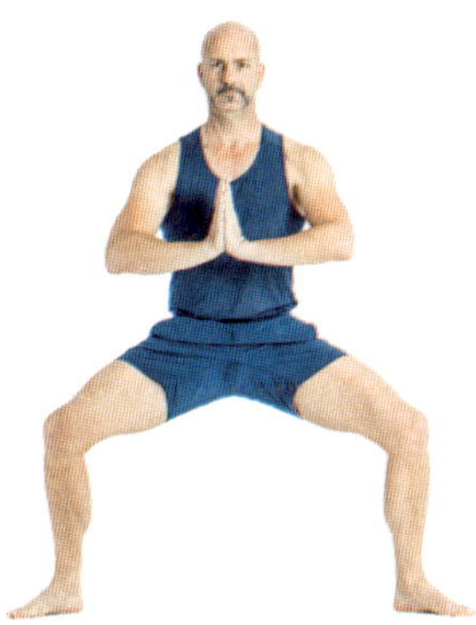

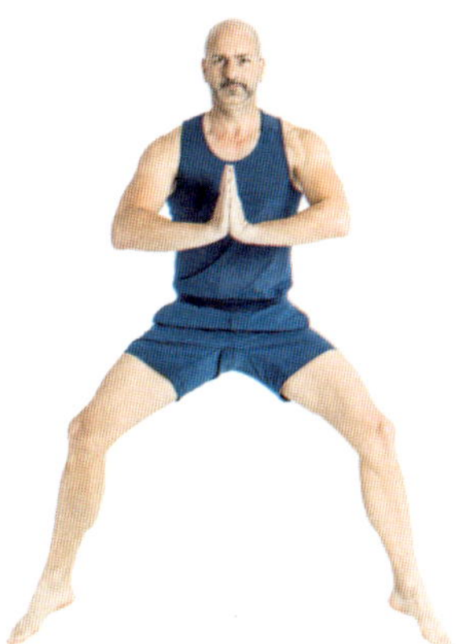

Chia pudding au granola

- Votre bol de chia pudding
- ½ tasse de granola maison
- ½ cuillère à café de sirop d'érable
- 1 carré de chocolat noir plus de 70 %

- Déposez le granola sur le pudding de chia puis ajoutez la cuillère de sirop d'érable.
- Râpez le carré de chocolat pour finir.

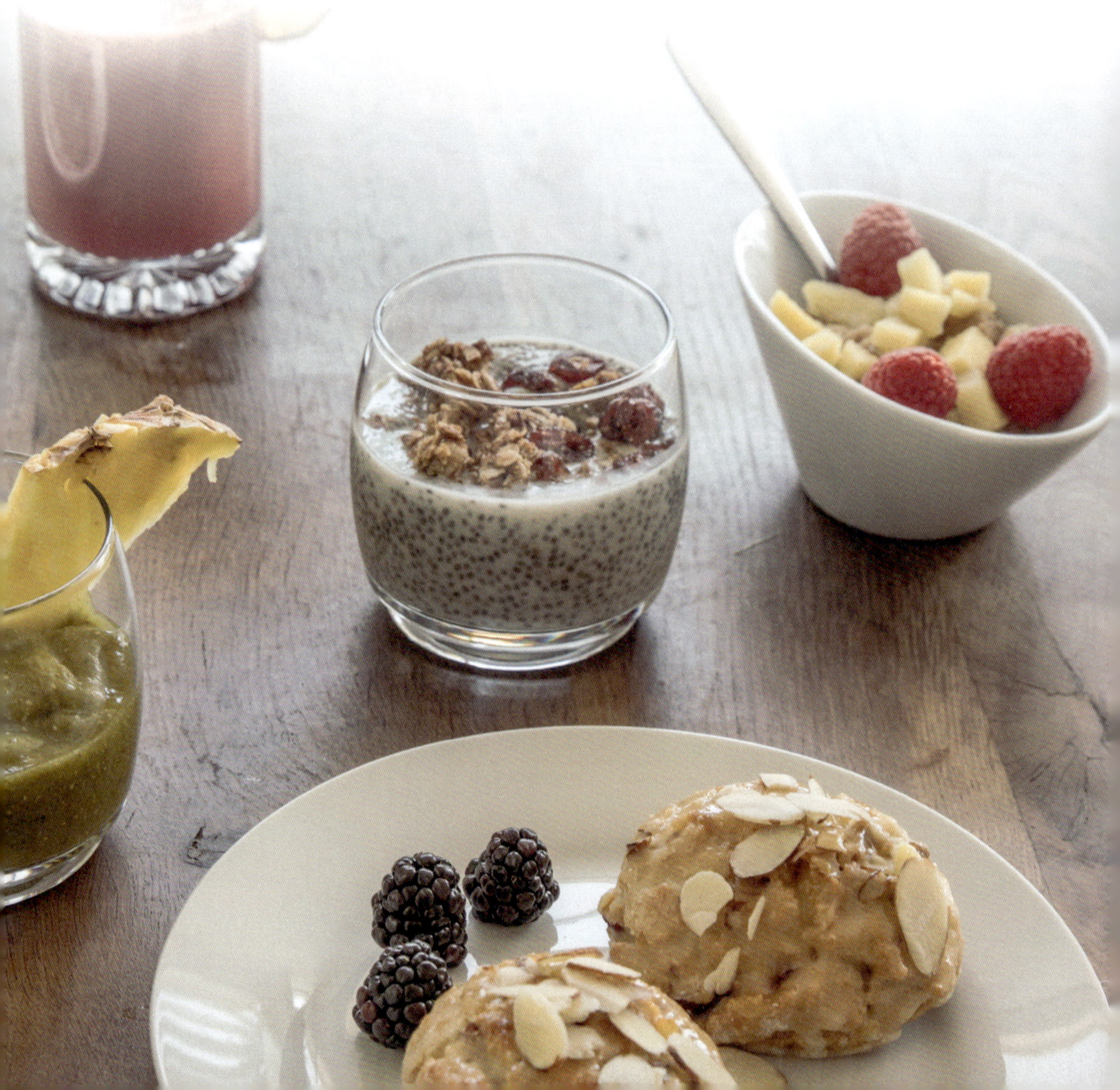

THAÏ BŒUF SALADE

- 5 feuilles de laitue
- 2 carottes
- ½ concombre
- 20 feuilles de coriandre
- 10 feuilles de menthe
- 1 oignon vert
- 2 cuillères à soupe de cacahuètes grillées sans sel
- 1 morceau de bœuf non gras
- 3 cuillères à soupe de sauce soja pauvre en sel
- 1 cuillère à café de sauce nuoc-mam
- 1 cuillère à café d'huile de sésame
- ½ cuillère à café de graines de sésame
- 1 citron vert
- Pas de sel

- Il est conseillé de laisser mariner la viande une demi-heure au moins, voire une nuit entière.
- Pour cela il vous suffit de mélanger ensemble une cuillère à soupe de sauce soja avec le nuoc-mam et la moitié de l'huile de sésame puis de verser cette marinade sur le morceau de bœuf. Recouvrez bien toute la viande et mettez-la dans une boîte hermétique au frais.
- Préparez la salade. Mélangez la laitue finement émincée avec les carottes râpées, le concombre coupé avec la peau en très fines demi-rondelles ainsi que les feuilles de coriandre et de menthe entières.
- Ajoutez l'oignon vert finement émincé et mélangez bien le tout.
- Disposez la salade sur une grande assiette puis versez dessus le reste de sauce soja et d'huile de sésame.
- Préparez la viande. Chauffez une poêle à sec puis ajoutez la viande marinée et laissez cuire environ 2 minutes de chaque côté.
- Laissez-la reposer 5 minutes sur une planche enveloppée sous une feuille d'aluminium, puis découpez-la en lamelles et posez-la sur la salade.
- Décorez avec les cacahuètes, les graines de sésame et les tranches de citron vert.

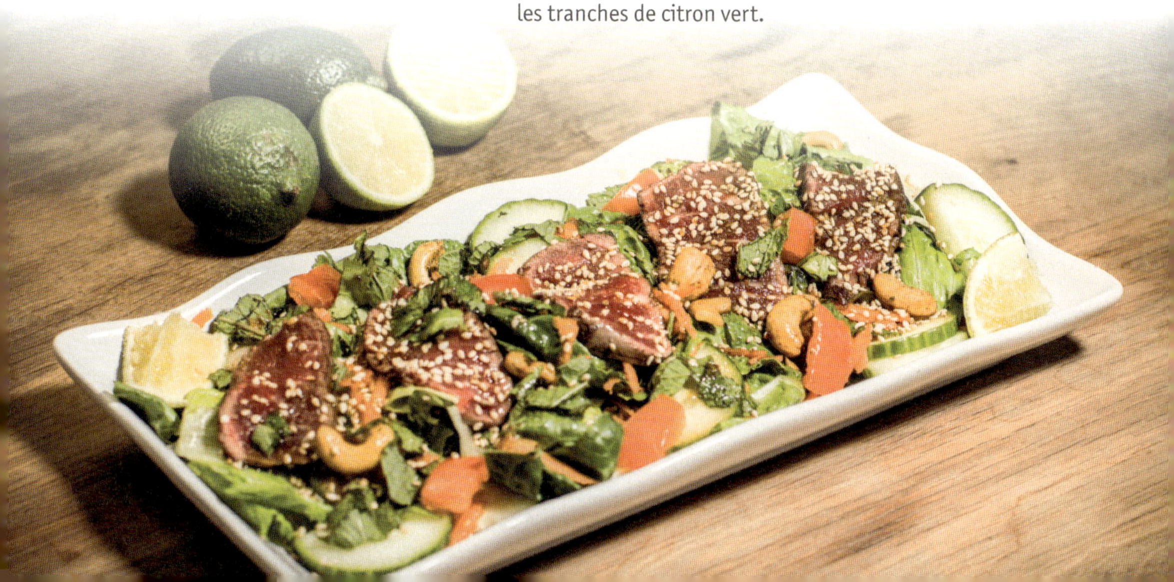

Soupe tomate avocat basilic

- 1 avocat
- 300 g de tomates fraîches ou 1 boîte de tomates pelées nature
- ½ oignon jaune
- 1 poignée de basilic frais
- 1 filet de vinaigre balsamique
- ½ cuillère à café de levure diététique

- Pelez l'oignon en lamelles et faites-le revenir dans une casserole avec l'huile d'olive.
- Ajoutez les tomates fraîches ou le contenu de la boîte avec le jus.
- Salez et poivrez puis laissez cuire doucement 5 à 10 minutes.
- Passez cette préparation dans le bol de votre mixeur puis ajoutez la poignée de basilic et l'avocat en morceaux.
- Mixez le tout et servez chaud ou froid avec un filet de vinaigre balsamique sur le dessus.
- Saupoudrez de levure diététique.

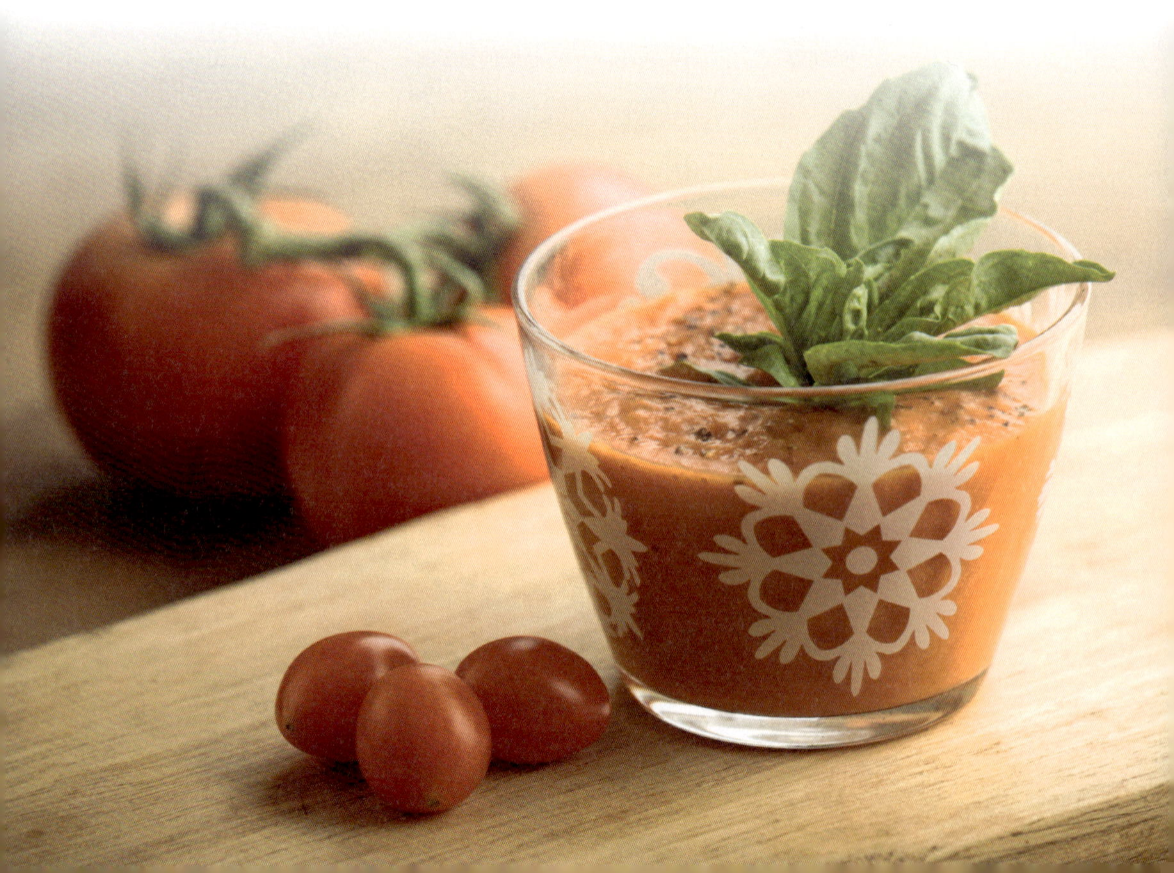

Semaine 2
Vendredi

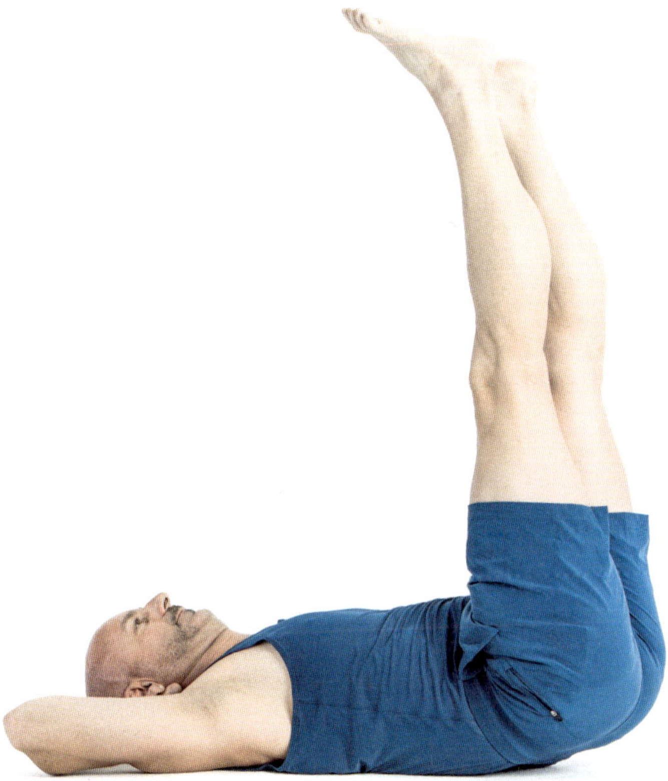

160 • Fitness
162 • Breakfast
163 • Lunch
164 • Dinner

ENTRAÎNEMENT DES ABDOMINAUX, DU BUSTE ET DES FESSIERS

Le travail des abdos est composé de deux grandes familles d'exercices : les flexions du buste et les exercices de gainage. Un combiné intelligent de ces deux types d'exercices permet une sollicitation complète de toute la sangle abdominale. Les résultats sont très rapides. Une bonne tonicité abdominale permet d'obtenir un véritable gain d'énergie dans la vie quotidienne, une meilleure posture et une meilleure répartition des efforts.

CONCEPT effectuer 25 répétitions de chaque exercice dans l'ordre suivant :

- Exercices 1-2-3-4 lentement puis 2-3-4-1 très rapidement puis 3-4-1-2 lentement puis 4-3-2-1 très rapidement.
- Ne pas prendre de repos entre les séries.

1. CRUNCH

En position allongée sur le dos, jambes pliées, pieds à plat au sol et mains croisées derrière la tête. Expirer et remonter le buste en serrant les abdominaux, pour arriver à un angle de 45 degrés. (Ne pas s'aider du menton). Revenir doucement à la position initiale en inspirant.

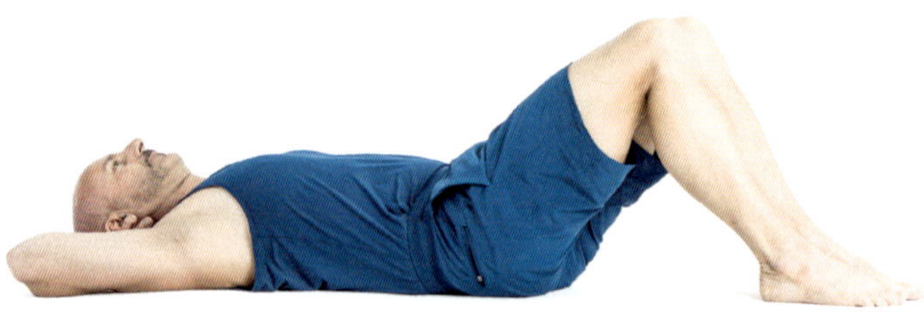

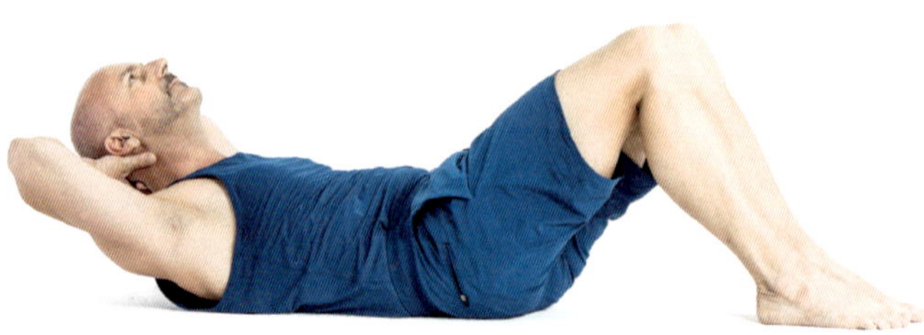

2 . ABDOS VÉLO

En position allongée sur le dos, jambes pliées, pieds à plat sur le sol, mains croisées derrière la tête. Monter la jambe droite à 90 degrés pendant que la jambe gauche se tend vers l'avant. Le coude gauche vient au contact du genou droit. Effectuer un mouvement de pédalage en alternant les coudes-genoux.

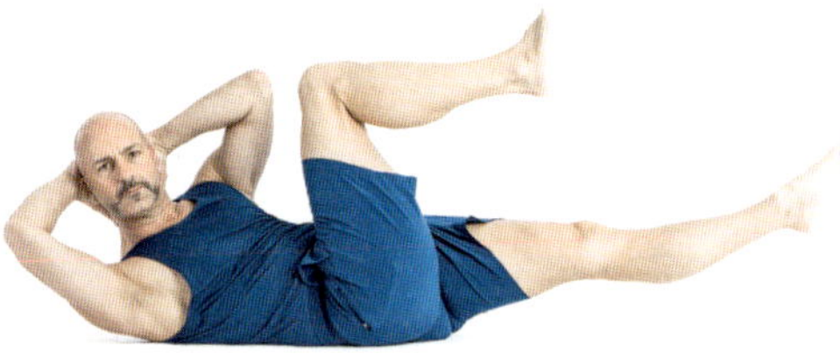

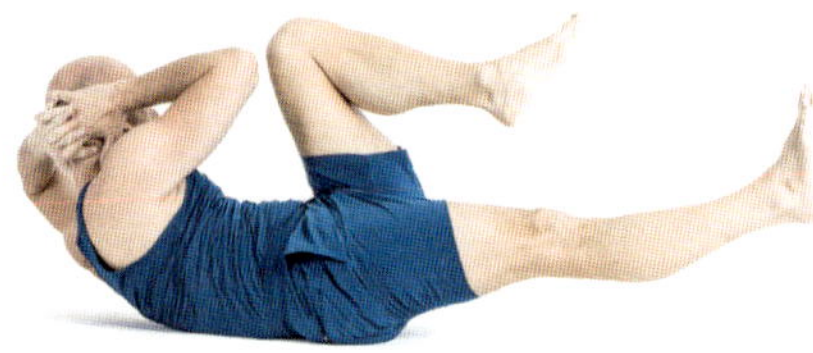

3 . ABDOS OUVERTS

En position allongée sur le dos, jambes pliées à 90 degrés, pieds levés, bras tendus au sol. Contracter les abdos pendant que les jambes se baissent jusqu'à ce que les orteils touchent le sol tout en gardant l'angle de 90 degrés des genoux.

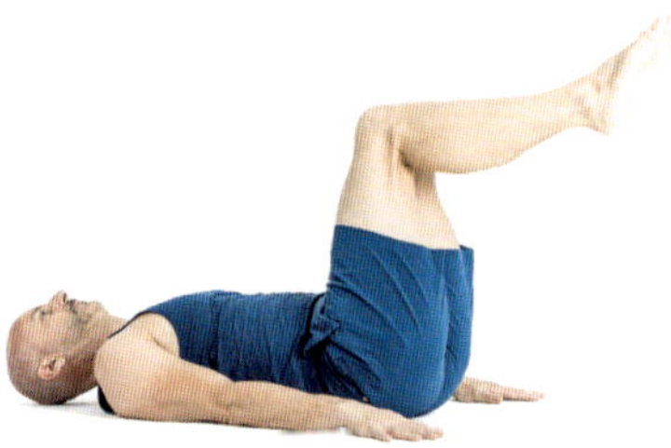

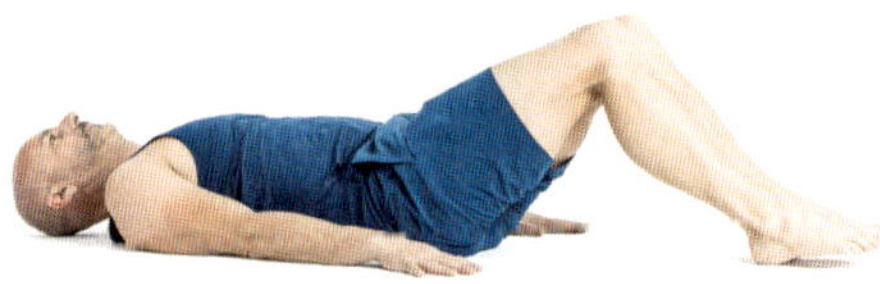

4 . ABDOS DING DONG

En position allongée sur le dos, bras derrière la tête, jambes tendues serrées et formant un angle à 90 degrés avec le corps. Sans bouger l'angle des jambes, monter les fesses vers le haut et redescendre. Les jambes restent tendues le plus possible. Éviter tout mouvement vers l'avant.

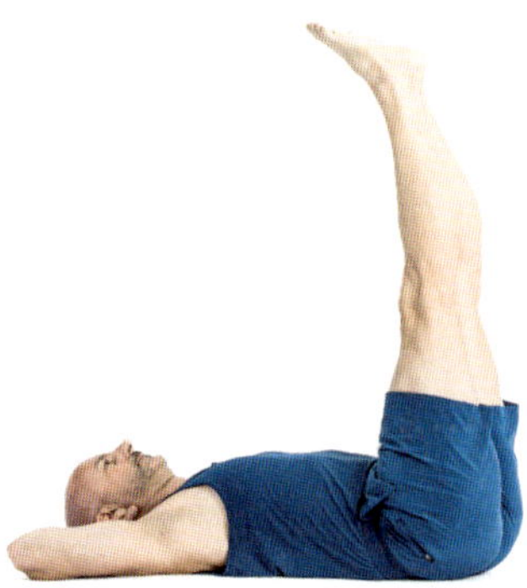

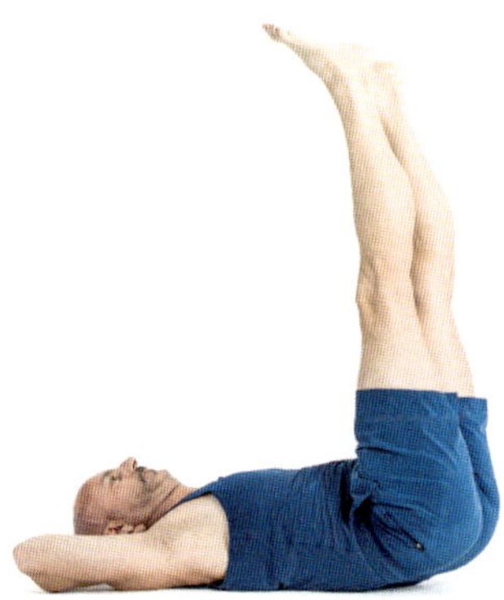

Booster «Bonne Mine»

- ½ betterave rouge
- 2 carottes
- 1 orange

- Pressez l'orange.
- Centrifugez les deux carottes puis réunissez les deux jus dans le bol de votre mixeur.
- Ajoutez la betterave coupée en morceaux puis mixez le tout.
- Dégustez immédiatement.

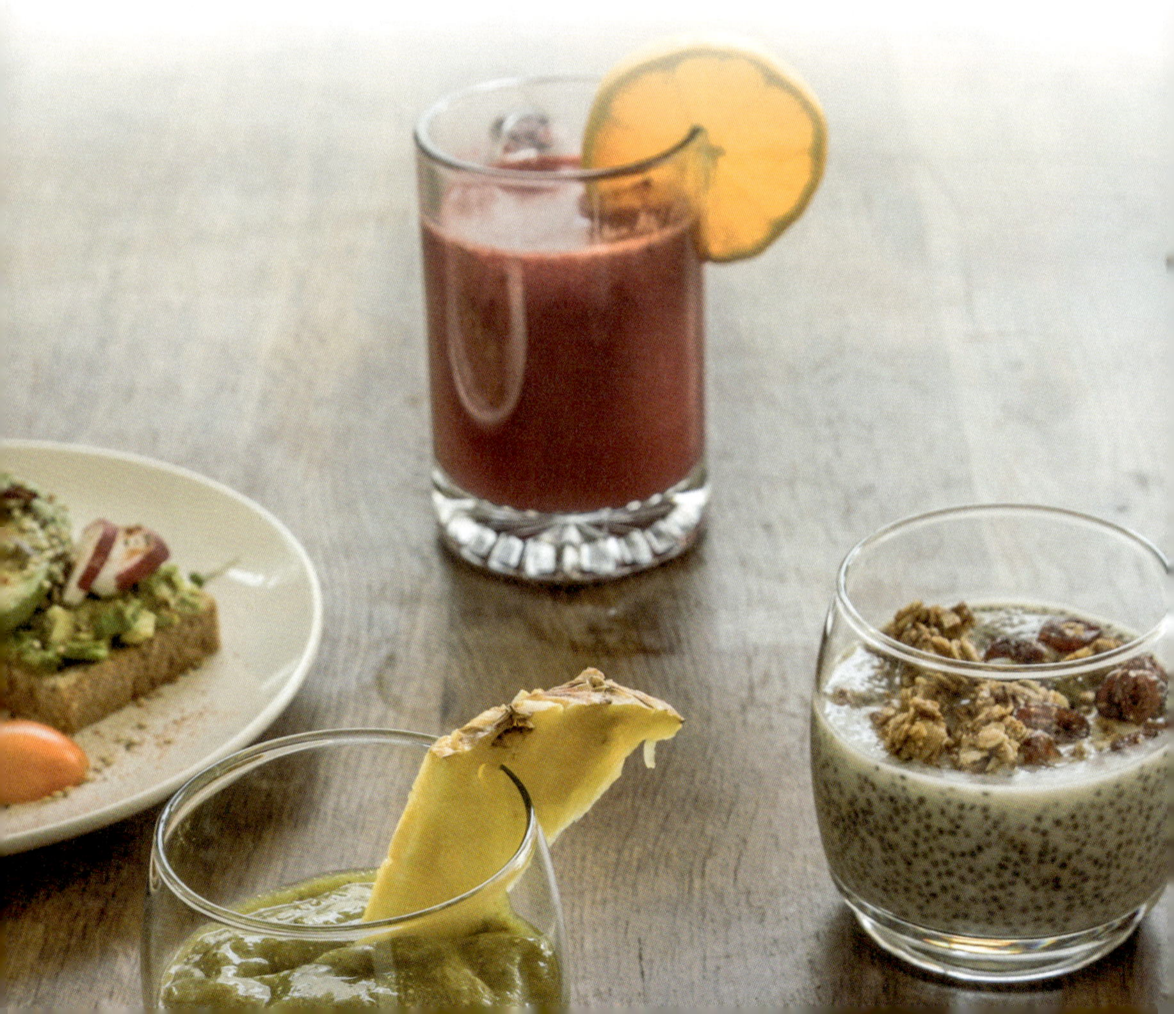

POISSON BLANC
SAUCE CÉLERI OLIVES

- 2 filets de poisson blanc
- 1 branche de céleri
- 2 cuillères à café de raisins secs
- 1 petite boîte d'olives vertes
- 1 citron jaune
- 1 citron vert
- Quelques branches de persil, de coriandre et d'aneth
- 1 pincée de poivre de Cayenne
- 1 filet d'huile d'olive

- Préchauffez votre four à 220 degrés.
- Mettez de l'huile de noix de coco dans le fond d'un plat et posez le poisson avec un filet d'huile d'olive et du poivre de Cayenne.
- Enfournez selon l'épaisseur entre 8 et 12 minutes.
- Préparez l'accompagnement : épluchez les branches de céleri puis coupez-les en dés.
- Dans un saladier, mélangez le céleri, les olives vertes, les raisins secs, le persil, la coriandre avec un filet d'huile d'olive et du citron vert.
- Sortez le poisson du four, dressez-le dans un plat puis disposez l'accompagnement dessus.
- Décorez avec de l'aneth et des rondelles de citron jaune et vert.

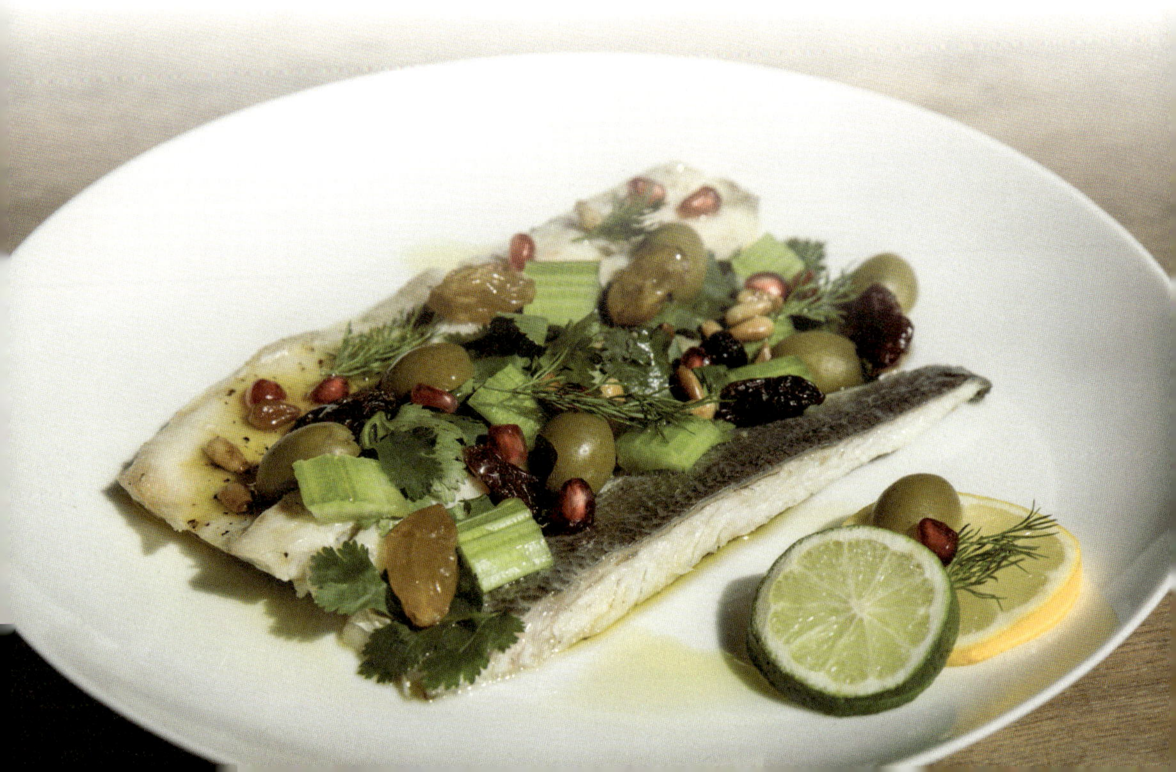

ŒUFS BROUILLÉS AUX LÉGUMES

- 250 g de tomates cerises
- 4 poignées d'épinards
- 1 oignon vert
- 4 œufs
- 1 cuillère à café de levure diététique
- Sel et poivre
- 1 filet d'huile d'olive

- Coupez les tomates cerises en deux et mettez-les à fondre doucement dans une poêle pendant environ 5 minutes avec le filet d'huile d'olive et l'oignon vert émincé.
- Ajoutez les épinards et laissez fondre avec les tomates.
- Salez et poivrez.
- Cassez les œufs directement dans la poêle et mélangez avec une cuillère en bois afin de les cuire dans le mélange de légumes.
- Servez immédiatement parsemé de levure diététique.

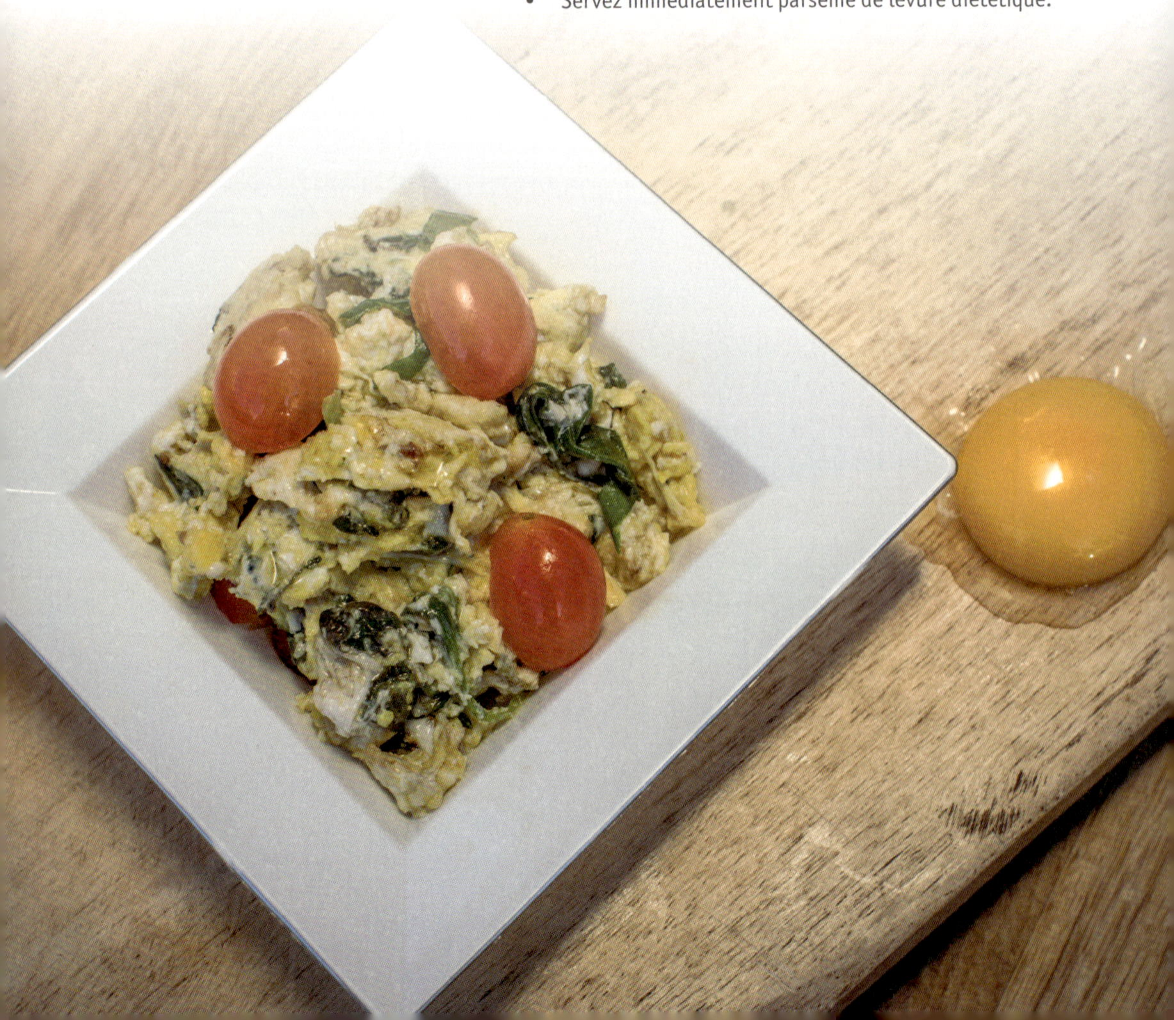

Semaine 2

Samedi

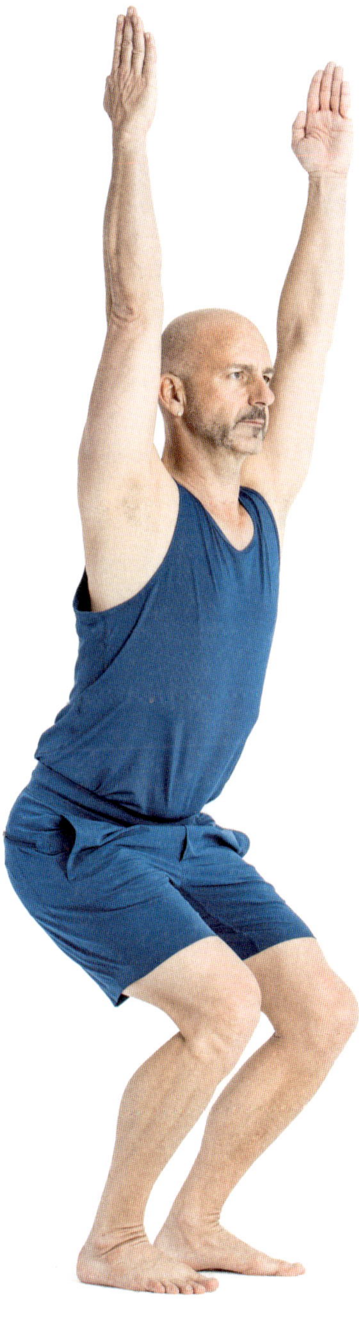

166 Fitness
170 Breakfast
171 Lunch
172 Dinner

ENTRAÎNEMENT DU CORPS ENTIER AVEC RÉSISTANCE

C'est un mélange judicieux de renforcement musculaire et d'exercices cardio-vasculaires. Ce type de renforcement musculaire provoque une élévation du métabolisme de base et donc une consommation accrue des graisses pendant que le corps est au repos. C'est l'apothéose.

ACCESSOIRES AU CHOIX.

CONCEPT : quatre exercices de résistance, quatre exercices de mouvement à vitesse soutenue et quatre exercices complets qui brûlent le maximum de calories. Faire chaque exercice pendant 1 min 30. Prendre une minute de repos entre chaque groupe de quatre exercices.

1 . PLANCHE OUVERTE À DROITE

En position de planche sur les mains ou sur les coudes alignés aux épaules. Garder le corps aussi droit que possible. Tenir 45 secondes. Pivoter le corps sur le côté droit pendant que le bras droit monte et se tend au-dessus l'épaule. Tenir pendant 45 secondes. Les hanches restent face au sol.

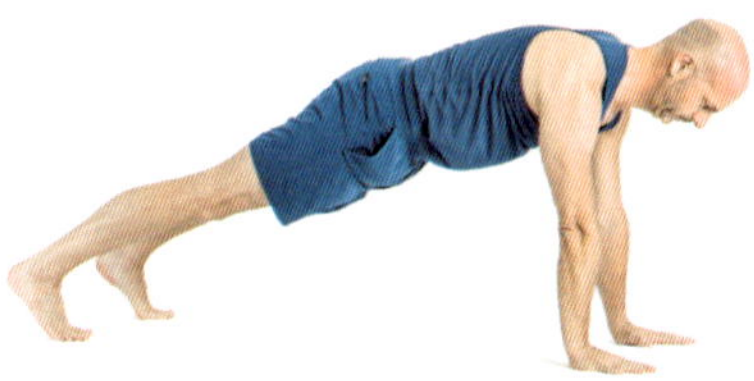

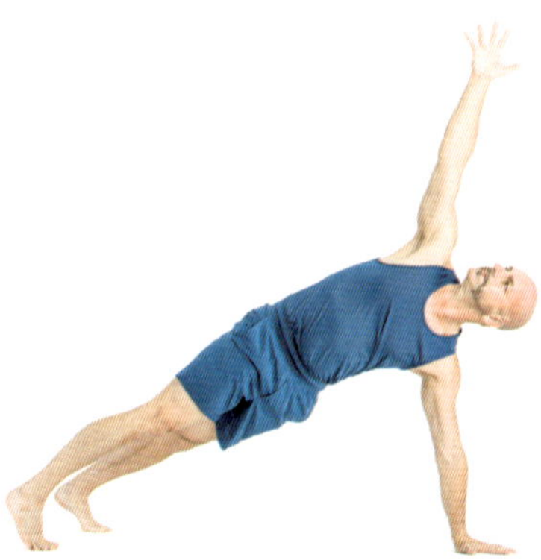

2 . PLANCHE OUVERTE À GAUCHE

En position de planche sur les mains ou sur les coudes alignés aux épaules. Garder le corps aussi droit que possible. Tenir 45 secondes. Pivoter le corps sur le côté gauche pendant que le bras gauche monte et se tend au-dessus l'épaule. Tenir pendant 45 secondes. Les hanches restent face au sol.

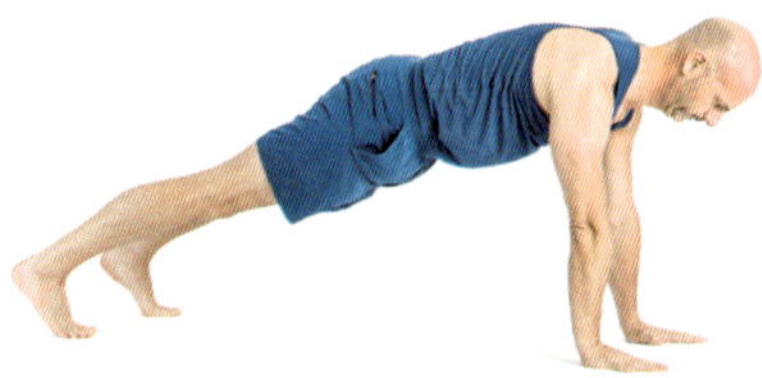

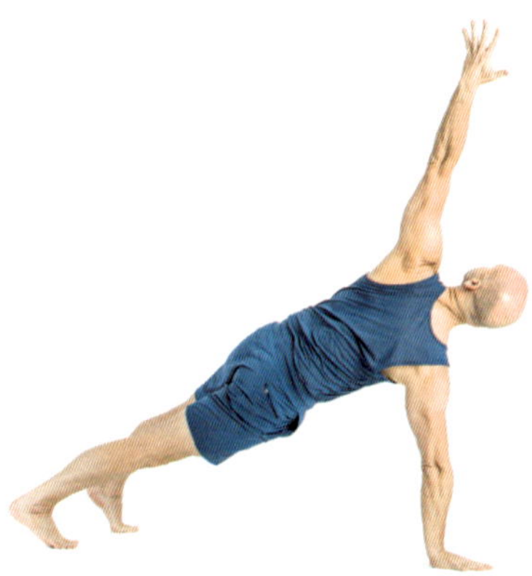

3 . LA CHAISE QUI VOLE

Debout, jambes serrées ou légèrement écartées, bras tendus le long du corps. Plier les jambes pour obtenir un angle de 90 degrés. Monter les bras tendus au-dessus de la tête. Tenir 45 secondes. Toujours en position de chaise, descendre les bras tendus vers l'avant pour les passer derrière le corps. Tenir 45 secondes.

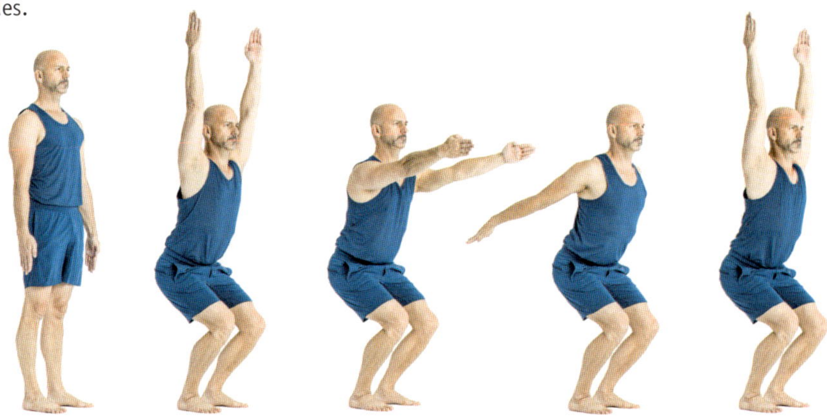

4 . PLANCHE SALSA

En position de planche sur les mains avec les poignets alignés aux épaules, descendre la hanche droite à droite puis changer de côté. Le corps reste en planche, attention de ne pas lever les fesses. Possibilité de se mettre sur les genoux pour un exercice plus facile.

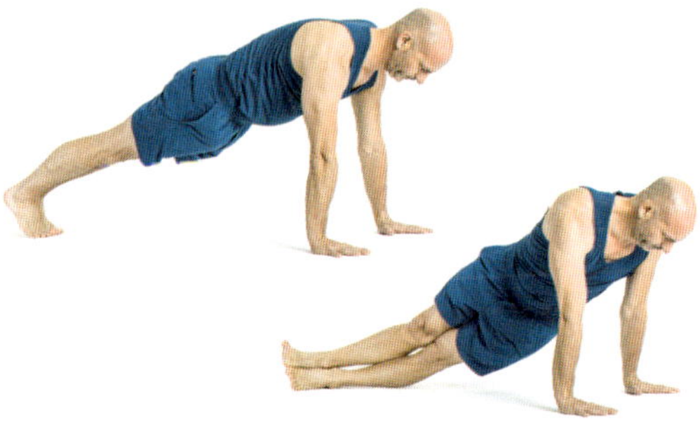

1 MINUTE DE REPOS

5 . SQUAT BOXER

En position de squat, les orteils tournés vers l'extérieur, bras en défense pliés devant soi. Boxer un bras après l'autre devant soi.

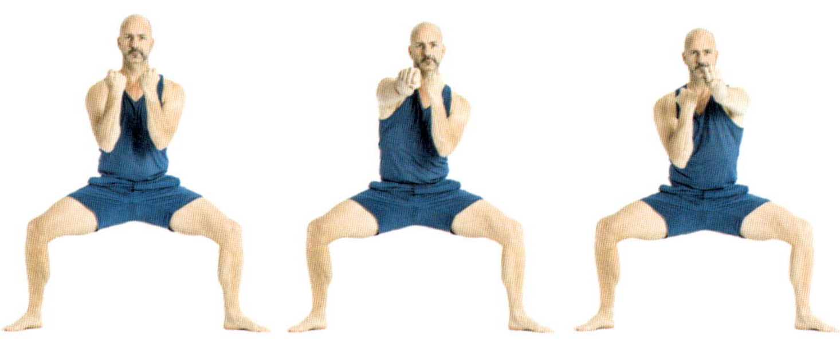

6 . LE PIVOT

En position de fente de côté avec la jambe gauche pliée et la jambe droite tendue. Le corps est tourné sur la gauche. Lorsque le corps pivote de l'autre côté, la jambe droite vient rejoindre la jambe gauche et la jambe gauche se tend sur le côté. Les coudes et les bras restent toujours élevés à 90 degrés.

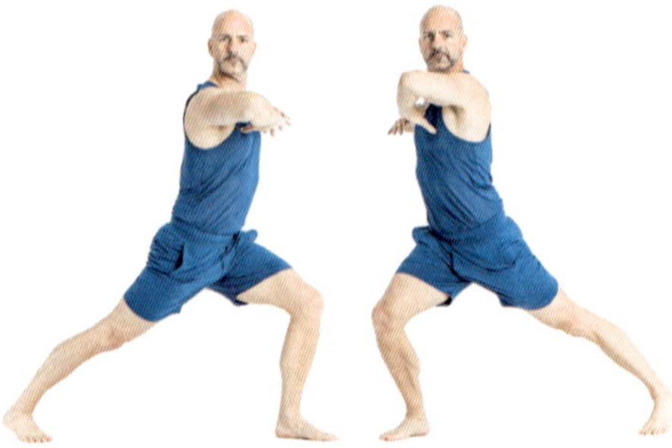

7 . PETITS SAUTS

Sauter une jambe après l'autre de chaque côté de la serviette.

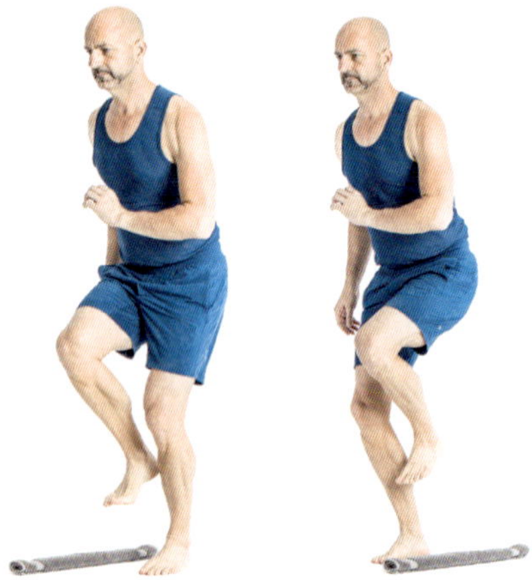

8 . SQUAT BASKETBALL

Faire un squat de 90 degrés. En remontant, marquer un panier avec le bras gauche en pivotant le buste du côté droit. Refaire un squat et changer de côté.

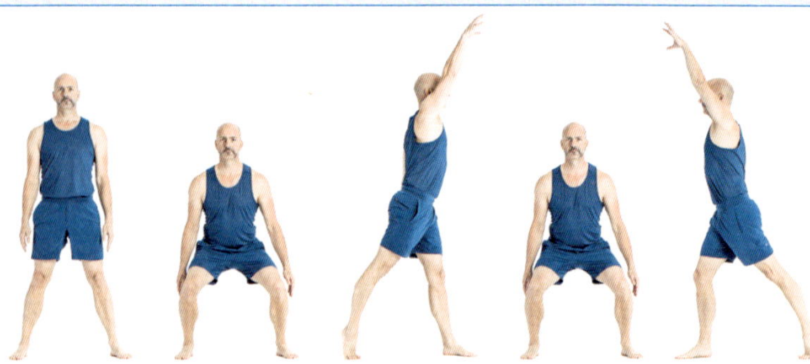

1 MINUTE DE REPOS

9 . MONTÉE DES FESSES PULSATIONS

Allongé sur le dos, pieds à plat au sol, jambes pliées talons près des fesses et bras le long du corps. Décoller les fesses du sol tout en gardant les épaules en contact avec celui-ci. Serrer les fesses au maximum à la position la plus haute. Faire 30 secondes de pulsations, tendre la jambe droite vers le haut et faire 30 secondes de pulsations puis tendre la jambe gauche vers le haut et faire 30 secondes de pulsations. Revenir à la position initiale en déroulant lentement vertèbre par vertèbre.

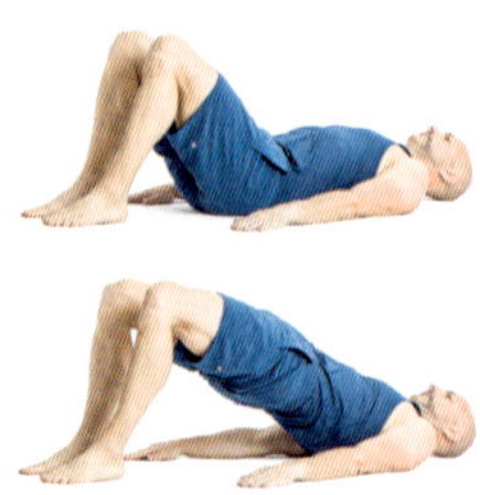

10 . ABDOS VÉLO

Allongé sur le dos, jambes pliées, pieds à plat sur le sol, mains croisées derrière la tête. Monter la jambe droite à 90 degrés pendant que la jambe gauche se tend vers l'avant. Le coude gauche vient au contact du genou droit. Effectuer un mouvement de pédalage en alternant les coudes-genoux.

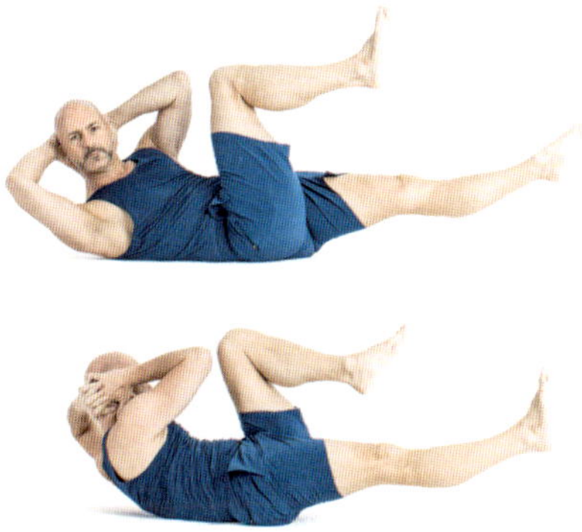

11 . PLANCHE CRAWL

En position de planche sur les mains, les poignets alignés aux épaules. Sans changer la position du corps, décoller le bras droit pour faire un cercle vers l'avant pendant 45 secondes et vers l'arrière pendant 45 secondes. Alterner les bras à chaque fois.

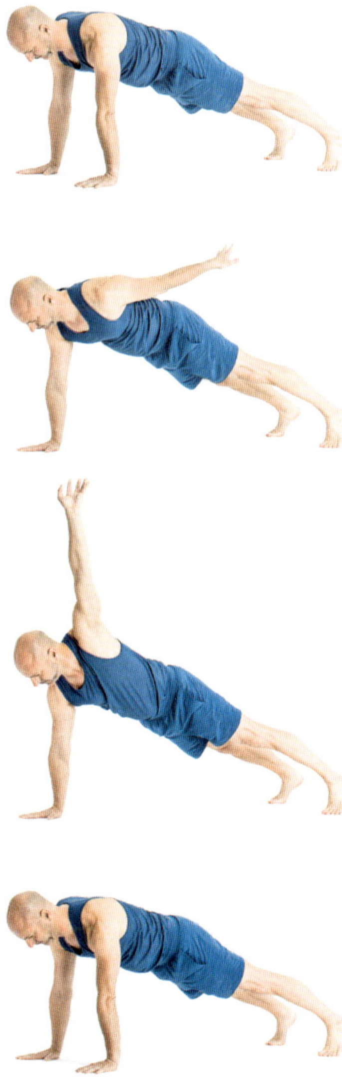

12 . JANE FONDA

D'une fente sur le côté à 90 degrés, amener le genou gauche et le coude droit devant le corps. Le coude touche le genou. Tendre à nouveau la jambe. 45 secondes de chaque jambe.

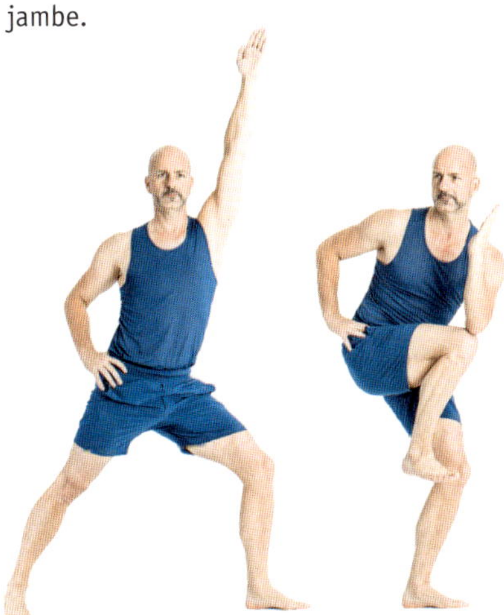

Avocat californien

- 2 avocats
- 1 tranche de pain sans gluten ou multigrains
- 1 citron vert
- 2 radis rouges
- Quelques feuilles de coriandre
- Sel et poivre
- ½ cuillère à café de graines de sésame

- Faites griller le pain au toasteur et déposez la tranche sur une assiette.
- Écrasez la moitié de l'avocat avec le jus du citron vert, des feuilles de coriandre émincées et le poivre.
- Étalez en couche épaisse sur le pain puis coupez le reste de l'avocat en lamelles et mettez-les sur le dessus du toast.
- Décorez avec des petits morceaux de tomates cerises, de radis rouges et parsemez de graines de sésame et du reste de coriandre.

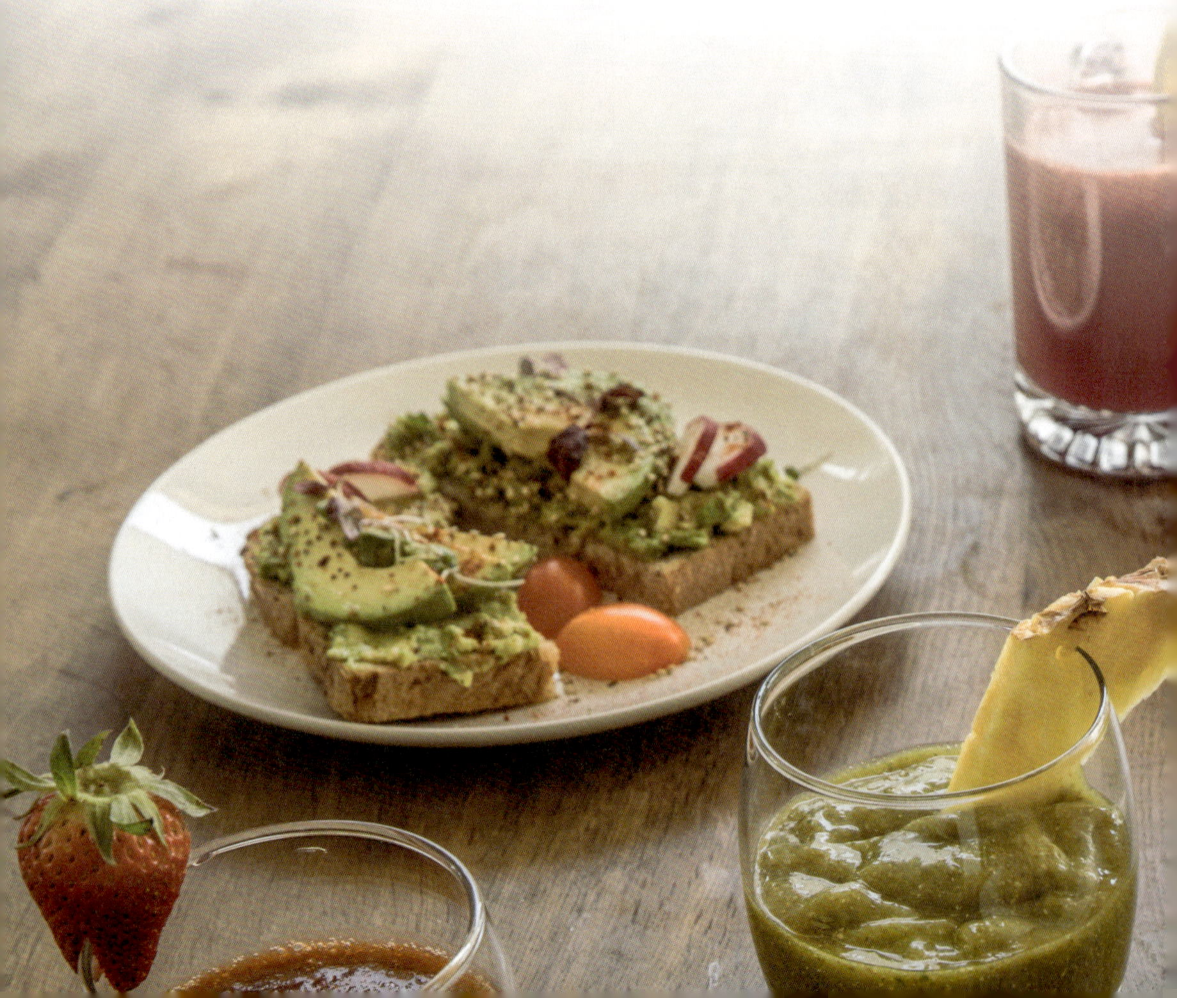

POULET RÔTI PURÉE DE LÉGUMES

- 1 poulet rôti
- 200 g de brocolis
- 400 g de haricots verts
- 250 g d'asperges vertes entières
- 3 carottes
- ½ oignon jaune
- 1 cube de bouillon de volaille
- 5 branches d'estragon
- 1 cuillère à café d'huile de noix de coco

- Coupez tous les légumes en morceaux et faites-les revenir avec une cuillère à café d'huile de noix de coco et du poivre.
- Ajoutez un demi-litre d'eau et portez à ébullition.
- Mettez le cube de volaille émietté dans la casserole puis couvrez et laissez cuire à feu doux pendant 20 minutes environ.
- Prenez tous les légumes à l'aide d'une écumoire et mettez-les dans le bol de votre mixeur avec la cuillère d'huile de coco restante.
- Ajoutez les feuilles d'estragon frais puis mixez par à-coups pour obtenir des légumes écrasés.
- Découpez le poulet et servez avec la purée de légumes.

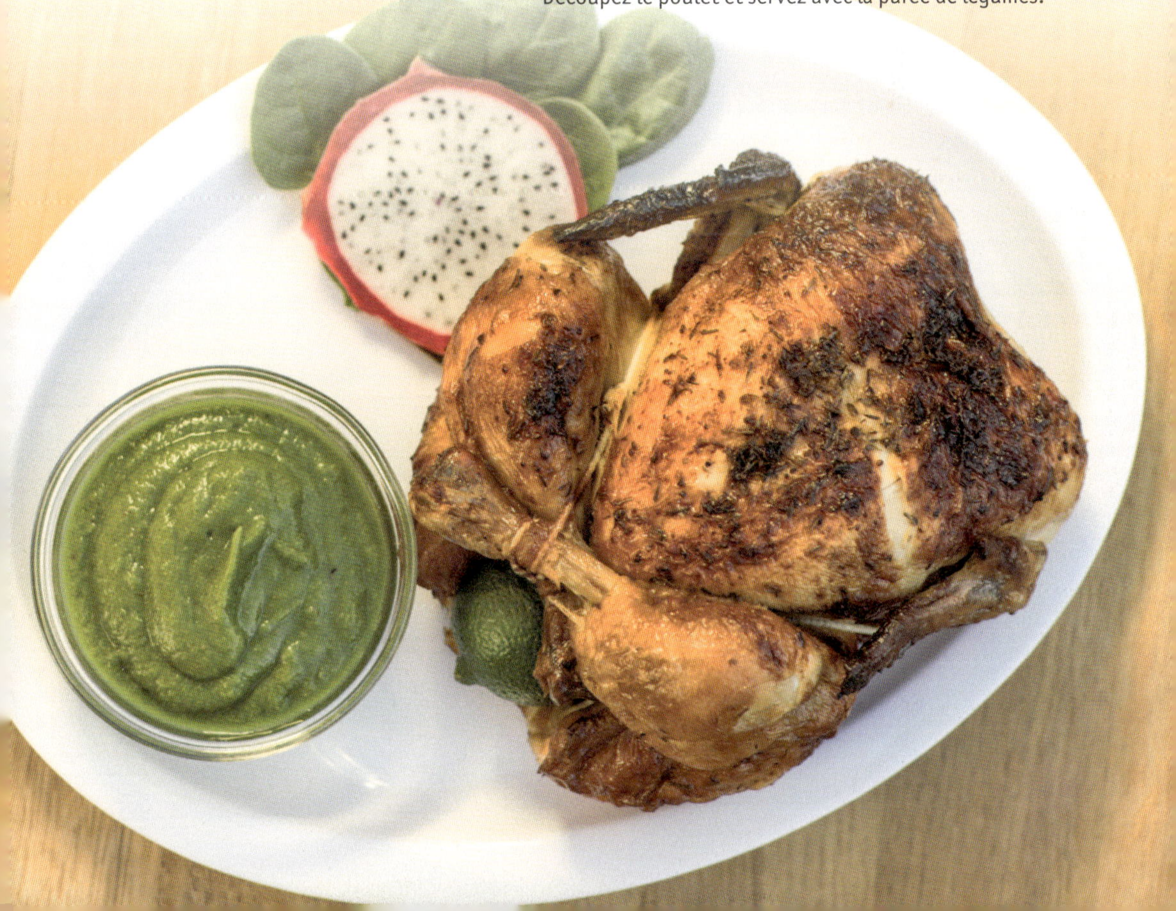

DAUBE DE CHAMPIGNONS
ET GRAINES DE SARRASIN

- 1 kg de champignons de Paris
- 10 oignons grelots ou 1 oignon jaune
- 1 oignon vert
- 1 carotte
- 1 bouquet garni thym et laurier
- 1 gousse d'ail
- 1 petite boîte de concentré de tomate
- 1 cuillère à soupe de vinaigre balsamique
- 2 cuillères à soupe de persil haché
- 1 cuillère à soupe d'huile d'olive
- ½ cuillère à café de levure diététique

- Faites cuire le sarrasin à l'eau salée.
- Pendant ce temps, préparez la daube de champignons.
- Pelez l'ail et l'oignon et coupez-les en lamelles fines.
- Faites-les revenir dans la cuillère d'huile d'olive puis ajoutez les carottes coupées en petits morceaux.
- Laissez cuire environ10 minutes en remuant souvent.
- Ajoutez les champignons coupés en morceaux et la cuillère de vinaigre balsamique.
- Mélangez le concentré de tomate dans un bol avec deux tasses d'eau puis versez le mélange dans la casserole. Poivrez puis ajoutez le bouquet garni.
- Faites cuire à petit feu et à découvert jusqu'à l'évaporation du liquide.
- Égouttez bien le sarrasin puis mettez-le dans le creux de votre assiette.
- Versez la daube dessus et parsemez de persil haché, d'oignon vert émincé et de levure diététique.

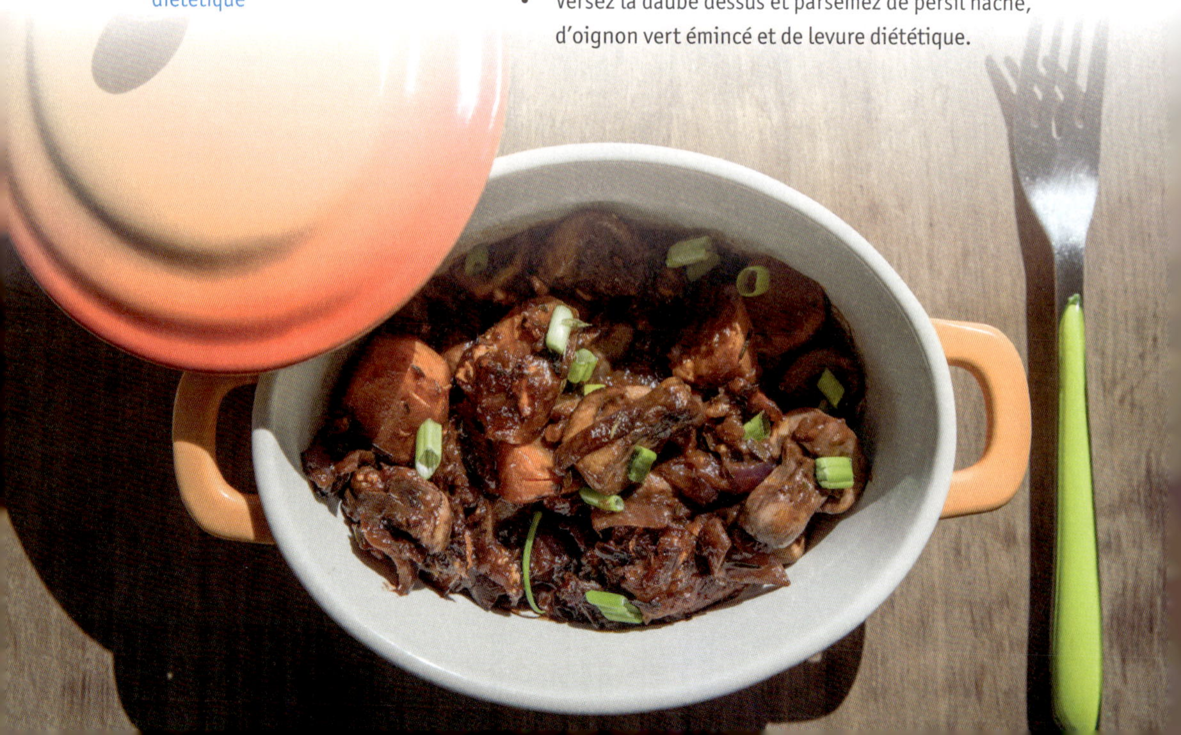

Semaine 2
Dimanche

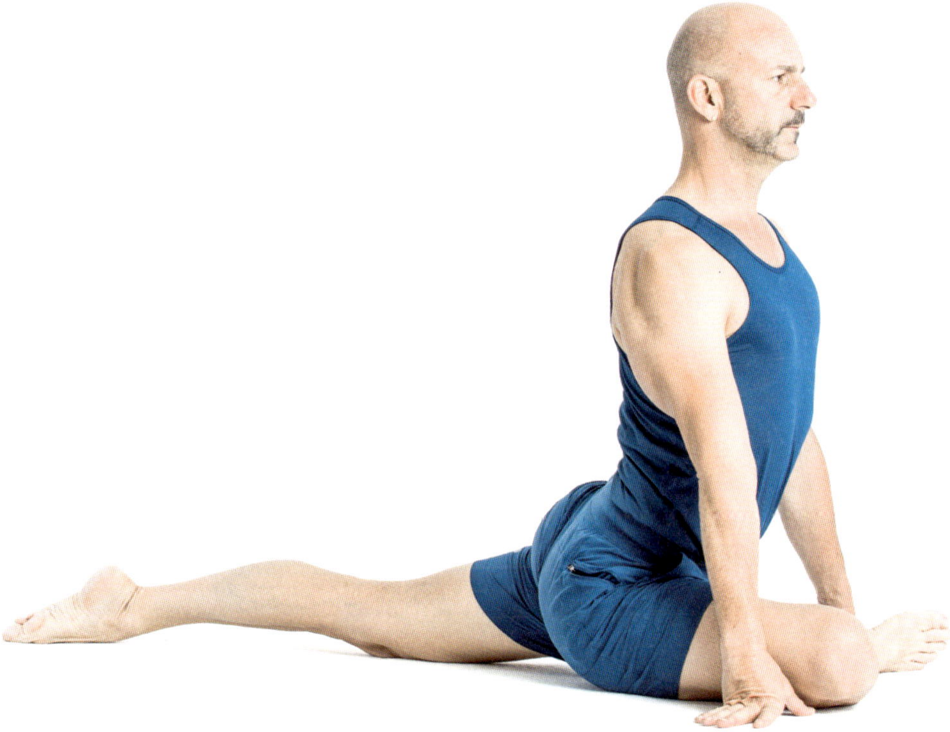

174 Fitness
178 Breakfast
179 Lunch
180 Dinner

ÉTIREMENTS, MÉDITATION, ASSOUPLISSEMENT, TRAVAIL EN PROFONDEUR

Cet entraînement est une prise en charge globale du corps qui permet d'agir en profondeur sur les muscles. Il s'agit de se relaxer afin d'éliminer les tensions superflues, d'évacuer le stress et d'aider les muscles à se détendre.

CONCEPT : Faire chaque exercice 2 minutes.

1. RELAXATION

Allongé sur le dos, jambes serrées, bras tendus au-dessus de la tête. Garder cette position pendant 10 secondes puis relâcher la tension. Chaque fois que vous vous étirez, rentrez vos muscles abdominaux.

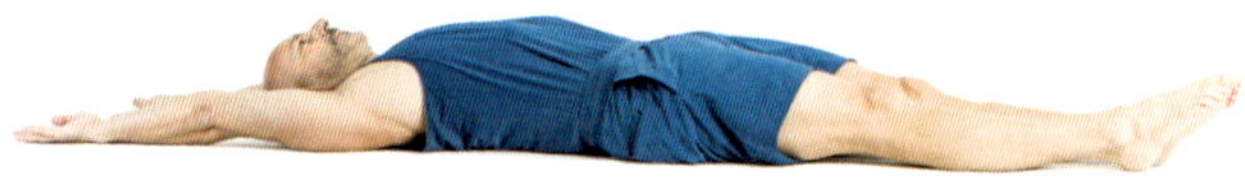

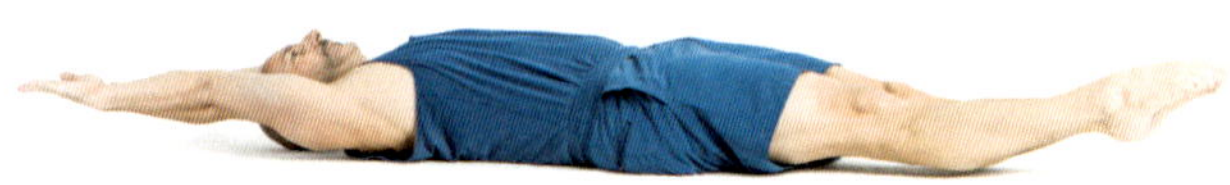

2. POSTURE DE LA CRÊPE

En position assise, jambes tendues. Se pencher vers l'avant pour aller attraper ses chevilles. Vous devez sentir un étirement derrière les genoux et les cuisses ainsi que dans le bas du dos. Ne pas coucher la tête. Faire partir le mouvement des hanches et garder le cou et le dos droit.

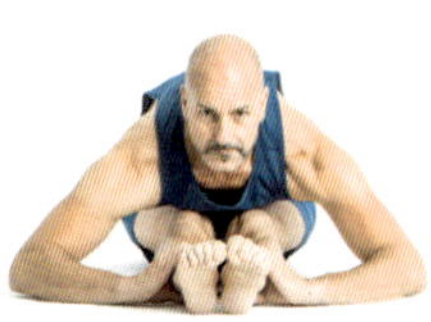

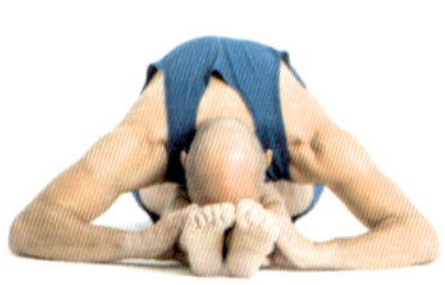

3. POSTURE DE CRÊPE OUVERTE

En position assise, jambes tendues ouvertes. Se pencher vers l'avant pour aller mettre les coudes ou la poitrine en contact avec le sol. Ne pas arrondir le corps et tête et faire partir le mouvement des hanches. Garder les jambes tendues le plus possible.

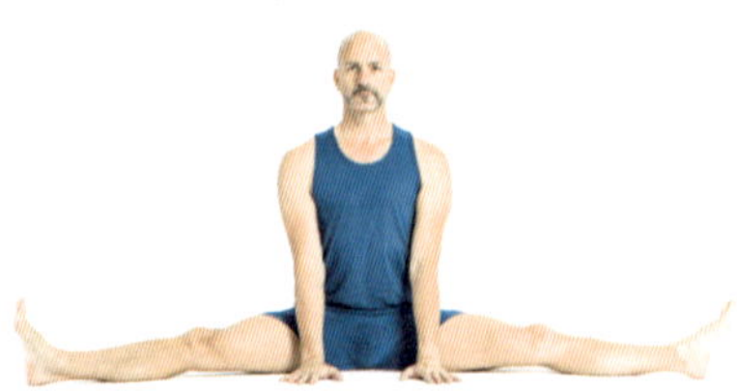

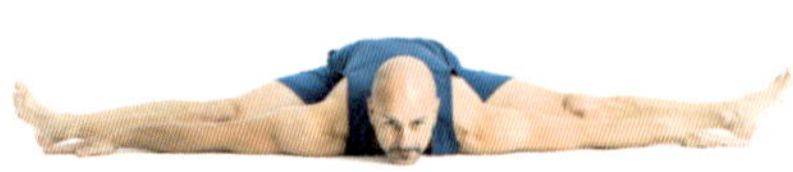

4 . POSTURE PAPILLON

En position assise sur les fesses, jambes écartées, plantes des pieds collées, mains aux pieds. Se pencher vers l'avant pendant que les coudes s'appuient sur les genoux. Garder le corps et la tête droits.

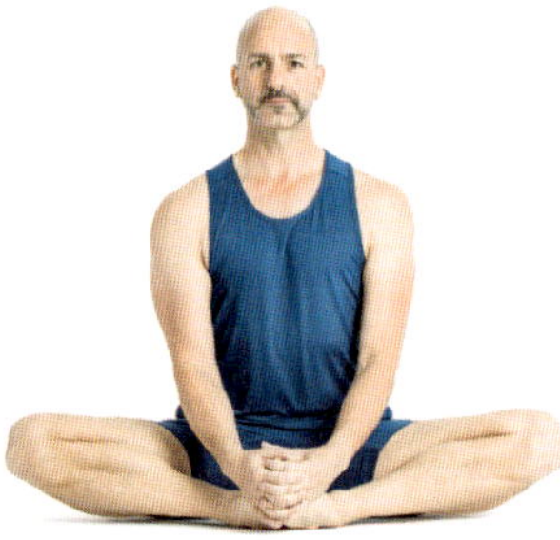

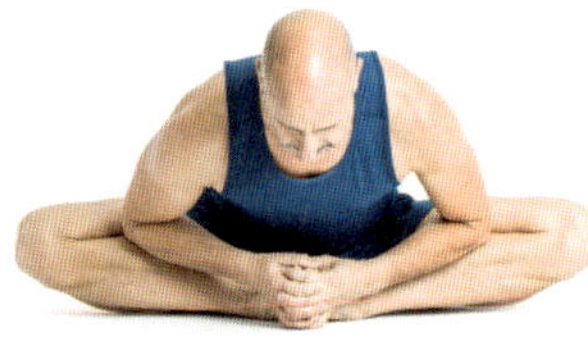

5 . POSTURE DE LA PINCE

Partir de la position sur le genou gauche jambe droite tendue en avant. Presser la jambe tendue vers le sol. Pencher le corps en avant en gardant le dos aussi droit que possible jusqu'à ce que les mains s'appuient au sol.

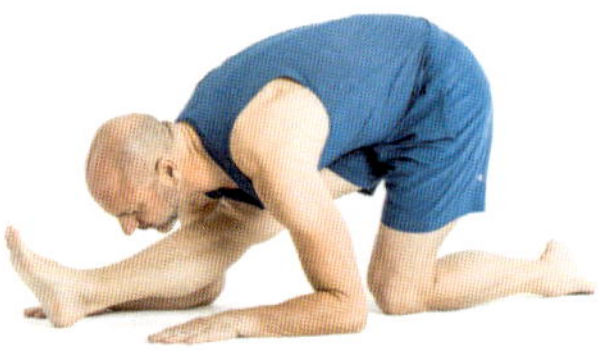

6 . POSTURE DU BÂTON

Partir de la position sur les genoux, corps droit, chevilles dirigées en arrière. Descendre le corps vers l'arrière avec le dos droit et prendre appui sur les mains les bras tendus. Avancer les hanches vers l'avant le plus haut possible.

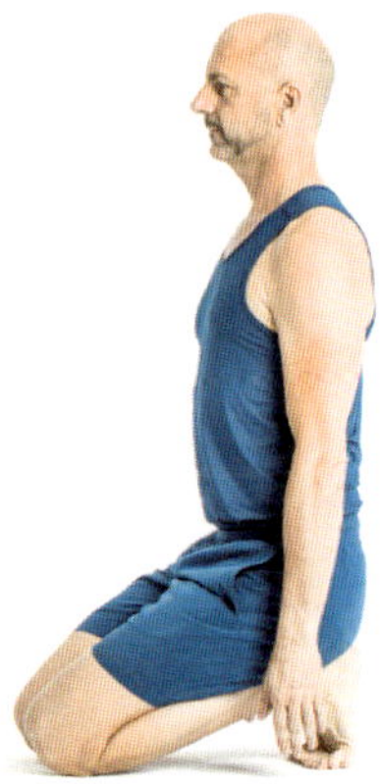

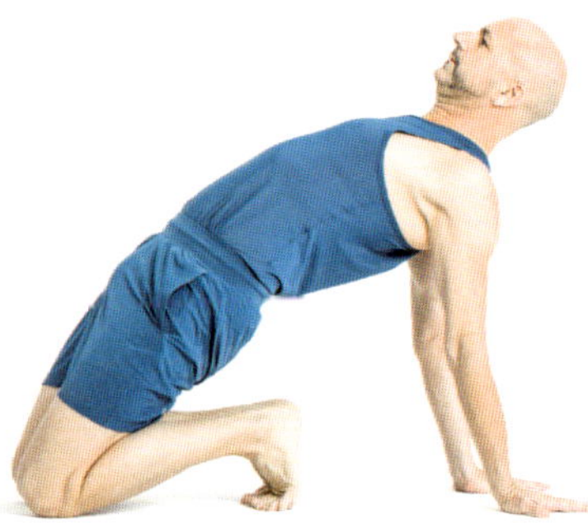

7 . POSTURE DE L'ARC

En position de fente avec la jambe droite pliée, mains sur le genou droit. Pousser les hanches vers l'avant et vers le bas en gardant le haut du corps bien droit. Le but est d'avoir la hanche gauche le plus près du sol possible.

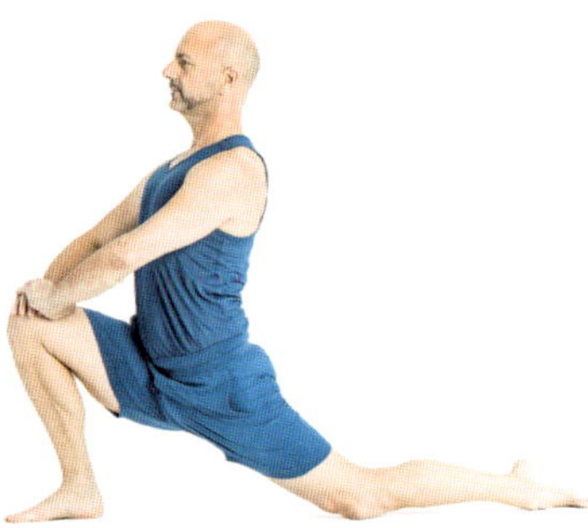

8 . POSTURE DU FESSIER

Allongé sur le dos, une jambe fléchie, le pied opposé est placé en appui sur le genou. Attraper la jambe fléchie avec les deux mains et ramener vers la poitrine.

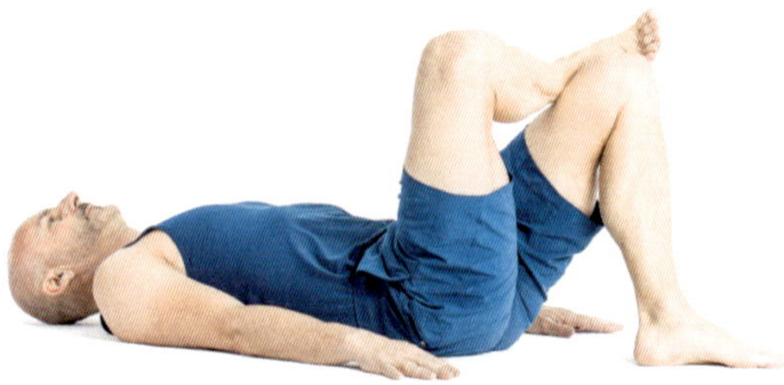

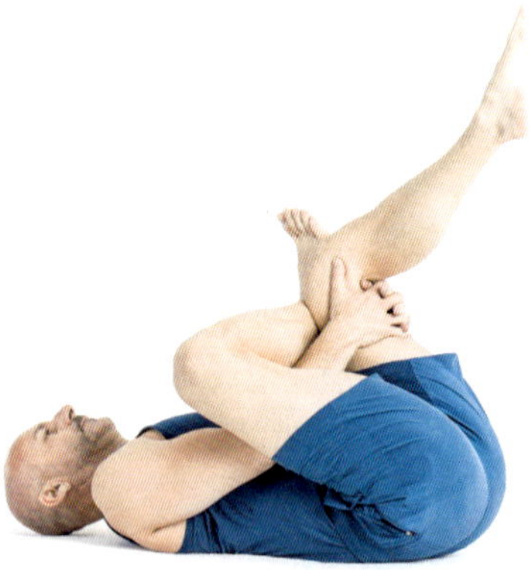

9 . POSTURE DU PIGEON

À quatre pattes, amener le pied droit devant le genou gauche. Pousser la jambe gauche vers l'arrière. Les bras sont tendus devant et le corps se penche à l'avant.

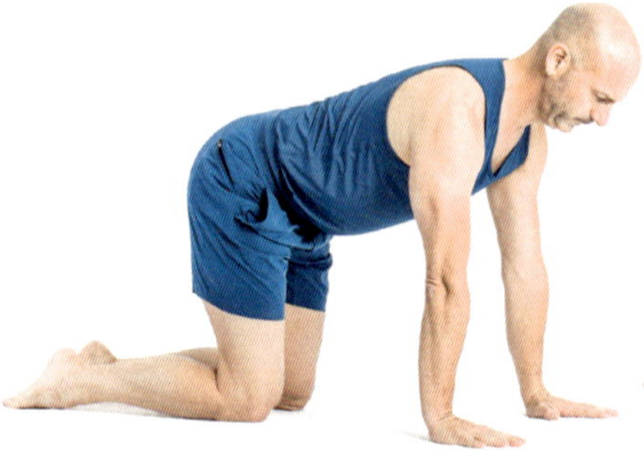

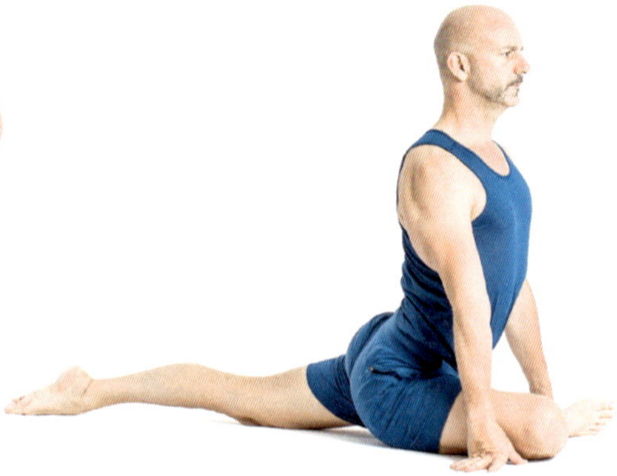

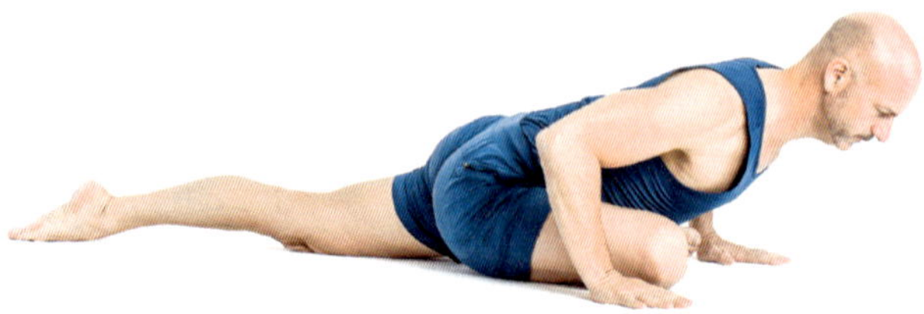

10 . POSTURE DE L'ÉLÉPHANT

Debout, pieds légèrement écartés. Pencher le torse en avant et toucher les pieds avec les doigts. Garder les jambes le plus tendues possible.

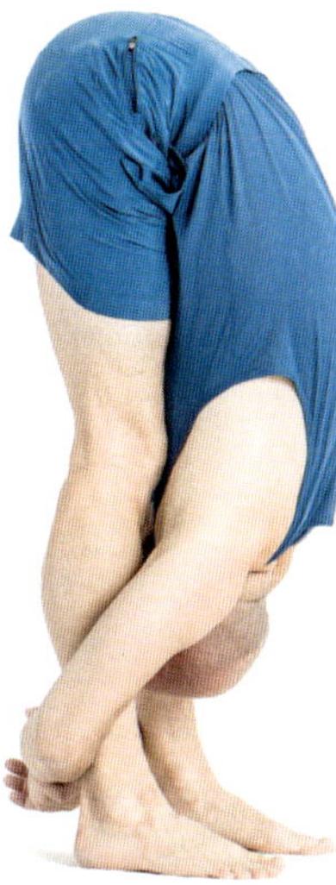

12 . POSTURE DE L'AIGLE

En position assise sur les fesses. Croiser une jambe fléchie sur l'autre jambe. Le pied de la jambe au sol est en contact avec les fesses. Pousser le genou à l'intérieur à l'aide du bras opposé. Alterner les jambes.

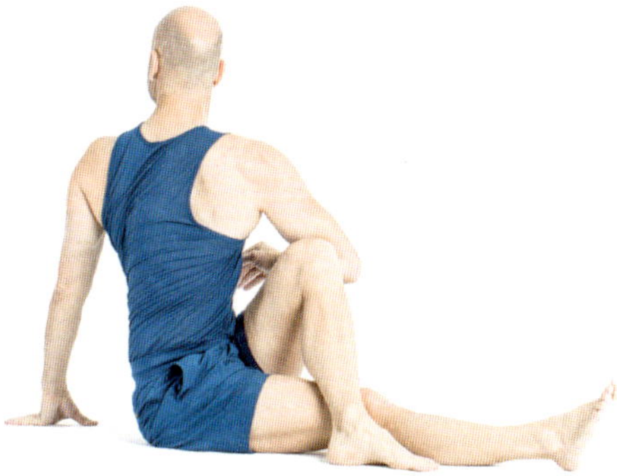

11 . POSTURE TWIST TENDU

En position assise, jambes écartées tendues, bras vers le haut tendus. Pivoter le corps à droite et descendre le torse sur la jambe droite. Remonter et faire la même chose à gauche.

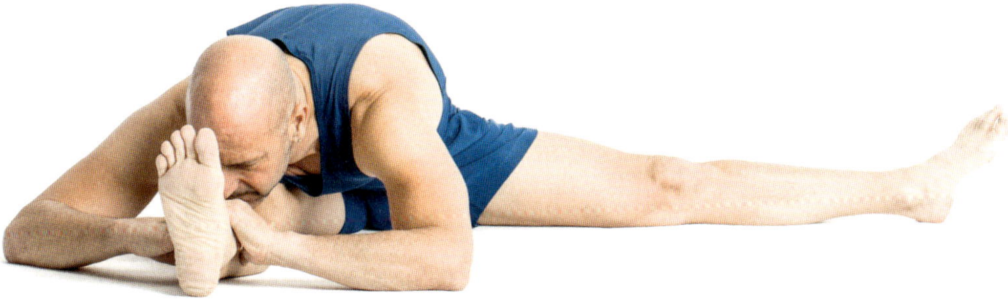

MUFFINS AVOINE MYRTILLE AMANDE

- 1 tasse de farine sans gluten
- ¾ de tasse d'avoine bio
- 1 tasse de poudre d'amandes
- ½ cuillère à café d'extrait d'amande
- 1 cuillère à café de levure à dessert
- ½ cuillère à café de cannelle
- ½ tasse d'huile de noix de coco
- 1 tasse de lait de noix de coco
- 3 œufs bio
- 1 tasse de myrtilles nature ou surgelées
- 3 cuillères à soupe de sirop d'érable

- Préchauffez votre four à 200 degrés et graissez légèrement votre moule à muffins, y compris les bords.
- Farinez-les puis jetez l'excédent de farine.
- Dans un bol, mélangez les liquides : le lait de coco avec l'huile de noix coco, le sirop d'érable, l'extrait d'amande et les trois œufs.
- Dans un grand bol, mélangez la poudre d'amande, l'avoine, la farine, la levure et la cannelle.
- Versez le bol de liquide dans les éléments secs et mélangez doucement avec une cuillère en bois.
- Vous ne devez pas trop mélanger cette pâte.
- Ajoutez-y délicatement les myrtilles.
- Remplissez les moules à muffins aux trois quarts puis parsemez chaque muffin de quelques flocons d'avoine pour le décor.
- Enfournez entre 15 et 20 minutes.
- Les muffins sont parfaits lorsque vous piquez avec une lame fine de couteau et qu'elle ressort sèche.
- À déguster tièdes ou froids et à conserver dans une boîte hermétique.

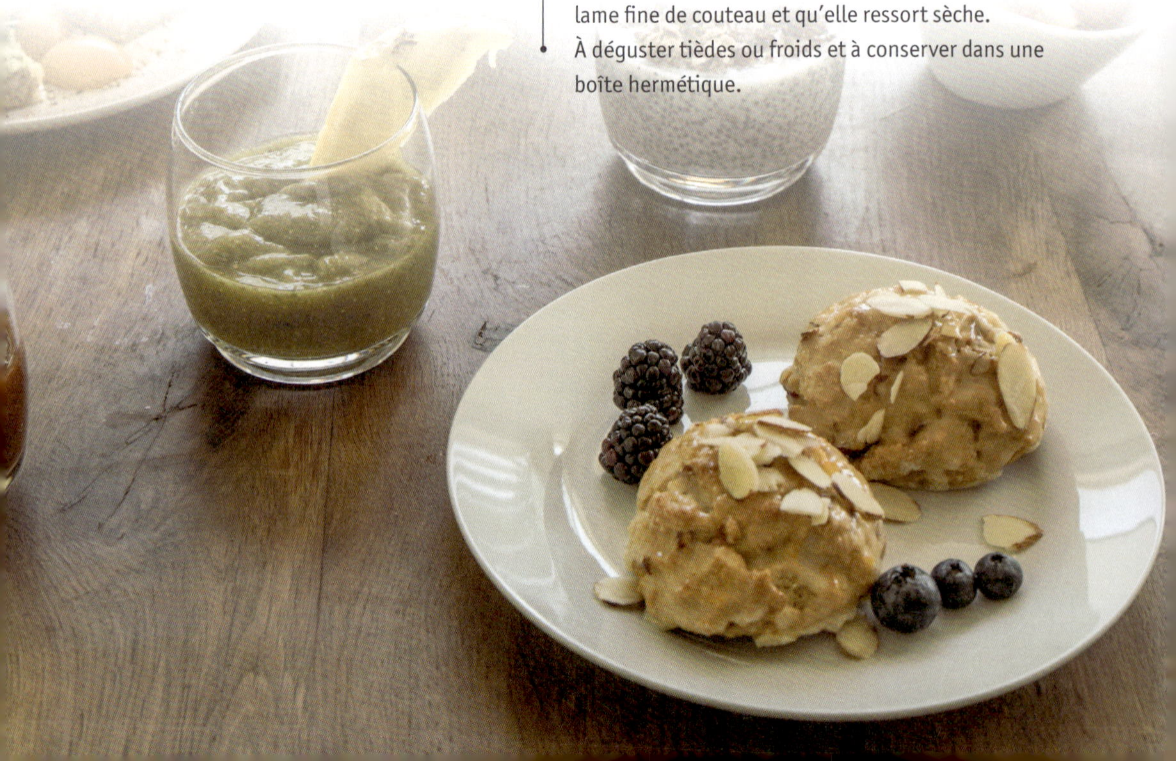

BŒUF PAPRIKA ESTRAGON

- 300 g de riz complet
- 2 morceaux de bœuf non gras
- 300 g de champignons de Paris
- 1 gousse d'ail
- ½ oignon jaune
- ½ cuillère à café de paprika
- 8 branches d'estragon frais
- 8 cornichons au vinaigre
- 1 cuillère à café de vinaigre de cidre
- 1 petite brique de crème de soja
- 2 cuillères à soupe d'huile de noix de coco

- Découpez la viande en lamelles régulières puis enrobez-la de paprika, sel, poivre et d'un peu d'huile de coco.
- Réservez au frais.
- Cuisez le riz complet à l'eau salée puis égouttez-le bien.
- Pendant ce temps, faites revenir les champignons dans une sauteuse avec l'oignon et l'ail émincés.
- Coupez les cornichons en petits morceaux et effeuillez l'estragon. Ajoutez-les aux champignons et faites bien colorer l'ensemble.
- Réservez dans un bol.
- Dans la même poêle, remettez un filet d'huile de coco et jetez-y les lamelles de bœuf.
- Cuisez une minute de chaque côté puis remettez les champignons dans la poêle et mélangez bien le tout.
- Laissez réchauffer 3 à 4 minutes puis ajoutez le riz.
- Bien mélanger à nouveau.
- Enfin, versez la crème de soja, le reste de l'estragon et arrosez d'un filet de vinaigre de cidre pour relever le tout.
- Dressez sur l'assiette.

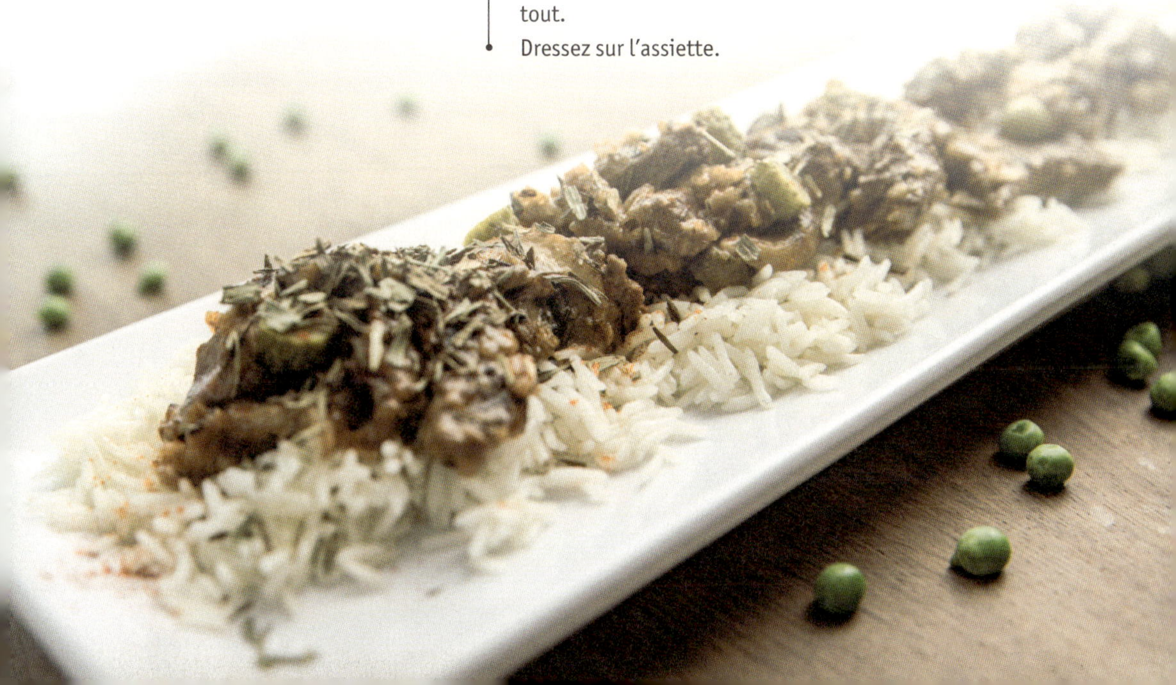

SALADE COURGETTES FENOUIL
SAUCE CÉSAR

- 2 courgettes
- ¼ concombre
- 1 fenouil
- 3 branches de menthe
- ½ paquet de tofu ferme ou soyeux
- 3 cuillères à soupe de lait de coco
- 1 petite boîte d'anchois à l'huile
- 1 rondelle d'oignon rouge
- Quelques petits pois crus

- Faites à peine griller les courgettes en rondelles dans une poêle.
- Coupez le concombre en morceaux et le fenouil en lamelles.
- Dans le bol de votre mixeur à herbes, mettez le tofu avec les anchois, un peu d'huile de la boîte et le lait de coco.
- Mixez bien le tout.
- Déposez cette sauce sur un plat, puis mettez les courgettes grillées, les concombres et le fenouil.
- Ajoutez les feuilles de menthe, les lamelles fines d'oignons rouges, quelques petits pois et quelques pépins de grenade si vous en avez pour la décoration.

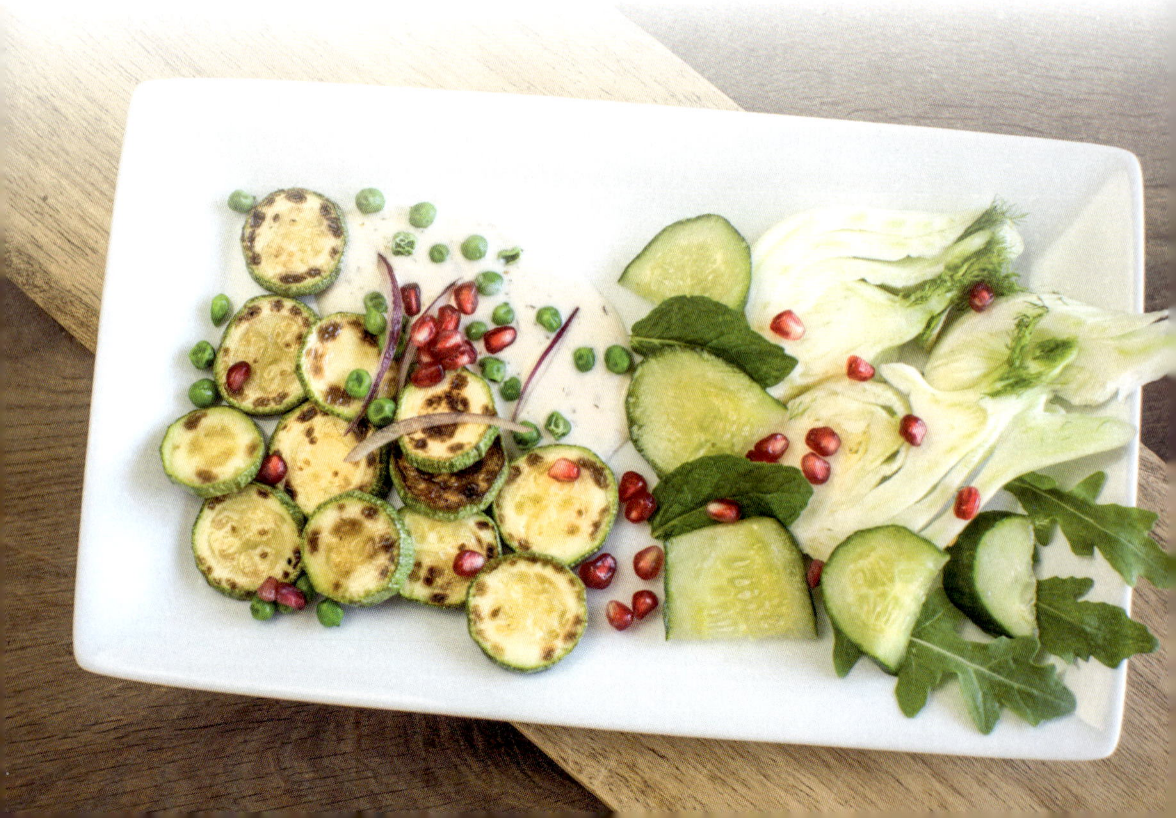

Semaine 3
Lundi

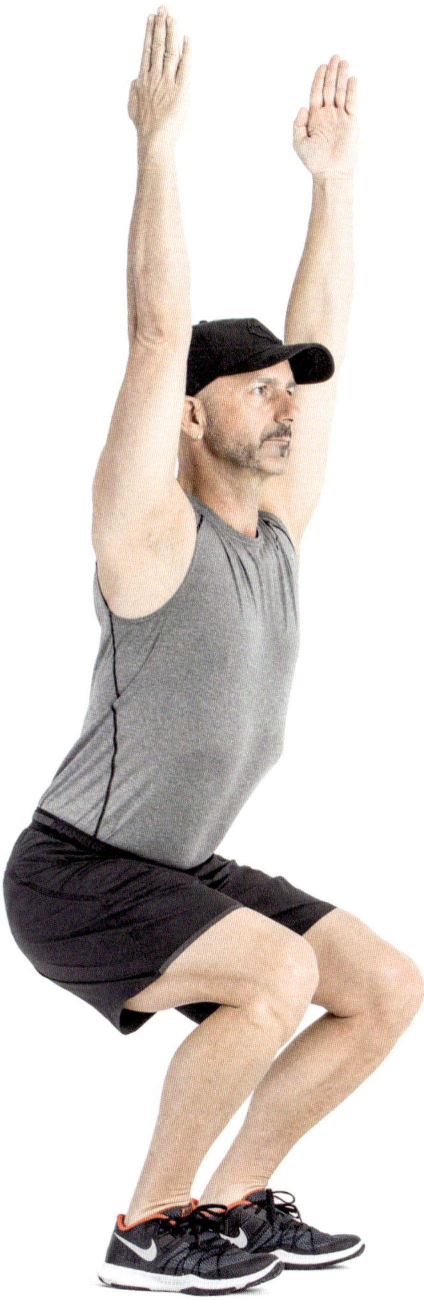

182 Fitness
186 Breakfast
187 Lunch
188 Dinner

ENDURANCE, ENTRAÎNEMENT CARDIO-VASCULAIRE

Une bonne endurance permet de trouver du plaisir dans son sport favori et rend plus faciles les efforts de la vie quotidienne.

ACCESSOIRE : rouler une serviette pour que cela fasse une bande d'environ 5 cm de large.
CONCEPT : faire chaque exercice pendant 30 secondes à une vitesse rapide puis 20 secondes à une vitesse super rapide, deux fois, puis prendre 30 secondes de repos. (Sauf si indiqué).

1 . PETITS SAUTS

Sauter une jambe après l'autre de chaque côté de la serviette.

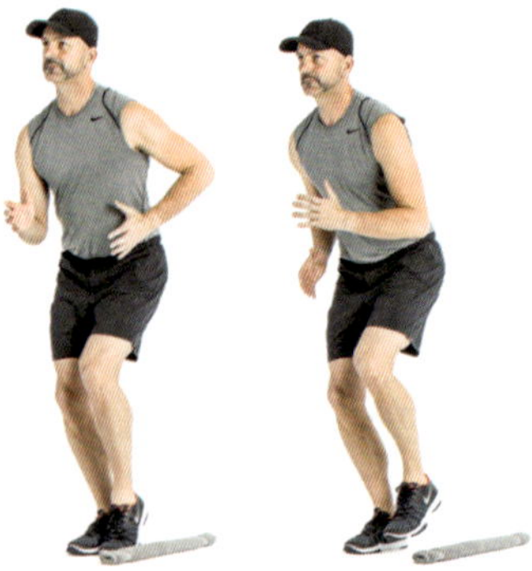

2 . SQUAT

Fléchir les genoux à 90 degrés. Les genoux ne dépassent pas les orteils. Garder le dos plat.

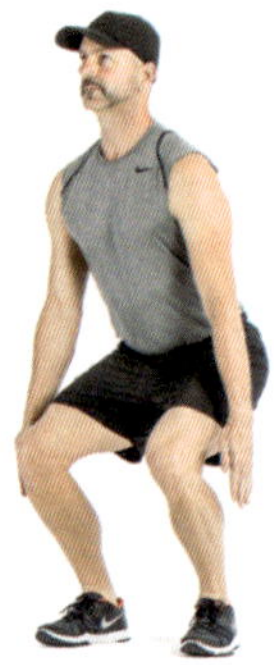

1 MINUTE DE REPOS

3 . PETITS SAUTS

Sauter les deux pieds en même temps de chaque côté de la serviette.

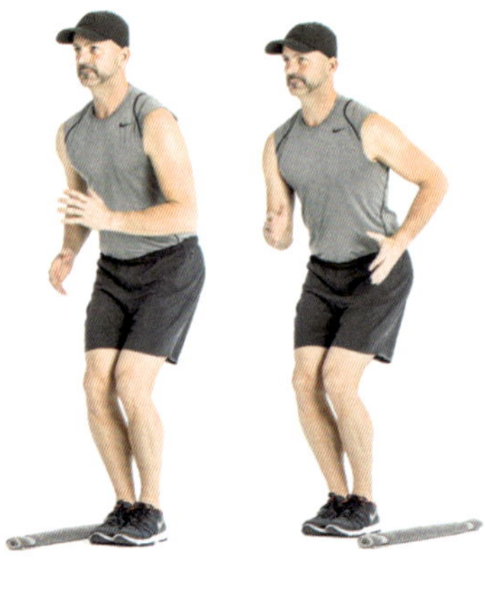

4 . SQUAT BRAS

Fléchir les genoux à 90 degrés. Les genoux ne dépassent pas les orteils. Monter les bras tendus au-dessus de la tête lors de la flexion.

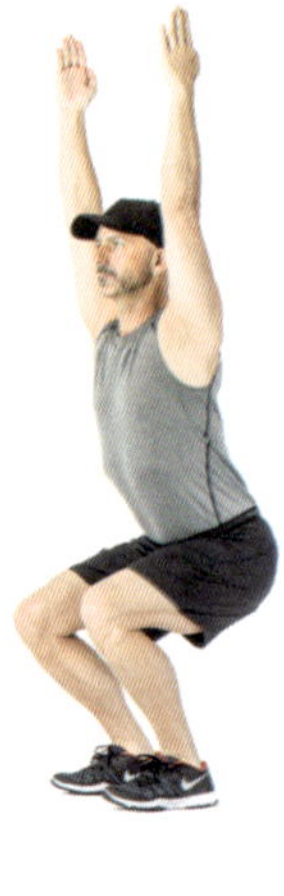

1 MINUTE DE REPOS

5 . PETITS SAUTS

Sauter un pied après l'autre autour de la serviette en faisant un losange. 50 secondes de chaque côté.

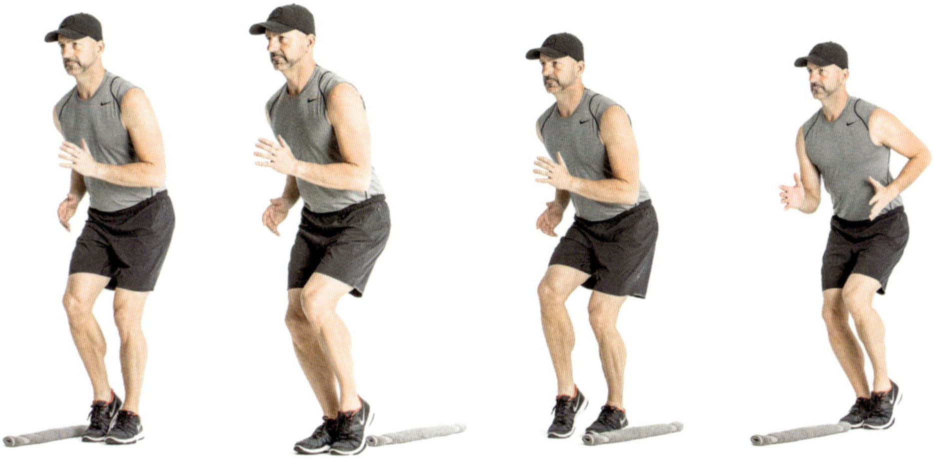

6 . SQUAT BOXER

En position de squat, les orteils tournés vers l'extérieur, bras en défense pliés devant soi. Boxer un bras après l'autre devant soi.

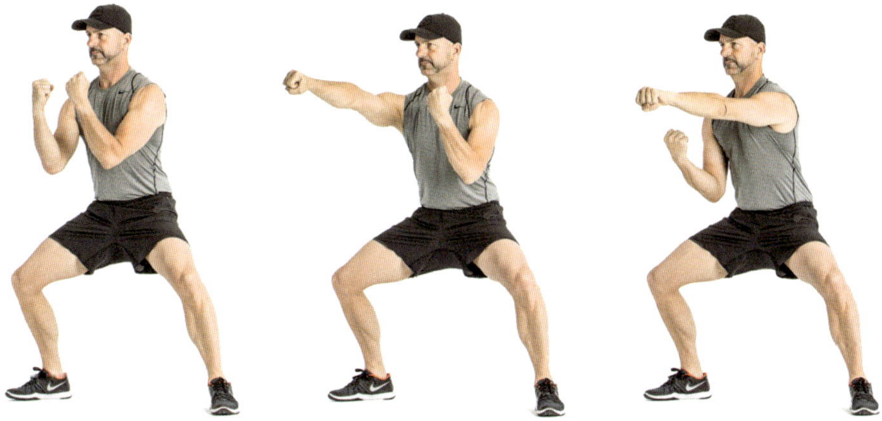

1 MINUTE DE REPOS

7 . PETITS SAUTS

Sauter les deux jambes ensemble autour de la serviette en faisant un losange. 50 secondes de chaque côté.

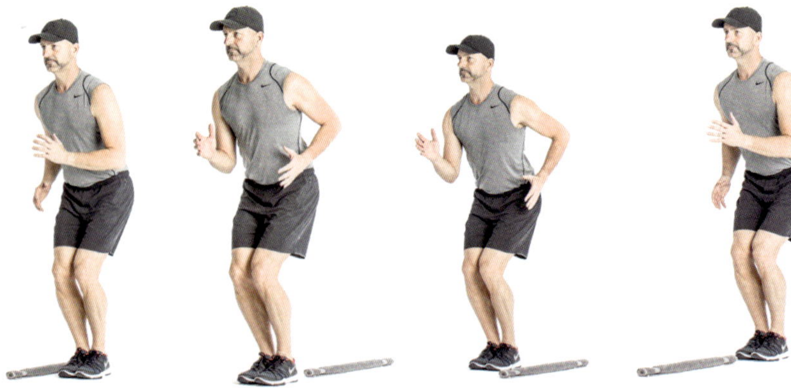

8 . SQUAT BOXER BRAS CÔTÉ

En position de squat, les orteils tournés vers l'extérieur, bras en défense pliés devant soi. Boxer avec les bras du côté droit et du côté gauche le plus rapidement possible.

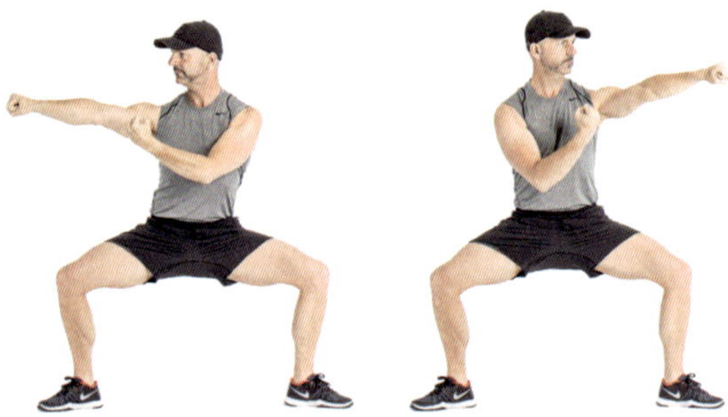

1 MINUTE DE REPOS

9 . PETITS SAUTS

Sauter un pied après l'autre vers l'avant puis vers l'arrière au-dessus de la serviette.

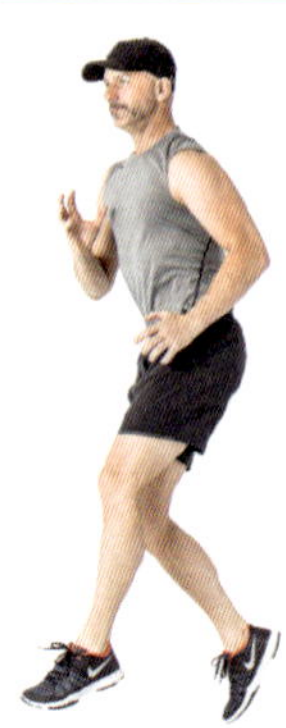

10 . JANE FONDA

Jambe droite en action. D'une fente sur le côté à 90 degrés, on amène le genou droit et le coude gauche devant le corps. Le coude touche le genou. Puis on tend à nouveau la jambe. 50 secondes à vitesse moyenne et 50 secondes à vitesse rapide.

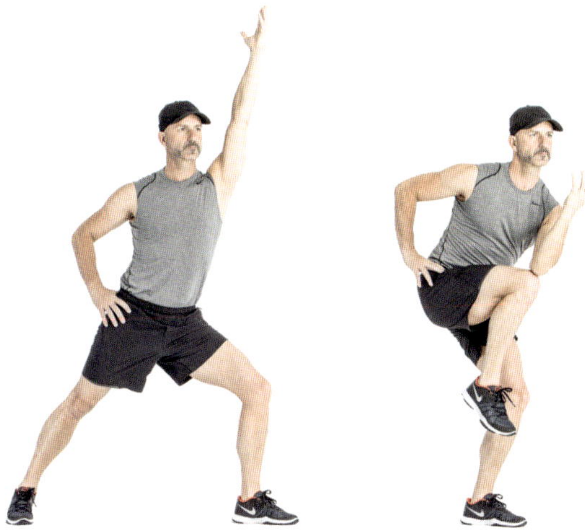

1 MINUTE DE REPOS

11 . PETITS SAUTS

Sauter les deux jambes ensemble au-dessus de la serviette en avant et en arrière. 50 secondes à vitesse moyenne et 50 secondes rapides.

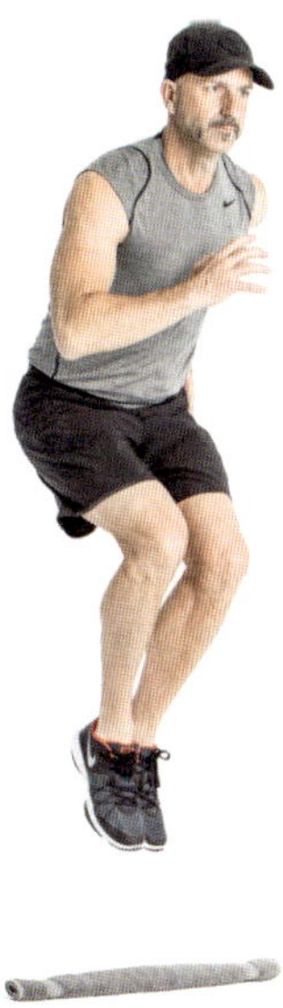

12 . JANE FONDA

avec la jambe gauche. D'une fente sur le côté à 90 degrés on amène le genou gauche et le coude droit devant le corps. Le coude touche le genou. Puis on retend la jambe. 50 secondes à vitesse moyenne et 50 secondes à vitesse rapide.

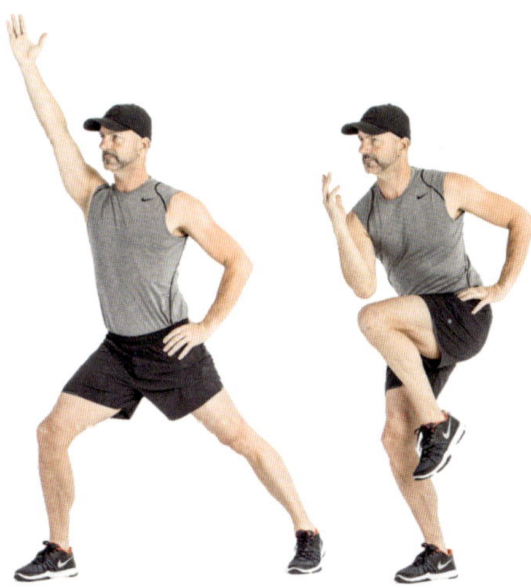

PORRIDGE DE QUINOA

- 1 tasse de quinoa
- 2 tasses de lait de coco
- 1 cuillère à café de sirop d'érable
- 1 pincée de cannelle
- ½ cuillère à café d'extrait d'amande
- ½ pomme golden
- Quelques raisins secs
- 4 noix de pecan ou noisettes

- Rincez le quinoa et mettez-le dans une casserole avec le lait de coco, le sirop d'érable, la cannelle, l'extrait d'amande et la demi-pomme coupée en tout petits dés.
- Couvrez et laissez cuire jusqu'à évaporation du liquide.
- Dégustez tiède ou froid dans un bol recouvert de raisins secs et des noix de pecan ou noisettes.

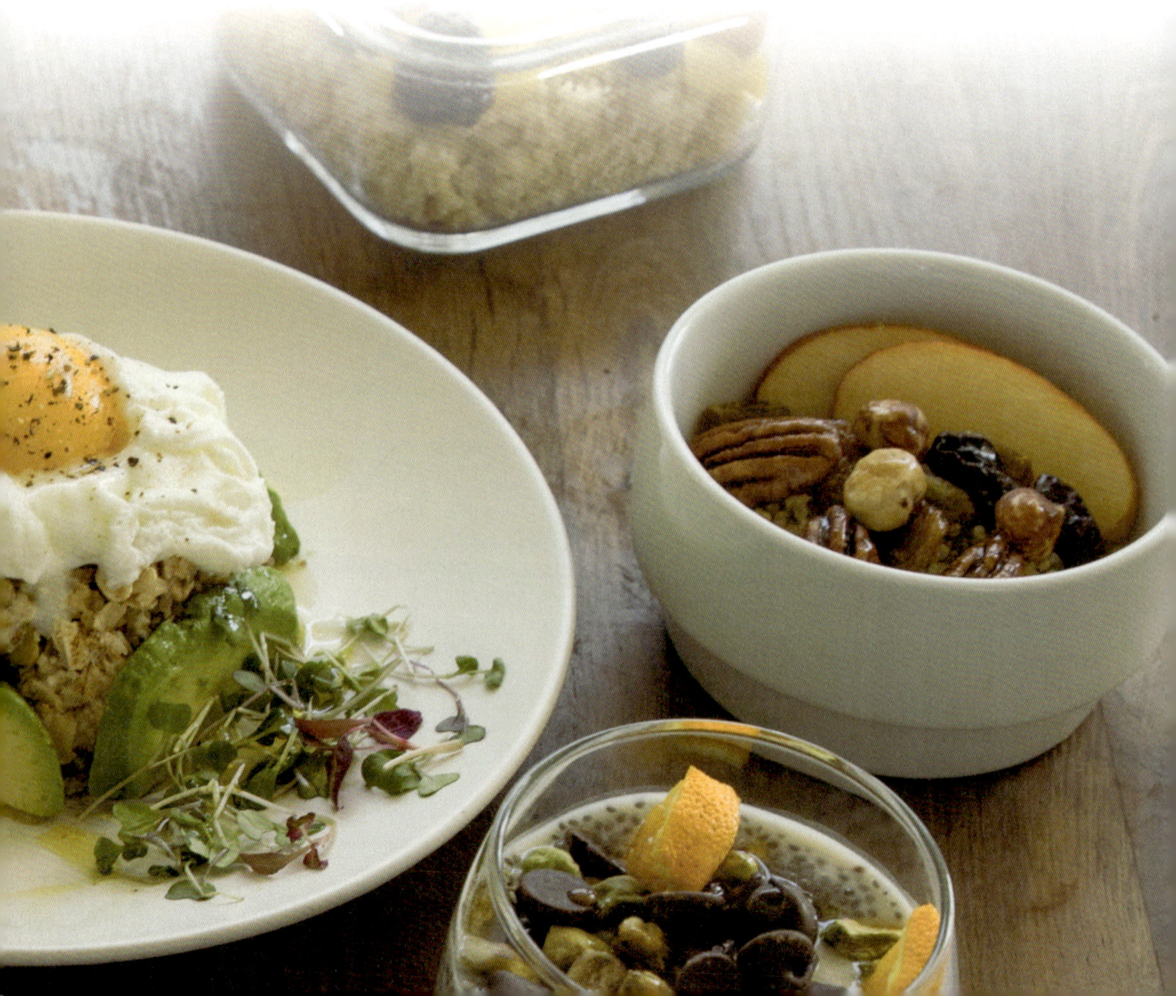

GREEN SALADE AU POULET

- 1 blanc de poulet
- 1 poignée d'épinards
- ¼ de chou blanc
- ¼ de chou rouge
- ½ avocat
- ¼ de concombre
- 1 pincée de curry
- ½ cuillère à café de levure diététique
- 1 cuillère d'huile d'avocat
- 5 tiges de coriandre fraîche
- 1 citron jaune
- ½ cuillère à café de graines de lin et de tournesol

- Faites griller doucement votre filet de poulet avec sel et poivre.
- Lorsqu'il est cuit, coupez-le en dés et réservez-le.
- Mélangez ensemble les feuilles d'épinards entières, les choux rouges et blancs râpés, le concombre en fines rondelles avec la peau et les feuilles de coriandre.
- Ajoutez les morceaux de poulet et écrasez l'avocat dans le saladier.
- Enrobez bien tous les légumes.
- Arrosez d'un filet de citron et ajoutez l'huile d'avocat.
- Servez dans un bol et parsemez de levure diététique et de graines de lin et de tournesol.

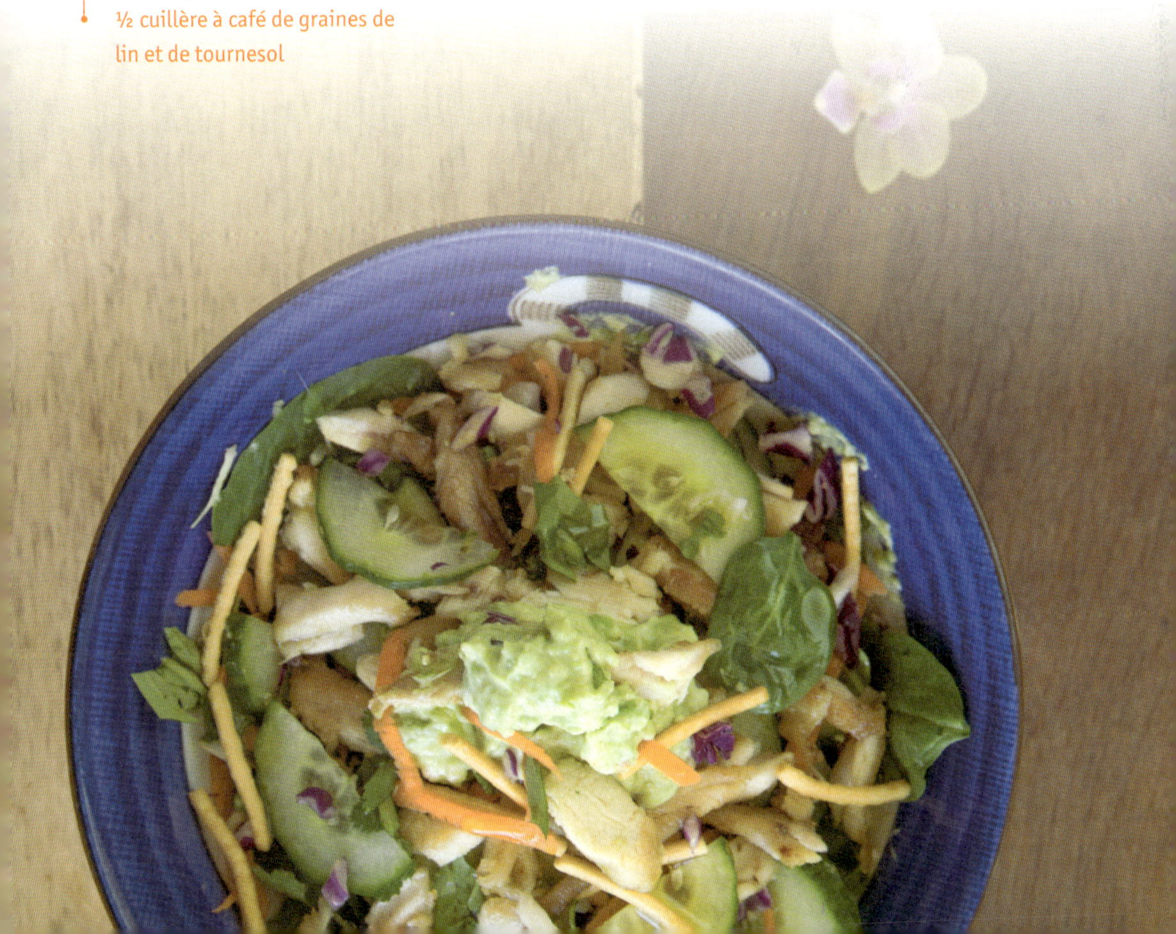

Soupe italienne

- 2 tomates
- 2 poignées d'épinards
- 1 boîte de haricots blancs
- ½ cuillère à café de graines de coriandre
- ½ cuillère à café de graines de cumin
- ½ oignon jaune
- 1 gousse d'ail
- 1 cube de bouillon de légumes
- 1 litre d'eau chaude
- 10 feuilles de basilic frais
- 3 cuillères à café de vermicelle à soupe
- 1 cuillère à café d'huile de noix de coco

- Émincez l'ail et l'oignon et mettez-les à revenir doucement avec l'huile de coco.
- Ajoutez les graines de coriandre et de cumin ainsi que les tomates et bien mélanger.
- Émiettez le cube de légumes et délayez-le dans le litre d'eau chaude.
- Mettez les haricots blancs égouttés et rincés ainsi que les épinards dans la casserole puis versez l'eau en ajoutant du sel et du poivre.
- Couvrez et laissez cuire à feu doux pendant 10 minutes environ.
- Ajoutez les vermicelles en pluie et poursuivez la cuisson pendant environ 5 à 7 minutes.
- Sortez à l'écumoire la moitié des légumes et mixez-les avec un peu d'eau de cuisson.
- Versez dans un bol et ajoutez une louche de légumes non mixés. Décorez avec du basilic frais émincé.

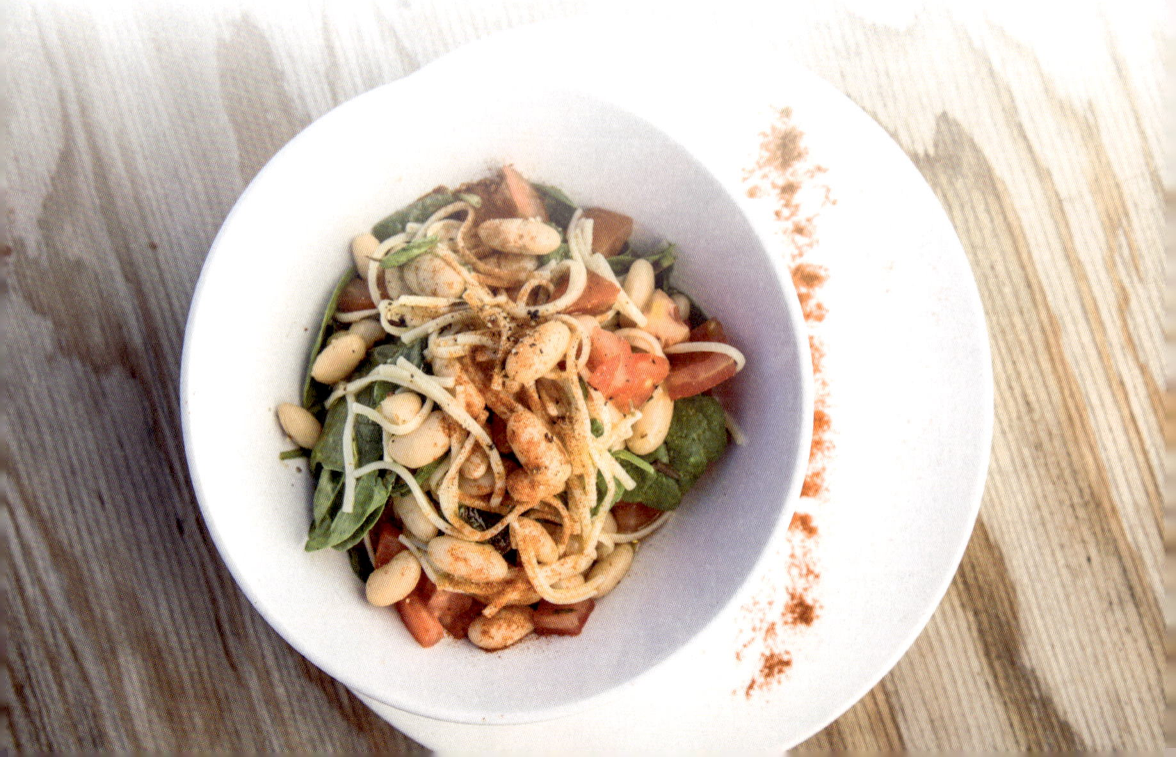

Semaine 3
Mardi

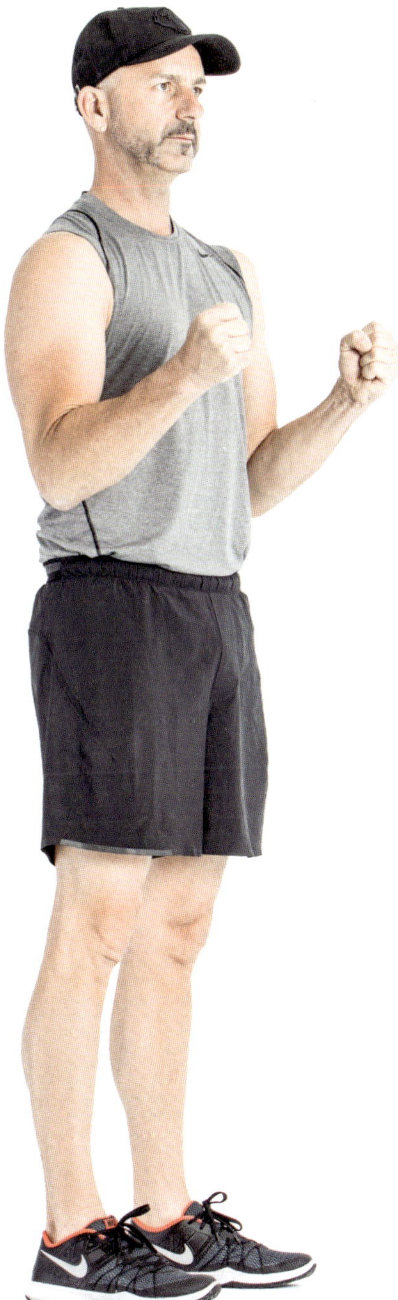

190 Fitness
194 Breakfast
195 Lunch
196 Dinner

ENTRAÎNEMENT DU HAUT DU CORPS

Cette séance du mardi est complétée par des unités spécialement ciblées sur la qualité du mouvement.

Accessoires : poids, élastiques, bouteilles d'eau, boîtes de conserve... (facultatif).

Concept : mêmes exercices que semaine 1, mais en introduisant le concept de vitesse. Faire chaque exercice deux fois, 25 secondes de qualité suivies immédiatement par 35 secondes de vitesse. Il est important de faire les deux minutes sans s'arrêter. Si l'on est fatigué, on peut toujours ralentir, faire moins de répétitions, reposer les poids utilisés...

1 . PLANCHE TOUCHÉE

En position de planche sur les mains avec les poignets alignés aux épaules, la main droite vient toucher l'épaule gauche puis retour à la position initiale. Faire la même chose de la main gauche. Il est important de ne pas bouger les hanches. Possibilité de se mettre sur les genoux pour un exercice plus difficile.

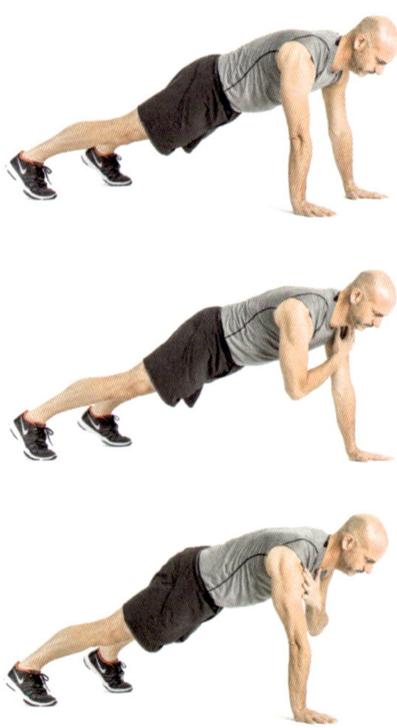

2 . EXTENSION BRAS

Debout, les jambes légèrement écartées, les bras ouverts sur le côté pliés à 90 degrés. Tendre les bras au-dessus de la tête puis revenir à la position initiale. Possibilité d'utiliser des poids ou des élastiques.

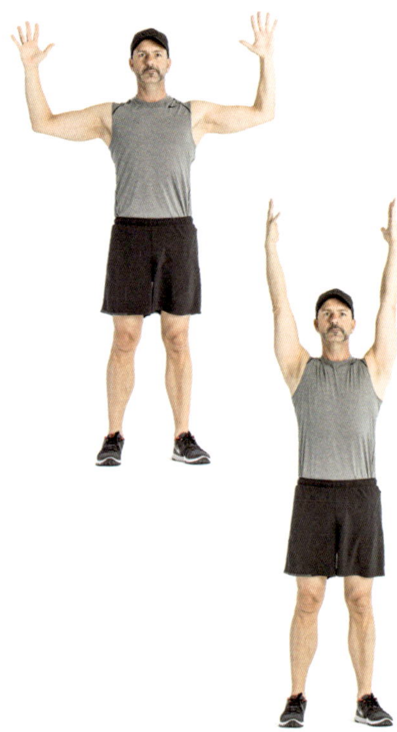

3 . L'AIGLE

Allongé sur le dos, les jambes pliées à 90 degrés, les pieds au sol, les bras levés, légèrement serrés et pliés au-dessus des yeux. Les paumes des mains sont face à face. Descendre les bras sur le côté jusqu'à ce que les coudes viennent toucher le sol. Il est important d'avoir toujours le bas du dos en contact avec le sol et de garder les bras légèrement pliés.

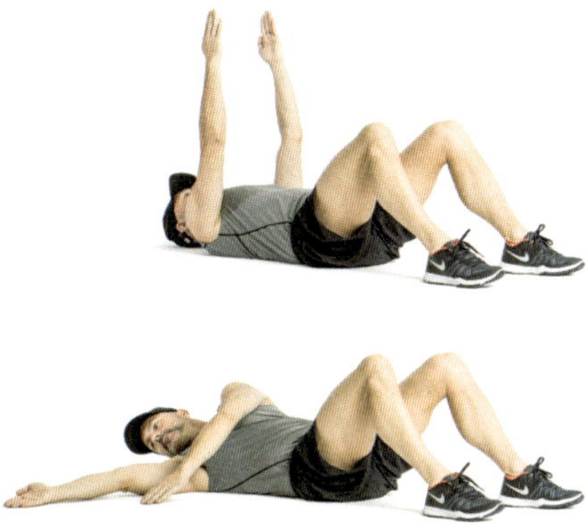

4 . PUSH UP

En position de planche sur les mains avec ou sans les genoux au sol, les bras écartés plus que la largeur des épaules. Le corps bien gainé, fléchir les bras à 90 degrés puis revenir à la position initiale. Attention de ne jamais cambrer.

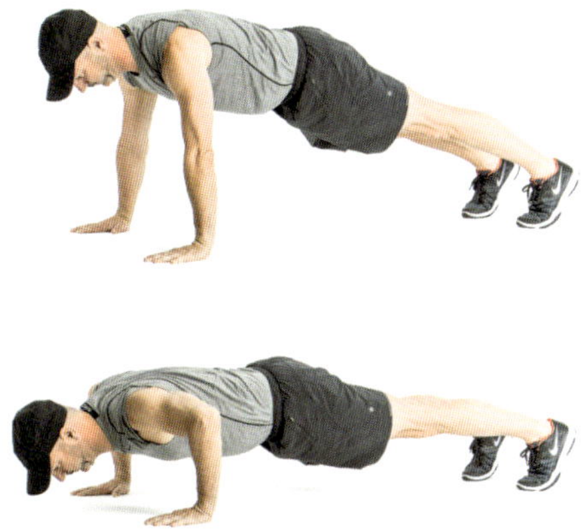

1 MINUTE DE REPOS

5 . EXTENSION TRICEPS

Debout, les jambes légèrement écartées, les bras tendus au-dessus de la tête, les mains en contact avec les paumes à l'intérieur. Sans bouger les coudes, plier les bras derrière la tête puis revenir à la position initiale. Possibilité d'utiliser des poids, une bouteille d'eau…

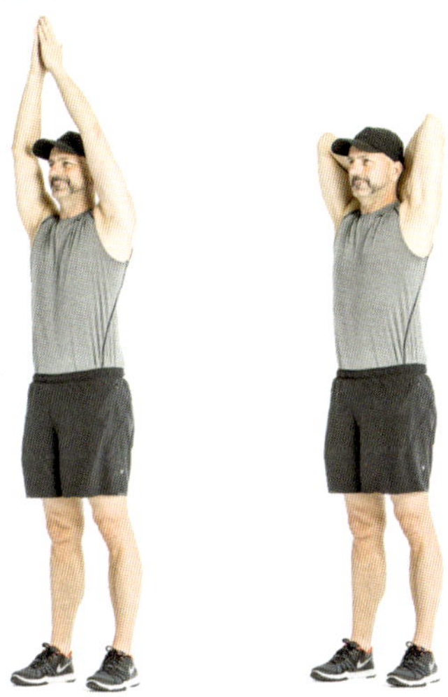

6 . L'AIGLE CROISÉ

Allongé sur le dos, les jambes à 90 degrés, les pieds au sol, les bras levés, croisés (gauche devant) au-dessus des yeux. Les paumes tournées vers l'avant. Descendre les bras sur le côté gauche jusqu'à ce que le coude gauche vienne toucher le sol. Puis revenir à la position initiale en changeant le croisé (droit devant).

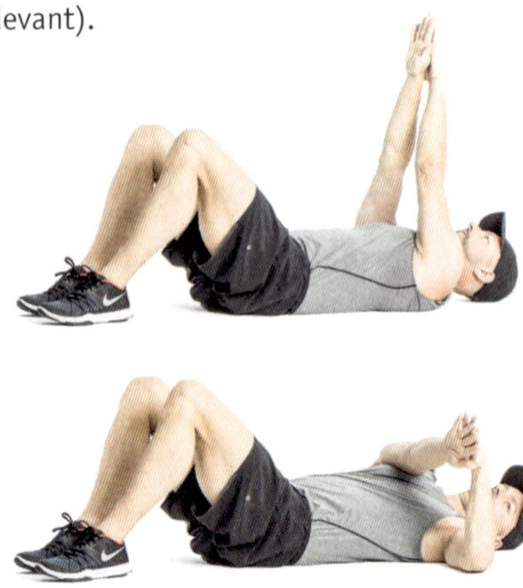

7 . BICEPS CURLS

Debout, les jambes légèrement écartées, les bras légèrement plies près des hanches, les paumes tournées vers l'avant. Plier les deux bras en même temps pour venir toucher les épaules. Puis redescendre à la position initiale. Les coudes ne bougent pas et restent sur le côté du corps.

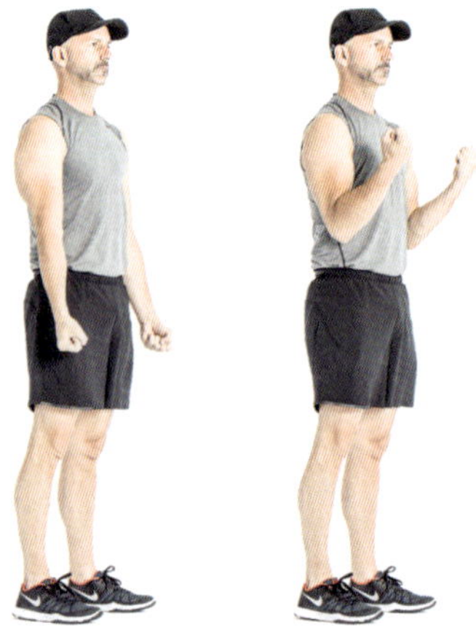

8 . ENCHAÎNEMENT DE BRAS

Debout, les jambes légèrement écartées, les bras pliés à 90 degrés sur le côté. En gardant la position, fermer les coudes devant soi, puis rouvrir jusqu'à la position initiale, tendre les bras au-dessus de la tête et revenir à la position initiale les bras pliés.

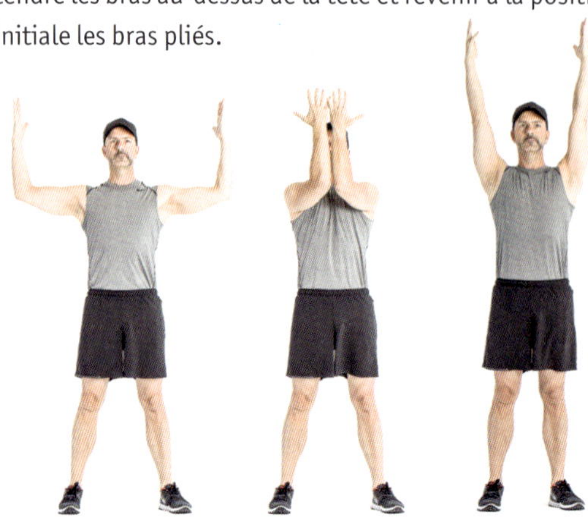

9 . PLANCHE ISOMÉTRIQUE

En position de planche sur les mains ou sur les coudes alignés aux épaules. Tenir pendant 2 minutes ou le plus longtemps possible.

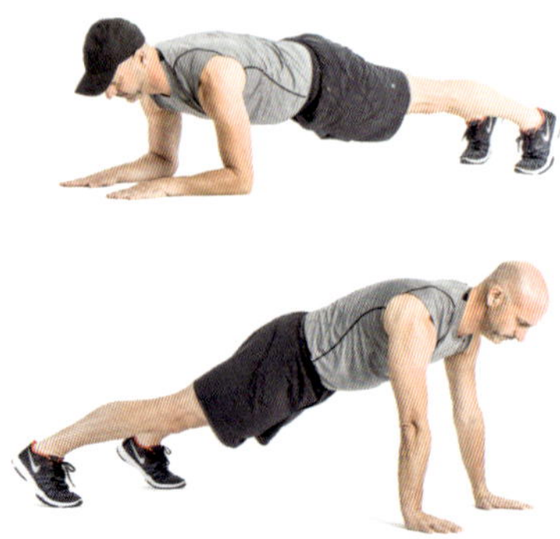

10 . LE CONDOR

Debout, les jambes légèrement écartées, les bras le long du corps, les paumes face aux hanches. Monter simultanément les bras tendus sur le côté jusqu'à 90 degrés. Puis redescendre les bras.

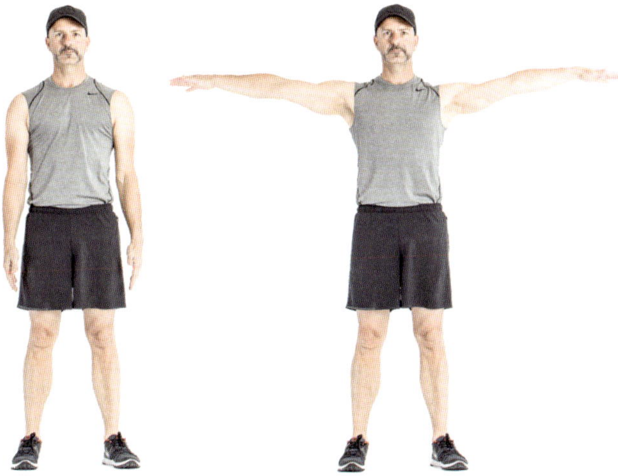

11 . BICEPS CURLS

avec les poignets tournés à l'intérieur. Debout, les jambes légèrement écartées, les bras légèrement pliés près des hanches, les paumes face aux hanches. Plier les bras en même temps pour venir toucher les épaules. Puis redescendre à la position initiale. Les coudes ne bougent pas et restent sur le côté du corps.

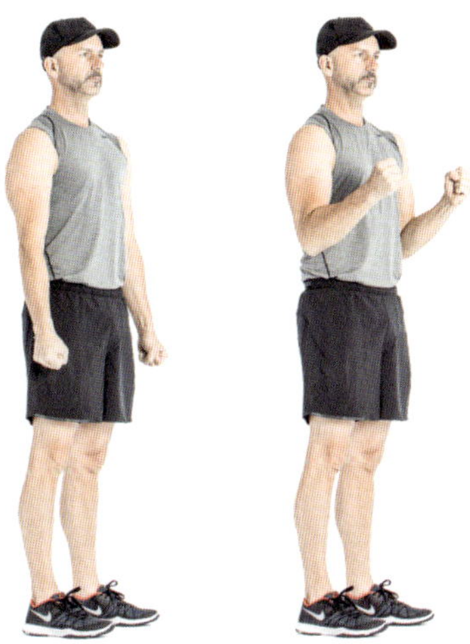

12 . TRICEPS PLANCHE

En position assise sur une chaise, les mains accrochées à l'avant du siège. Décoller les fesses en avançant légèrement les genoux. Sans utiliser la force des genoux, plier les coudes puis les tendre.

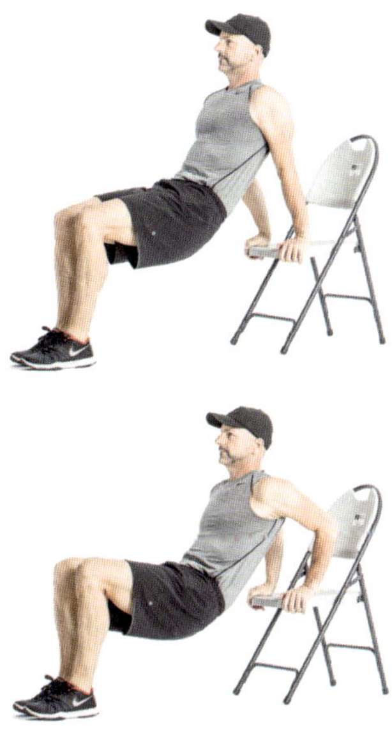

SUPER 'BOWL' MANGUE ANANAS

- 1 tasse de lait de coco
- 1 poignée de mangue surgelé
- 1 poignée de morceaux d'ananas surgelés
- 3 cuillères à soupe de granola
- ½ cuillère à café de sirop d'érable
- 10 feuilles de menthe

- Mixer l'ananas, la mangue, la moitié de la menthe, le granola et la tasse de lait de coco.
- Versez le mélange dans un bol.
- Décorez avec des petits dés de mangue et d'ananas, un peu de granola et quelques feuilles de menthe.
- Servez immédiatement.

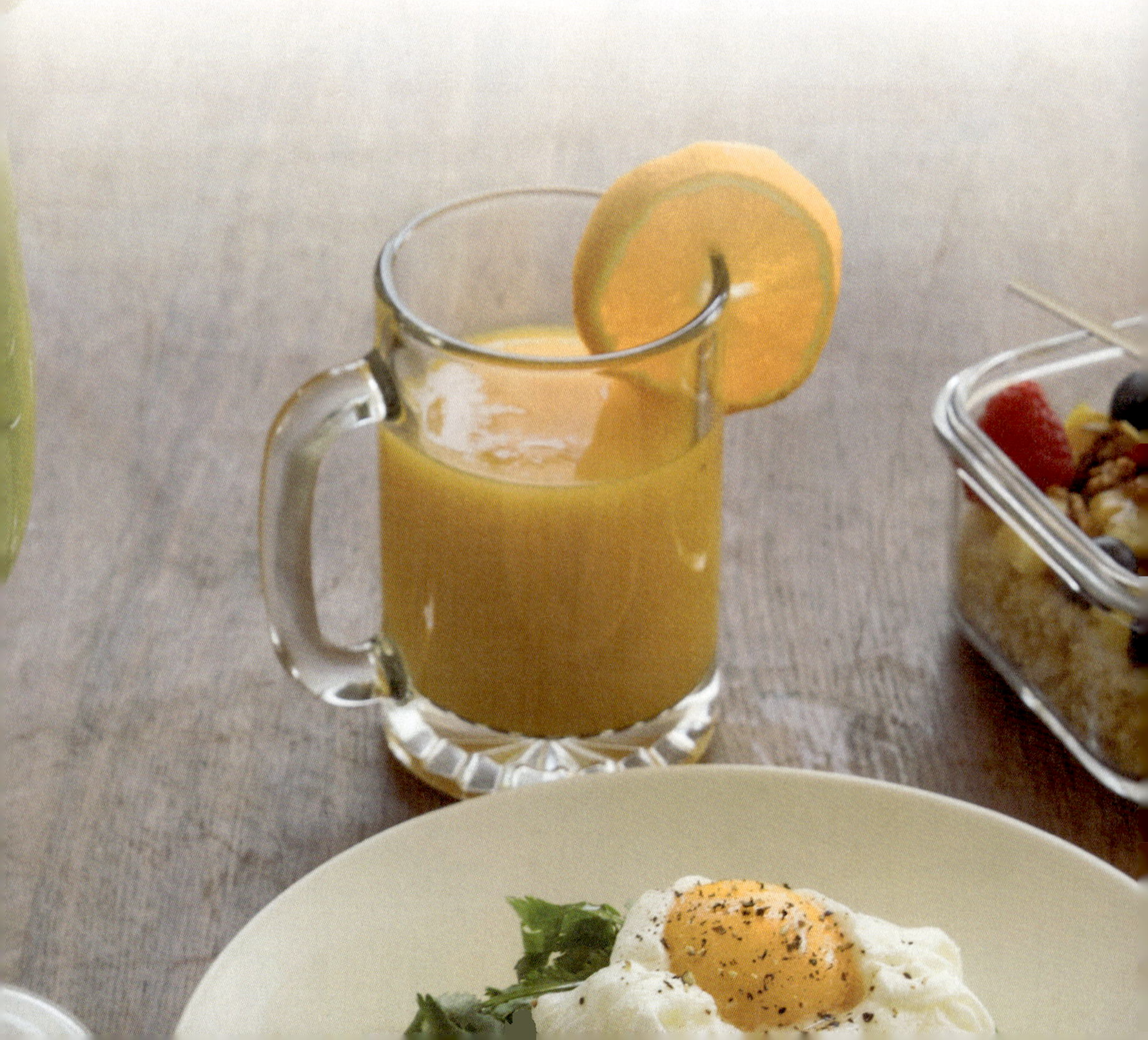

SALADE DE PÂTES 'RISONI'
AU POULET SAUCE AUX ANCHOIS

- 1 salade romaine
- 150 g de pâtes « risoni »
- 1 filet de poulet
- 20 feuilles de basilic
- ½ gousse d'ail
- ½ boîte d'anchois
- 5 amandes crues
- 2 cuillères à soupe de crème de soja
- 1 cuillère à café de moutarde de Dijon
- 1 cuillère à soupe d'huile d'olive
- 1 citron vert
- Sel et poivre

- Cuire les pâtes à l'eau salée puis rincez-les pour les refroidir.
- Faites dorer à la poêle le filet de poulet et découpez-le en petits morceaux.
- Dans le bol de votre mixeur à herbes, mettez le basilic avec la demi-boîte d'anchois ainsi que la moitié de son huile, la demi-gousse d'ail émincée, les amandes, la moutarde et la crème de soja.
- Mixez puis versez cette sauce dans le fond d'un saladier.
- Mettez la salade coupée en petits morceaux dans la sauce puis les pâtes et enfin le poulet.
- Mélangez complètement puis salez, poivrez et décorez de quelques feuilles de basilic émincées.

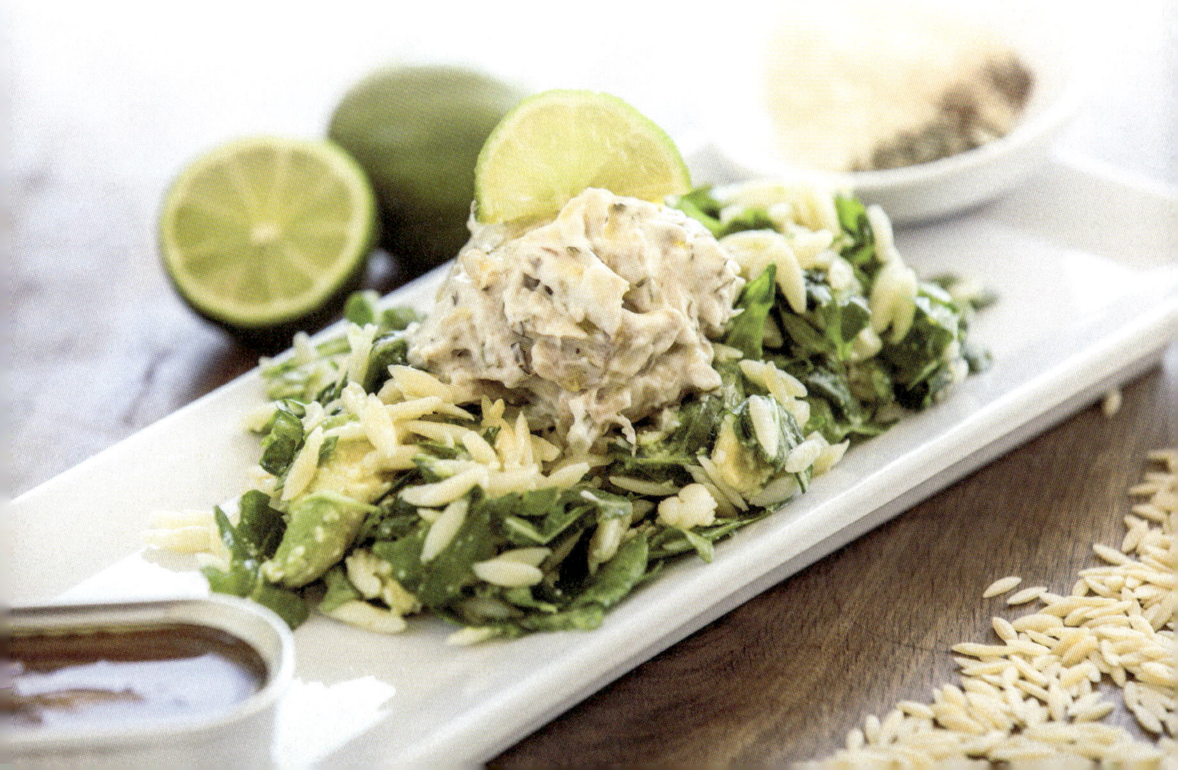

LÉGUMES VERTS
THYM-CITRON ANETH

- 4 fonds d'artichaut surgelés
- 100 g de fèves ou edamame surgelées
- 50 g de petits pois
- 50 g d'orge ou de blé
- 1 branche de thym citron
- 5 branches d'aneth
- 1 oignon vert
- 1 citron jaune
- ½ cuillère à café de poivre rose
- 1 cube de bouillon de légumes
- 1 litre d'eau

- Faites bouillir l'eau avec le sel, le poivre et le cube de légumes.
- Ajoutez les artichauts décongelés ainsi que la branche de thym citron et laissez cuire environ 15 minutes.
- Ajoutez l'orge rincée puis 5 à 7 minutes après les fèves ou edamame et les petits pois décongelés.
- Pendant ce temps, coupez le citron en demi-rondelles et faites-le dorer à la poêle dans un filet d'huile d'olive.
- Sortez les légumes de la casserole avec une écumoire et disposez-les dans une assiette creuse ou dans un bol.
- Portez le bouillon à ébullition pour environ 10 minutes afin de concentrer les goûts.
- Versez ce bouillon chaud sur les légumes et décorez avec les tranches de citron confit, l'aneth émincé et le poivre rose.

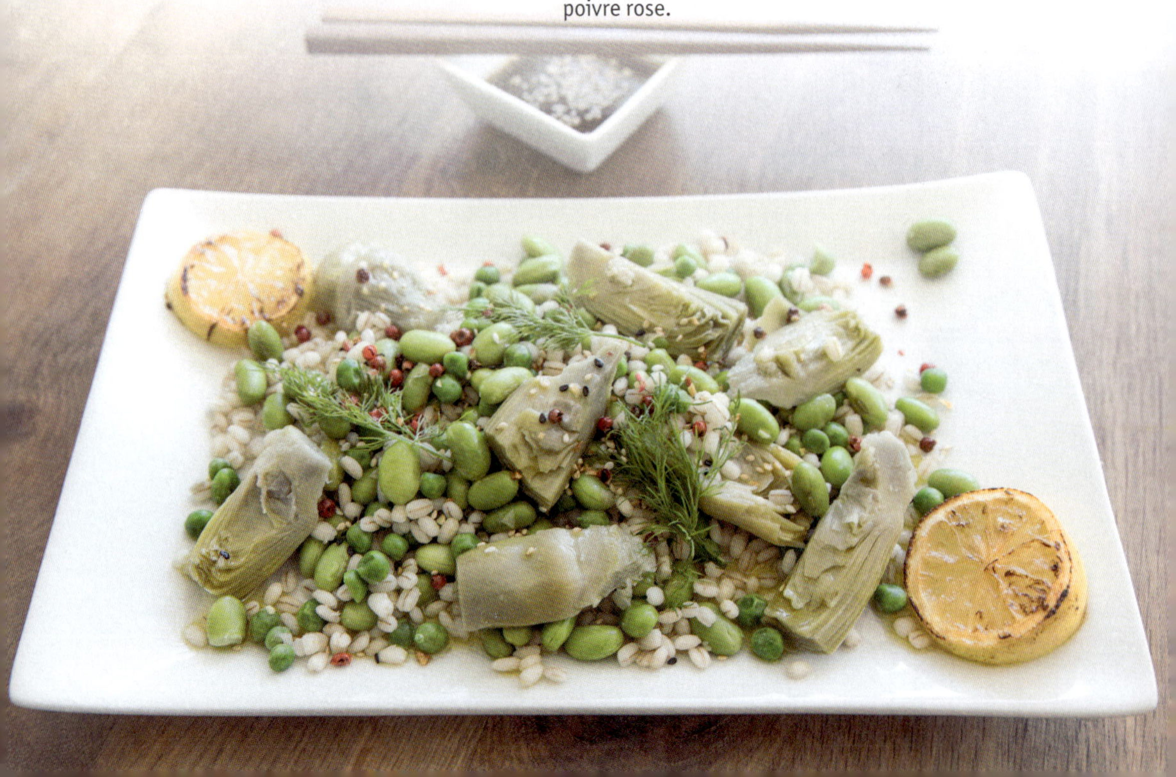

Semaine 3
Mercredi

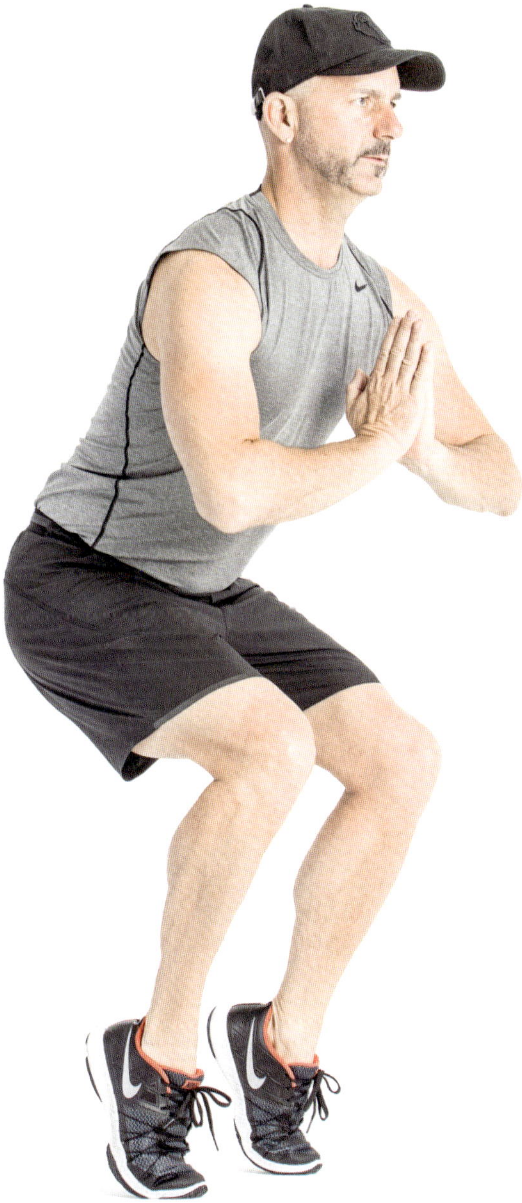

198 Fitness
202 Breakfast
203 Lunch
204 Dinner

ENTRAÎNEMENT CIBLÉ SUR LE BAS DU CORPS

Cette séance du mercredi est complétée par des unités spécialement orientées sur la qualité du mouvement.

L'entraînement des jambes et du bas du corps est indispensable à l'harmonie et l'équilibre musculaire. Travailler le bas du corps c'est travailler les cuisses, les fessiers, les mollets. Ce travail permet un développement des muscles des jambes, mais il crée aussi un environnement anabolisant qui favorise le renforcement musculaire du corps entier.

ACCESSOIRES : poids, élastiques, bouteilles d'eau, boîtes de conserve… (facultatif).

CONCEPT : mêmes exercices que semaine 1, en introduisant le concept de vitesse. Faire chaque exercice deux fois, 25 secondes de qualité suivies immédiatement de 35 secondes de vitesse. Il est important de faire les deux minutes sans s'arrêter. En cas de fatigue, ralentir, faire moins de répétitions, reposer les poids utilisés…

1 . FENTE AVANT

Debout, les pieds à plat écartés de la largeur du bassin, les mains à la taille. Fléchir les deux jambes en avançant la jambe droite à 90 degrés jusqu'à ce que le genou gauche arrière frôle pratiquement le sol sans jamais le toucher. Remonter en poussant sur la jambe arrière. Alterner les jambes à chaque répétition.

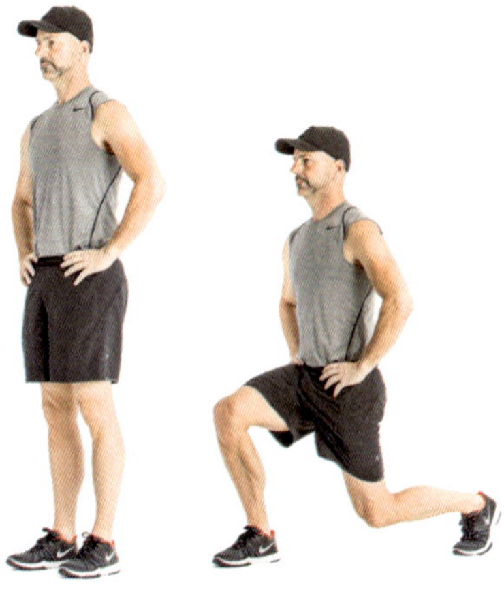

2 . SQUAT

Fléchir les genoux de 90 degrés. Les genoux ne dépassent pas les orteils. Garder le dos plat.

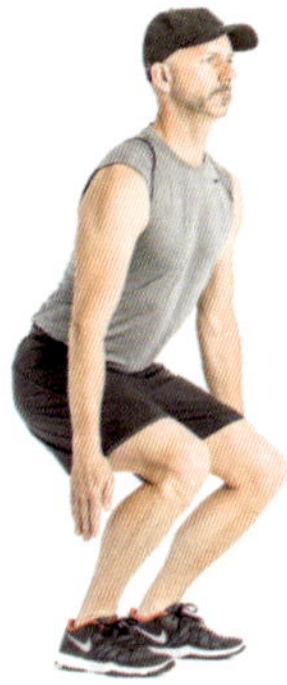

3 . SQUAT DES DOIGTS

Debout, les jambes écartées et les bras tendus au-dessus de la tête. Faire un squat tout en descendant les bras jusqu'à ce que le bout des doigts touche le sol.

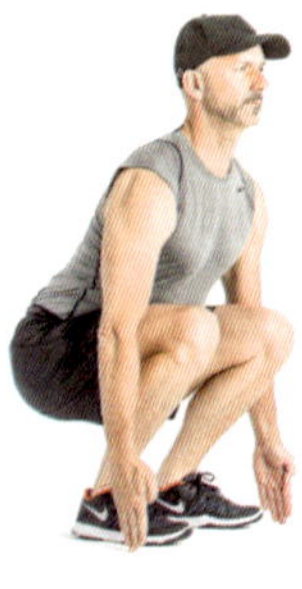

4 . SQUAT KICK

Partir d'une position debout les jambes écartées et les bras tendus au-dessus de la tête. Faire un squat suivi d'un kick de la jambe droite. Puis faire un squat suivi d'un kick de la jambe gauche.

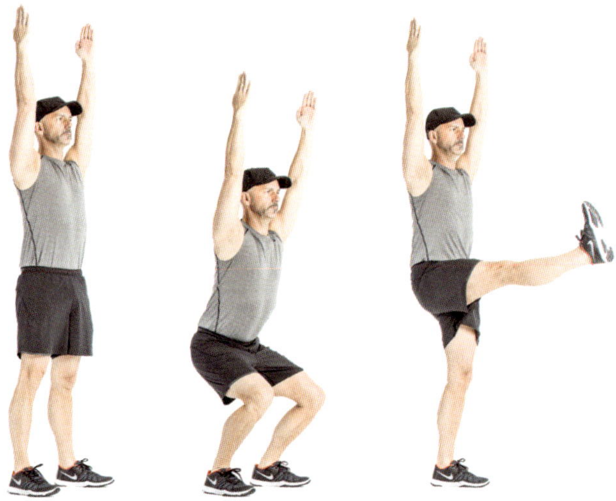

5 . SQUAT JAMBE DROITE

Debout, pied droit à plat au sol, jambe gauche pliée talon fesse genou alignés. Fléchir le plus possible la jambe droite sans bouger la jambe gauche. Les genoux ne passent jamais devant les orteils.

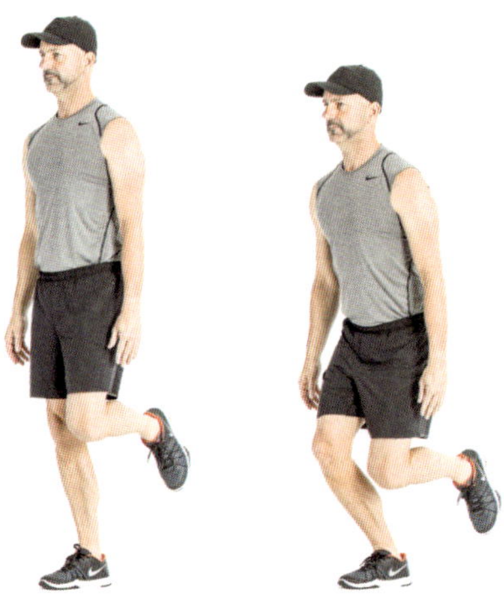

6 . SQUAT JAMBE GAUCHE

Debout, pied gauche à plat au sol, jambe droite pliée talon fesse genou alignés. Fléchir le plus possible la jambe gauche sans bouger la jambe droite. Les genoux ne passent jamais devant les orteils

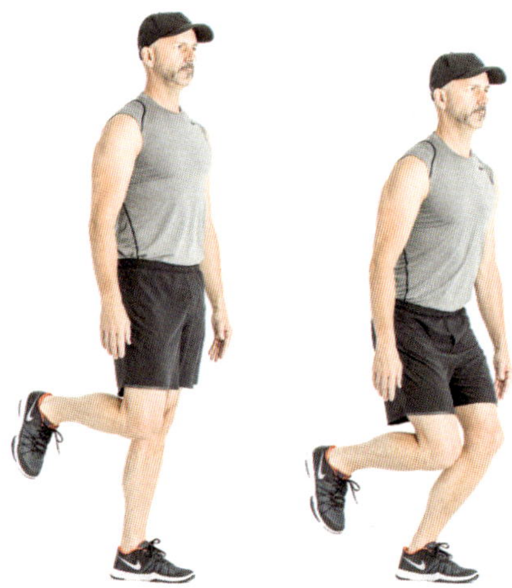

7 . LE PATINEUR

Debout, les jambes légèrement pliées, tendre la jambe droite à droite sur le sol pendant que la jambe gauche se plie et vient se mettre derrière la jambe droite. Puis faire la même chose de l'autre côté. Les bras swinguent du même côté que la jambe.

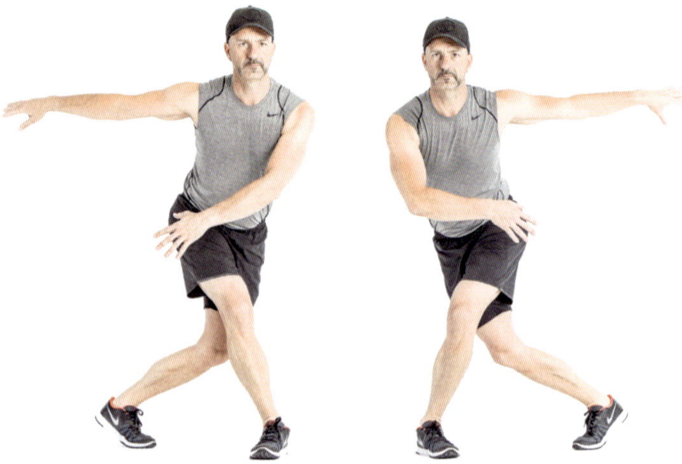

8 . SQUAT GRENOUILLE

En position de squat, les orteils à l'extérieur, les jambes bien ouvertes et les bras en prière devant soi. Exécuter des petites pulsations vers le bas.

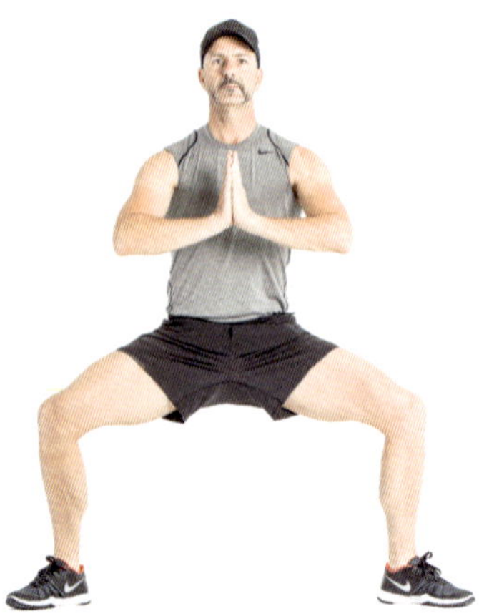

9 . SQUAT ET FENTE

Exécuter un squat suivi d'une fente avant avec la jambe droite. Répéter le squat puis faire une fente avant avec la jambe gauche.

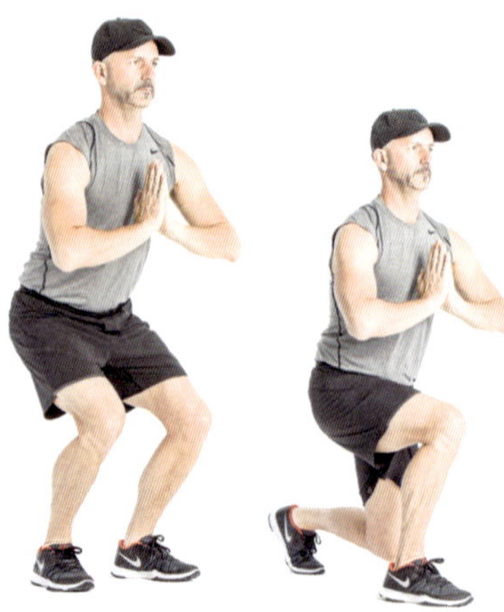

10 . FENTE AVANT JAMBE DROITE

Debout, les pieds à plat écartés de la largeur du bassin, les mains au niveau des hanches. Fléchir les deux jambes en avançant la jambe droite à 90 degrés jusqu'à ce que le genou gauche arrière frôle pratiquement le sol sans jamais le toucher. Remonter en poussant sur la jambe arrière.

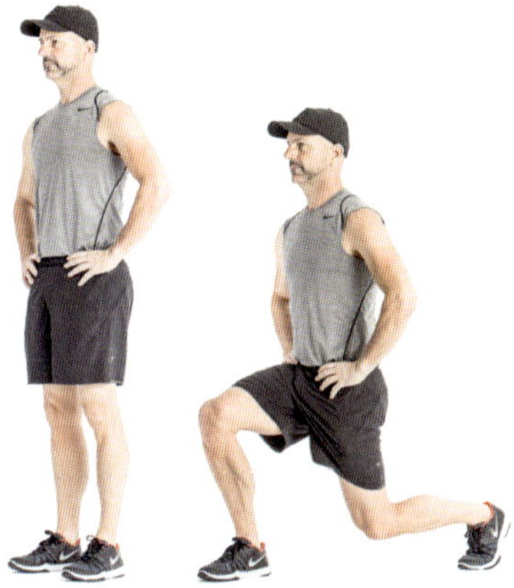

11 . FENTE AVANT JAMBE GAUCHE

Debout, les pieds à plat écartés de la largeur du bassin, les mains au niveau des hanches. Fléchir les deux jambes en avançant la jambe gauche à 90 degrés jusqu'à ce que le genou droit arrière frôle pratiquement le sol sans jamais le toucher. Remonter en poussant sur la jambe arrière.

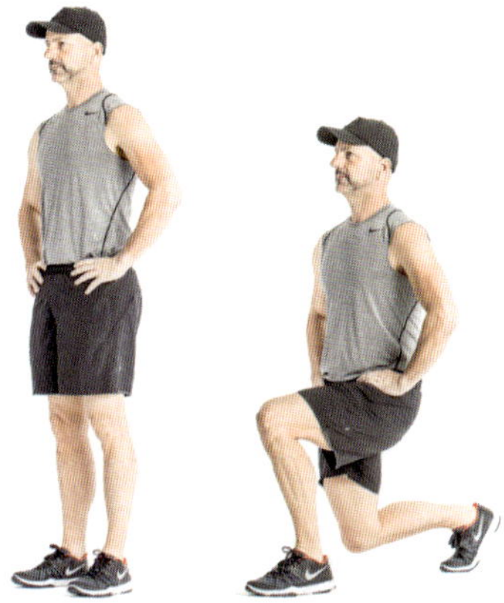

12 . CHAISE

Debout, les jambes serrées, les bras en prière. Plier les jambes au maximum en mettant les fesses et le poids du corps vers l'arrière. Les genoux ne doivent jamais dépasser les orteils. Tenir cette position pendant 30 secondes puis 30 secondes sur la pointe des pieds puis 30 secondes en levant les orteils du sol et 30 secondes les pieds à plat.

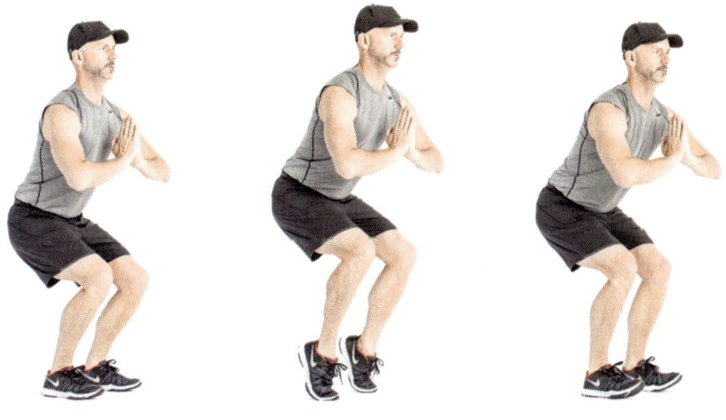

CHIA PUDDING
ORANGE CHOCOLAT PISTACHE

- Votre bol de chia pudding
- 1 belle orange
- 1 carré de chocolat noir à 70 %
- 1 cuillère à soupe de pistaches non salées
- 1 cuillère de sirop d'érable

- Zestez votre orange puis pelez-la à vif et retirez tous les suprêmes.
- Mettez-les sur votre pudding.
- Râpez le carré de chocolat puis ajoutez les pistaches légèrement écrasées.
- Nappez de sirop d'érable et dégustez.

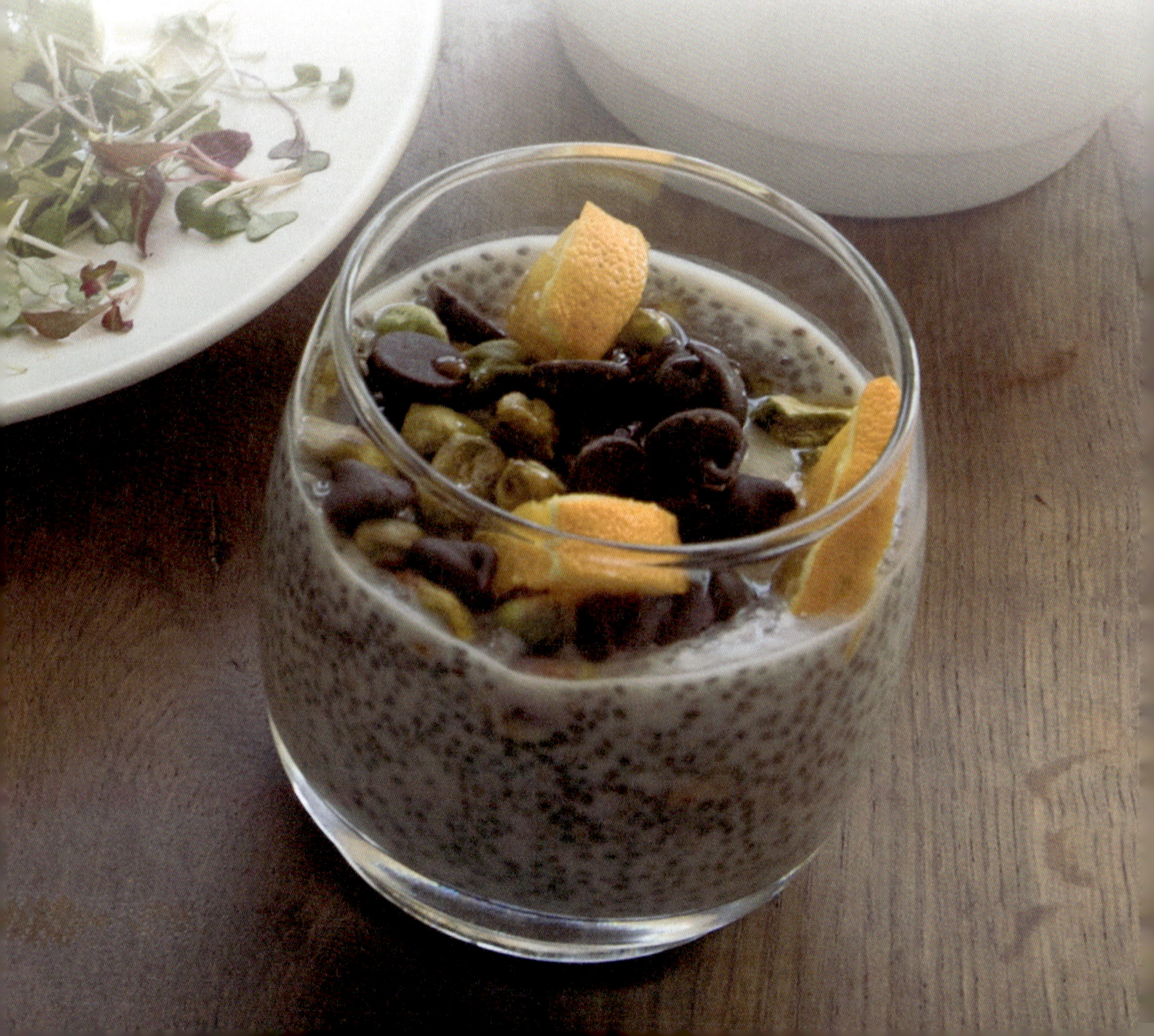

SALADE CRÉMEUSE
À L'ANETH ET AU SAUMON FRAIS

- 1 pavé de saumon frais
- ½ concombre
- ¼ avocat
- 1 salade romaine
- 2 cuillères à soupe de crème de soja
- 1 cuillère à café de moutarde américaine
- 5 branches d'aneth
- 1 citron jaune
- Sel et poivre rose

- Cuire le saumon à la vapeur avec une branche d'aneth et une rondelle de citron.
- Lorsqu'il est cuit, émiettez-le grossièrement puis réservez.
- Pelez le concombre, coupez-le en deux dans la longueur puis faites des rondelles un peu épaisses.
- Effilez la salade et coupez l'avocat en dés.
- Mélangez la crème de soja avec la moutarde et un filet de citron.
- Dans un grand saladier, mêlez les concombres, la salade et l'avocat.
- Ajoutez la crème à la moutarde puis mélangez délicatement les morceaux de saumon.
- Dressez sur une grande assiette avec l'aneth émincé, le sel et le poivre rose.
- Vous pouvez aussi laisser la salade entière et dresser le saumon sur le dessus.

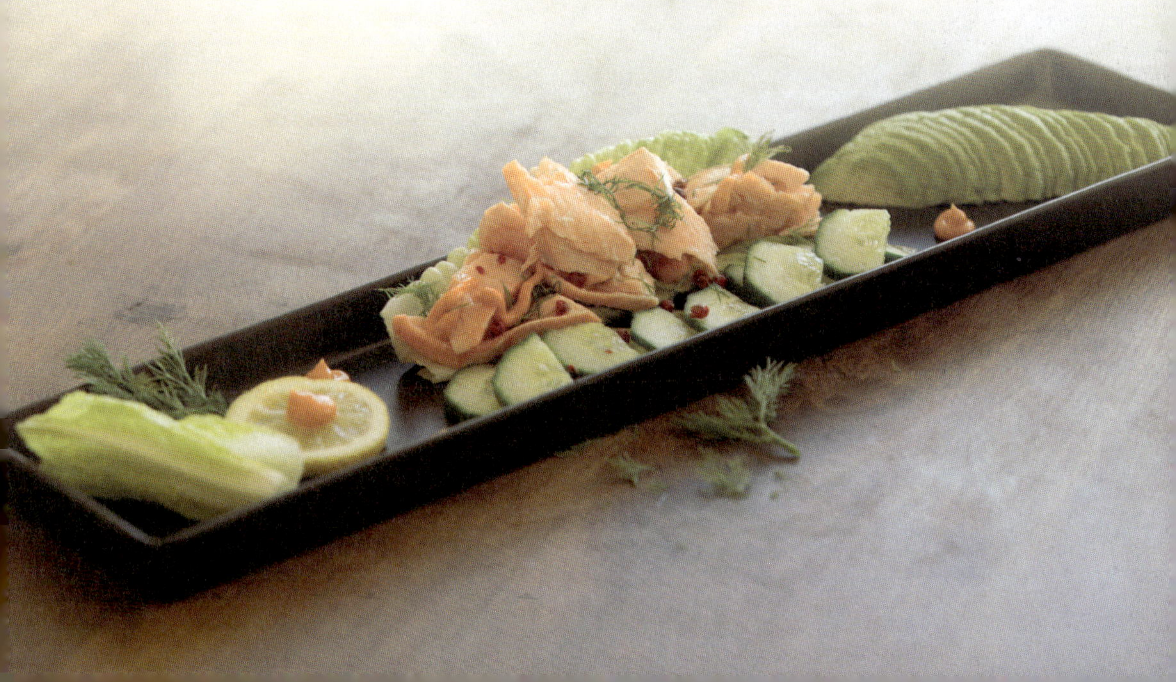

Soupe carotte curcuma ginger

- 6 belles carottes
- 1 cuillère à café de gingembre frais
- 1 cuillère à café de curcuma frais ou en poudre
- ½ oignon jaune
- 1 oignon vert
- 1 petite boîte de lait de coco
- 1 cuillère à café d'huile de coco
- Quelques feuilles de coriandre
- 5 noisettes écrasées
- Sel et poivre

- Émincez l'oignon et faites-le revenir dans un peu d'huile de coco.
- Ajoutez les carottes pelées en rondelles, le gingembre et le curcuma.
- Salez et poivrez.
- Mélangez bien les ingrédients puis ajoutez la boîte de lait de coco.
- Couvrez et faites cuire à feu doux environ 20 minutes.
- Passez les carottes dans le bol de votre mixeur et ajoutez le lait de cuisson au fur et à mesure pour obtenir un velouté.
- Dégustez chaud dans un grand bol avec les noisettes et l'oignon vert émincé.

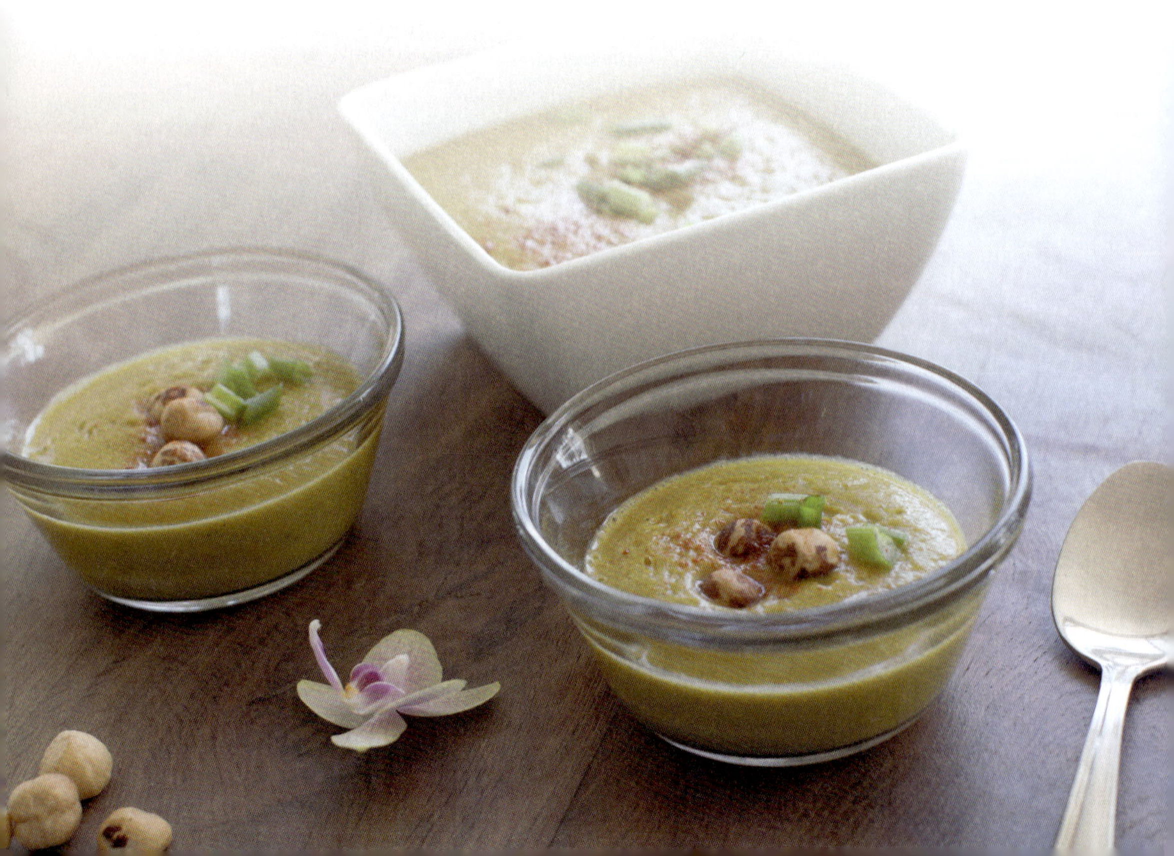

Semaine 3
Jeudi

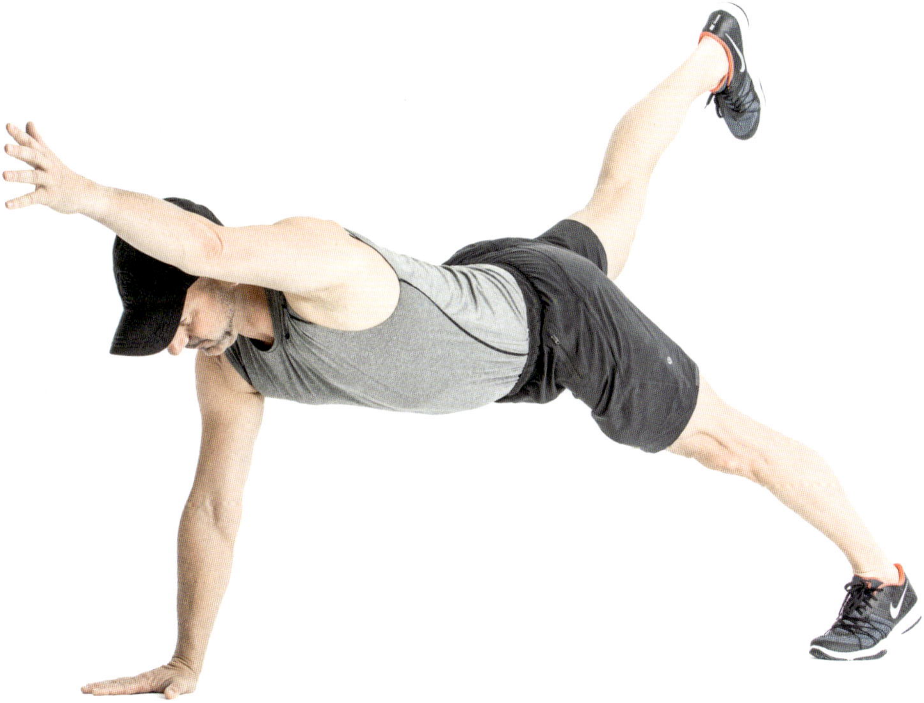

206 • Fitness
210 • Breakfast
211 • Lunch
212 • Dinner

ENTRAÎNEMENT COMPLET : CARDIO-VASCULAIRE, HAUT DU CORPS ET BAS DU CORPS

Il fait appel aux bases fondamentales de la remise en forme par l'utilisation et l'engagement des muscles principaux.

Accessoires : poids, élastiques, bouteilles d'eau, boîtes à soupe, sac de sable...
Concept : faire deux fois chaque exercice à un rythme soutenu pendant 50 secondes puis à un rythme rapide pendant 50 secondes. Prendre le repos indiqué tous les 3 exercices.

1. COURIR SUR PLACE

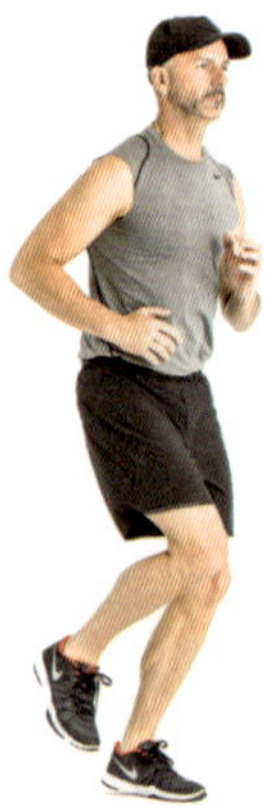

2. PLANCHE ET SPHINX

En position de planche sur les mains, poignets alignés aux épaules. Sans changer la position du corps, avancer les épaules jusqu'à ce qu'elles dépassent le niveau des mains. Puis revenir à la position de planche initiale.

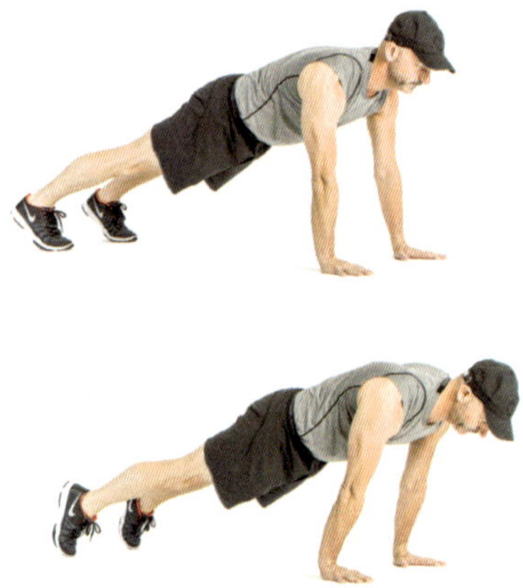

3. LE PATINEUR

Debout, les jambes légèrement pliées, tendre la jambe droite à droite sur le sol pendant que la jambe gauche se plie et vient se mettre derrière la jambe droite. Puis faire la même chose de l'autre côté. Les bras swinguent du même côté que la jambe.

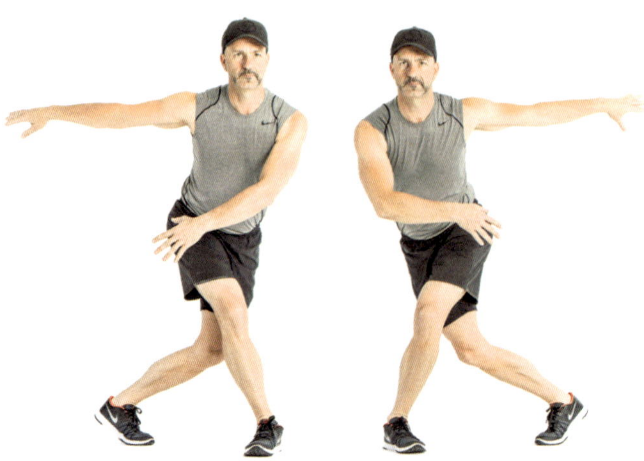

30 SECONDES DE REPOS

4 . JUMPING JACK

Monter les bras au-dessus de la tête, les mains jointes et les jambes écartées. Sauter en rabattant les bras le long du corps et en joignant les jambes. Revenir à la position initiale.

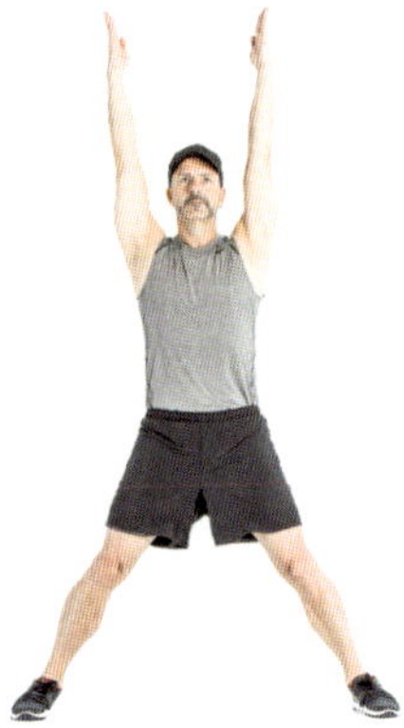

5 . DOWN DOG PLANCHE

À quatre pattes, mains parallèles posées à plat (doigts ouverts) dans le prolongement des épaules. Pieds écartés de la largeur du bassin alignés aux mains. Pousser les fesses vers le haut en tendant les bras et les jambes. On se retrouve en position de V inversé. Dans cette position, rentrer le ventre puis redescendre lentement le corps jusqu'à la position de planche.

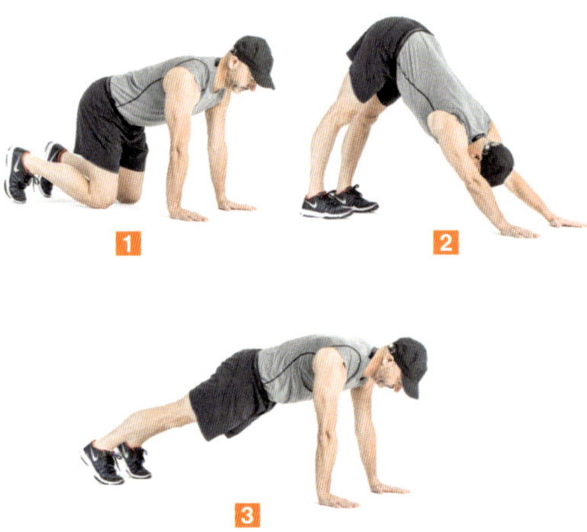

6 . FENTE DE CÔTÉ

Debout, jambes légèrement écartées et bras tendus aux hanches. Déplacer la jambe droite à droite pour effectuer une flexion de 90 degrés maximum. Le corps se penche légèrement vers l'avant pendant que les bras se plient en position de prière. Pousser sur la jambe droite pour revenir à la position initiale debout. Faire une minute avec la jambe droite et une minute avec la jambe gauche.

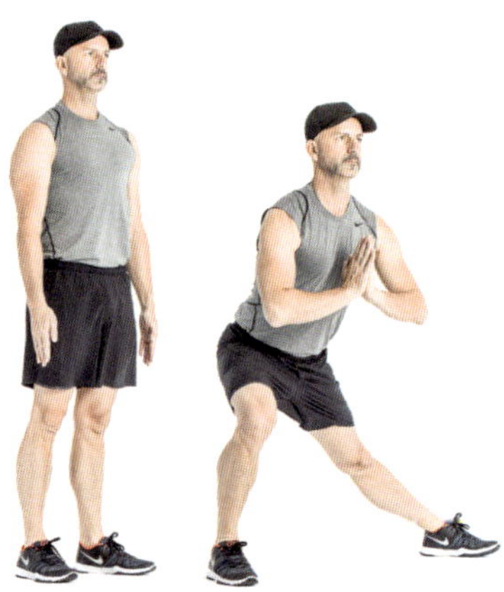

30 SECONDES DE REPOS

7 . PETITS SAUTS

Sauter les deux jambes ensemble d'un côté à l'autre.

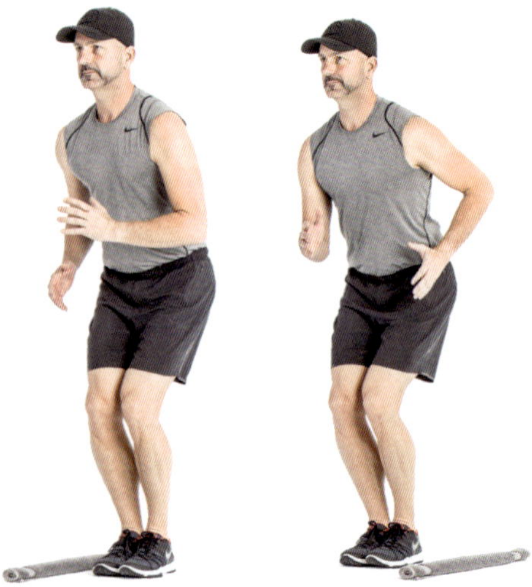

8 . PUSH UP

En position de planche sur les mains avec ou sans les genoux au sol, les bras écartés plus que la largeur des épaules. Le corps bien gainé, fléchir les bras à 90 degrés puis revenir à la position initiale. Attention de ne jamais cambrer.

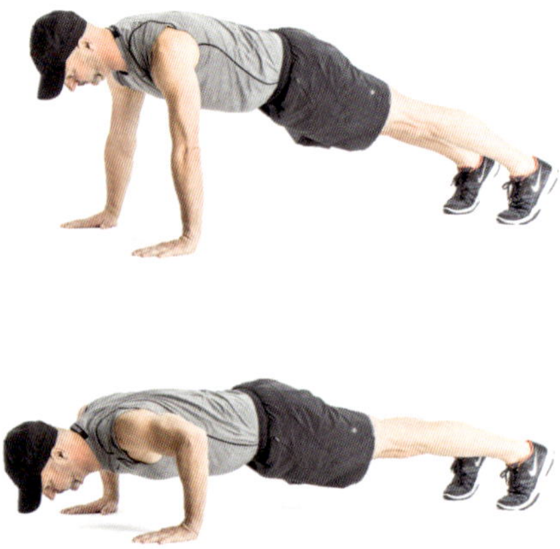

9 . SQUAT PARALLÈLE

Placer les pieds à plat au sol, ouvrir les jambes de la largeur du bassin. En gardant les pieds bien parallèles, fléchir les jambes à un angle légèrement inférieur à 90 degrés. En regardant devant soi tout le temps, creuser le dos pour qu'il soit bien plat pendant le mouvement. Les genoux ne doivent jamais dépasser les orteils.

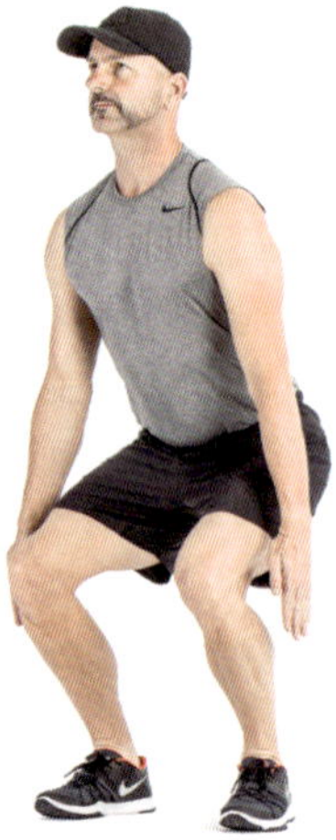

30 SECONDES DE REPOS

10. LES 100 PILATES ASSIS

En position assise au sol, corps bien droit, genoux pliés et pieds à plat au sol. Tendre les bras vers l'avant mains au niveau des genoux. Reculer le corps pour obtenir un angle de 45 degrés maximum. Réaliser 5 pulsations vers le bas sur l'inspiration puis 5 pulsations vers le bas sur l'expiration. Effectuer 100 battements.

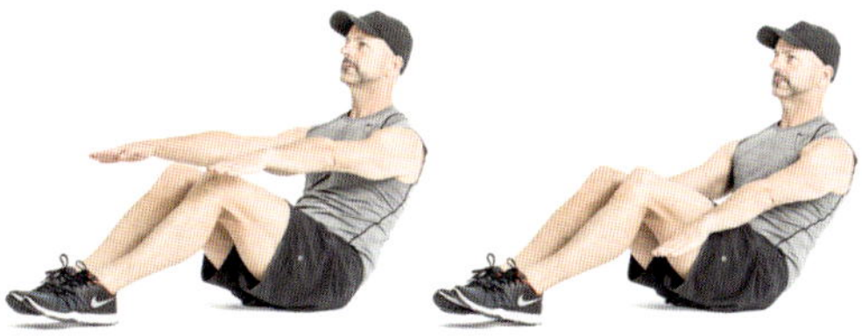

11. LA PLANCHE MARCHE

En position de planche sur les mains, poignets alignés aux épaules, jambes tendues ou genoux au sol. Monter simultanément le bras droit tendu devant et la jambe gauche tendue ou pliée derrière.

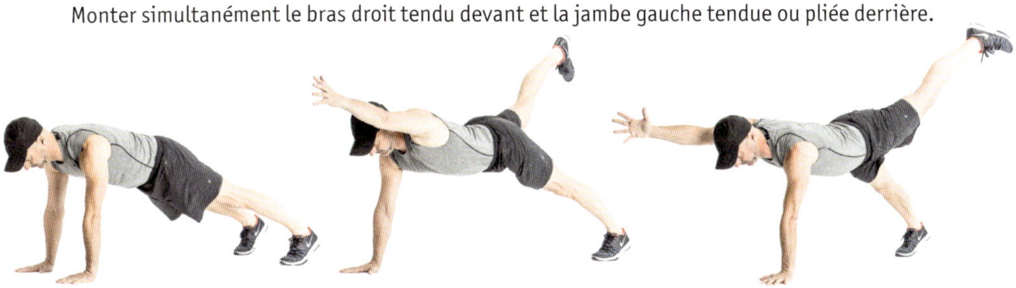

12. SAUTS DE FENTE

Debout, les pieds à plat écartés de la largeur du bassin, les mains au niveau des hanches. Fléchir les deux jambes en avançant d'un grand pas la jambe droite à 90 degrés jusqu'à ce que le genou gauche arrière frôle pratiquement le sol sans jamais le toucher. Changer de jambe en réalisant un petit saut.

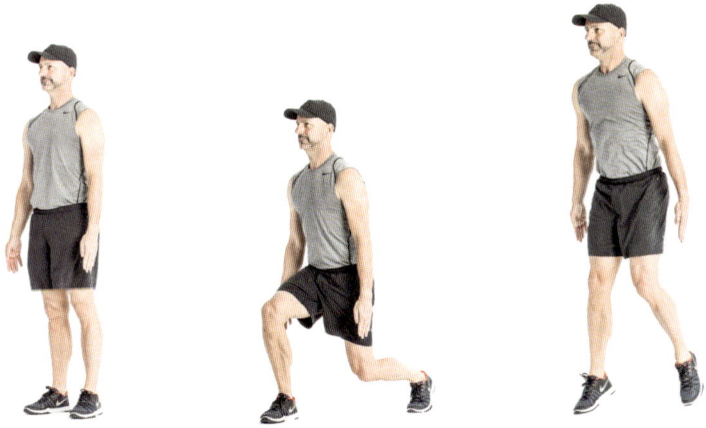

PORRIDGE DE MILLET

- 80 g de millet bio
- 2 tasses de lait d'amande
- ½ cuillère à café de sirop d'érable
- ½ cuillère à café d'extrait naturel de vanille
- 4 pruneaux dénoyautés
- 4 abricots secs
- 1 cuillère à café d'amandes et noisettes
- 1 cuillère à café de raisins secs

- Faites chauffer dans une petite casserole le lait d'amande avec le millet et ajoutez tous les ingrédients : la vanille, le sirop d'érable, les pruneaux, les abricots et les raisins secs.
- Lorsque le millet est cuit, versez dans un bol et laissez tiédir.
- Parsemez de quelques amandes et noisettes.

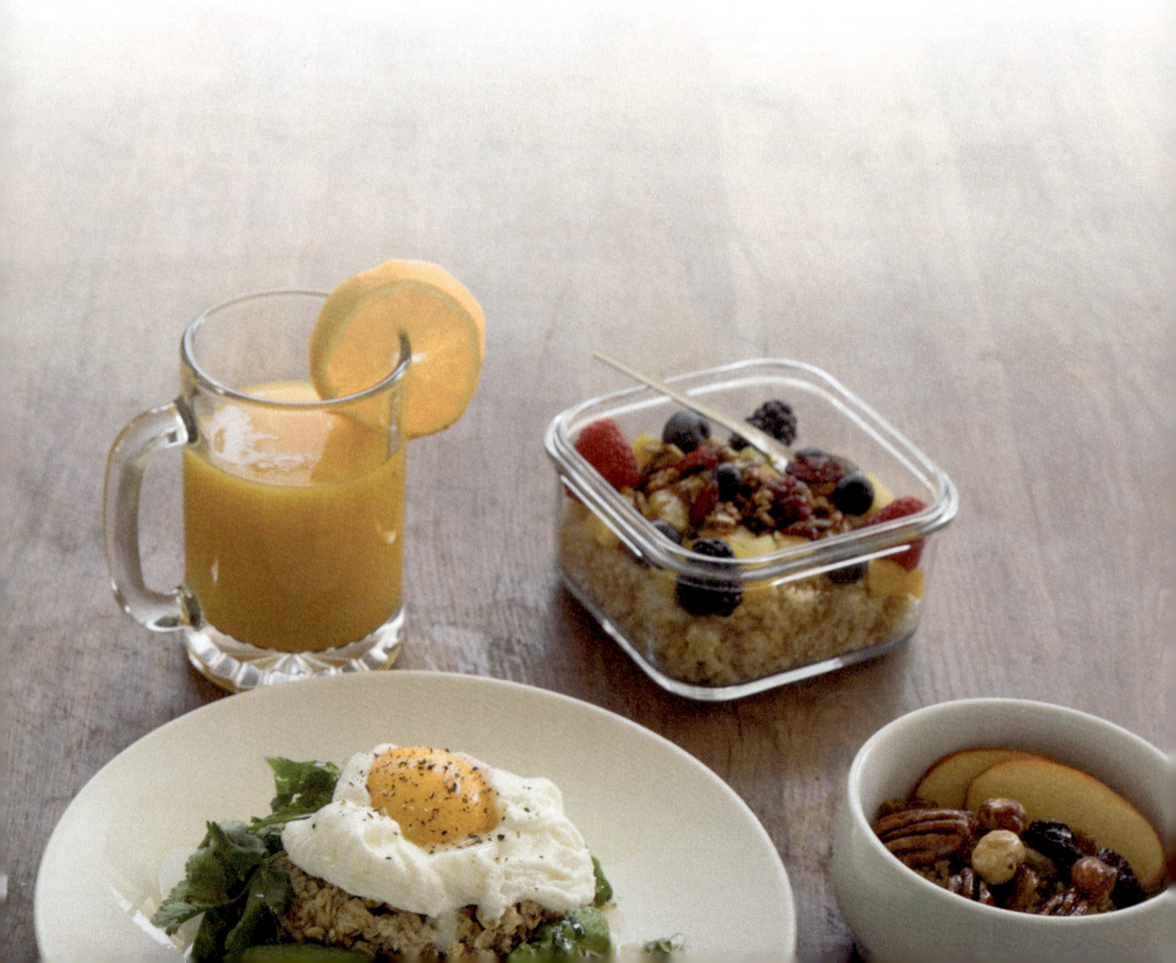

CHOU-FLEUR CUIT À L'ÉTOUFFÉE

- 1 chou-fleur
- 2 cuillères à soupe d'huile d'olive
- 1 cuillère à café de cannelle moulue
- 1 cuillère à café de cumin moulu
- ½ cuillère à café de graines de cumin
- 1 citron jaune
- 1 salade verte
- 3 cuillères à soupe de quinoa
- Sel et poivre

- Nettoyez le chou-fleur et retirez toutes les parties vertes.
- Conservez-le entier et coupez la base pour qu'il tienne bien droit.
- Mettez-le sur une feuille de papier sulfurisé. Dans un bol, mélangez l'huile d'olive avec toutes les épices ainsi que le jus et le zeste du citron.
- Versez ce mélange sur le chou-fleur puis salez et poivrez.
- Recouvrez-le bien de sauce et enfermez-le hermétiquement dans le papier afin de former une papillote.
- Mettez à four froid à 220 degrés pendant environ une heure. Vérifiez la cuisson en piquant entièrement le chou à l'aide d'un couteau pointu.
- Rincez et cuisez le quinoa dans de l'eau salée.
- Égouttez-le et réservez. Sortez la papillote du four et laissez reposer 5 minutes.
- Ouvrez-la et dégustez accompagné d'une salade verte mélangée avec les herbes de votre choix et trois cuillères à soupe de quinoa.

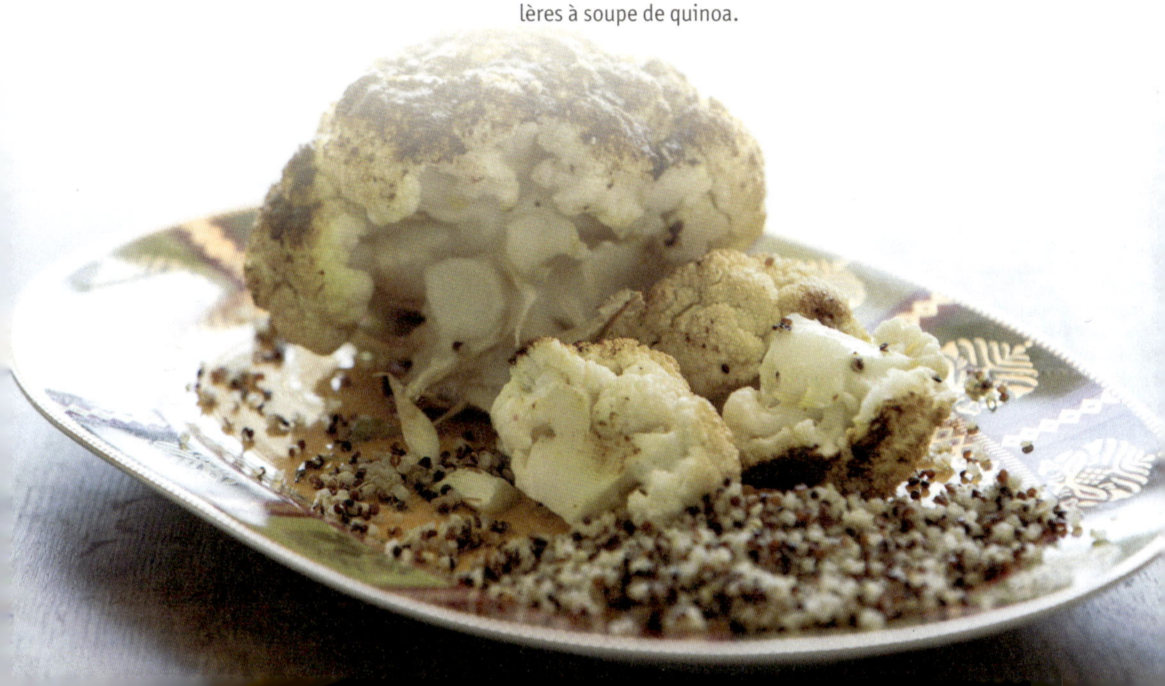

SOUPE « JE NE GÂCHE RIEN »

- Herbes et légumes restants
- 60 g de quinoa

- Préparez une soupe avec tous les légumes et herbes qui vous restent de la semaine.
- Dix minutes avant la fin de la cuisson, ajoutez le quinoa.
- Mixez le tout ou bien prenez les légumes à l'écumoire et versez-les dans un grand bol.
- Ajoutez une belle lamelle de fenouil en décoration.

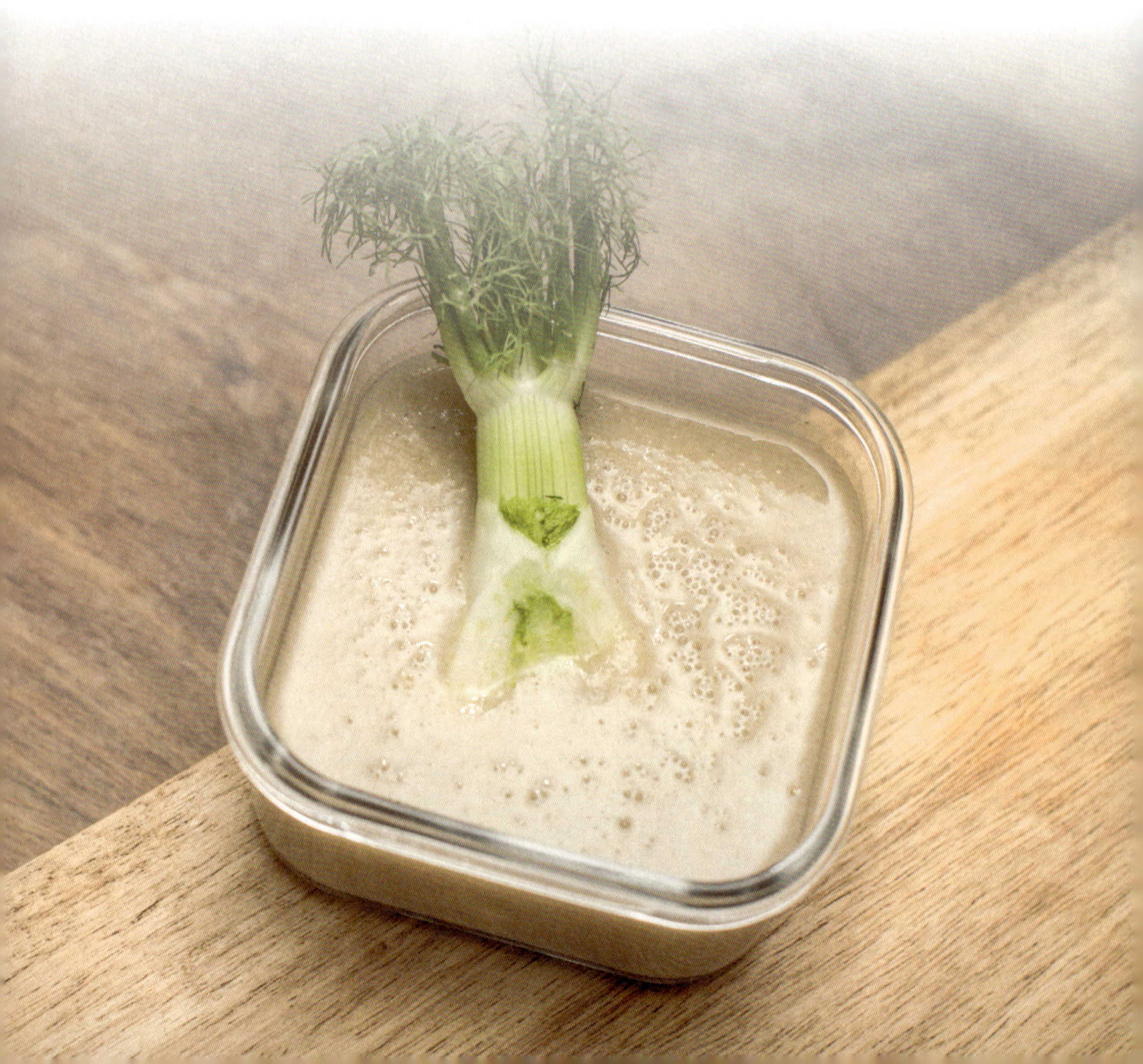

Semaine 3
Vendredi

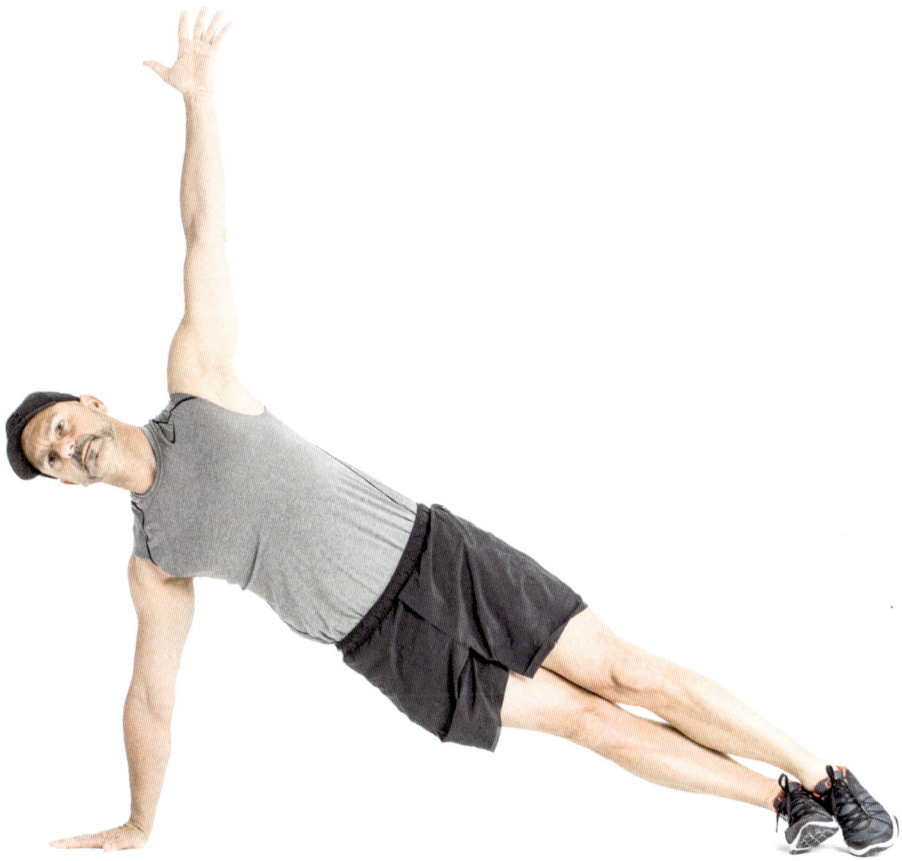

214 Fitness
218 Breakfast
219 Lunch
220 Dinner

ENTRAÎNEMENT DES ABDOMINAUX, DU BUSTE ET DES FESSIERS

Le travail des abdos est composé de deux grandes familles d'exercices : les flexions du buste et les exercices de gainage. Un combiné intelligent de ces deux types d'exercices permet une sollicitation complète de toute la sangle abdominale. Les résultats sont très rapides. Une bonne tonicité abdominale permet d'obtenir un véritable gain d'énergie dans la vie quotidienne, une meilleure posture et une meilleure répartition des efforts.

Concept : faire deux fois chaque exercice pendant 50 secondes. Faire le plus de répétitions possible dans un rythme plutôt lent.

1. CRUNCH

En position allongée sur le dos, jambes pliées, pieds à plat au sol et mains croisées derrière la tête. Expirer et remonter le buste en serrant les abdominaux pour arriver à un angle de 45 degrés. (Ne pas s'aider du menton). Revenir doucement à la position initiale en inspirant.

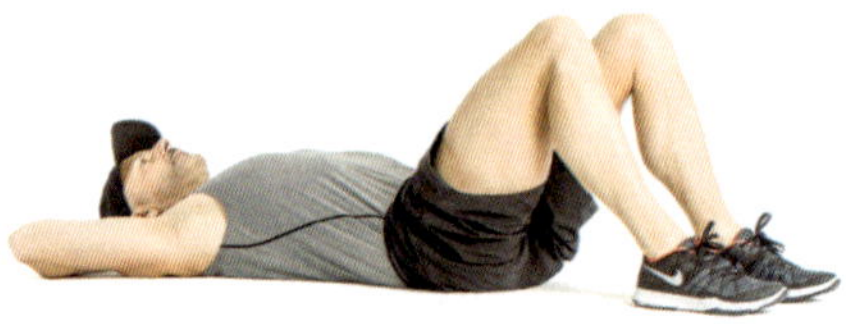

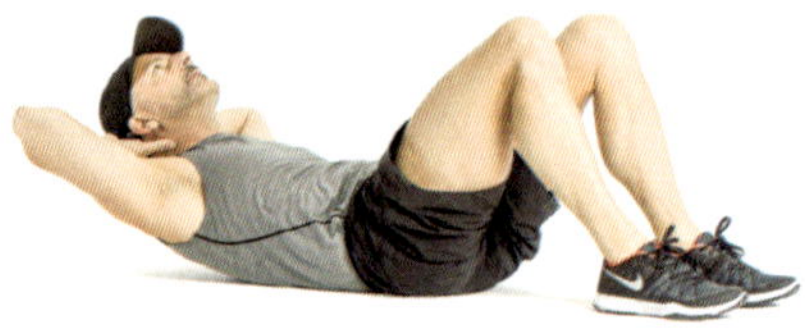

2. ABDOS VÉLO

En position allongée sur le dos, jambes pliées, pieds à plat au sol, mains croisées derrière la tête. Monter la jambe droite à 90 degrés pendant que la jambe gauche se tend vers l'avant. Le coude gauche vient au contact du genou droit. Effectuer un mouvement de pédalage en alternant les coudes-genoux.

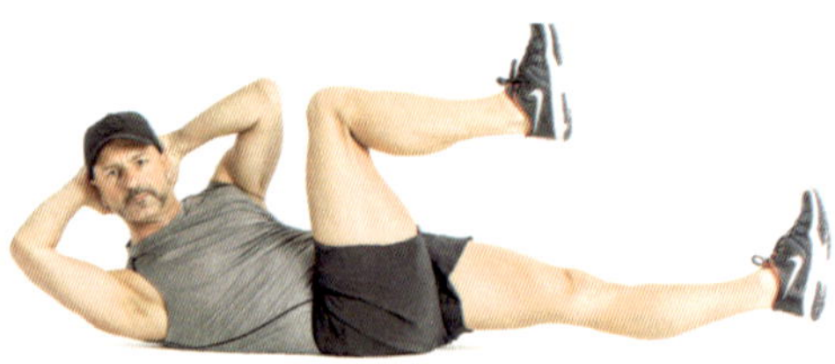

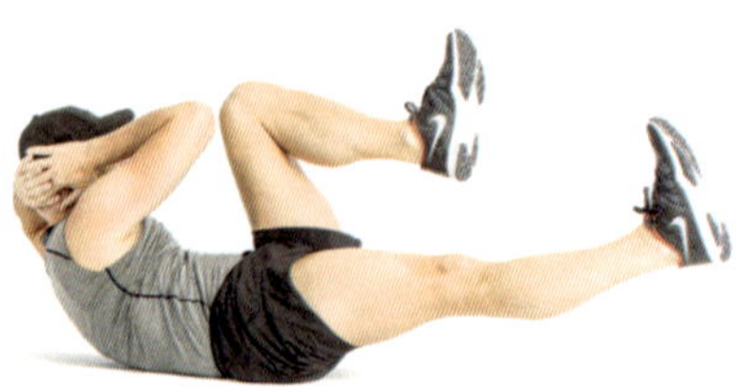

3 . ABDOS OUVERTS

En position allongée sur le dos, jambes pliées à 90 degrés, pieds levés, bras tendus au sol en position T. Contracter les abdos pendant que les jambes se baissent jusqu'à ce que les orteils touchent le sol tout en gardant l'angle de 90 degrés des genoux.

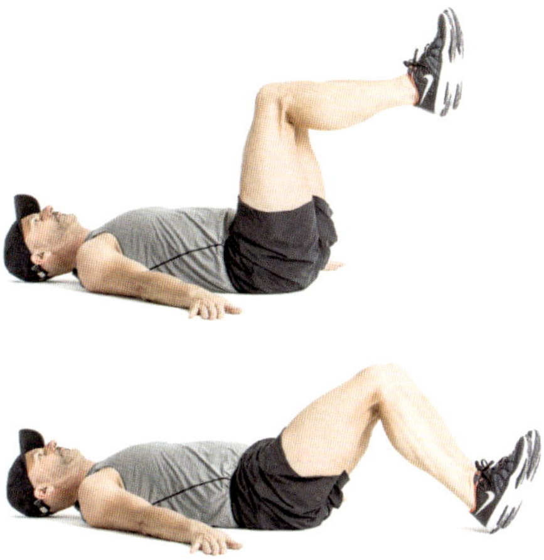

4 .MONTÉE DES FESSES

En position allongée sur le dos, pieds à plat au sol, jambes pliées talons près des fesses et bras le long du corps. Décoller les fesses du sol tout en gardant les épaules en contact avec celui-ci. Serrer les fesses au maximum à la position la plus haute. Revenir à la position initiale en déroulant lentement vertèbre par vertèbre.

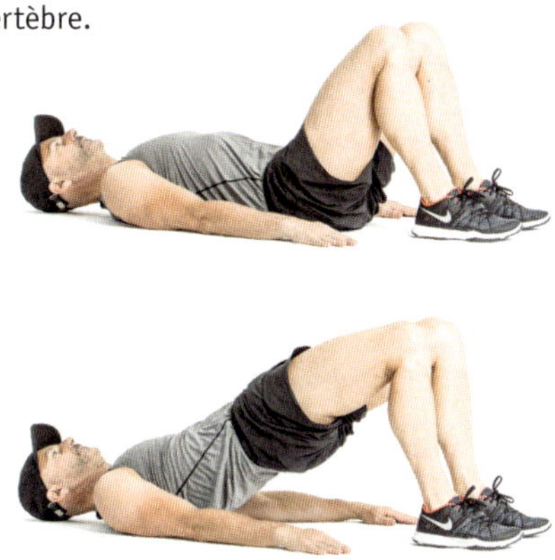

1 MINUTE DE REPOS

5 .CRUNCH INVERSÉ

En position allongée sur le dos, jambes pliées, cuisses à la verticale, mains sous les fesses et dos plaqué au sol. Expirer le plus lentement possible en plaquant intensément dos et lombaires au sol. Amener les genoux vers la poitrine en continuant d'expirer lentement. Retourner à la position initiale en inspirant, en évitant que les cuisses dépassent la verticale.

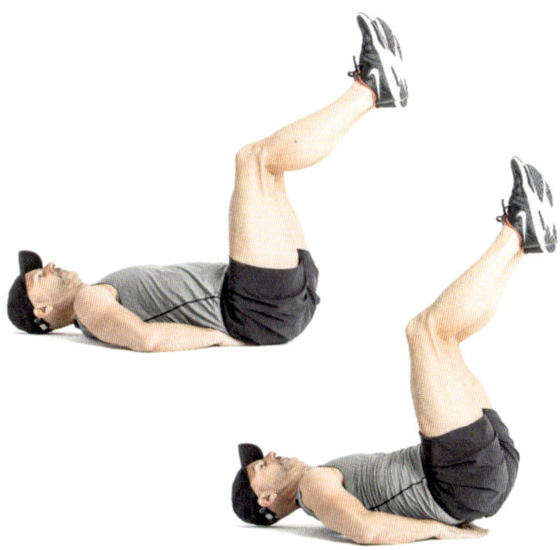

6 . OBLIQUES

En position allongée sur le dos, jambes pliées, pieds à plat au sol, bras levés le long du corps. En soulevant le buste, amener les bras à gauche jusqu'à ce que la main droite touche l'extérieur du genou gauche. Revenir à la position initiale et effectuer de l'autre côté.

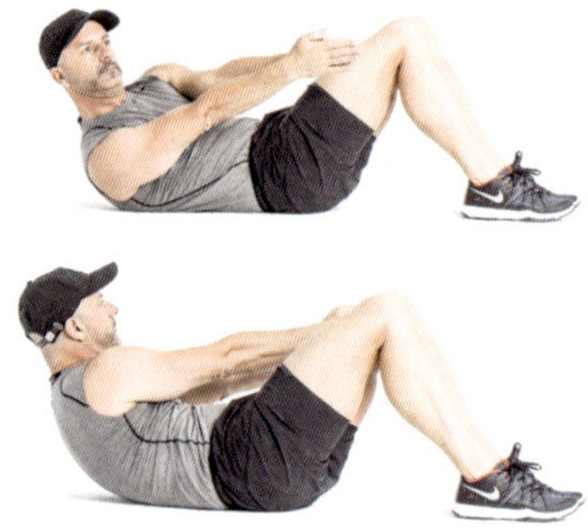

7 . ROTATION DU TRONC

En position assise, corps à 45 degrés, talons sur le sol, mains en prière avec les coudes élevés sur le côté. Pivoter le buste du côté droit en allant le plus bas possible. De cette position faire le même mouvement du côté gauche.

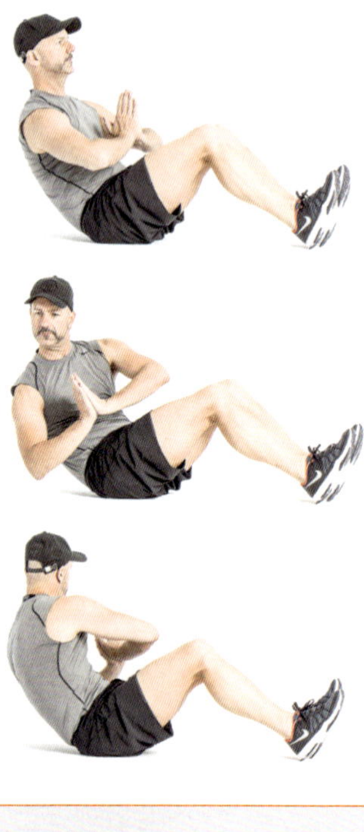

8 . DEMI-CERCLE EN SQUAT

En position de squat, orteils à l'extérieur, mains croisées derrière la tête. Sans bouger le bas du corps, pencher à gauche en mettant le coude gauche le plus en contact possible avec le haut du genou gauche. Revenir à la position initiale et faire le mouvement du côté droit.

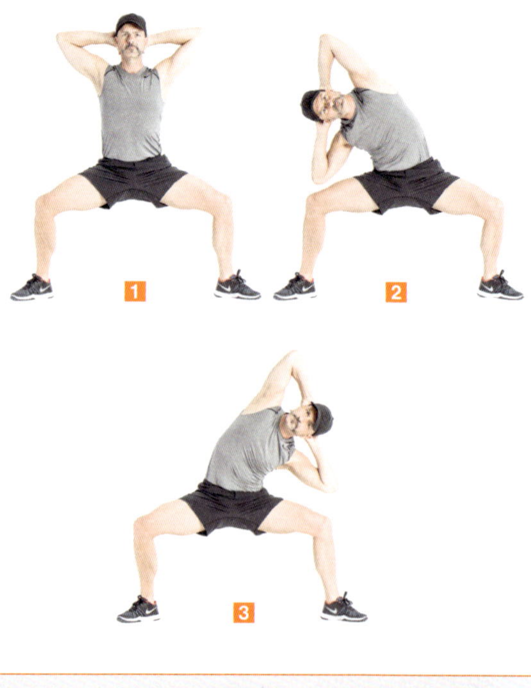

1 MINUTE DE REPOS

9 . PLANCHE SUR LES COUDES

En position de planche sur les coudes, bras écartés de la largeur des épaules, coudes alignés aux épaules, mains à plat écartées sur le sol, jambes serrées. Garder le corps le plus droit possible. Maintenir cette position 2 minutes ou le plus longtemps possible.

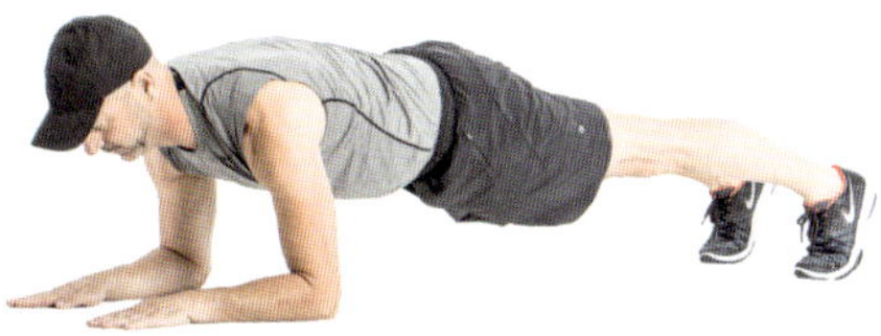

10 . PLANCHE LATÉRALE DROITE

En position de planche sur le côté droit, poignet droit aligné à l'épaule droite, jambes serrées, main gauche posée sur la hanche gauche ou bras gauche levé tendu pour un exercice plus difficile. Garder le buste et la tête bien droits. Tenir une minute. Bien respirer. Puis tenir cette position le plus longtemps possible.

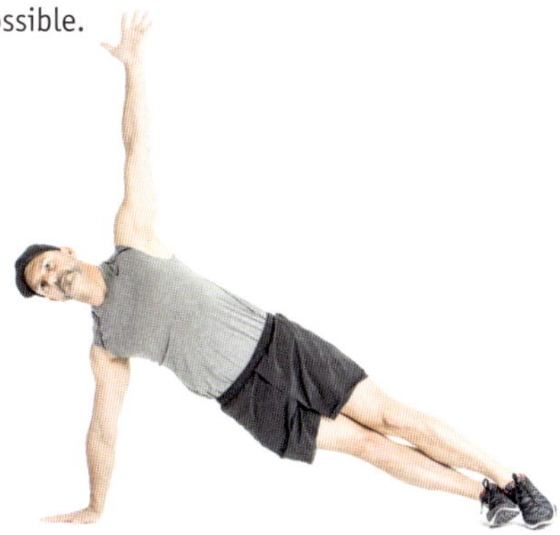

11 . PLANCHE LATÉRALE GAUCHE

En position de planche sur le côté gauche, poignet gauche aligné à l'épaule gauche, jambes serrées, main droite posée sur la hanche droite ou bras droit levé tendu pour un exercice plus difficile. Tenir une minute. Bien respirer. Puis tenir cette position le plus longtemps possible.

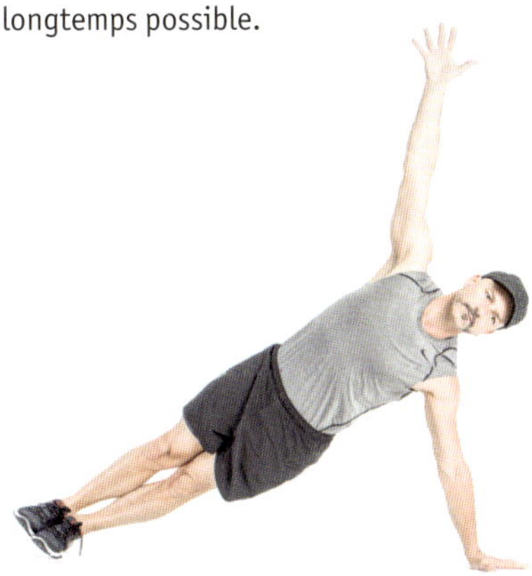

12 . MONTÉE DES FESSES PULSATIONS

En position allongée sur le dos, pieds à plat au sol, jambes pliées talons près des fesses et bras le long du corps. Décoller les fesses du sol tout en gardant les épaules en contact avec celui-ci. Serrer les fesses au maximum à la position la plus haute. Dans cette position, faire 15 pulsations vers le haut suivies de 15 pulsations vers le bas pendant les deux minutes.

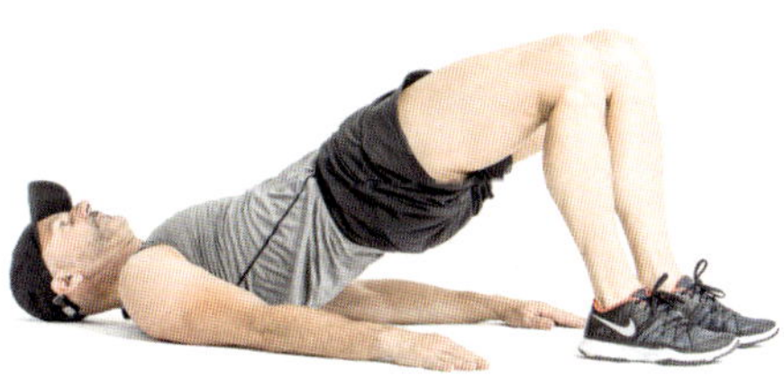

BOOSTER BANANE AVOCAT

- 1 banane
- ½ avocat
- 1 cuillère à café de graines de chia
- 1 mélange d'herbes fraîches au choix
- 2 tasses d'eau de coco

- Pelez la banane et l'avocat et découpez-les en morceaux.
- Mettez-les dans le bol de votre mixeur puis ajoutez les graines de chia, les herbes de votre choix et l'eau de coco.
- Enfin ajoutez une pincée de poivre de Cayenne et mixez le tout pour obtenir un velouté.
- Dégustez immédiatement.

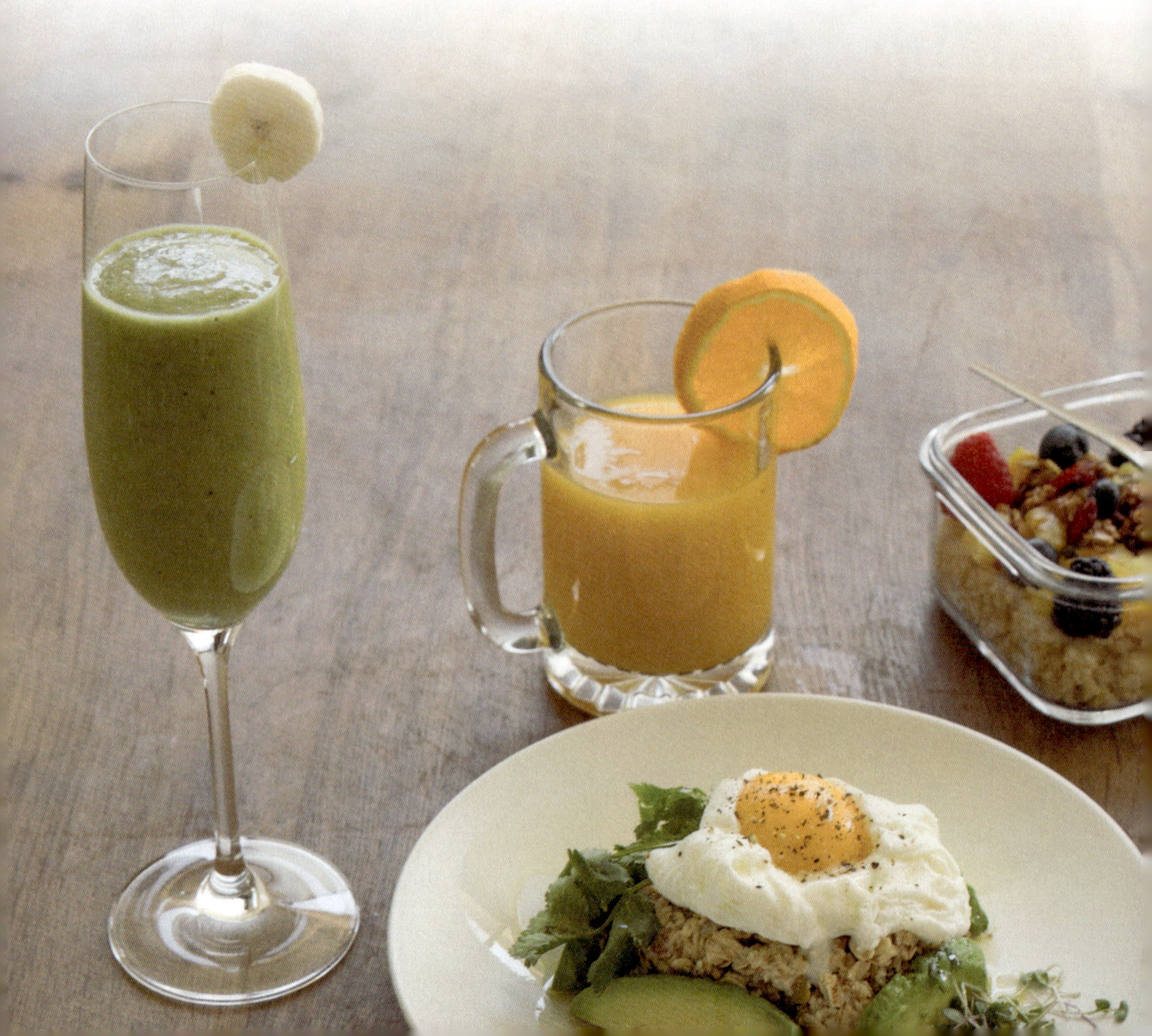

Bœuf au soja

Salade de fraises poivrées

- 1 morceau de bœuf non gras
- 2 cuillères à soupe de sauce de soja
- 1 cuillère à soupe de moutarde de Dijon
- 4 poignées d'épinards frais
- 6 fraises fraîches ou surgelées entières
- 8 feuilles de basilic
- 2 cuillères à soupe d'huile d'olive
- 1 cuillère à café de vinaigre balsamique
- ½ cuillère à café de graines de sésame
- Sel et poivre

- Versez la sauce de soja sur les deux côtés de la viande puis tartinez d'une fine couche de moutarde.
- Laissez mariner au frais dans le jus 10 minutes.
- Coupez les fraises en lamelles et poivrez-les.
- Mélangez dans un bol le vinaigre balsamique avec le sel et une demi-cuillère à café de moutarde puis ajoutez l'huile d'olive doucement.
- Dans un saladier, mettez les épinards, les fraises marinées, la moitié des feuilles de basilic juste déchirées et arrosez avec la sauce.
- Mélangez bien puis disposez sur une assiette et parsemez de graines de sésame.
- Faites cuire la viande avec un filet d'huile d'olive 2 minutes de chaque côté puis découpez-la en lanières.
- Servez avec la salade.

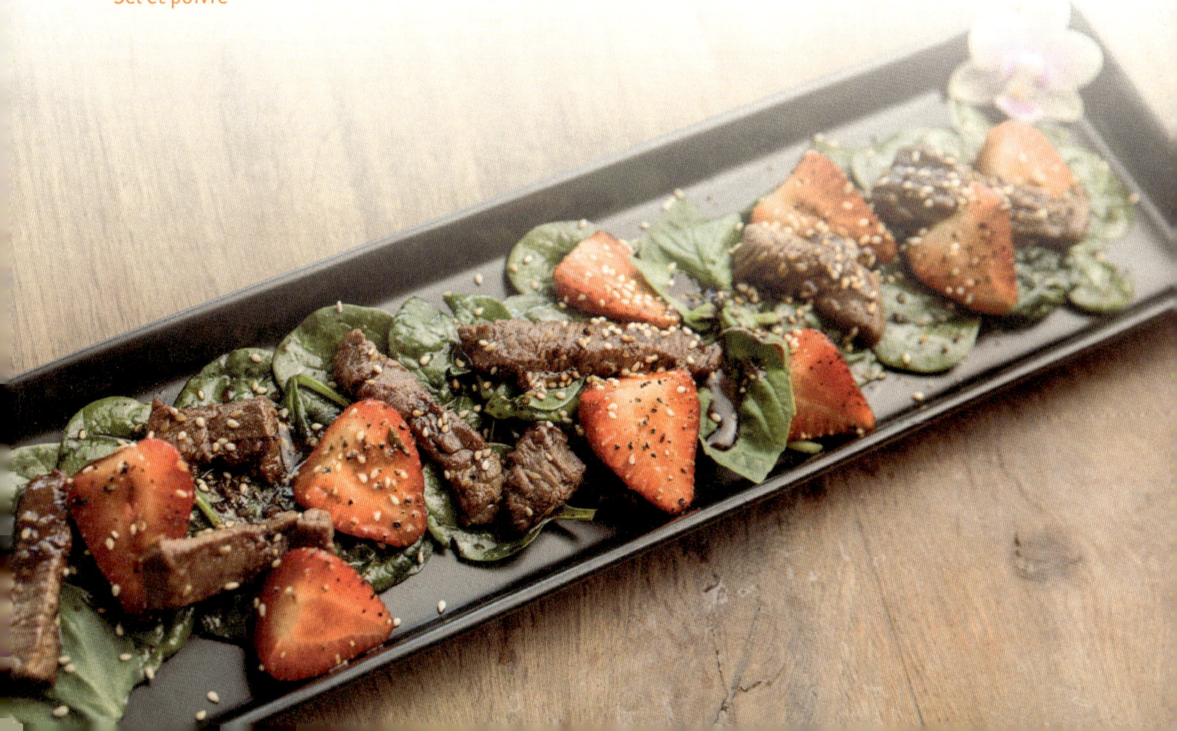

Compotée d'épeautre
Sauce aubergine et tomate

- 160 g d'épeautre
- 1 aubergine
- 4 tomates
- ½ oignon jaune
- 1 cuillère à café d'huile d'olive
- 10 olives noires dénoyautées
- 1 pincée d'origan séché
- Quelques feuilles de basilic
- Sel et poivre

- Cuire l'épeautre à l'eau salée.
- Égouttez et réservez.
- Faites revenir l'oignon émincé dans un filet d'huile d'olive puis ajoutez les tomates en quartiers.
- Remuez bien et mettez les aubergines coupées en triangles avec la peau.
- Ajoutez l'origan en poudre, les olives noires et une tasse d'eau. Salez et poivrez.
- Laissez compoter à feu doux en surveillant la cuisson afin de pouvoir ajouter de l'eau si besoin.
- Dressez l'épeautre dans le fond d'une assiette creuse puis versez les légumes et décorez avec la levure diététique et les feuilles de basilic.
- L'épeautre peut être remplacé par du sarrasin.

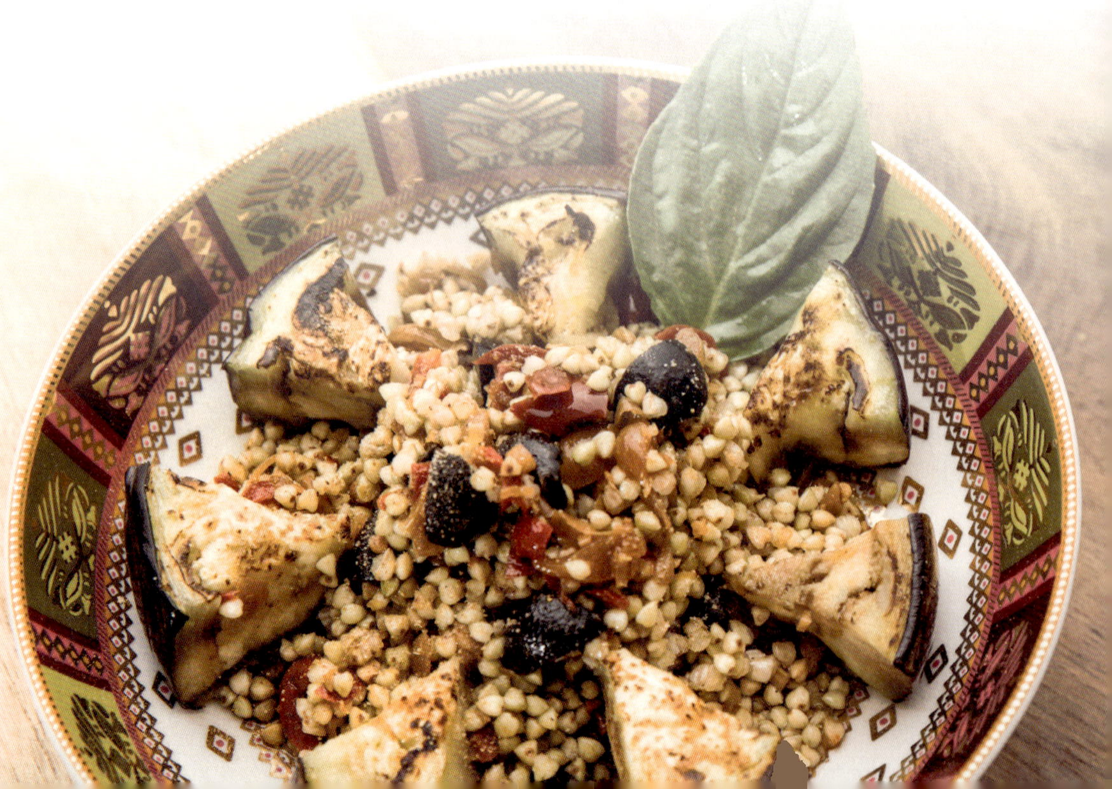

Semaine 3
Samedi

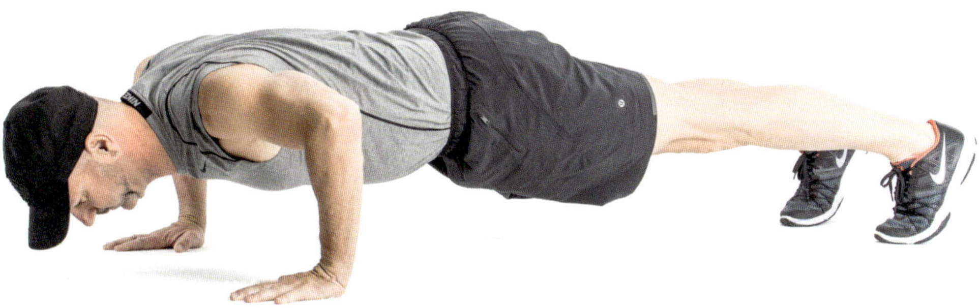

222 • Fitness
226 • Breakfast
227 • Lunch
228 • Dinner

ENTRAÎNEMENT DU CORPS ENTIER AVEC RÉSISTANCE

Mélange judicieux de renforcement musculaire et d'exercices cardio-vasculaires.
Ce type de renforcement musculaire provoque une élévation du métabolisme de base et donc une consommation accrue des graisses pendant que le corps est au repos. C'est l'apothéose.

ACCESSOIRES : les exercices sont les mêmes que ceux de la semaine 1, mais l'entraînement doit être effectué avec une charge de poids maximale. À vous de faire votre challenge.
CONCEPT : faire deux fois chaque exercice pendant 50 secondes à une vitesse soutenue. Il n'y a pas de repos. Votre repos est le temps écoulé pour aller d'un exercice à l'autre.

1. PLANCHE SALUT

En position de planche sur les mains avec les poignets alignés aux épaules. Tendez le bras droit vers l'avant et tenir pendant 10 secondes. Revenir à la position initiale et changer de côté. Possibilité de se mettre sur les genoux pour un exercice plus facile.

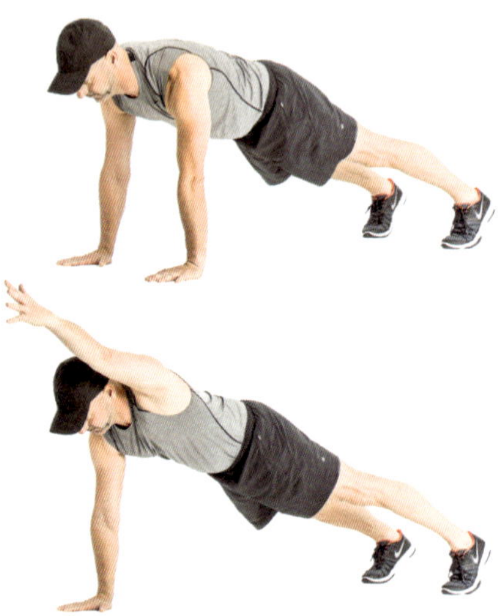

2. SQUAT ÉLEVÉ

Debout avec les jambes ouvertes, les orteils à l'extérieur et les jambes pliées à un angle de 90 degrés. Tendre les jambes et monter en même temps sur les pointes de pieds.

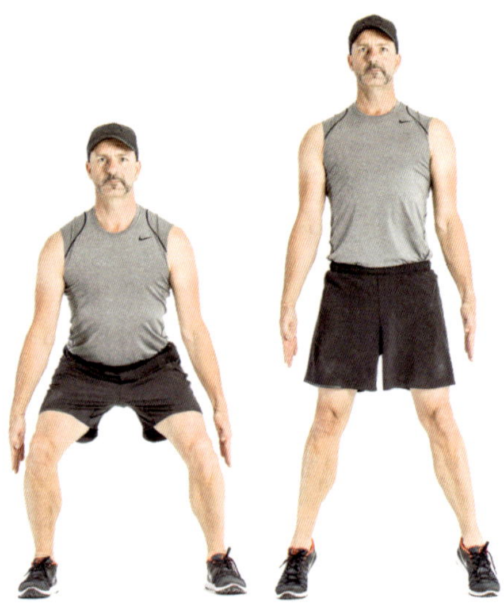

3 . PLANCHE SALSA

En position de planche sur les mains avec les poignets alignés aux épaules, descendre la hanche droite à droite puis changer de côté. Le corps reste en planche, attention de ne pas lever les fesses. Possibilité de se mettre sur les genoux pour un exercice plus facile.

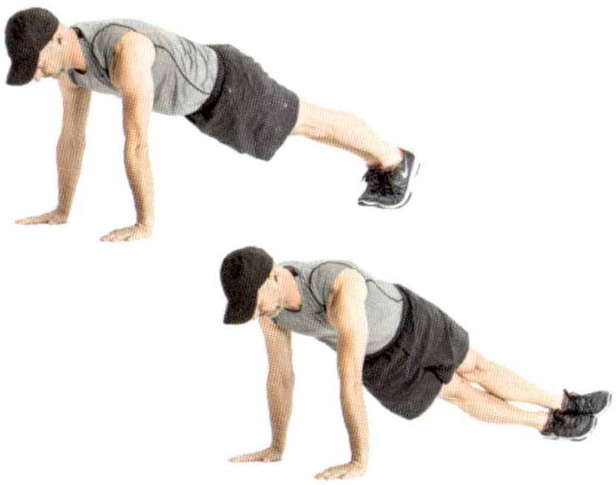

4 . LES 100 PILATES ASSIS

En position assise au sol, corps bien droit, genoux pliés et pieds à plat au sol. Tendre les bras vers l'avant mains au niveau des genoux. Reculer le corps pour obtenir un angle de 45 degrés maximum. Réaliser 5 pulsations vers le bas sur l'inspiration puis 5 pulsations vers le bas sur l'expiration. Effectuer 100 battements.

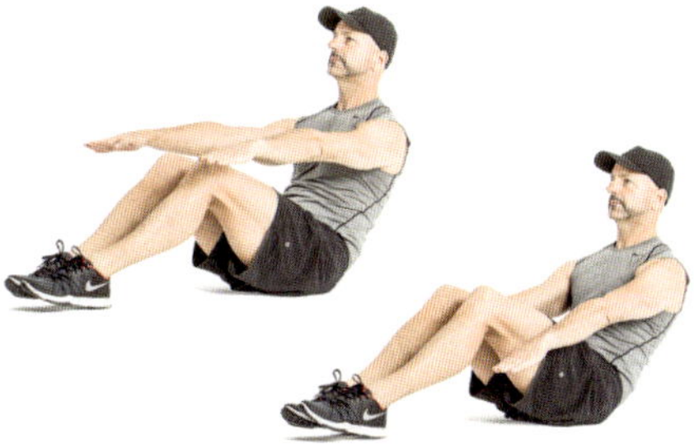

5 . SQUAT TENU

Debout, pieds à plat au sol écartés de la largeur du bassin. En gardant les pieds bien parallèles, fléchir les jambes à 90 degrés. Regarder devant soi tout le temps, dos bien plat. Attention que les genoux ne dépassent jamais les orteils. Remonter à la position initiale. Faire 3 squats puis tenir la position en bas pendant 10 secondes.

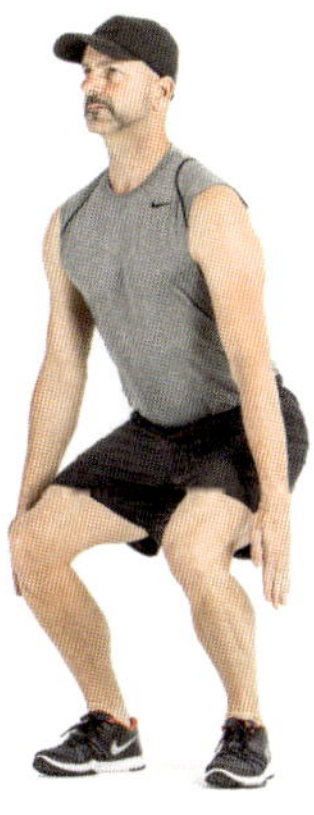

6 . PUSH UP TENU

En position de planche sur les mains avec ou sans les genoux au sol, les bras écartés plus que la largeur des épaules. Le corps bien gainé, fléchir les bras à 90 degrés puis revenir à la position initiale. Attention de ne jamais cambrer.

Faire 3 push up rapides puis tenir la position planche les bras tendus pendant 10 secondes. Refaire 3 push up puis tenir la position les bras pliés pendant 10 secondes...

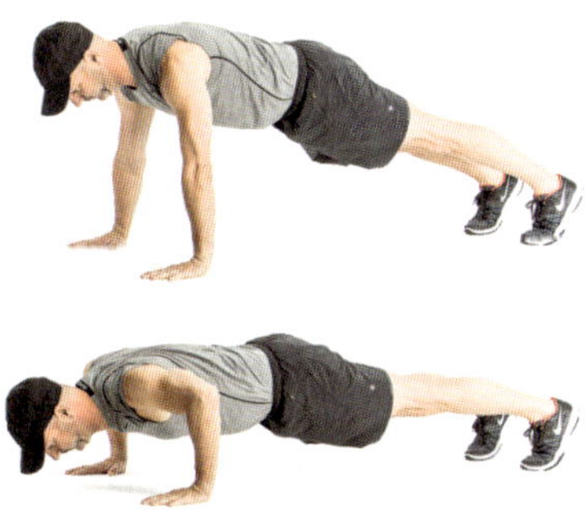

7 . SQUAT ET CHAISE

Fléchir les genoux à 90 degrés les jambes écartées. Les genoux ne dépassent pas les orteils. Garder le dos plat. Fermer la jambe droite sur la jambe gauche pour se retrouver en position de chaise. Ouvrir la jambe gauche pour se retrouver en squat. Alterner les côtés. Faire la séquence pendant les 2 minutes. Le corps et les mains ne bougent jamais et restent dans la même position.

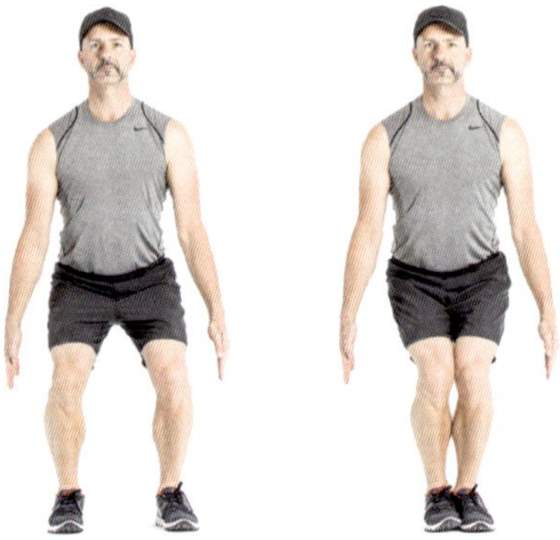

8 . BICEPS CURLS

Debout, les jambes légèrement écartées, les bras légèrement pliés près des hanches, les paumes tournées vers l'avant. Plier les deux bras en même temps pour venir toucher les épaules. Puis redescendre à la position initiale. Les coudes ne bougent pas et restent sur le côté du corps.
Faire 3 flexions complètes et tenir la position avec les bras à 90 degrés pendant 10 secondes.

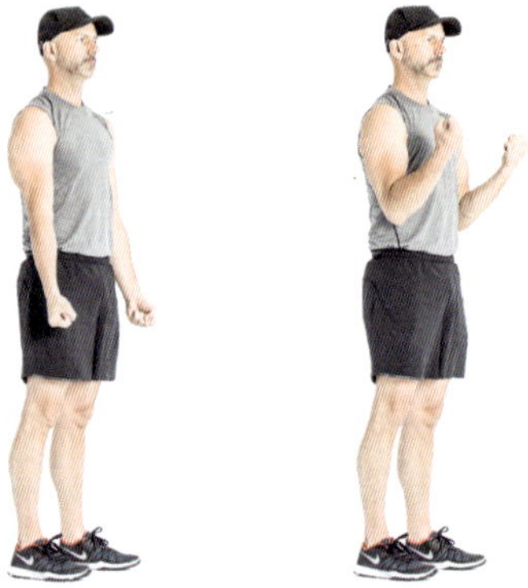

9 . SQUAT KICK

Debout, les jambes écartées et les bras tendus au-dessus de la tête. Faire un squat suivi d'un kick de la jambe droite. Puis faire un squat suivi d'un kick de la jambe gauche. Faire 5 kicks puis tenir la position de squat pendant 10 secondes.

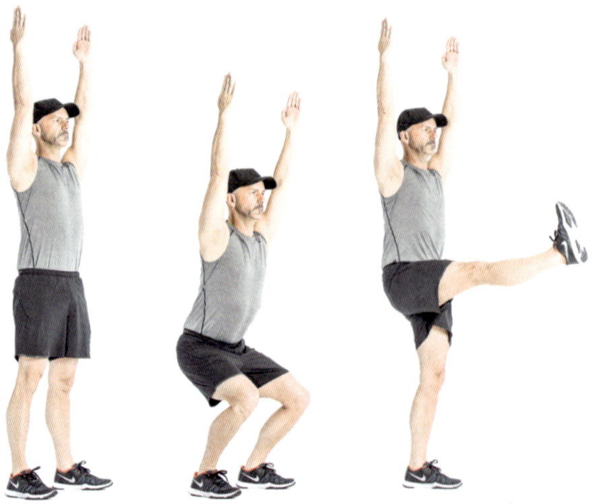

10 . SAUTS DE FENTE

Debout, les pieds à plat écartés de la largeur du bassin, les mains au niveau des hanches. Fléchir les deux jambes en avançant d'un grand pas la jambe droite à 90 degrés jusqu'à ce que le genou gauche arrière frôle pratiquement le sol sans jamais le toucher. Changer de jambe en réalisant un petit saut. Faire 4 sauts puis tenir la position pendant 10 secondes.

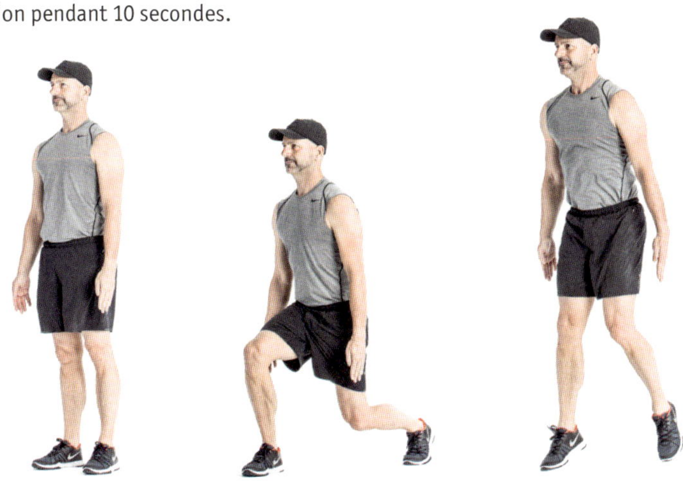

11 . MONTÉE DES FESSES

En position allongée sur le dos, pieds à plat au sol, jambes pliées talons près des fesses et bras le long du corps. Décoller les fesses du sol tout en gardant les épaules en contact avec celui-ci. Serrer les fesses au maximum à la position la plus haute. Revenir à la position initiale en déroulant lentement vertèbre par vertèbre.

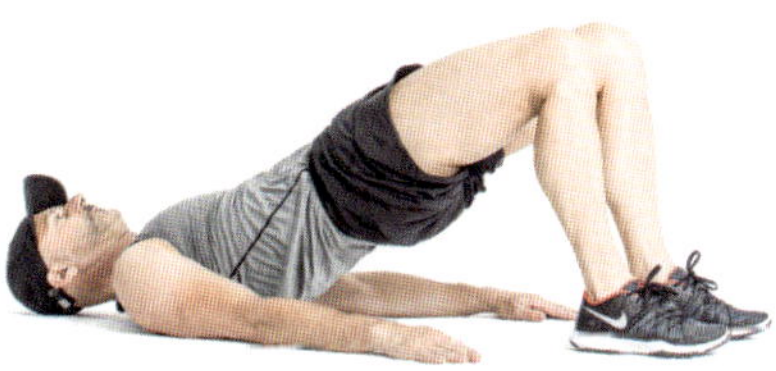

12 . CRUNCH

En position allongée sur le dos, jambes pliées, pieds à plat au sol et mains croisées derrière la tête. Expirer et remonter le buste en serrant les abdominaux pour arriver à un angle de 45 degrés. (Ne pas s'aider du menton). Revenir doucement à la position initiale en inspirant. Faire 8 crunchs et tenir la position en haut pendant 10 secondes.

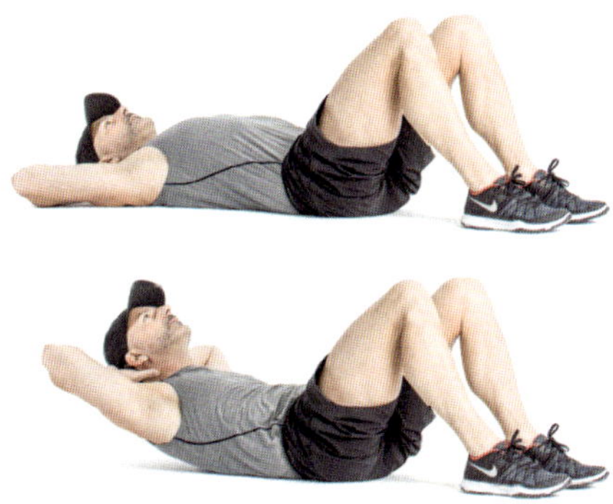

GÂTEAU DE SEMOULE AUX FRUITS

- 3 cuillères à soupe de semoule
- 1 tasse de lait d'amande
- ½ cuillère à café d'extrait de vanille
- 1 pincée de cannelle
- 1 cuillère à café de sirop d'érable
- 1 cuillère à soupe de mangue en petits dés
- 2 cuillères à soupe de granola
- 3 framboises

- Dans une petite casserole, mettez le lait d'amande avec la vanille, la cannelle, le sirop d'érable et la semoule.
- Mélangez bien et portez à ébullition.
- Laissez cuire 10 à 15 minutes.
- Dressez dans un bol et servez tiède ou froid avec les mangues, le granola et les framboises.

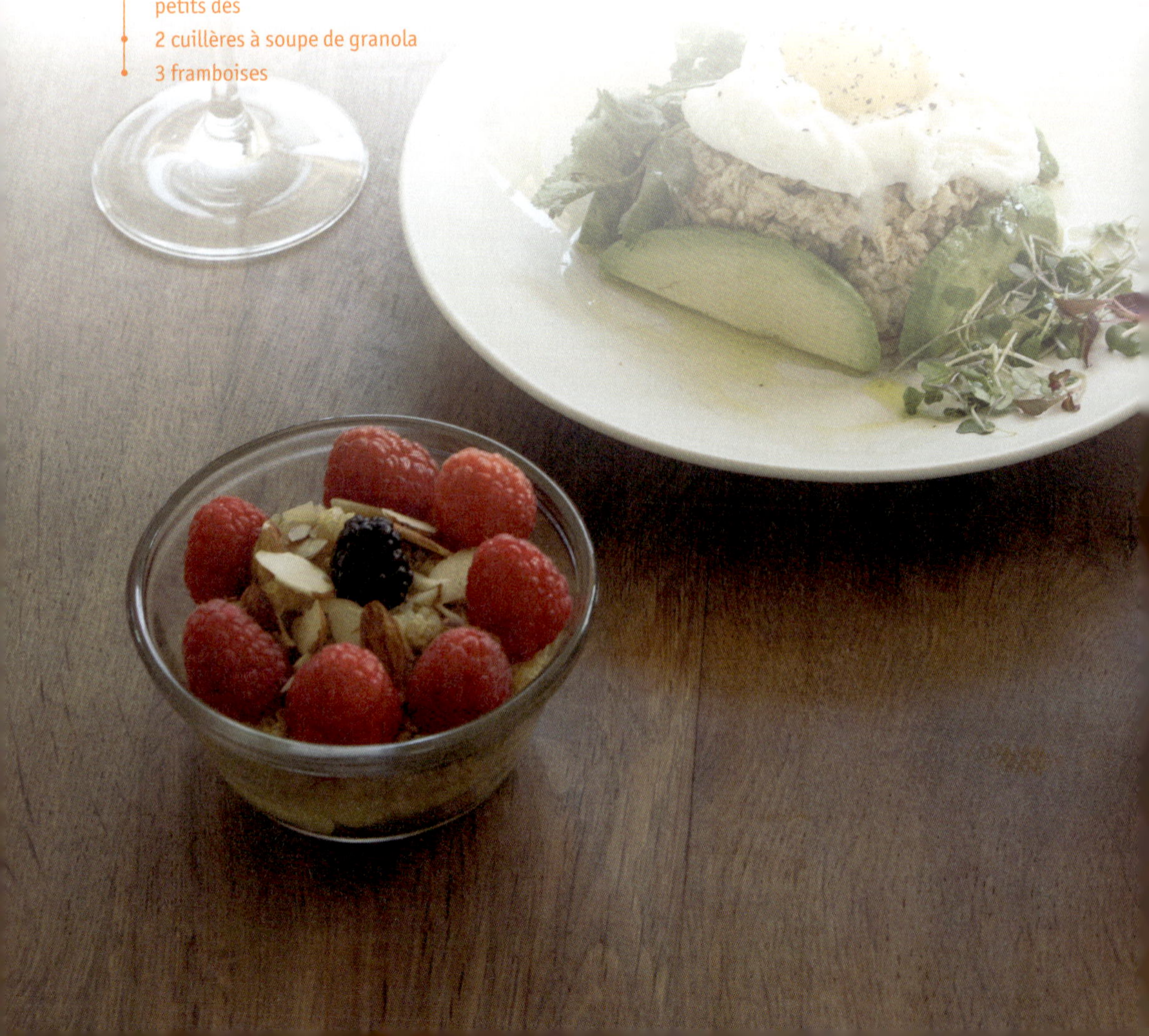

SALADE DE PÂTES AU POULET
PESTO AMANDE-NOISETTE-ESTRAGON

- 200 g de conchiglioni sans gluten
- 1 salade trévise ou mélangée
- 200 g de poulet
- ½ tasse d'amandes
- ½ tasse de noisettes
- 10 branches d'estragon
- 1 pointe d'ail
- ½ cuillère à café de levure diététique
- 2 cuillères à soupe d'huile d'olive
- 1 citron jaune
- 1 petite brique de crème de soja ou d'avoine
- Sel et poivre

- Mettez les pâtes à cuire à l'eau salée.
- Pendant ce temps, préparez le pesto : mettez les amandes, les noisettes, l'ail, l'estragon, du sel et du poivre dans votre moulin à herbes.
- Donnez quelques impulsions puis ajoutez l'huile d'olive et finissez de mixer.
- Transvasez ce pesto dans un bol et délayez-le avec un peu de crème de soja ou d'avoine.
- Cuisez le poulet à la vapeur et découpez-le en morceaux. Émincez les feuilles de salade.
- Réunissez dans un saladier les pâtes chaudes égouttées, le pesto, la salade et le poulet.
- Ajustez l'assaisonnement et servez le tout dans une assiette creuse, décorée de feuilles d'estragon, de levure diététique et d'un filet de citron.

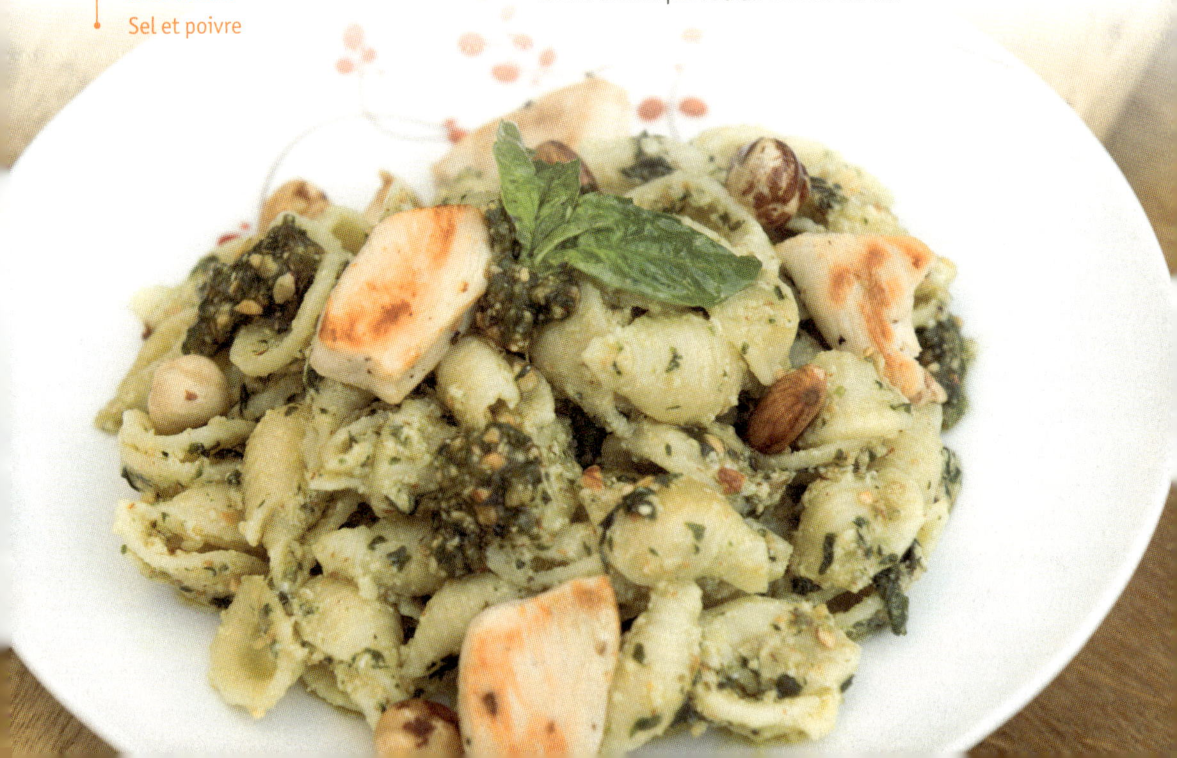

SALADE DE BŒUF, TOMATES ET FETA

- 1 salade verte
- 1 tasse de tomates cerises
- 1 filet de bœuf non gras
- 1 cuillère à soupe de feta
- Quelques feuilles de basilic
- Huile d'olive

- Poivrez la viande et faites-la griller sur tous les côtés dans une poêle bien chaude.
- Réservez-la sous une feuille d'aluminium 5 minutes.
- Disposez la salade dans un plat puis ajoutez les tomates cerises.
- Découpez la viande en lamelles fines et mettez-les sur la salade.
- Émiettez le basilic et la feta sur le dessus et arrosez d'un filet d'huile d'olive.

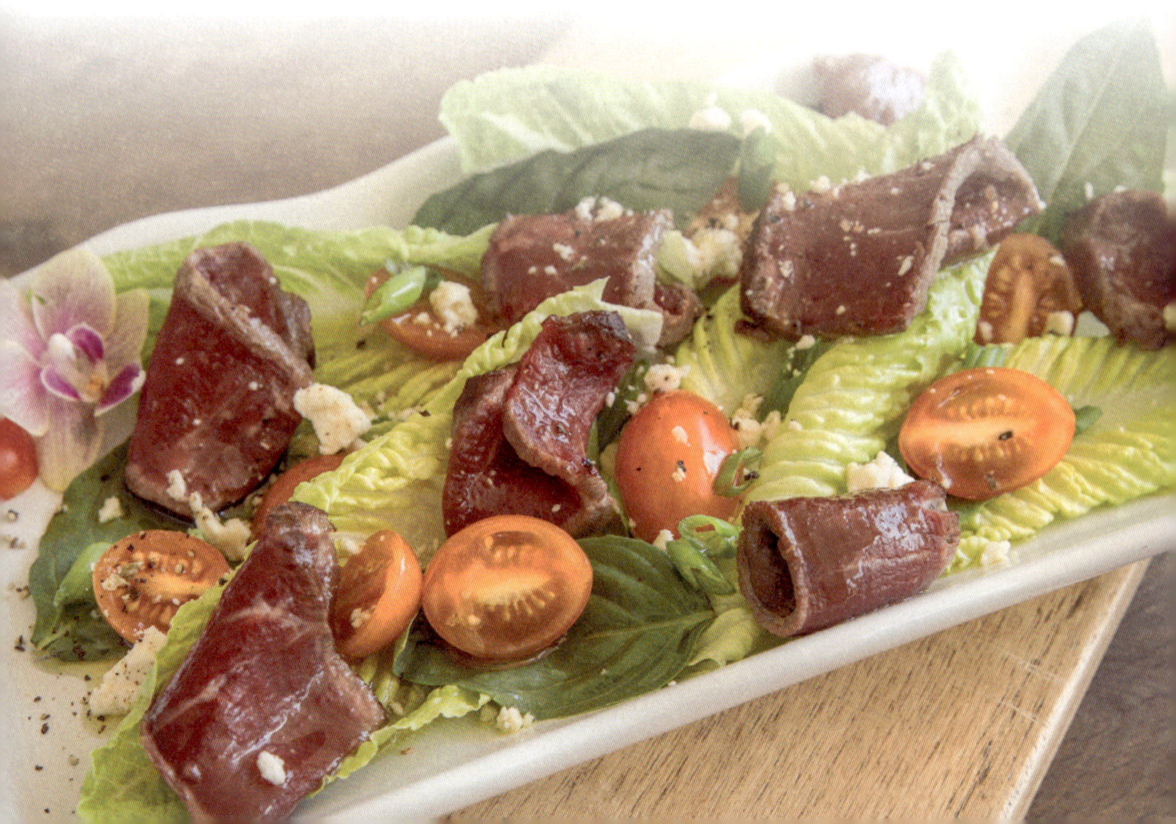

Semaine 3
Dimanche

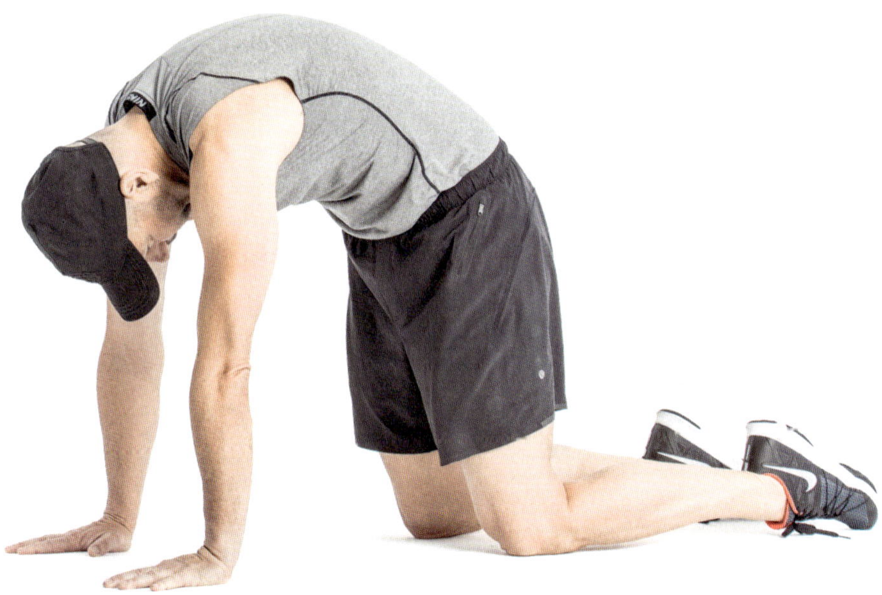

230 • Fitness
234 • Breakfast
235 • Lunch
236 • Dinner

ÉTIREMENT, MÉDITATION, ASSOUPLISSEMENT, TRAVAIL EN PROFONDEUR.

Cet entraînement est une prise en charge globale du corps qui permet d'agir en profondeur sur les muscles. Il s'agit de se relaxer afin d'éliminer les tensions superflues, d'évacuer le stress et d'aider les muscles à se détendre.

CONCEPT : faire chaque exercice 2 minutes.

1. CHAT

Idéal si vous avez mal au dos. La posture du chat assouplit la colonne vertébrale et renforce le transverse, le muscle profond de l'abdomen. À quatre pattes, inspirer, relâcher le ventre vers le sol et relever légèrement la tête (le dos se creuse). Expirer, coller le nombril à la colonne vertébrale et relâcher la tête (le dos s'arrondit). Enchaîner ces deux mouvements.

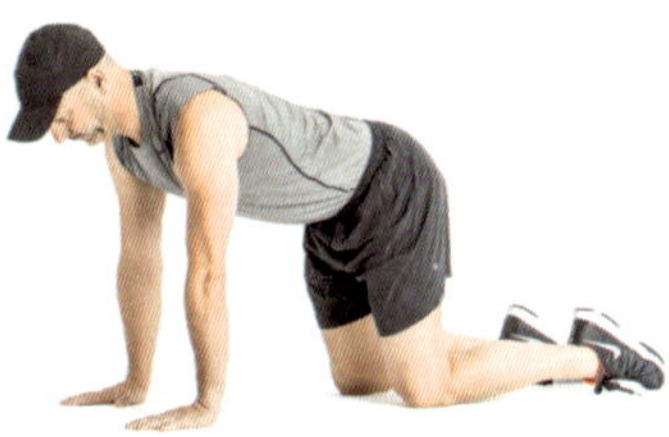

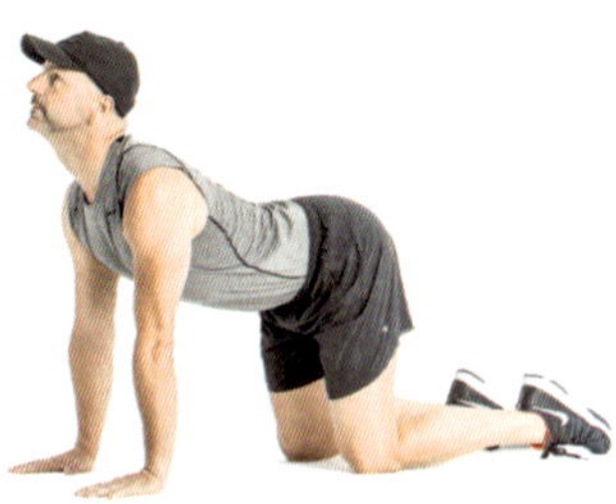

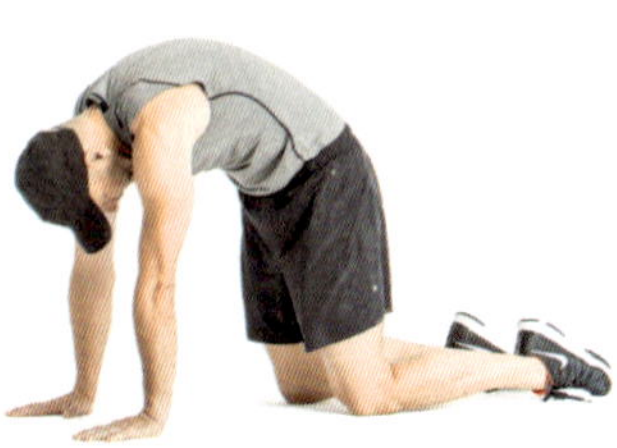

2. CHAT CÔTÉ

À quatre pattes. Lever le bras droit le plus haut possible en regardant la main. Glisser le bras droit sous le corps pour le mettre en contact avec le sol. Faire une minute de chaque bras.

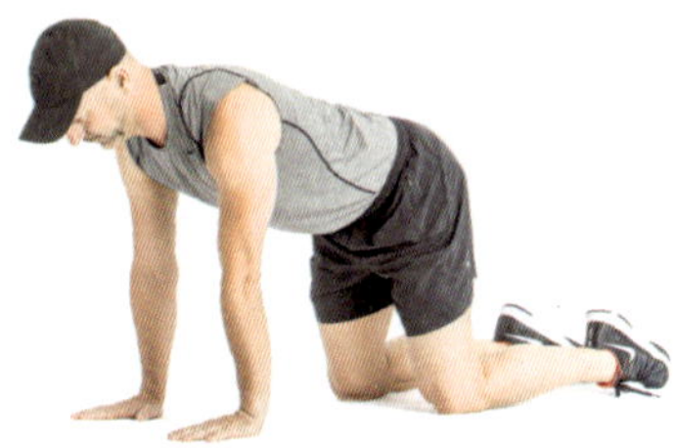

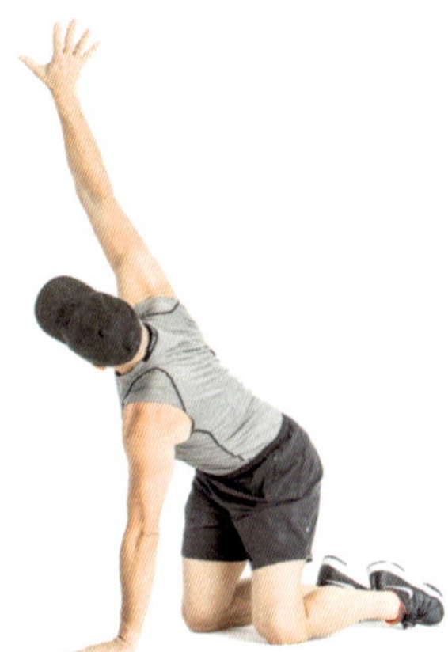

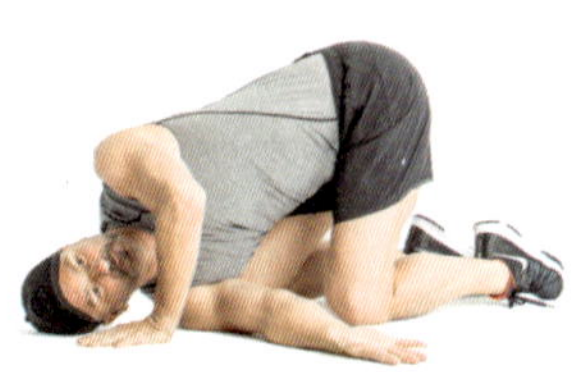

3 . CHAT GENOUX LEVÉS

À quatre pattes sur les orteils. Décoller les genoux de deux centimètres environ et tenir cette position en serrant bien le ventre.

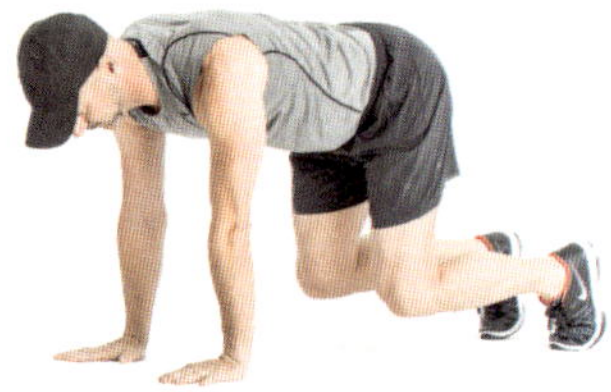

4 . PLANCHE-CHIEN

En position de planche sur les mains. Monter les hanches pendant que les mains se rapprochent des pieds pour obtenir la position V tête en bas. Regarder son ventre et respirer profondément avec l'abdomen. Marcher de nouveau avec les mains pour revenir à la position initiale de la planche.

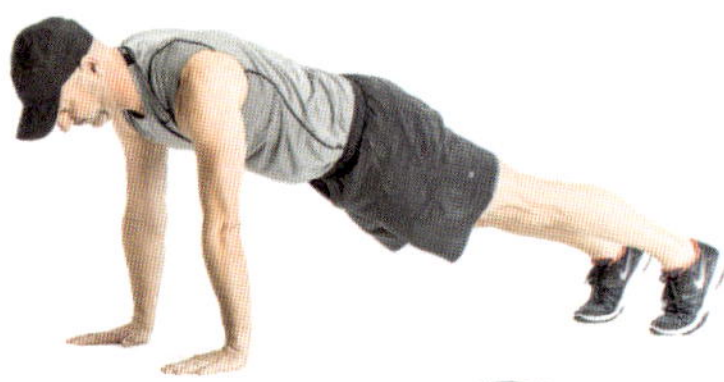

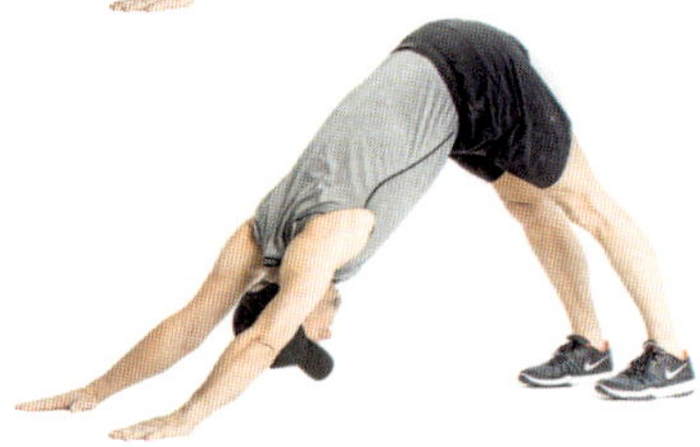

1 MINUTE DE REPOS

5 . ROULÉ TWIST

En position assise sur le sol, pieds à plat, jambes pliées. Rentrer le ventre, dérouler le buste en pivotant à droite et à gauche jusqu'à ce que le corps soit en contact avec le sol. Remonter en faisant les mêmes mouvements. Faire environ 4 « tournés » en descendant et 4 « tournés » en remontant.

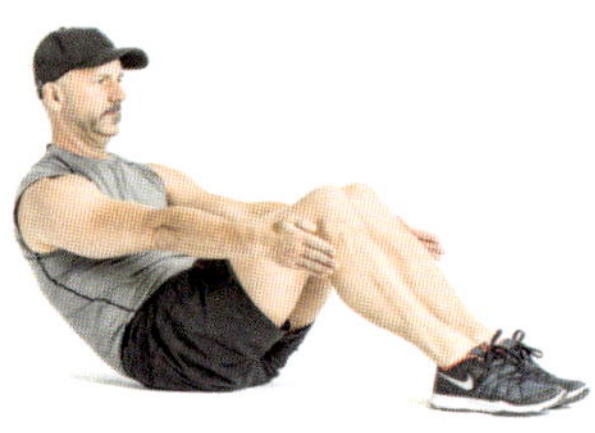

1

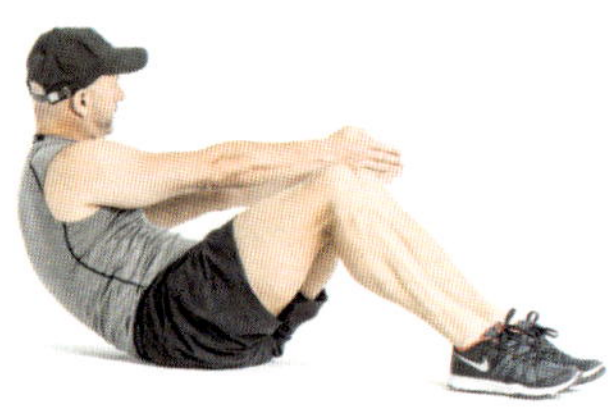

2

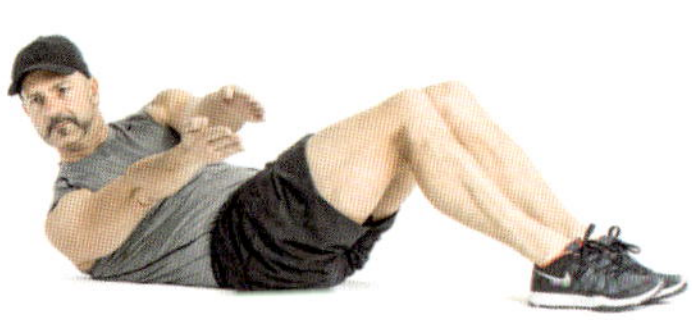

3

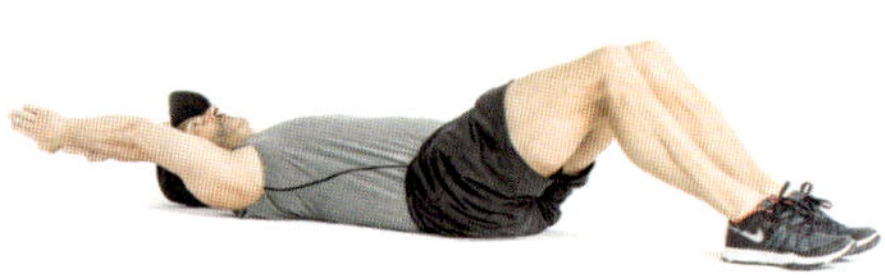

4

6. MONTÉE DES FESSES

En position allongée sur le dos, pieds à plat au sol, jambes pliées talons près des fesses et bras le long du corps. Décoller les fesses du sol tout en gardant les épaules en contact avec celui-ci. Serrer les fesses au maximum à la position la plus haute. Revenir à la position initiale en déroulant lentement vertèbre par vertèbre.

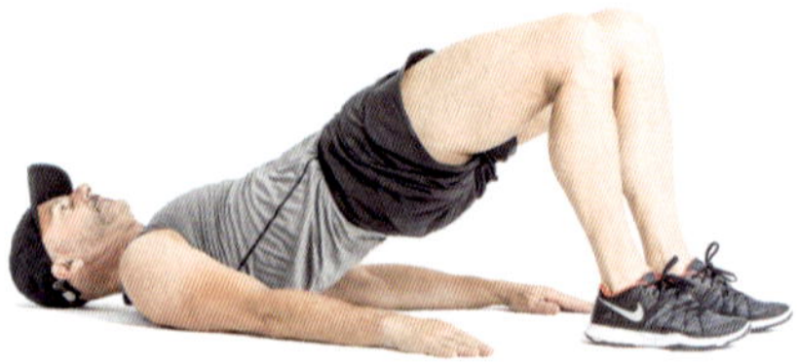

7. LA SCIE PILATES

En position assise jambes et bras tendus vers l'avant, corps à 90 degrés. En penchant le corps vers l'avant, pivoter le buste sur le côté en amenant le coude le plus loin possible à l'arrière. Toujours regarder la main du bras en action et garder le coude levé. Revenir à la position assise jambes et bras tendus. Alterner les côtés.

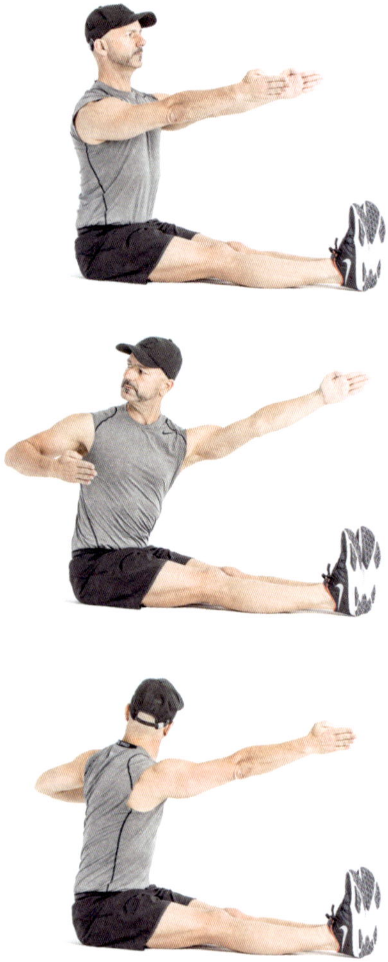

8. POSTURE DE LA CRÊPE

En position allongée sur le dos, jambes serrées, bras le long du corps. Inspirer puis expirer en enroulant la tête, la nuque, les épaules, le haut et le bas du dos puis tendre le corps pour aller le plus loin possible à l'avant. Essayer de saisir les chevilles ou les orteils. Inspirer puis en expirant dérouler le corps vertèbre par vertèbre jusqu'à la position initiale.

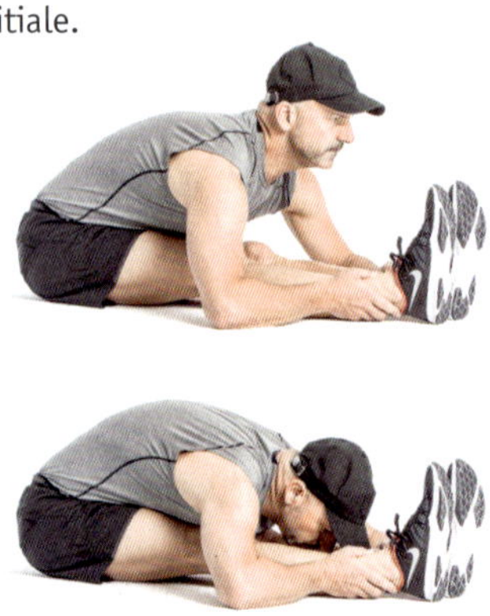

1 MINUTE DE REPOS

9 . GENOUX KICK SUR LE DOS

En position allongée sur le dos, jambes serrées, bras le long du corps, inspirer profondément. Plier la jambe droite et attraper le genou droit pour l'amener contre l'épaule droite, expirer profondément et alterner les jambes.

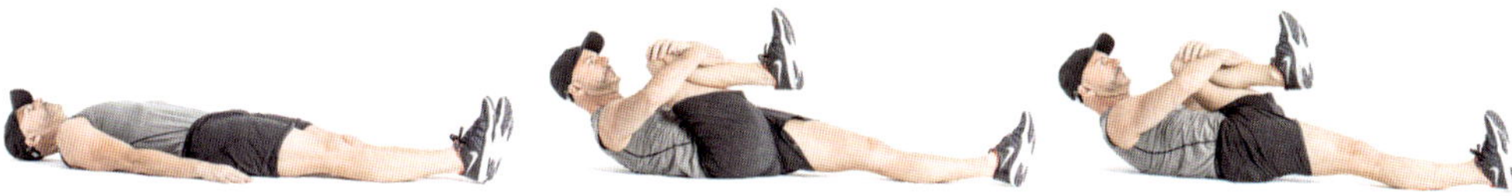

10 . CISEAUX DE JAMBES SUR LE DOS

En position allongée sur le dos, inspirer et soulever la jambe droite la plus tendue possible. Monter la jambe droite. Expirer en reposant la jambe au sol tout en montant la jambe gauche. Répéter ce mouvement pendant 2 minutes.

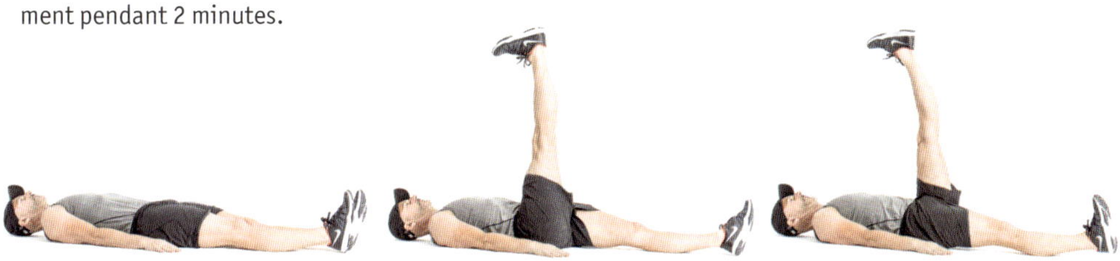

11 . SUPERMAN

En position allongée sur le ventre, bras au sol devant, décoller simultanément tête, bras et jambes tendus d'environ 15 centimètres. Redescendre à la position initiale.

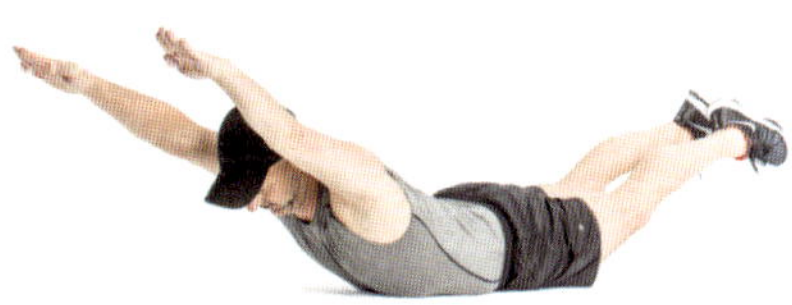

12 . LA SIRÈNE

En position assise, jambes pliées sur le côté gauche, corps droit. Contracter les abdominaux. Inspirer et lever le bras gauche au-dessus de la tête et les hanches simultanément en inclinant le buste du même côté. Revenir à la position initiale. Changer de cote.

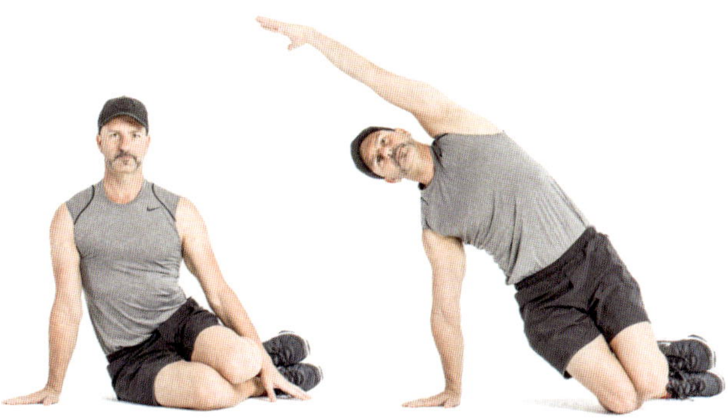

AVOINE, ŒUF POCHÉ ET AVOCAT

- 80 g d'avoine
- ½ cuillère à café de graines de coriandre
- ½ cuillère à café de graines d'anis
- 1 avocat
- 1 œuf
- Feuilles de coriandre fraîche
- Quelques pousses de jeunes salades
- Sel et poivre

- Faites cuire l'avoine dans un volume d'eau salée avec les graines de coriandre et d'anis.
- Salez et poivrez.
- Pelez et écrasez à la fourchette la moitié de l'avocat avec quelques graines d'anis et de coriandre.
- Découpez l'autre moitié en lamelles et réservez.
- Égouttez l'avoine cuite et laissez-la refroidir.
- Préparez les pousses de salade et les feuilles de coriandre.
- Dressez l'avoine dans une assiette et donnez-lui la forme d'un rond sur lequel vous allez poser l'avocat écrasé et les lamelles entières.
- Il vous reste à cuire l'œuf mollet et à le déposer sur le dessus en le piquant de la pointe d'un couteau pour l'ouvrir.
- Décorez de quelques pousses de salade et de coriandre.

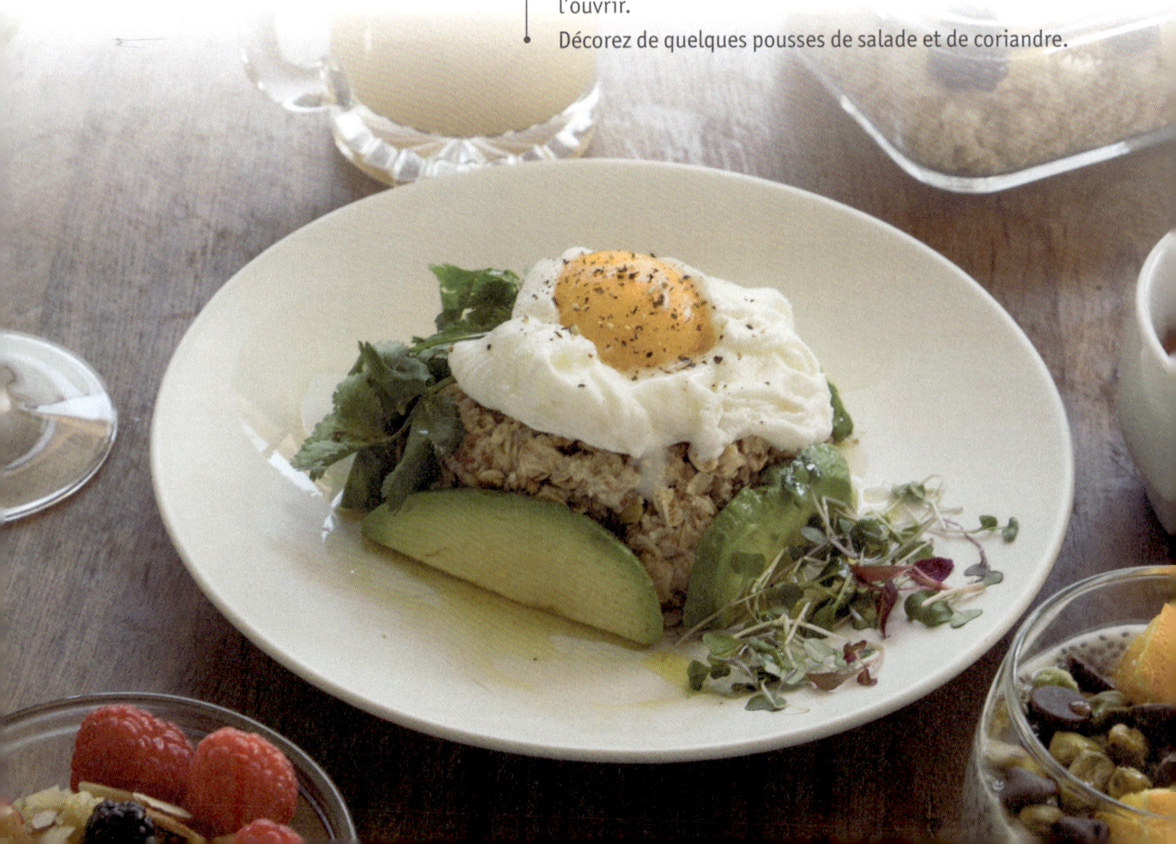

CABILLAUD
SALADE ORANGE, CÉLERI ET FENOUIL

- 1 morceau de cabillaud frais de préférence
- 1 branche de céleri
- ½ fenouil
- 1 orange
- 5 branches d'aneth
- 6 olives vertes dénoyautées
- 1 citron
- 1 pincée de paprika
- 60 g de quinoa

- Rincez et cuisez le quinoa dans un volume d'eau salée.
- Préparez la salade : pelez l'orange à vif au-dessus d'un petit bol et mettez les suprêmes à mariner pendant 10 minutes.
- Épluchez et émincez la branche de céleri ainsi que le fenouil en petits dés.
- Hachez grossièrement les olives et effeuillez l'aneth.
- Mélangez tous ces ingrédients avec les oranges et ajoutez deux cuillères à café d'huile d'olive et une de vinaigre de cidre.
- Préchauffez le four à 200 degrés.
- Enduisez le cabillaud d'un filet d'huile d'olive, parsemez d'aneth, salez, poivrez et ajoutez dans le plat le citron coupé en rondelles. Enfournez pour 15 minutes environ.
- Lorsque le poisson est cuit, récupérez les citrons et coupez-les en petits dés que vous ajoutez à la salade.
- Parsemez le poisson d'une pincée de paprika et dressez sur une assiette, accompagné d'un bol de quinoa.

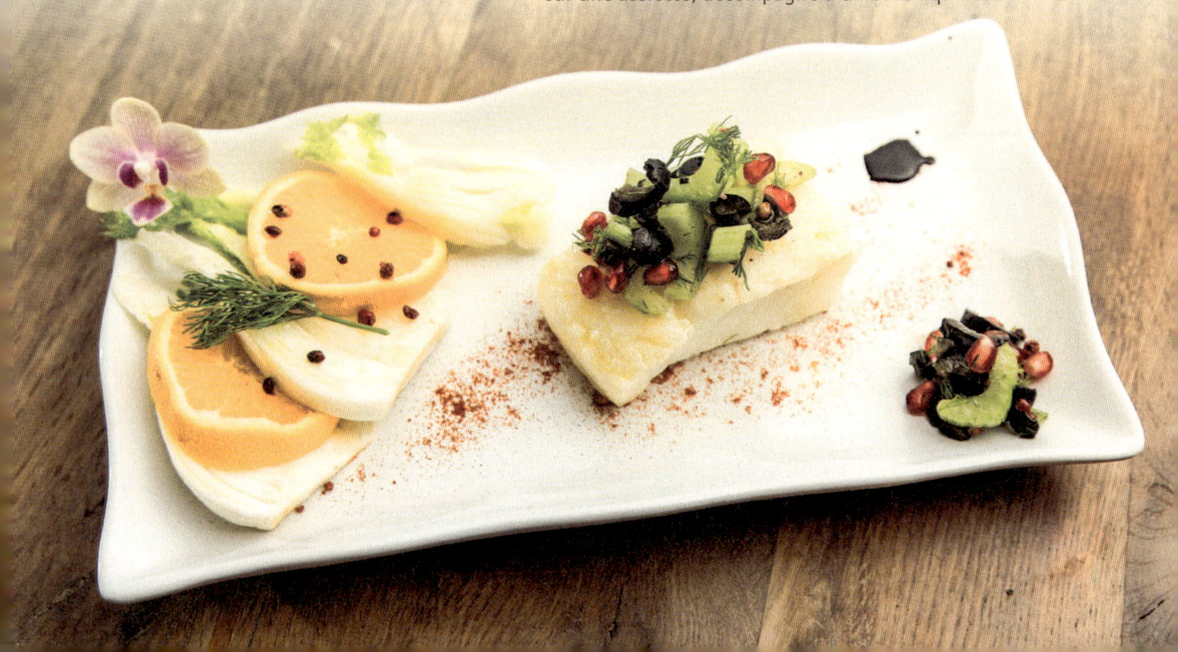

SOUPE « JE NE GÂCHE RIEN »

- Herbes et légumes restants
- 60 g de lentilles corail
- 5 branches de coriandre fraîche
- levure diététique

- Préparez une soupe avec tous les légumes et herbes qui vous restent de la semaine.
- Dix minutes avant la fin de la cuisson ajoutez les lentilles corail.
- Mixez le tout ou bien sortez les légumes à l'écumoire et versez-les dans un grand bol.
- Ajoutez quelques feuilles de coriandre fraîche et la levure diététique.

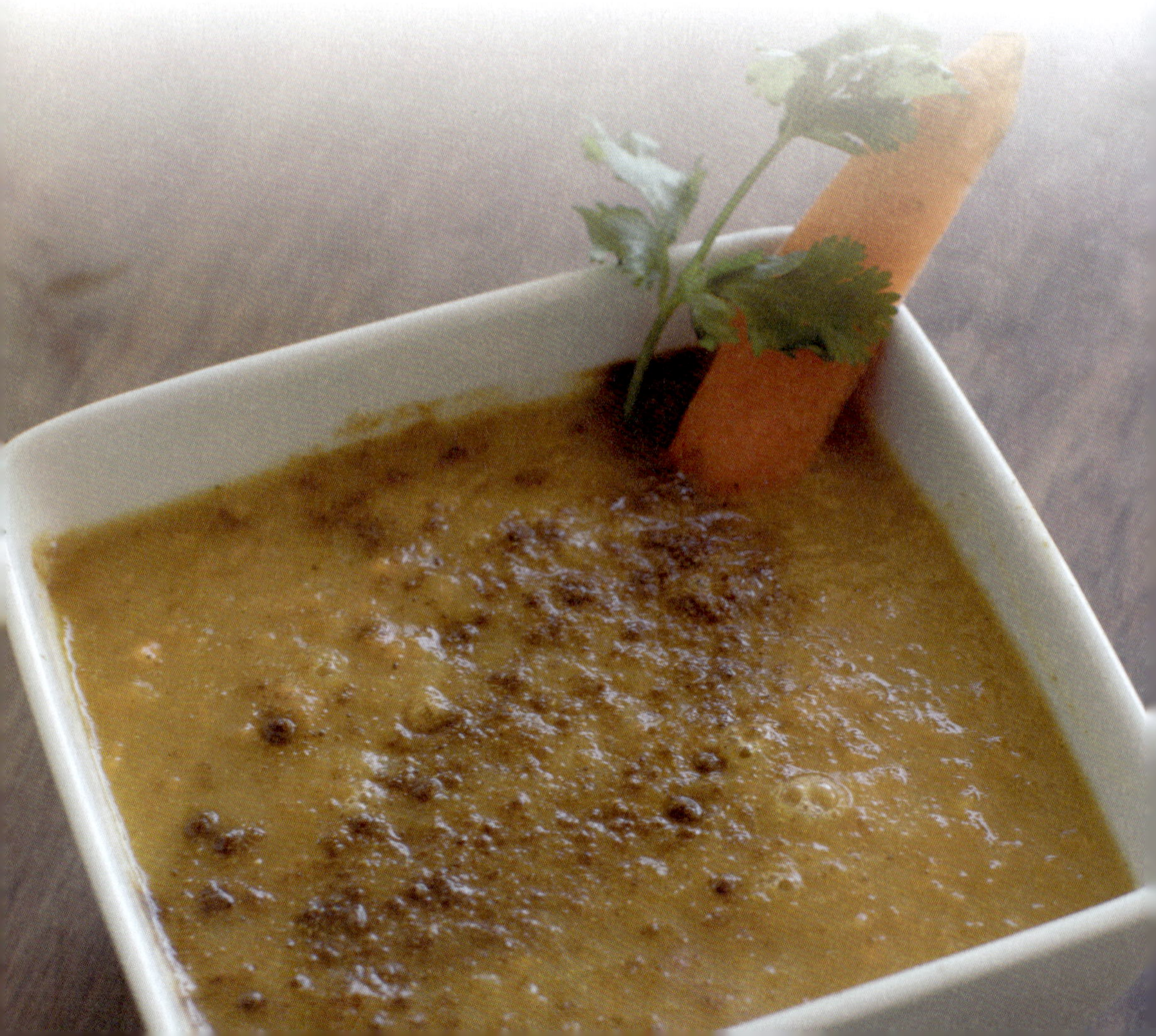

Semaine 4
Lundi

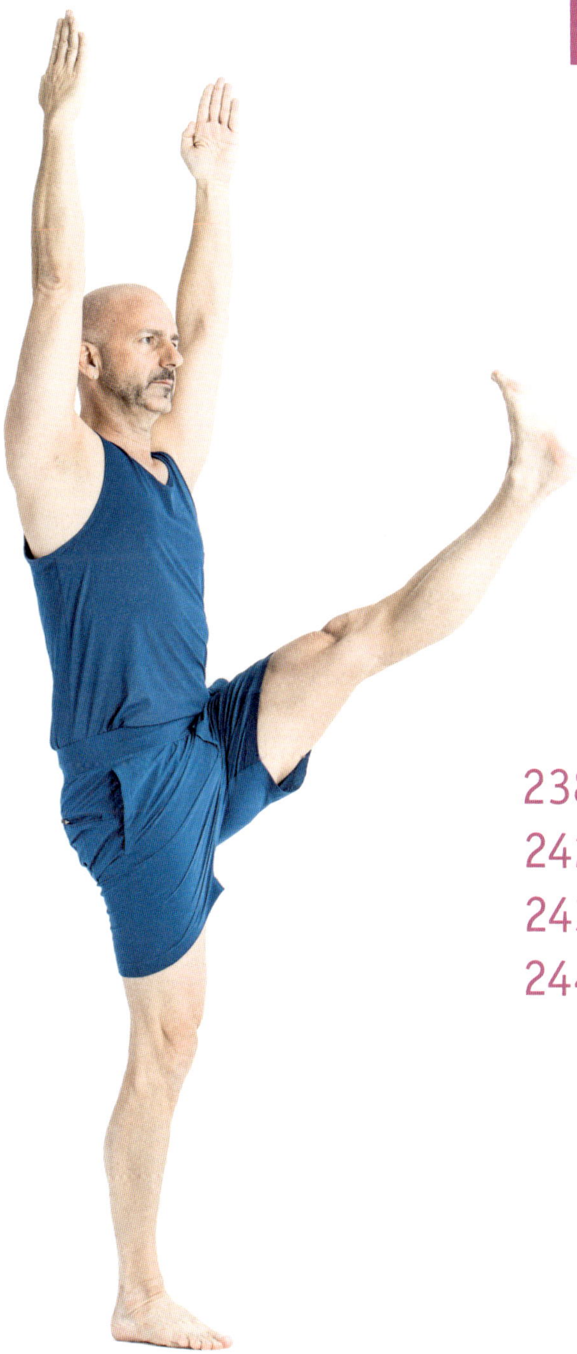

238 Fitness
242 Breakfast
243 Lunch
244 Dinner

CONCEPT : faire chaque exercice 25 secondes à vitesse rapide, puis 25 secondes à vitesse super rapide, deux fois. Pas de repos (sauf si indiqué).

1 . JUMPING JACK

Monter les bras au-dessus de la tête, les mains jointes et les jambes écartées. Sauter en rabattant les bras le long du corps et en joignant les jambes. Revenir à la position initiale.

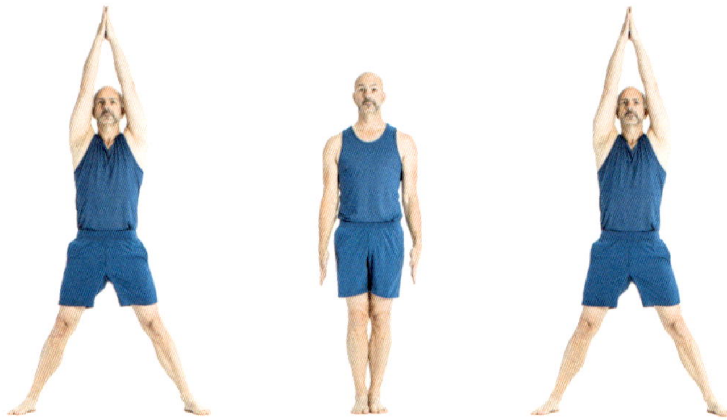

1 2 3

2 . LA MARCHE

En position debout les bras tendus au-dessus de la tête, monter alternativement les jambes tendues le plus haut possible pendant que les bras descendent à 90 degrés devant soi.

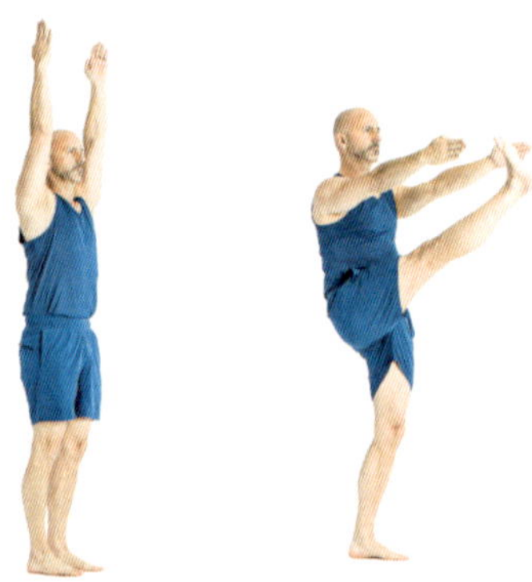

1 MINUTE DE REPOS

3 . LE PIVOT

En position de fente de côté avec la jambe gauche pliée et la jambe droite tendue. Le corps est tourné sur la gauche. Lorsque le corps pivote de l'autre côté, la jambe droite vient rejoindre la jambe gauche et la jambe gauche se tend sur le côté. Les coudes et les bras restent toujours élevés à 90 degrés.

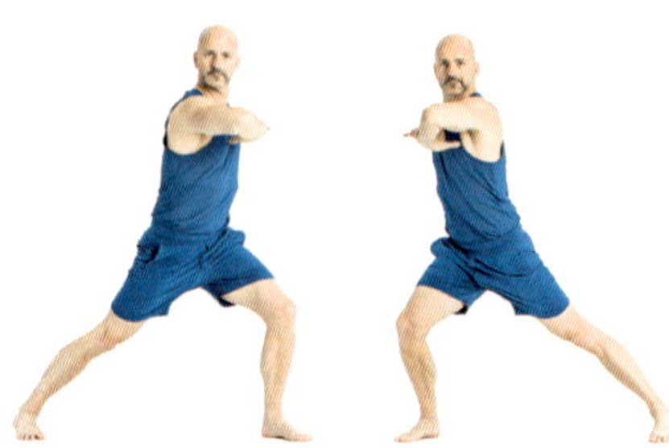

4 . SQUAT DU GLOBE

En position de squat les orteils tournés vers l'extérieur, les bras tendus au-dessus de la tête. Les deux bras font un mouvement circulaire simultanément vers le bas puis vers le haut. Quand les bras sont de nouveau au-dessus de la tête, faire un petit saut en squat.

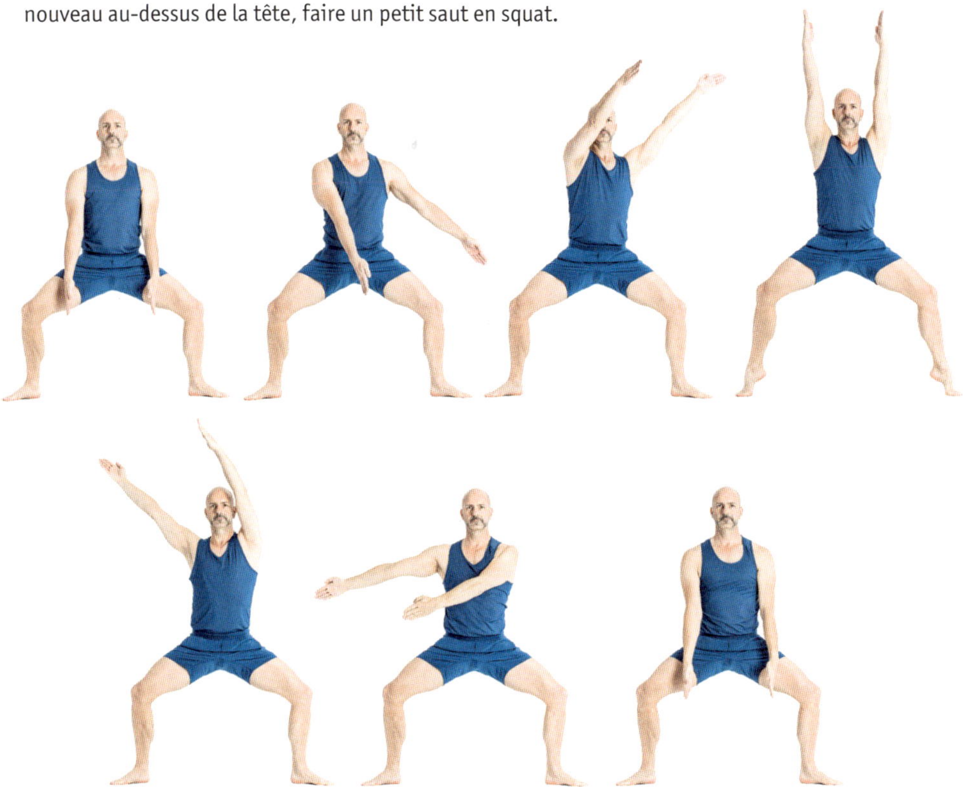

1 MINUTE DE REPOS

5 . SAUTS DE CHEVAL

Lever alternativement les genoux l'un après l'autre le plus haut possible, en avançant de quatre pas, puis reculer de quatre pas en montant toujours avec les genoux le plus haut possible.

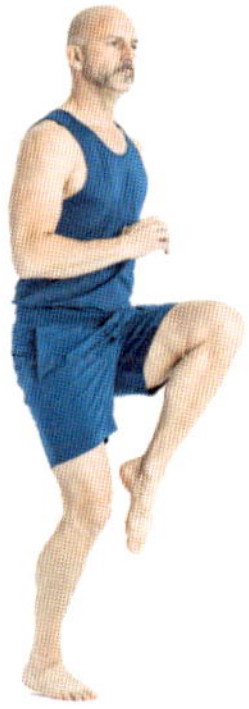

6 . LE PATINEUR

Debout, les jambes légèrement pliées, tendre la jambe droite à droite sur le sol pendant que la jambe gauche se plie et vient se mettre derrière la jambe droite. Puis faire la même chose de l'autre côté. Les bras swinguent du même côté que la jambe.

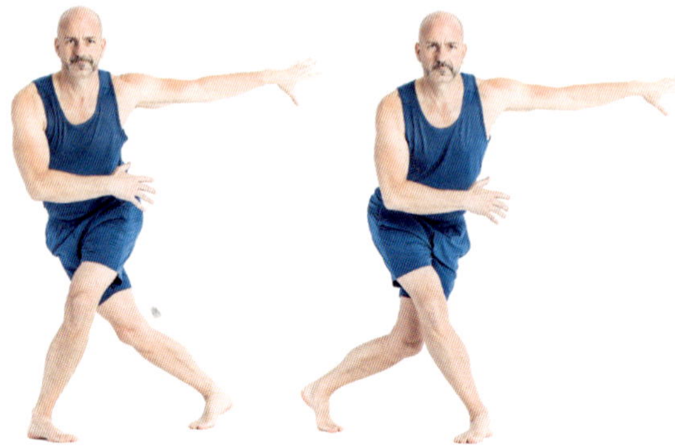

1 MINUTE DE REPOS

7 . SQUAT SCIE

Debout, les orteils vers l'avant et les bras tendus au-dessus de la tête. Descendre les bras en les pliant pour venir toucher le sol avec le bout des doigts (ou avec la paume des mains pour un exercice plus difficile). Le corps reste droit et ne se penche pas vers l'avant. Puis remonter les bras de la même manière pendant que l'on tend les jambes en se mettant sur la pointe de pied.

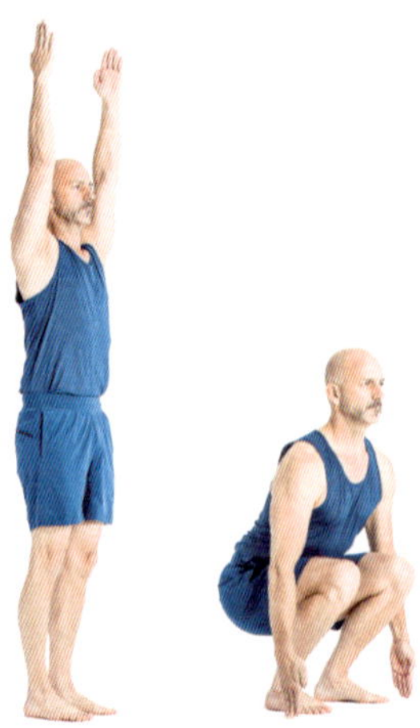

8 . SQUAT BOXER

En position de squat, les orteils tournés vers l'extérieur, bras en défense pliés devant soi. Boxer un bras après l'autre devant soi.

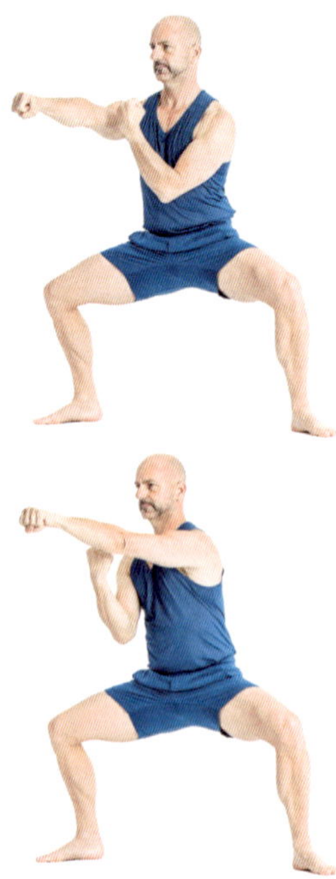

1 MINUTE DE REPOS

9 . PUSHING JACK

Jumping jack avec les bras en flexion devant le corps. Les bras montent et descendent pendant que les jambes s'écartent et se serrent.

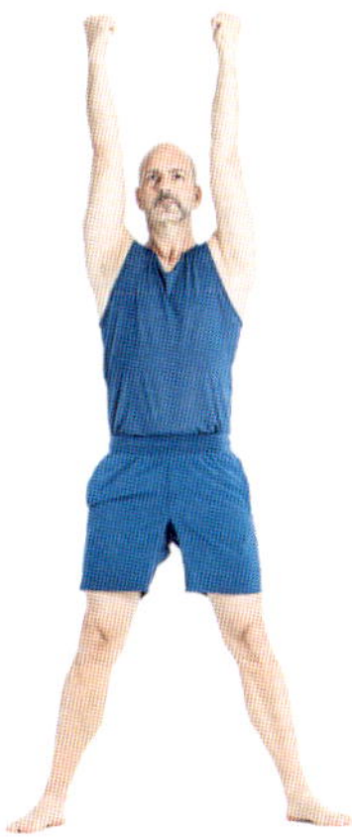

10 . COURSE TALONS

Courir sur place en faisant attention à ce que les talons touchent les fesses.

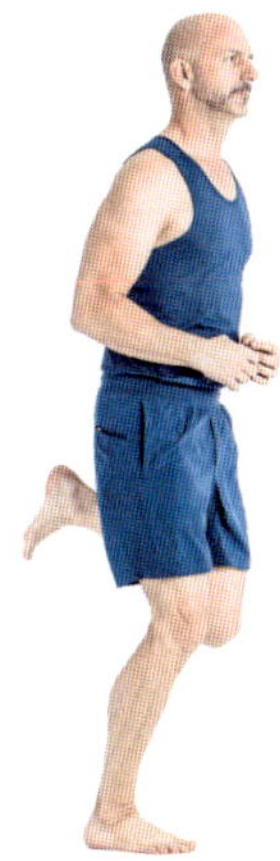

1 MINUTE DE REPOS

11 . SQUAT BOXER BRAS CÔTÉ

En position de squat, les orteils tournés vers l'extérieur, bras en défense pliés devant soi. Boxer avec les bras du côte droit et du côté gauche le plus rapidement possible.

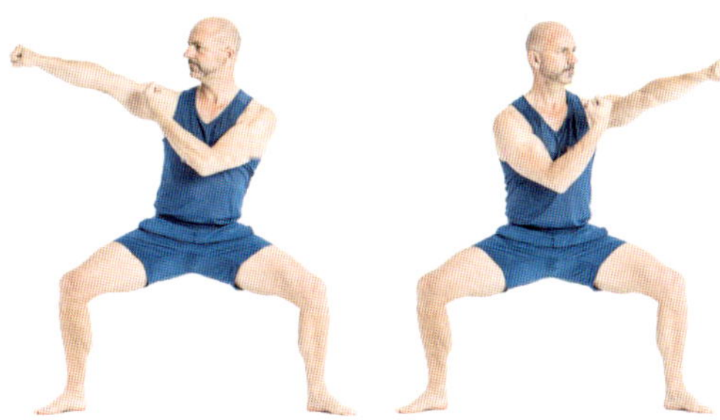

12 . LA COURSE FENTE

En position de fente avant avec la jambe droite pliée à l'avant et la jambe gauche derrière, les bras tendus au-dessus de la tête. Sans bouger les bras ni le corps, la jambe gauche vient rejoindre la jambe droite pour se retrouver en position de chaise. De cette position la jambe droite se tend derrière pour se retrouver en fente avec la jambe gauche devant.

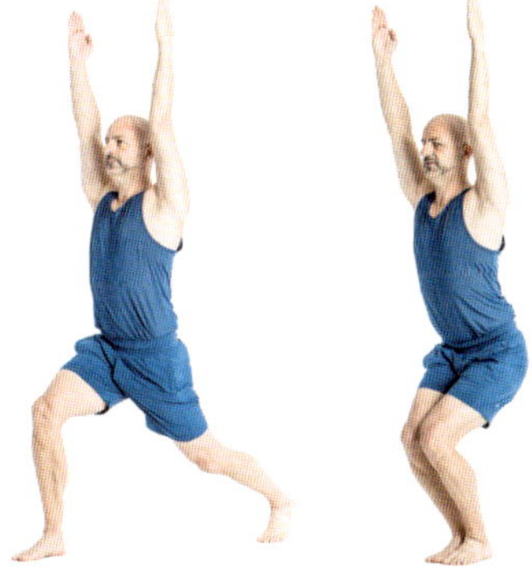

Booster concombre kiwi

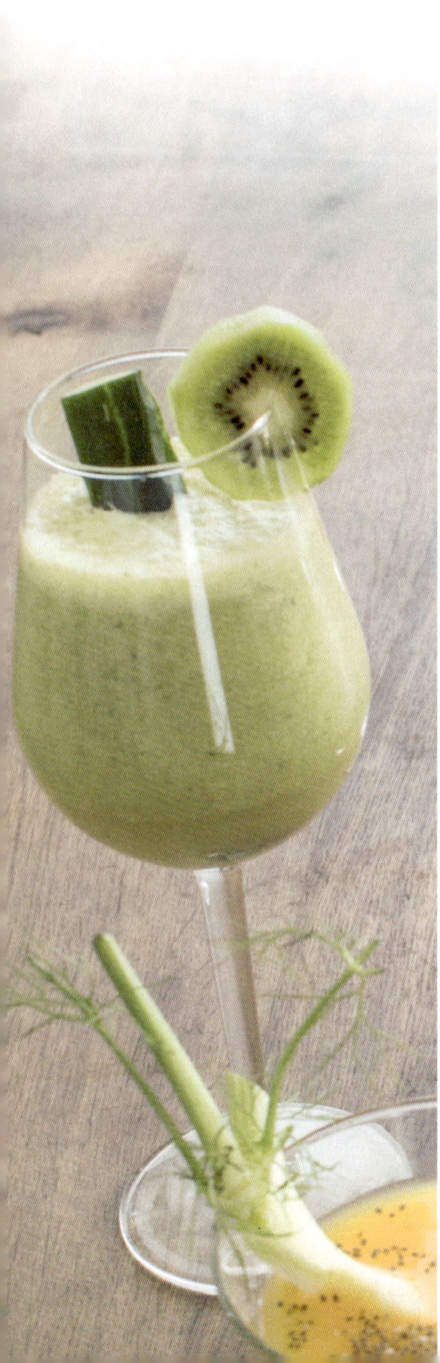

- ½ concombre
- ¼ avocat
- 1 kiwi
- 6 noix de cajou
- ½ cuillère à café de graines de chia
- 3 cuillères à soupe d'eau de coco

- Mettez le concombre avec la peau, l'avocat pelé ainsi que le kiwi épluché dans le bol de votre mixeur.
- Ajoutez les noix de cajou et les graines de chia.
- Mixez et détendez avec de l'eau de coco si nécessaire.
- Dégustez immédiatement.

SALADE GRECQUE AU SARRASIN

- 1 salade romaine
- 8 tomates cerises
- ¼ de concombre
- 6 olives noires dénoyautées
- 1 poignée de menthe fraîche
- 5 branches de persil plat
- 1 citron jaune
- 1 cuillère à café d'oignons rouges émincés
- 1 cuillère à soupe de feta émiettée
- 60 g de sarrasin
- Huile d'olive
- Sel et poivre

- Cuire le sarrasin dans un volume d'eau salée.
- Égouttez et réservez.
- Coupez les feuilles de salade en gros morceaux, les tomates cerises en deux et les concombres en morceaux avec la peau.
- Hachez grossièrement les olives au couteau et effeuillez la menthe et le persil.
- Réunissez tous ces ingrédients avec le sarrasin dans un saladier puis arrosez avec le jus du citron et l'huile d'olive.
- Salez et poivrez.
- Servez dans un bol avec la feta et quelques feuilles de menthe sur le dessus.

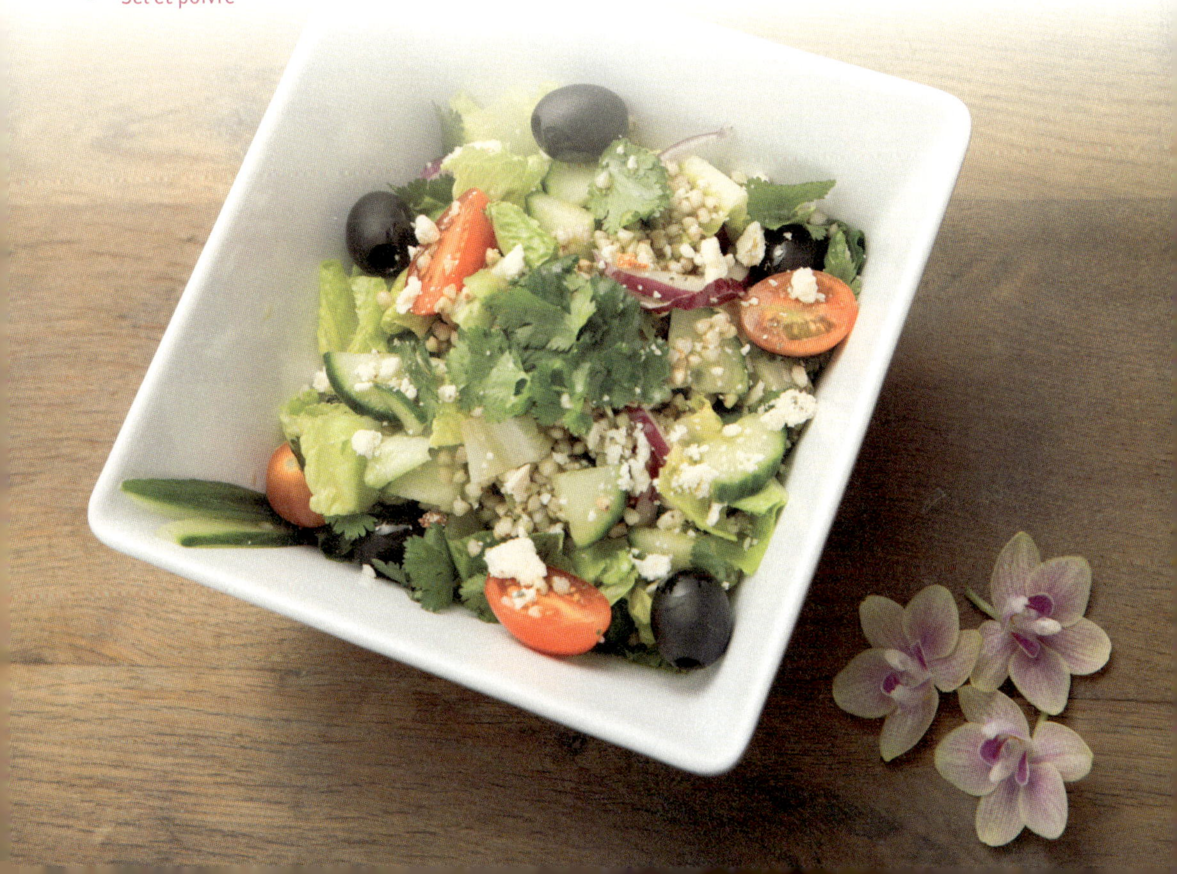

GALETTES DE QUINOA ET PATATE DOUCE ÉPICÉE

- 100 g de quinoa
- 200 g de patate douce
- 1 petit poireau
- ½ tasse de petits pois
- 1 œuf
- 1 oignon vert
- 1 poignée de jeunes pousses de salade
- ½ cuillère à café de gingembre râpé
- 1 cuillère à café de curry en poudre
- ½ cuillère à café de graines de coriandre
- 8 branches de coriandre fraîche
- 8 branches de menthe
- 6 pistaches non salées
- 40 g de farine sans gluten
- 1 cuillère à soupe d'huile de noix de coco

- Cuire le quinoa dans un volume d'eau salée.
- Égouttez puis réservez.
- En même temps, cuisez les patates douces épluchées à l'eau bouillante salée avec le poireau coupé en petits morceaux.
- Égouttez puis écrasez-les à la fourchette pour obtenir une purée lisse.
- Dans un saladier, mélangez la purée, le quinoa, l'oignon vert finement émincé, les petits pois, toutes les épices ainsi que la coriandre et la menthe finement ciselée.
- Ajoutez la farine ainsi que l'œuf pour lier ce mélange.
- Rectifiez l'assaisonnement puis formez avec vos mains des galettes de 8 cm de diamètre environ.
- Mettez ces galettes au réfrigérateur une demi-heure minimum afin d'en faciliter la cuisson.
- Graissez légèrement une poêle puis posez délicatement les galettes et faites-les cuire 3 minutes de chaque côté.
- Dégustez chaud avec une salade verte et les légumes restants.

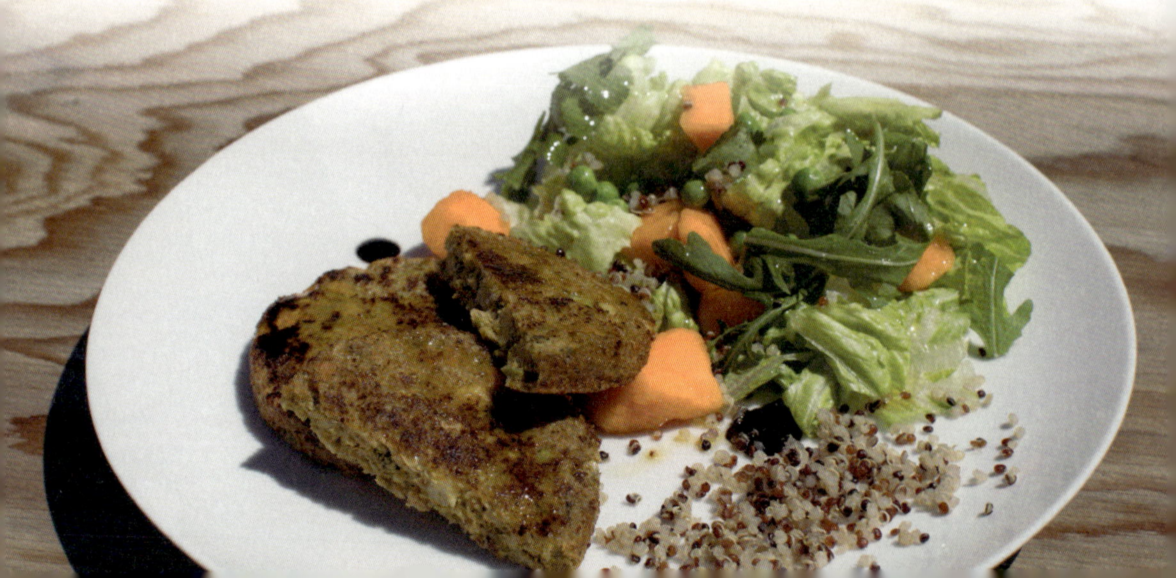

Semaine 4
Mardi

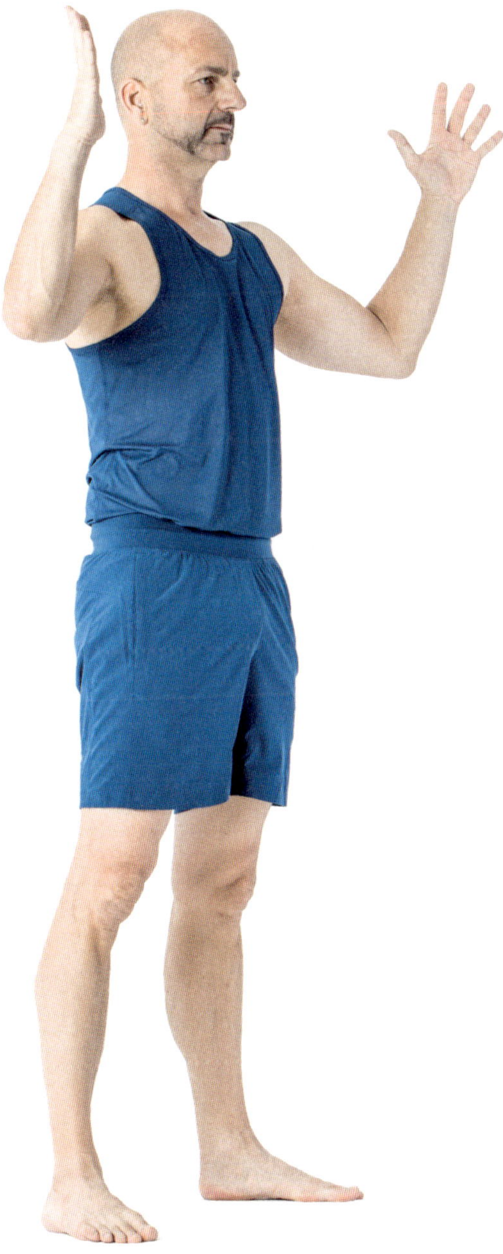

246 Fitness
248 Breakfast
249 Lunch
250 Dinner

ACCESSOIRES : poids, élastiques, bouteilles d'eau, boîtes à soupe, sac de sable...

CONCEPT : Six exercices. Réaliser quatre fois chaque exercice pendant 50 secondes. La première fois sans poids ou avec des poids légers, la deuxième fois avec poids, la troisième fois sans poids le plus rapidement possible et la quatrième fois avec poids très lentement. Prendre 15 secondes de repos entre chaque exercice.

1 . BRAS EN CERCLE

Debout, les jambes serrées, les bras à 90 degrés sur le côté légèrement pliés et les paumes vers le haut. Faire des petits cercles vers l'avant en gardant la même position des bras.

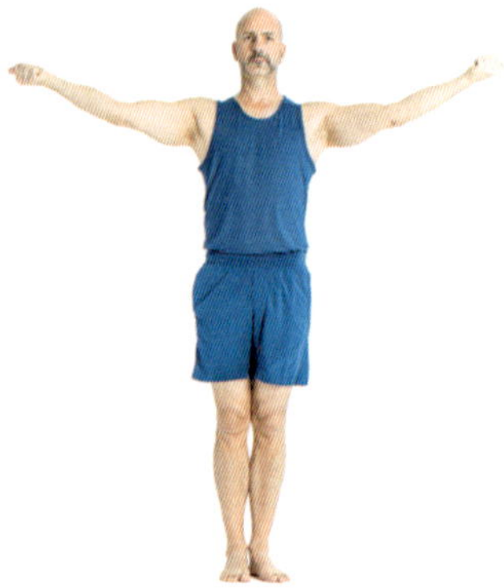

2 . SQUAT BOXER

En position de squat, les orteils tournés vers l'extérieur, bras en défense pliés devant soi. Boxer un bras après l'autre devant soi.

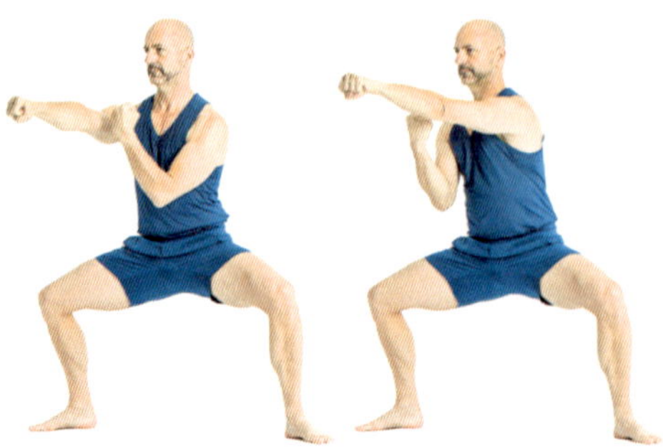

3 . BRAS EN CERCLE

Debout, les jambes légèrement écartées, les bras à 90 degrés sur le côté légèrement pliés, paumes face au sol. Faire des petits cercles vers l'avant en gardant la même position des bras.

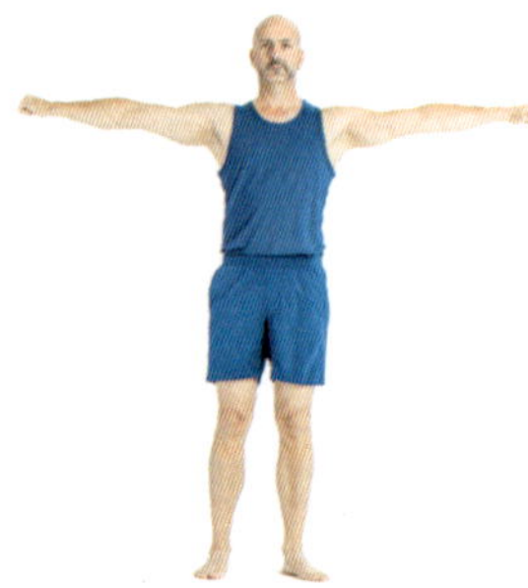

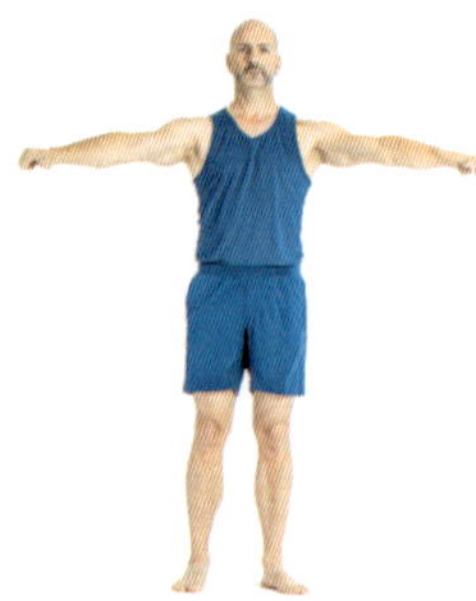

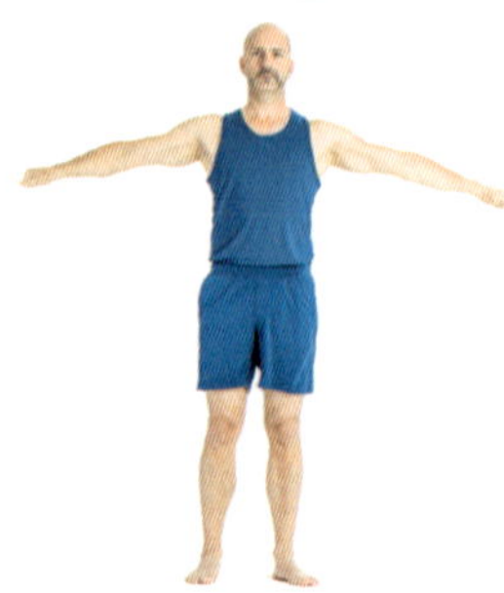

4 . ACCORDÉON

Debout, les jambes légèrement écartées, les bras pliés à 90 degrés sur le côté. Écarter les coudes vers l'arrière, les muscles dorsaux se rapprochent. Les bras restent pliés.

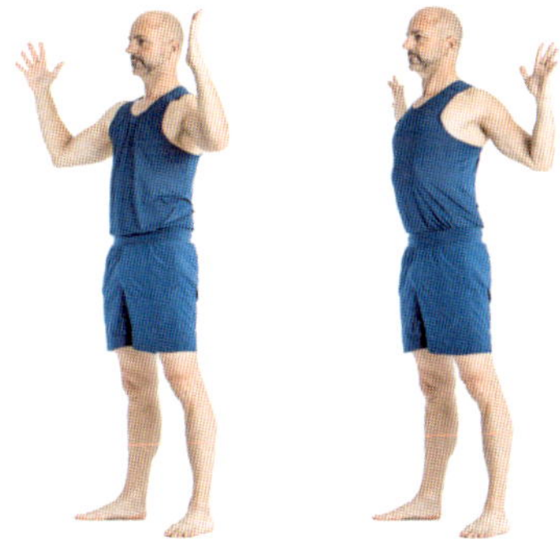

5 . BICEPS AVANT ET CÔTÉ

En position de squat, les orteils à l'extérieur, les bras tendus le long du corps, les paumes tournées vers l'avant. Faire une flexion des bras en gardant les coudes au corps jusqu'à toucher le devant des épaules. Redescendre à la position initiale. Puis tourner les mains vers l'extérieur et faire une flexion des bras jusqu'à ce que les mains touchent l'extérieur des épaules.

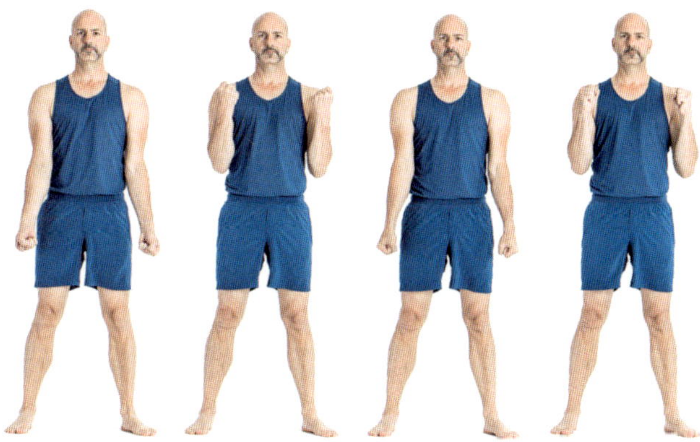

6 . EXTENSION TRICEPS

Debout, les jambes légèrement écartées, les bras tendus au-dessus de la tête, les mains en contact avec les paumes à l'intérieur. Sans bouger les coudes, plier les bras derrière la tête puis revenir à la position initiale.

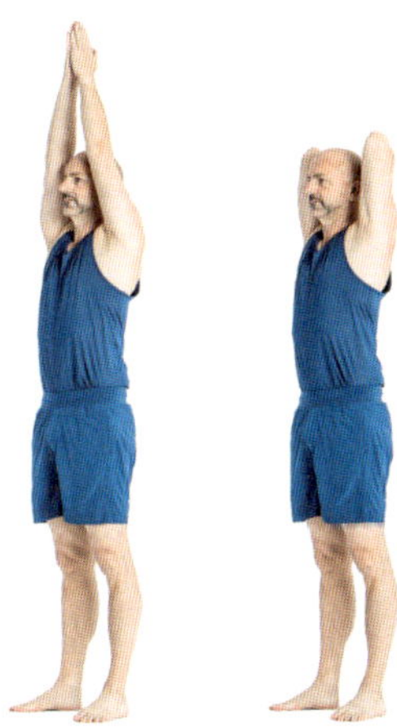

BOOSTER MANGUE FRAMBOISES

- 1 mangue fraîche ou surgelée
- 6 framboises
- 1 feuille de menthe

- Mixez la mangue avec les framboises et la feuille de menthe.
- Dégustez frais et rapidement.

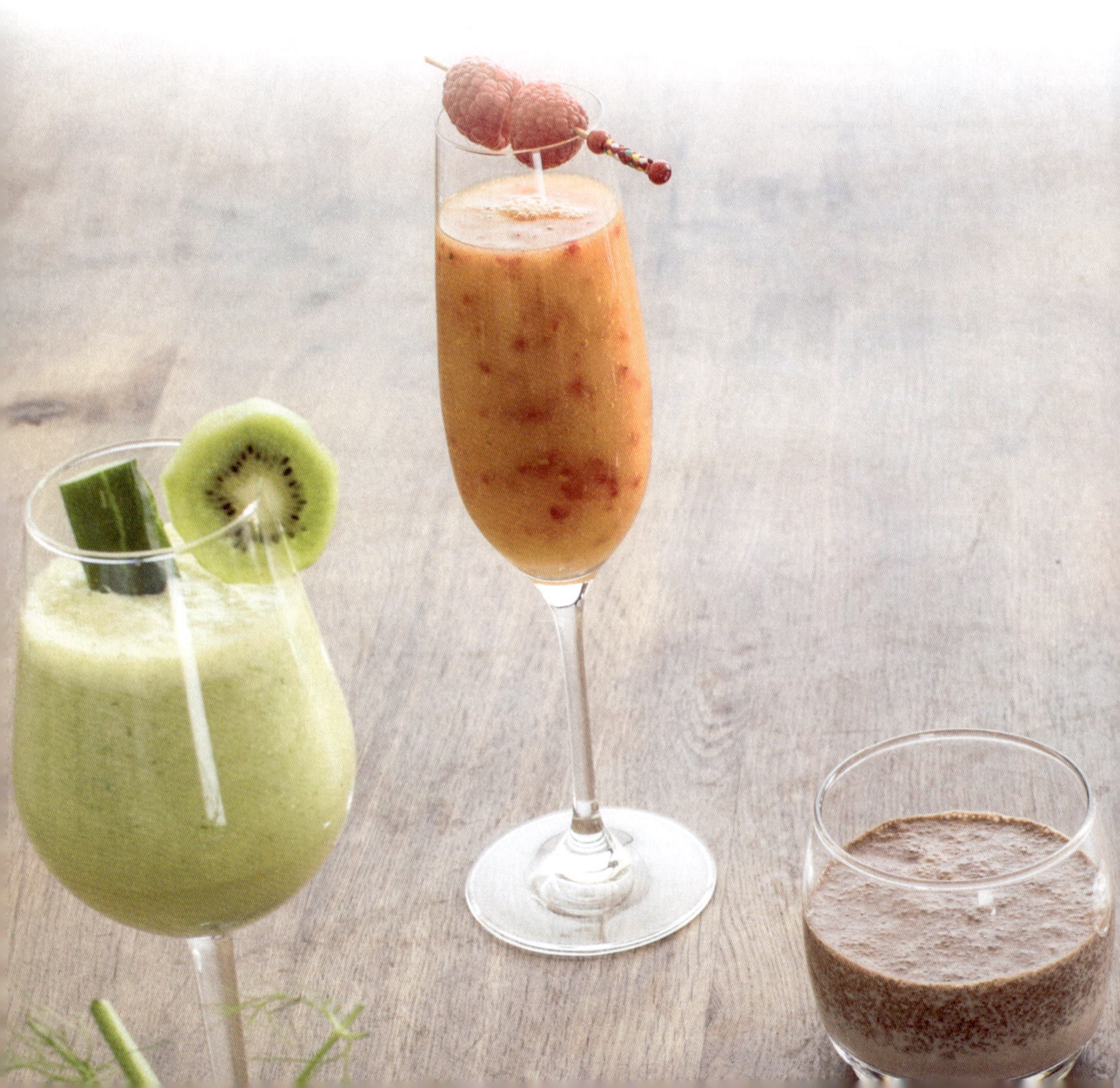

BARQUETTE DE LAITUE
AU « CHICKY CHICKEN »

- 1 filet de poulet
- 2 œufs
- 1 cuillère à café de « vegan mayo »
- 5 branches d'estragon
- 1 carotte
- ¼ de concombre
- 4 belles feuilles de romaine ou de laitue
- Poivre de Cayenne

- Faites durcir les œufs et cuisez le poulet plutôt à l'eau où à la vapeur.
- Râpez la carotte et émincez le concombre.
- Vous pouvez utiliser le poulet tiède ou froid.
- Coupez-le en petits dés et les œufs en petits morceaux.
- Mélangez le tout avec la « vegan mayo » et les feuilles d'estragon hachées.
- Poivrez.
- Prenez les feuilles de salade et disposez dessus les carottes et le concombre.
- Ajoutez le « chicky chicken » puis parsemez du reste d'estragon.
- Arrosez d'un filet de citron.
- Dégustez bien frais.

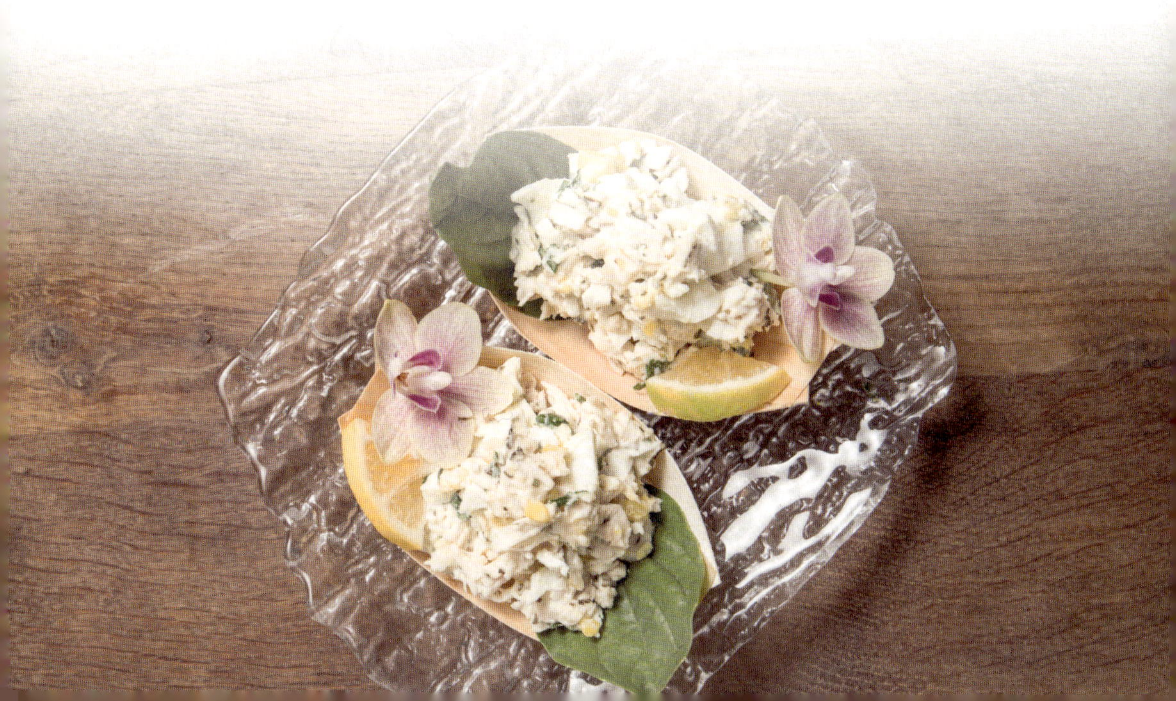

SALADE DE BETTERAVES ET POIRES
AU BLEU D'AUVERGNE

- 2 betteraves
- 1 belle poire
- 1 cuillère à café de noix
- 1 cuillère à soupe d'huile de noix ou d'olive
- 2 cuillères à soupe de Bleu d'Auvergne émietté
- 1 salade verte ou 1 endive
- Poivre de Cayenne.

- Cuisez les betteraves à l'eau ou utilisez des betteraves déjà cuites.
- Découpez-les en tranches régulières puis en lanières et déposez-les sur une grande assiette.
- Épluchez la poire puis coupez-la en lamelles.
- Effeuillez l'endive ou la salade et enfin émiettez la valeur de deux cuillères à soupe de Bleu.
- Disposez sur les betteraves la salade et les lamelles de poires.
- Arrosez avec l'huile de noix.
- Poivrez.
- Parsemez avec le fromage émietté.

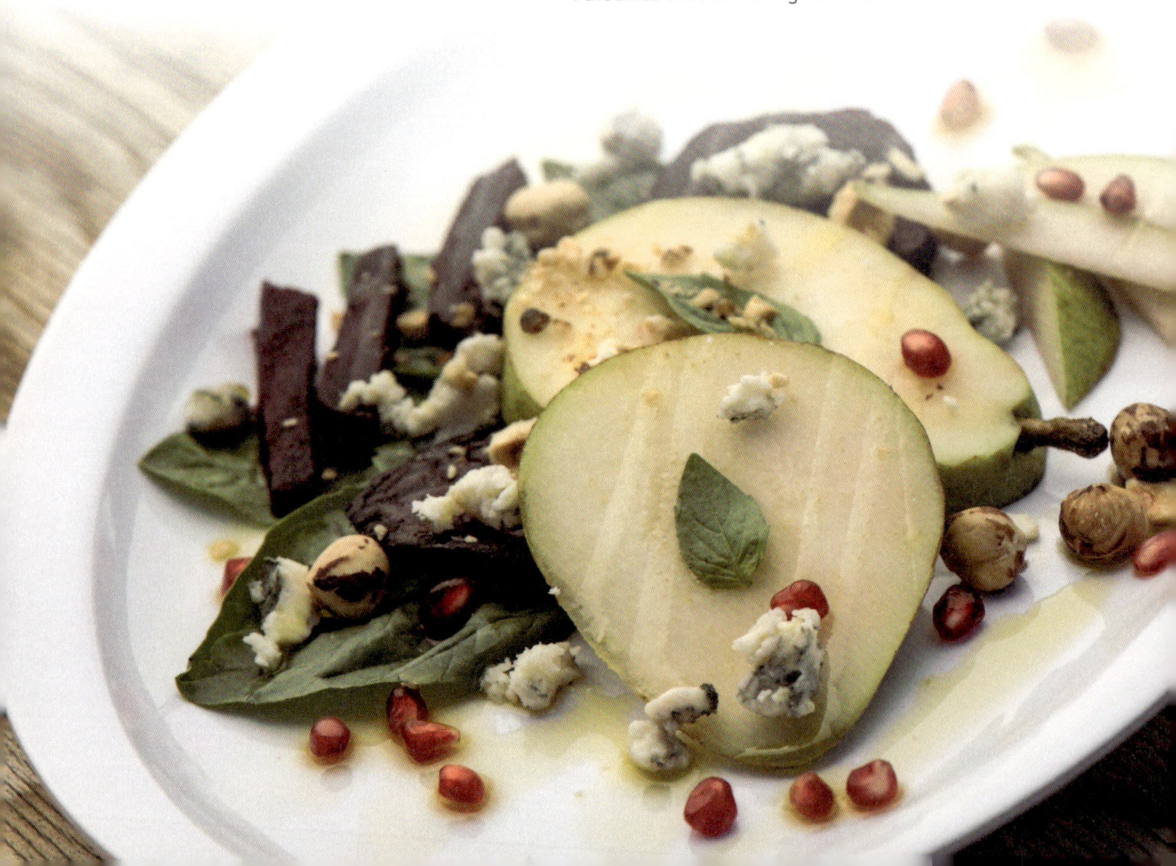

Semaine 4

Mercredi

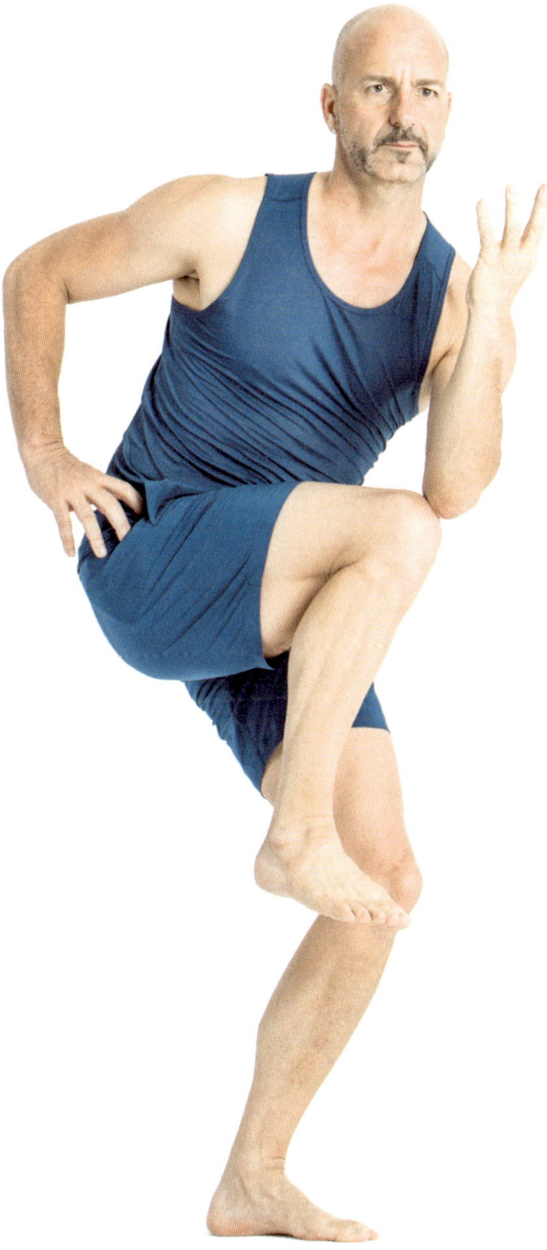

252 Fitness
254 Breakfast
255 Lunch
256 Dinner

Accessoires : poids, élastiques, bouteilles d'eau, boîtes de conserve, sac de sable...
Concepts : Six exercices. Faire chaque exercice quatre fois pendant 50 secondes. La première fois sans poids ou avec des poids légers, la deuxième fois avec poids, la troisième fois sans poids le plus rapidement possible et la quatrième fois avec poids très lentement. Prendre 15 secondes de repos entre chaque exercice.

1 . SQUAT BASKETBALL

Faire un squat de 90 degrés. En remontant, marquer un panier avec le bras gauche en pivotant le buste du côté droit. Refaire un squat et changer de côté.

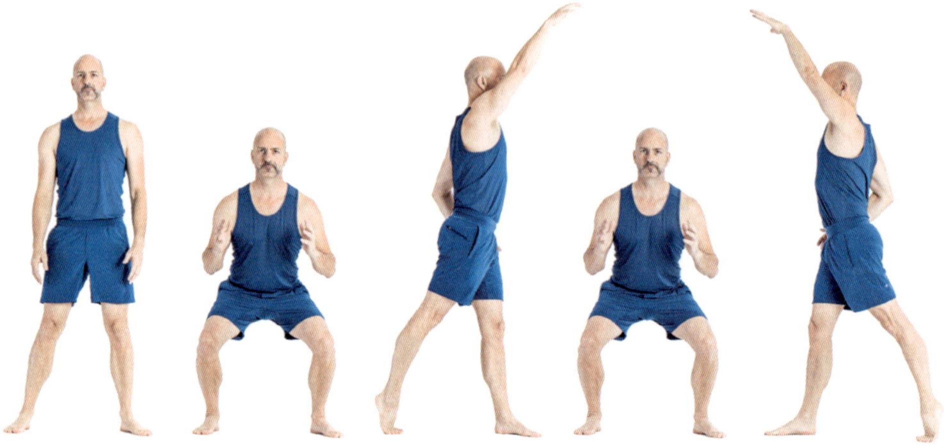

2 . SQUAT ÉLEVÉ

Debout, les jambes bien ouvertes et fléchies à 90 degrés, les orteils à l'extérieur. Tendre les jambes et monter en même temps sur les pointes de pieds.

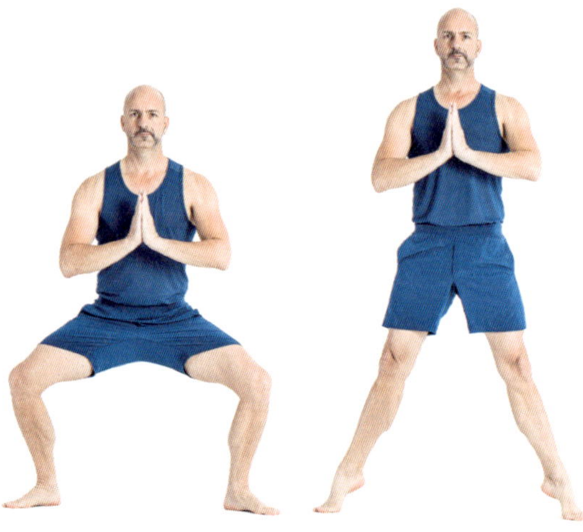

3 . FENTE AVANT MARCHE

Debout, les pieds à plat écartés de la largeur du bassin, les mains au niveau des hanches. Fléchir les deux jambes en avançant d'un grand pas la jambe droite à 90 degrés jusqu'à ce que le genou gauche frôle pratiquement le sol sans jamais le toucher. Sans changer la position du corps, amener la jambe gauche au niveau de la jambe droite pour se retrouver en position de chaise. Puis reculer la jambe droite pour se retrouver en position de fente avant jambe gauche. Le corps et les mains ne bougent jamais et restent dans la même position.

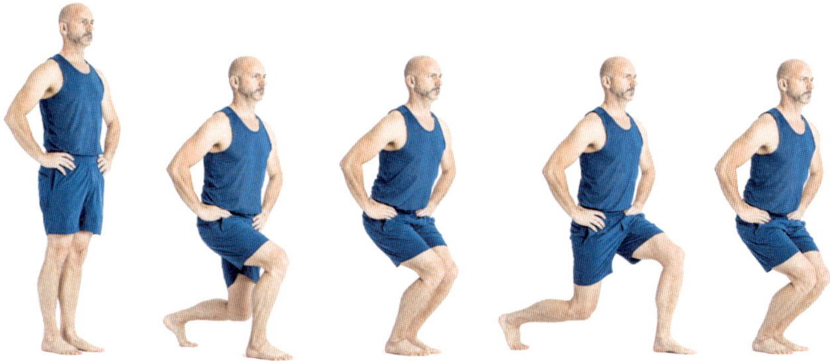

4 . PAS DE CHEVAL

Lever les genoux alternativement le plus haut possible en avançant de quatre pas puis reculer de quatre pas toujours avec les genoux le plus haut possible.

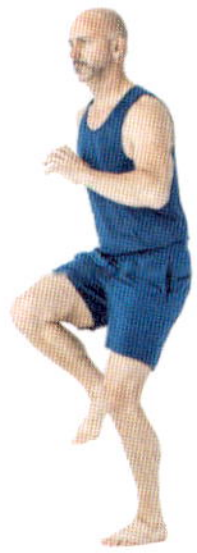

5 . SQUAT KICK

Debout, les jambes écartées et les bras tendus au-dessus de la tête. Faire un squat suivi d'un kick de la jambe droite. Puis faire un squat suivi d'un kick de la jambe gauche.

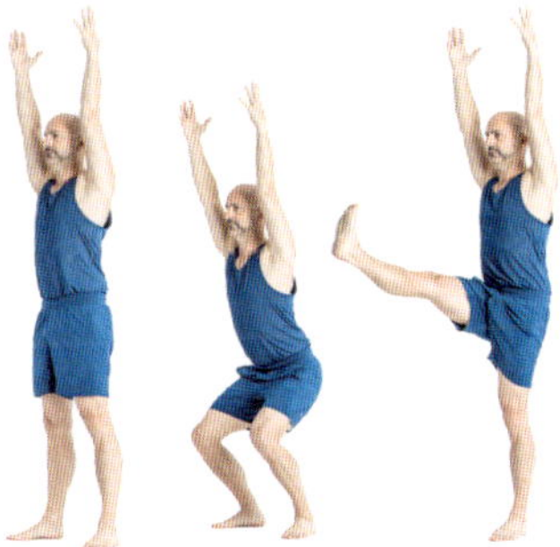

6 . JANE FONDA

Jambe droite en action. D'une fente sur le côté à 90 degrés on amène le genou droit et le coude gauche devant le corps. Le coude touche le genou. Puis on retend la jambe. Faire une fois jambe droite puis une fois jambe gauche.

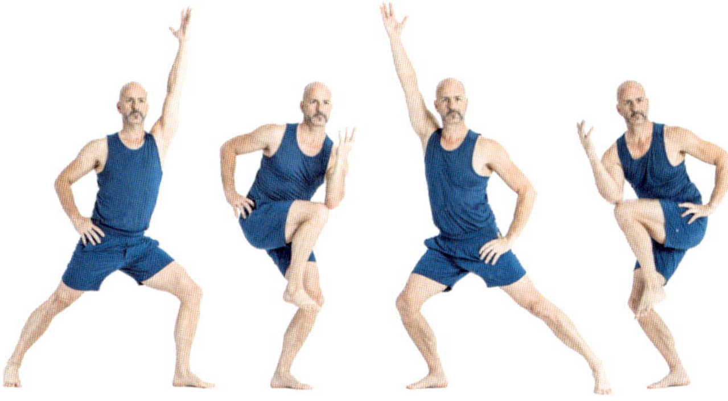

Booster aux agrumes

- 1 pamplemousse
- 1 orange
- ½ bulbe de fenouil
- 1 carotte
- 1 cuillère à café de graines de chia

- Pressez le pamplemousse ainsi que l'orange.
- Passez le fenouil et la carotte à la centrifugeuse.
- Réunissez les jus obtenus dans le bol de votre blender.
- Ajoutez les graines de chia et mixez le tout.
- Dégustez rapidement.

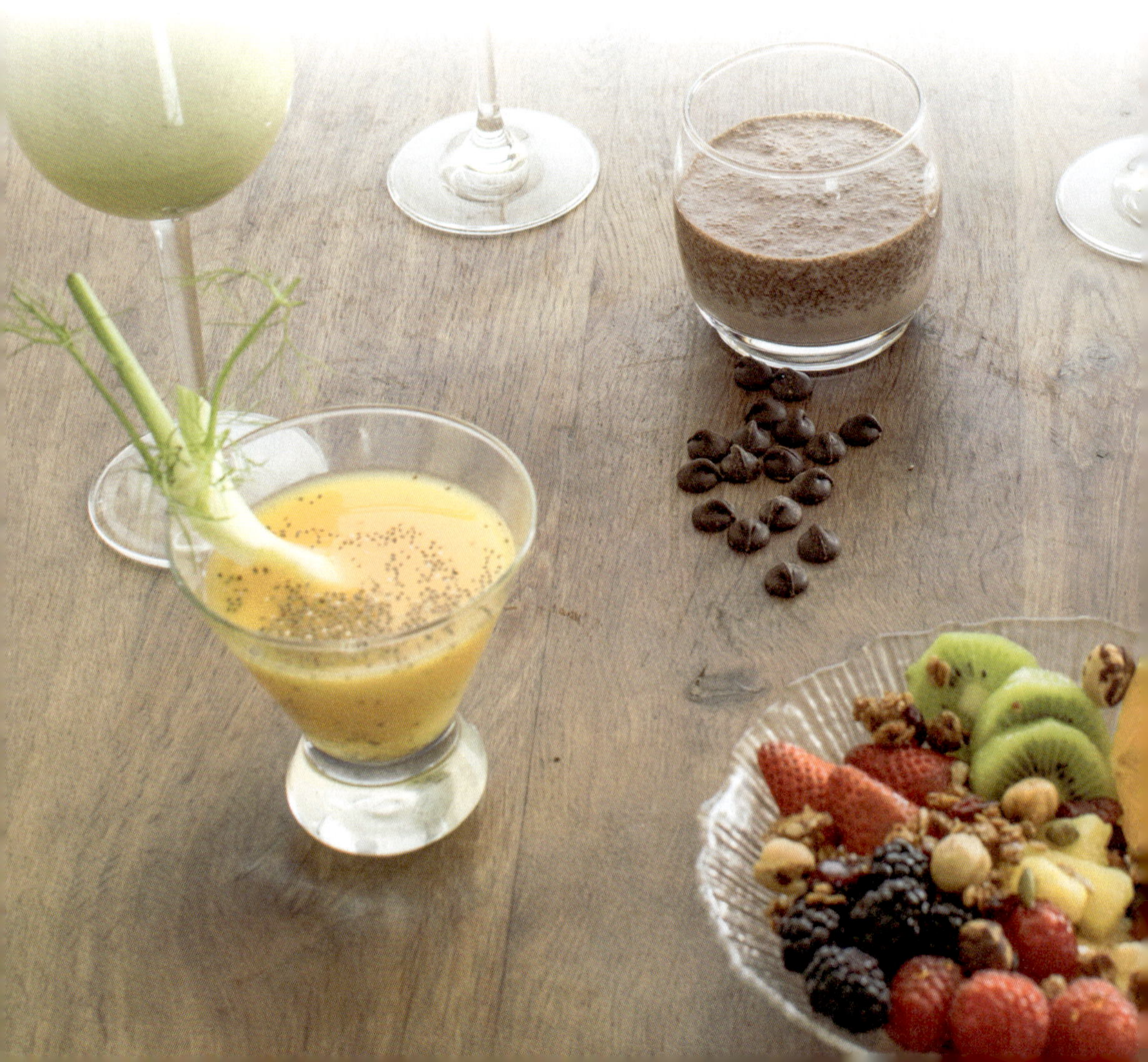

SALADE DE LÉGUMES
ET POULET À LA JAPONAISE

- 1 filet de poulet
- ½ carotte râpée
- 2 cuillères à soupe d'edamame ou de petits pois
- 1 poignée de pois gourmands
- ½ oignon jaune
- 1 petit paquet de nouilles japonaises
- 2 cuillères à soupe d'amandes effilées
- 3 cuillères à soupe de sauce soja
- 1 cuillère à soupe de sauce nuoc mam
- 1 cuillère à café d'huile de sésame
- 1 cuillère à café de graines de sésame
- Gingembre à sushi

- Dans une poêle à bords hauts, faites revenir doucement l'oignon puis ajoutez le poulet coupé en lanières ou en cubes.
- Faites bien dorer puis ajoutez les carottes râpées, les edamame et les pois gourmands.
- Mettez les nouilles à tremper dans un bol d'eau froide puis égouttez-les.
- Versez-les dans la poêle et ajoutez le soja, la sauce nuoc mam, l'huile de sésame et un peu de gingembre à sushi selon votre goût.
- Remuez bien et servez dans un grand bol avec des baguettes.
- Décorez avec des amandes effilées.

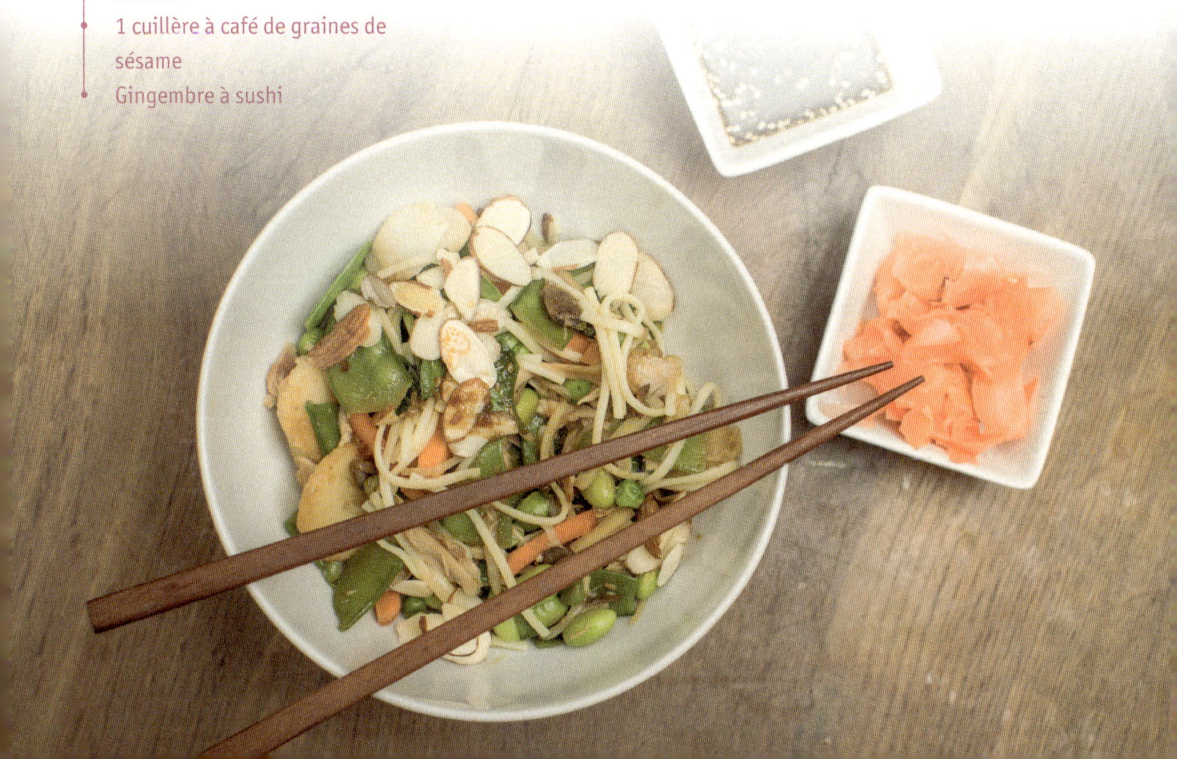

MANGO-AVOCADO
SALADE SAUCE CAJOU

- 1 mangue en tranches fraîche ou surgelée
- 1 avocat
- 1 tranche de pain multigrains ou aux graines
- 1 poignée de noix de cajou
- 3 cuillères à soupe de lait de coco
- 10 branches de coriandre

- Faites tremper les noix de cajou dans de l'eau froide 4 heures minimum.
- Pelez la mangue et coupez-la en lamelles.
- Faites de même avec l'avocat.
- Disposez le pain sur une assiette puis mettez quelques morceaux de mangue et d'avocat dessus et le reste autour.
- Dans votre mixeur à herbes, mettez les noix de cajou puis le lait de coco et enfin la coriandre.
- Mixez pour obtenir un mélange crémeux.
- Servez-le à part.

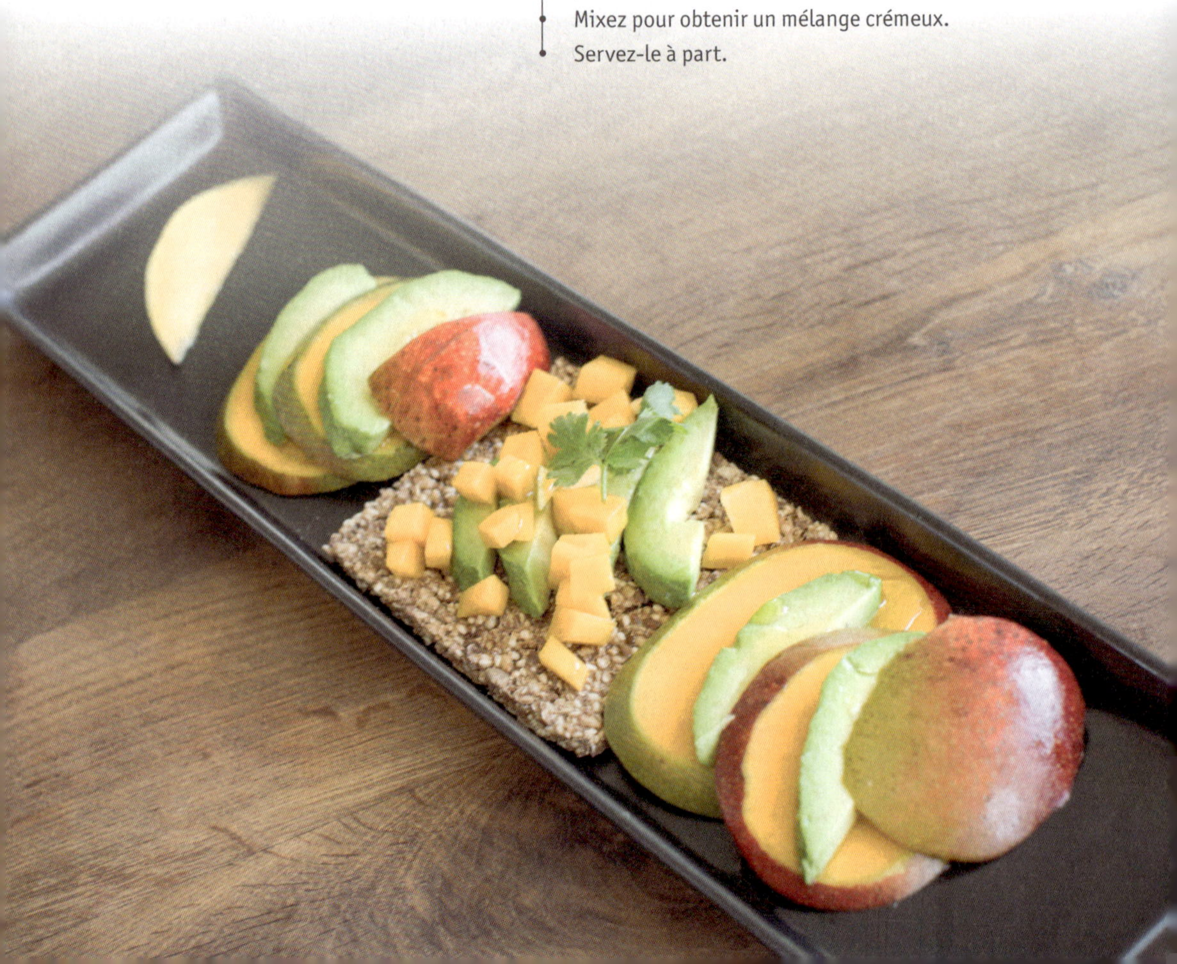

Semaine 4
Jeudi

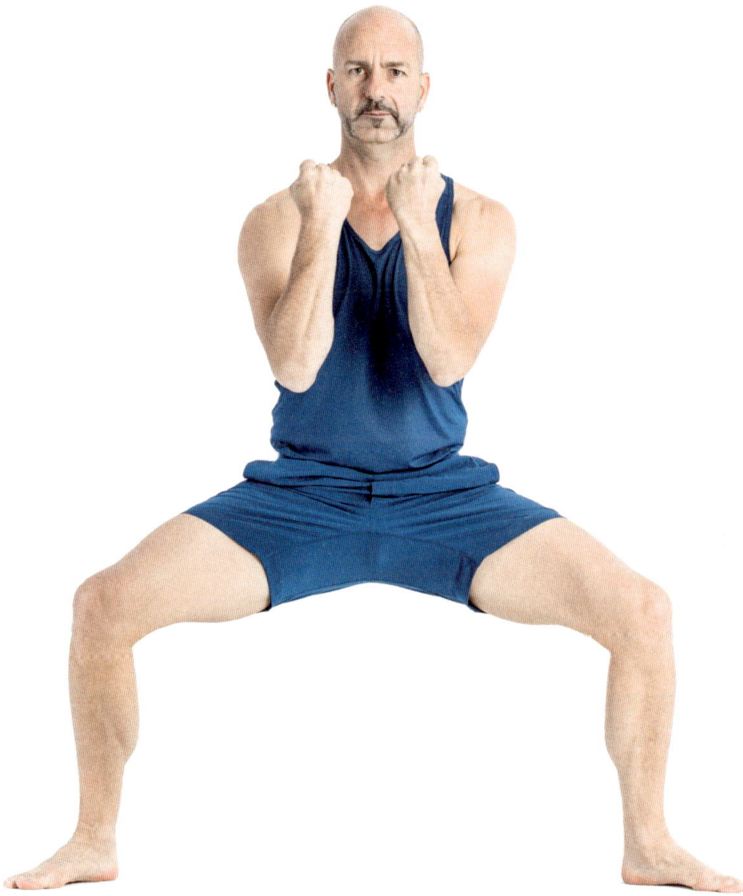

258 Fitness
262 Breakfast
263 Lunch
264 Dinner

Accessoires : poids, élastiques, bouteilles d'eau, boîtes à soupe, sac de sable...

Concept : répéter chacun des douze exercices deux fois 50 secondes. Le rythme est partagé en quatre. 25 secondes à vitesse normale, 25 secondes à vitesse soutenue, 25 secondes à vitesse rapide et 25 secondes à vitesse soutenue. Prendre le repos indiqué tous les 3 exercices.

1 . SQUAT BOXER LES BRAS DEVANT

En position de squat, les orteils tournés à l'extérieur, bras en défense pliés devant soi. Boxer un bras après l'autre devant soi.

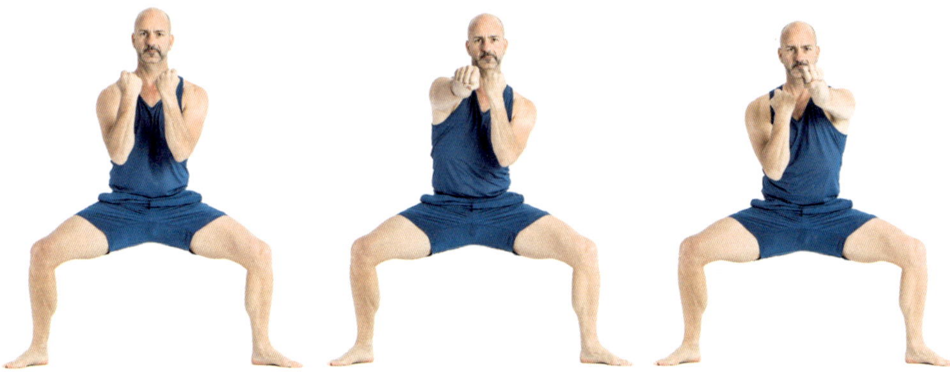

2 . SUPERMAN

En position allongée sur le ventre, bras au sol devant, décoller simultanément tête, bras et jambes tendus d'environ 15 centimètres. Redescendre à la position initiale.

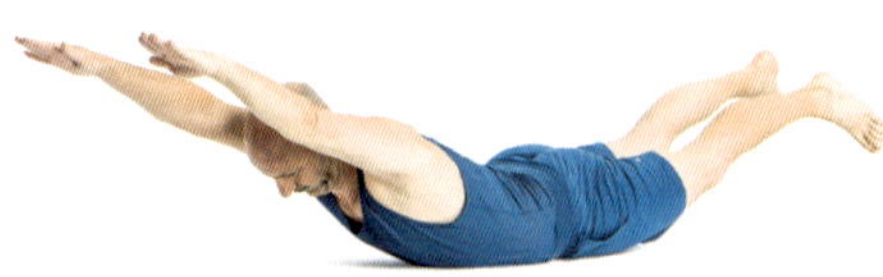

3 . SQUAT ET CHAISE

Debout, effectuer une flexion des genoux de 90 degrés. Les genoux ne dépassent pas les orteils. Garder le dos plat. Fermer la jambe droite sur la jambe gauche pour se retrouver en position de chaise. Ouvrir la jambe gauche pour se retrouver en squat. Alterner les côtés.

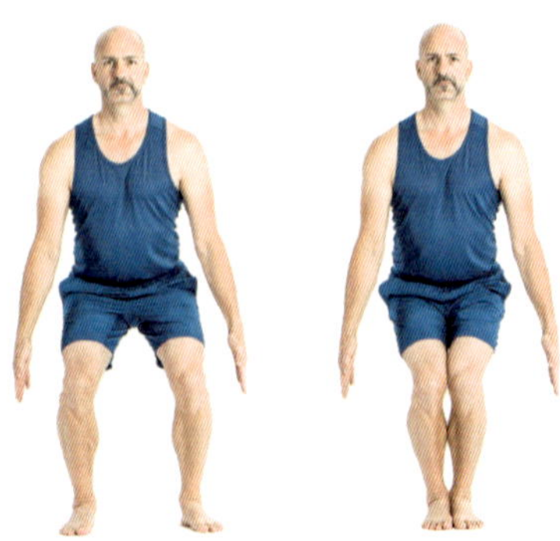

30 SECONDES DE REPOS

4 . PETITS SAUTS

Effectuer des petits sauts vers l'avant et l'arrière les deux jambes serrées au-dessus de la serviette.

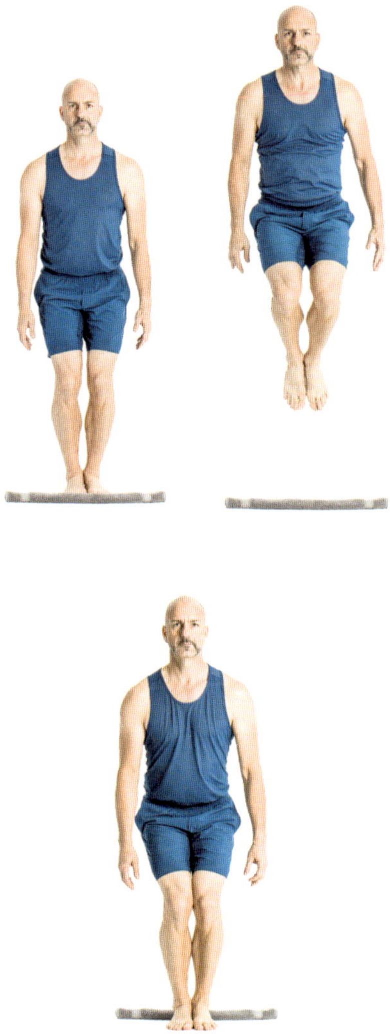

5 . BICEPS CURLS

Debout, les jambes légèrement écartées, les bras légèrement pliés près des hanches, les paumes tournées vers l'avant. Plier les deux bras en même temps pour venir toucher les épaules. Puis redescendre à la position initiale. Les coudes ne bougent pas et restent sur le côté du corps.

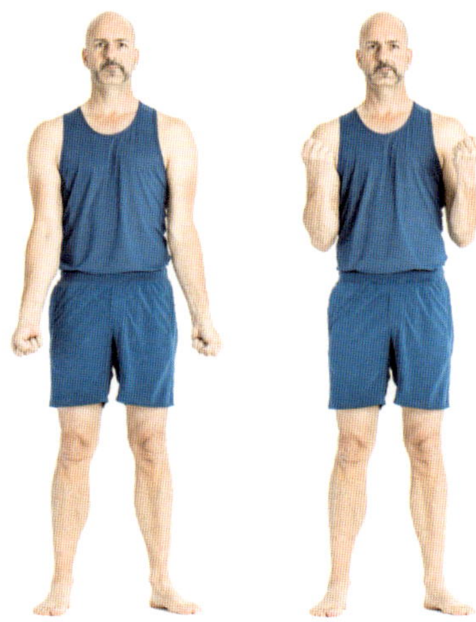

6 . SQUAT

Debout, effectuer une flexion des genoux de 90 degrés. Les genoux ne dépassent pas les orteils qui sont tournés à l'extérieur.

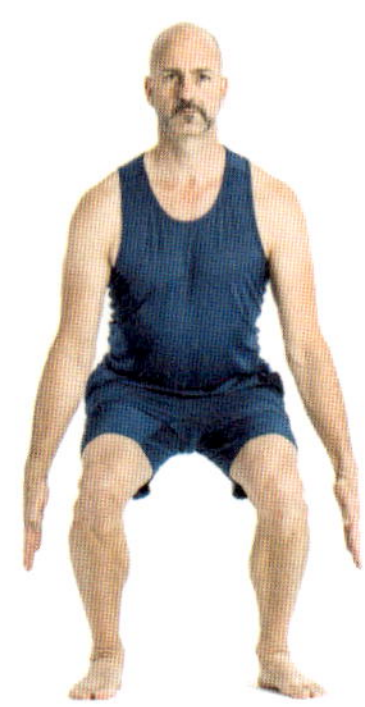

30 SECONDES DE REPOS

7. PETITS SAUTS EN DIAMANT

Effectuer des petits sauts en diamant autour de la serviette, les deux jambes serrées.

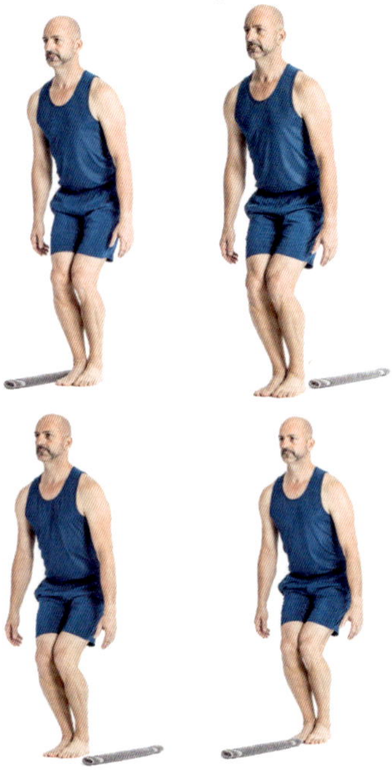

8. PLANCHE LATÉRALE

En position de planche sur le côté droit, poignet droit aligné à l'épaule droite, jambes serrées, main gauche posée sur la hanche gauche. Garder le buste et la tête bien droits. Tenir une minute puis changer de côté.

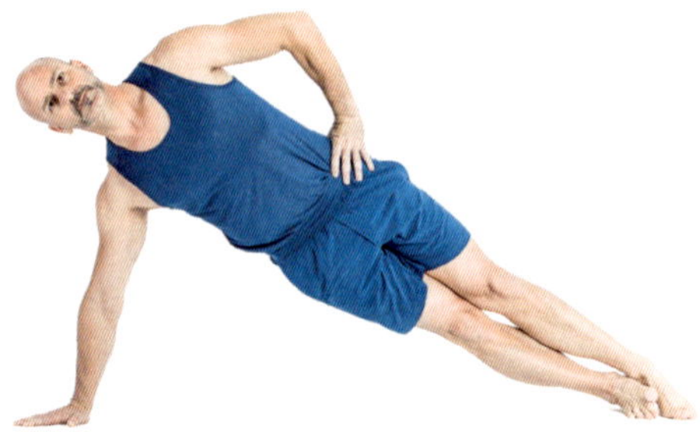

9. SQUAT ET FENTE

Exécuter un squat suivi d'une fente avant avec la jambe droite. Répéter le squat puis faire une fente avant de la jambe gauche.

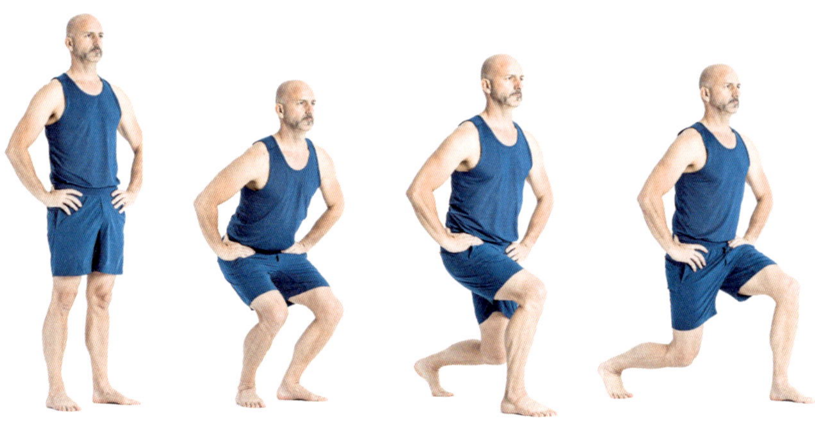

10 . SAUTS DE CHEVAL

En sautant, lever les genoux alternativement le plus haut possible en avançant de quatre pas puis en reculant de quatre pas, toujours avec les genoux le plus haut possible.

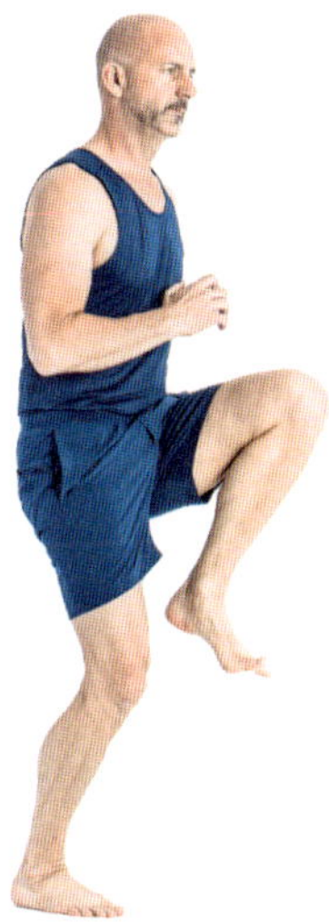

11 . PUSH UP

En position de planche sur les mains avec ou sans les genoux au sol, les bras écartés plus que la largeur des épaules. Le corps bien gainé, fléchir les bras à 90 degrés puis revenir à la position initiale. Attention de ne jamais cambrer.

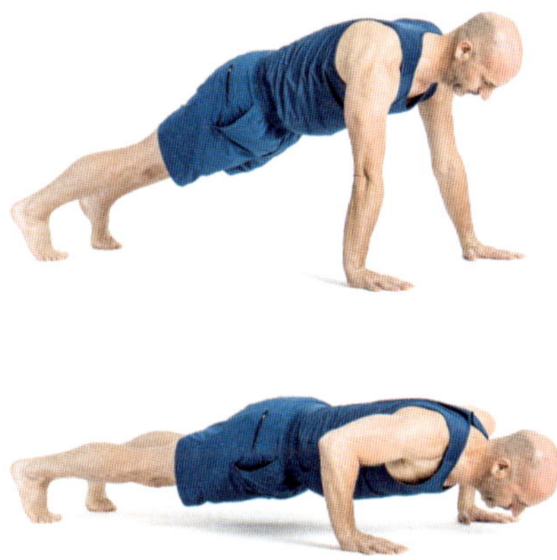

12 . SQUAT LES ORTEILS À L'EXTÉRIEUR AVEC PETITS SAUTS

Debout, effectuer une flexion des genoux de 90 degrés les jambes écartées. Les genoux ne dépassent pas les orteils. Garder le dos plat. Sans changer de position, effectuer des petits sauts.

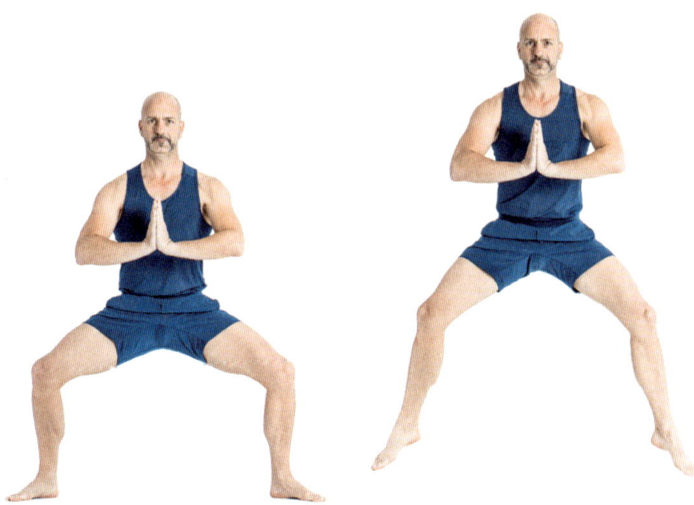

BOOSTER DATES ET LAIT D'AMANDE

- ¼ d'ananas frais ou surgelé
- ¼ de branche de céleri
- ¼ de feuille de romaine ou de laitue
- 5 dattes dénoyautées
- 1 verre de lait d'amande

- Coupez l'ananas en morceaux, pelez le céleri puis coupez-le en tronçons.
- Rincez et découpez la salade.
- Mettez le tout dans le bol de votre blender puis ajoutez les dattes et le lait d'amande.
- Mixez jusqu'à obtenir un velouté.
- Dégustez votre booster rapidement.

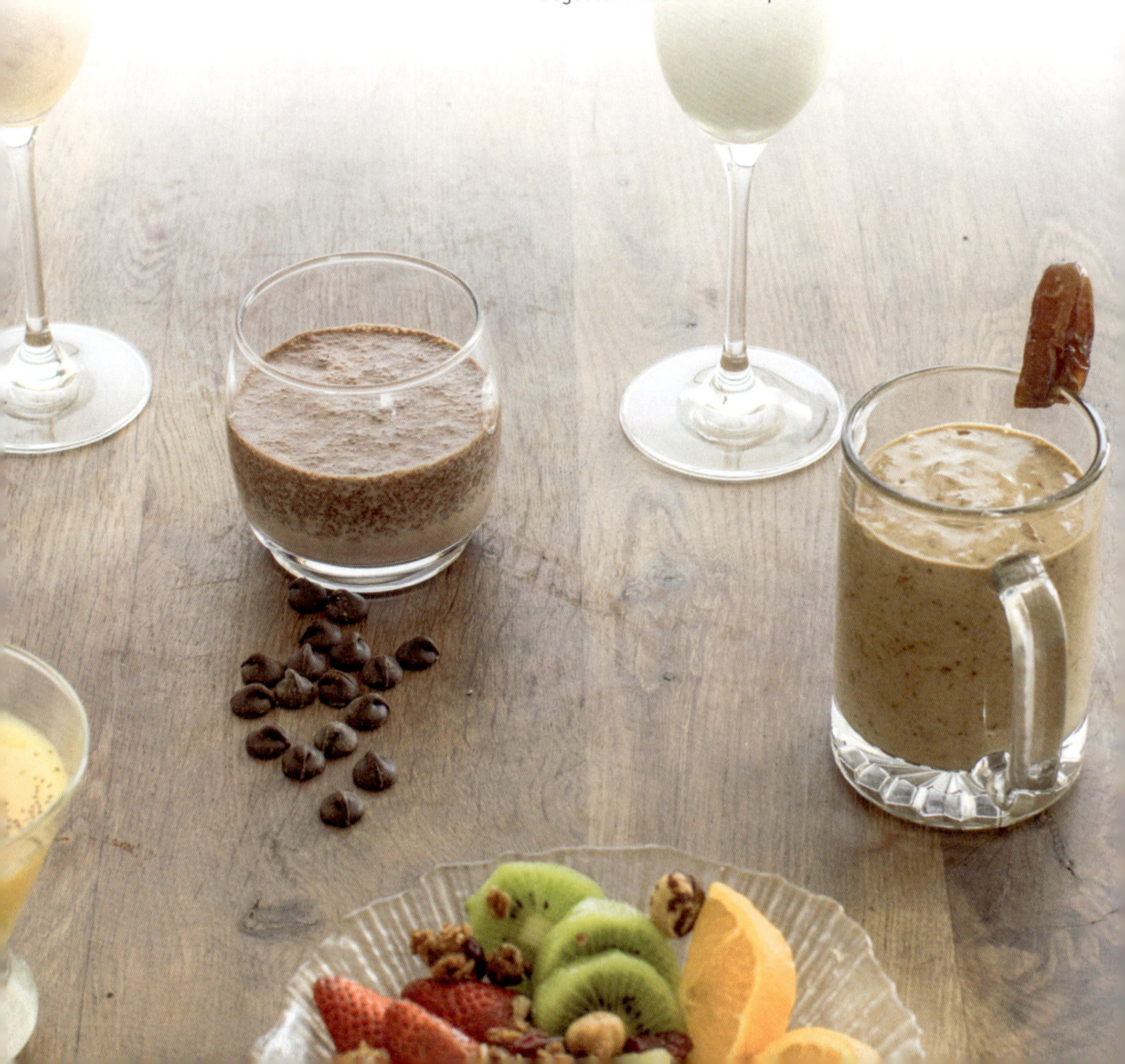

PENNE SANS GLUTEN À LA GRECQUE

- 2 portions de penne sans gluten
- 2 tomates
- ½ concombre
- 8 olives noires
- 5 branches de menthe fraîche
- 2 cuillères à soupe d'huile d'olive
- 1 jus de citron
- 1 cuillère à café de levure diététique

- Cuire les pâtes *al dente* dans un grand volume d'eau.
- Coupez les tomates et les concombres en quartiers et effeuillez la menthe.
- Dans un grand saladier, versez le zeste et le jus du citron jaune ainsi que l'huile d'olive.
- Ajoutez la moitié des feuilles de menthe émincées et la levure diététique.
- Mélangez bien le tout. Égouttez les pâtes en gardant une cuillère à soupe d'eau de cuisson que vous mettez dans le saladier.
- Laissez-les tiédir 5 minutes avant de les verser dans le saladier et ajoutez les tomates, les concombres, les feuilles de menthe restantes et les olives.
- Mélangez bien tout et servez dans une assiette creuse.

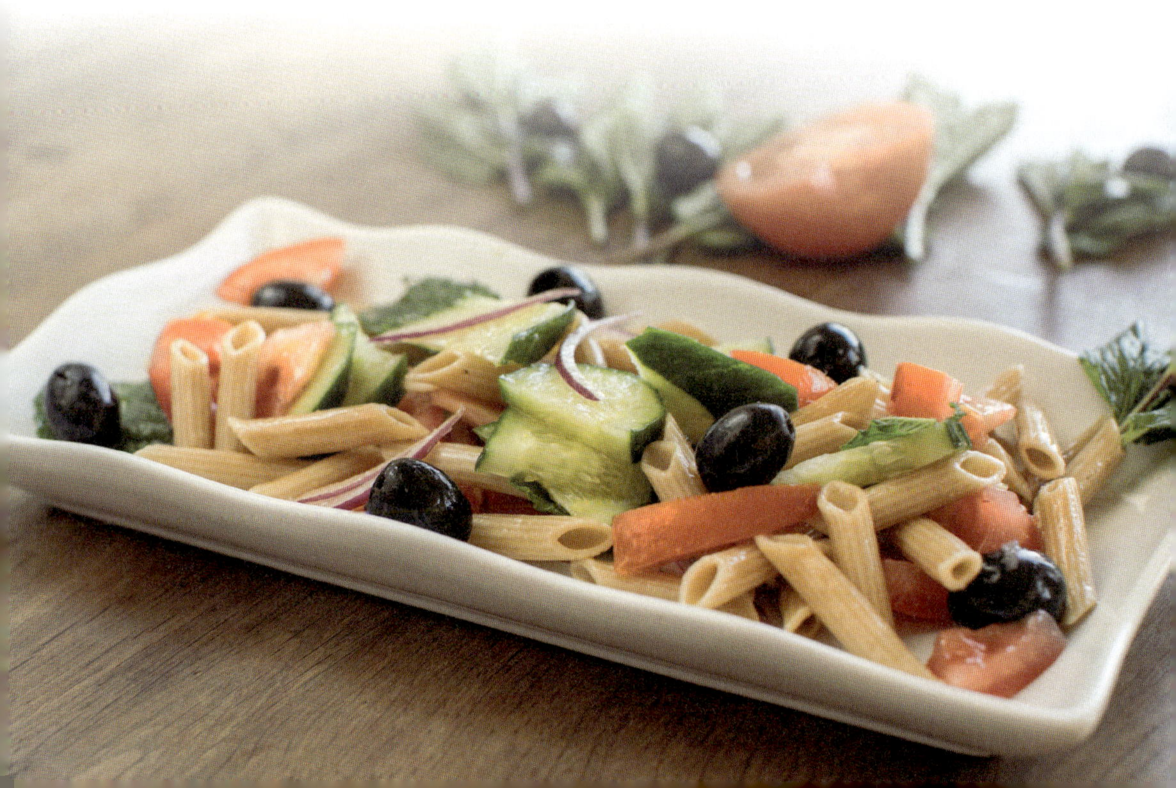

GRAINES DE MILLET EN SALADE

- 2 tasses de graines de millet
- ½ chou rouge
- 1 pomme rouge ou golden
- 2 cuillères à soupe de raisins secs
- Quelques belles mûres
- ½ cuillère à café de graines de lin
- ½ cuillère à café de graines de tournesol
- 1 filet de citron
- 6 branches de coriandre
- Quelques feuilles de salade au choix

- Cuisez les graines de millet selon les indications du paquet et mettez les raisins secs à tremper dans une tasse d'eau chaude.
- Pendant ce temps, râpez le demi-chou rouge et coupez la pomme en petits dés.
- Citronnez-les.
- Égouttez le millet et mélangez-le avec la cuillère d'huile d'olive.
- Ajoutez les lanières de chou rouge, les pommes, les raisins secs égouttés ainsi que les graines de lin et de tournesol.
- Dressez dans un bol sur un lit de salade émincée et mélangée aux feuilles de coriandre.
- Décorez avec les belles mûres.

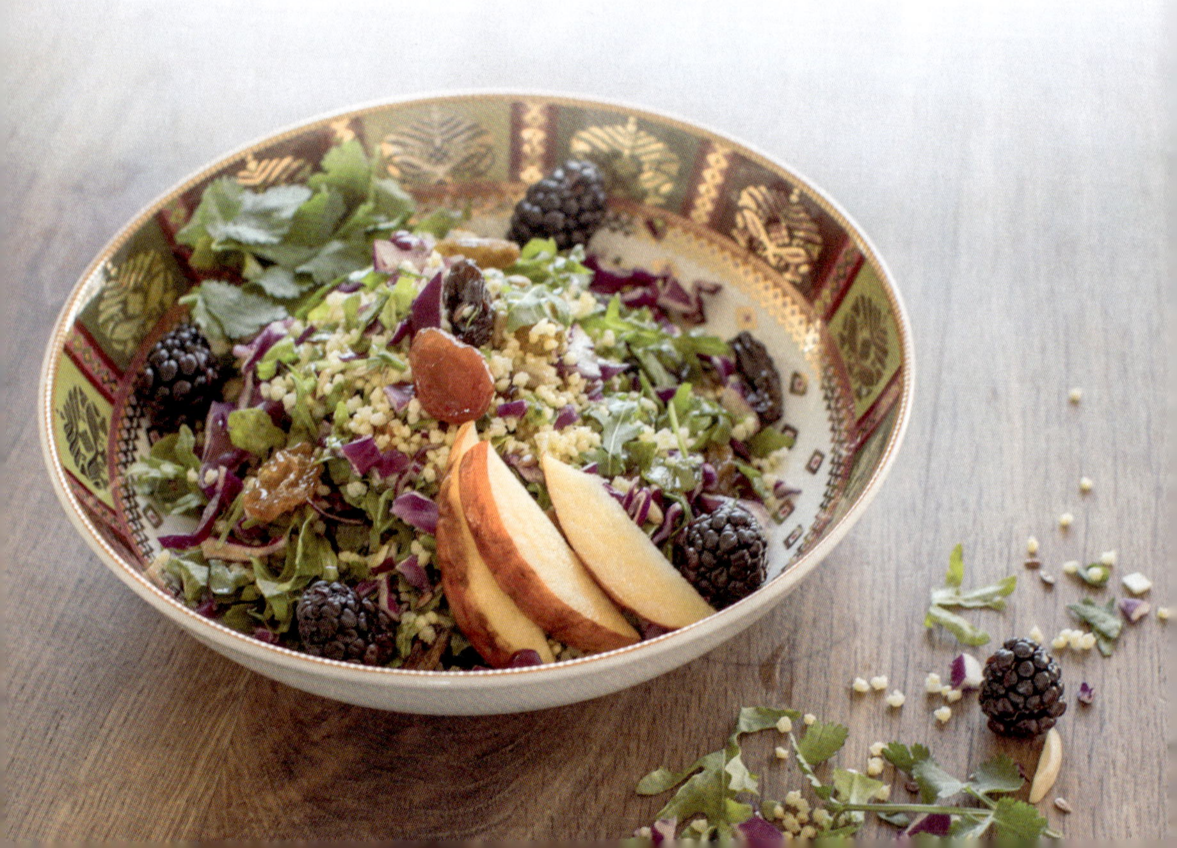

Semaine 4
Vendredi

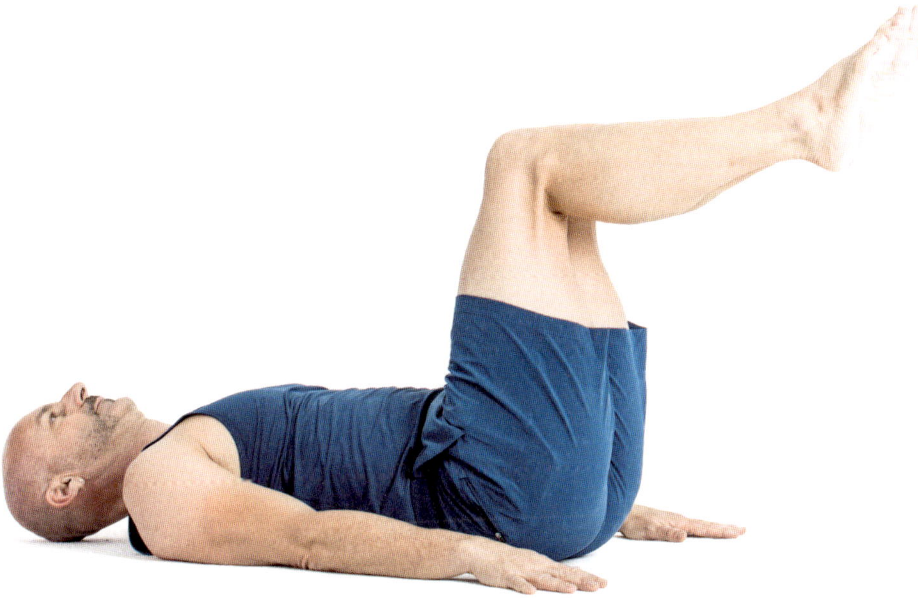

266 Fitness
268 Breakfast
269 Lunch
270 Dinner

CONCEPT : mêmes exercices que semaine 2 mais cette fois on fait 50 répétitions de chaque exercice.

SUIVRE L'ORDRE INDIQUÉ SI DESSOUS :

- Exercices 1-2-3-4 puis 2-3-4-1 puis 3-4-1-2 puis 4-3-2-1.
- Il n'y a pas de repos entre les séries, la vitesse de chaque série est médium rapide.

1 . CRUNCH

En position allongée sur le dos, jambes pliées, pieds à plat au sol et mains croisées derrière la tête. Expirer et remonter le buste en serrant les abdominaux, pour arriver à un angle de 45 degrés. (Ne pas s'aider du menton). Revenir doucement à la position initiale en inspirant.

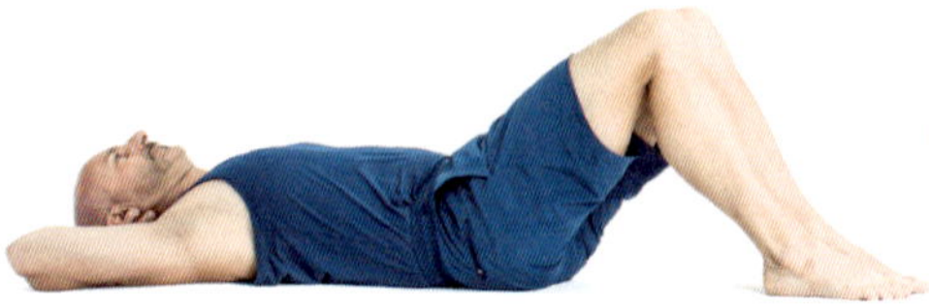

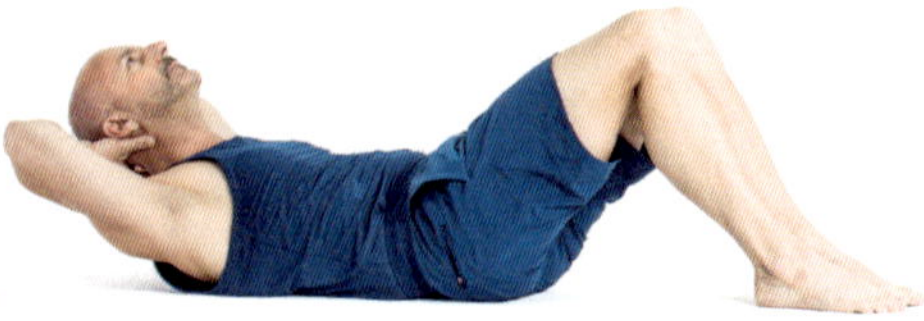

2 . ABDOS VÉLO

En position allongée sur le dos, jambes pliées, pieds à plat sur le sol, mains croisées derrière la tête. Monter la jambe droite à 90 degrés pendant que la jambe gauche se tend vers l'avant. Le coude gauche vient au contact du genou droit. Effectuer un mouvement de pédalage en alternant les coudes-genoux.

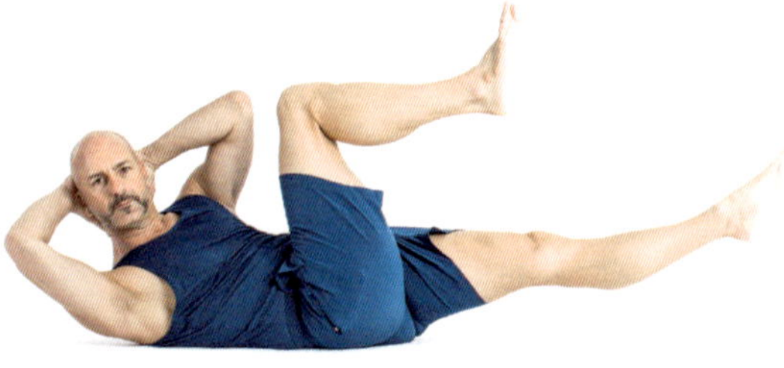

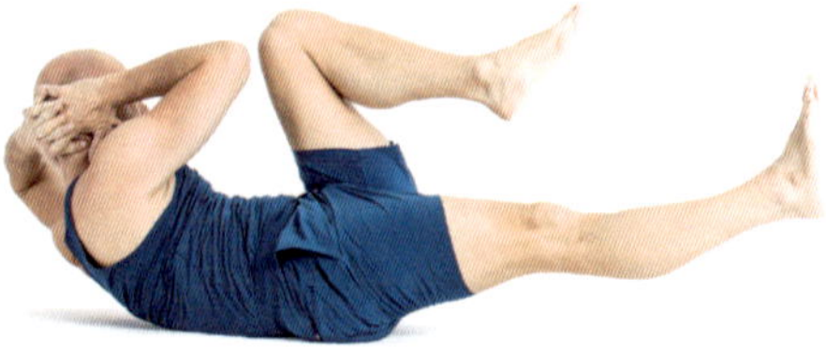

3 . ABDOS OUVERTS

En position allongée sur le dos, jambes pliées à 90 degrés, pieds levés, bras tendus au sol ou en position T. Contracter les abdos pendant que les jambes se baissent jusqu'à ce que les orteils touchent le sol tout en gardant l'angle de 90 degrés des genoux.

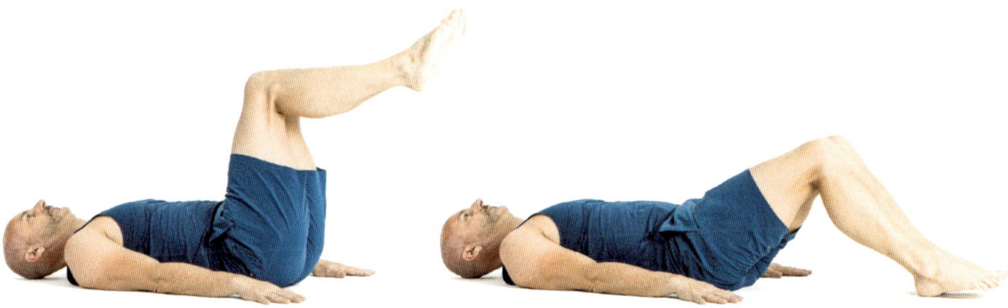

4 . ABDOS DING DONG

En position allongée sur le dos, bras derrière la tête, jambes tendues serrées et formant un angle à 90 degrés avec le corps. Sans bouger l'angle des jambes, monter les fesses vers le haut et redescendre. Les jambes restent tendues le plus possible. Éviter tout mouvement vers l'avant.

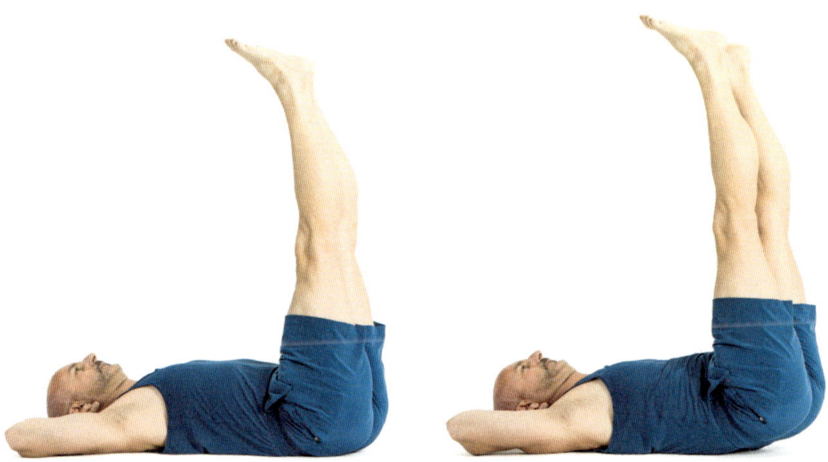

Booster turbo

- ½ branche de céleri
- 2 tomates mûres
- 2 carottes
- ½ poivron rouge
- ½ concombre
- 1 citron jaune
- 1 pincée de poivre de Cayenne
- 4 branches de persil
- 6 grandes feuilles de basilic

- Coupez en morceaux le céleri, les tomates, les carottes, le poivron et le concombre.
- Versez les morceaux dans le bol de votre mixeur.
- Ajoutez le persil, le basilic et le Cayenne.
- Mixez vigoureusement le tout.
- Servez avec un filet de jus de citron.

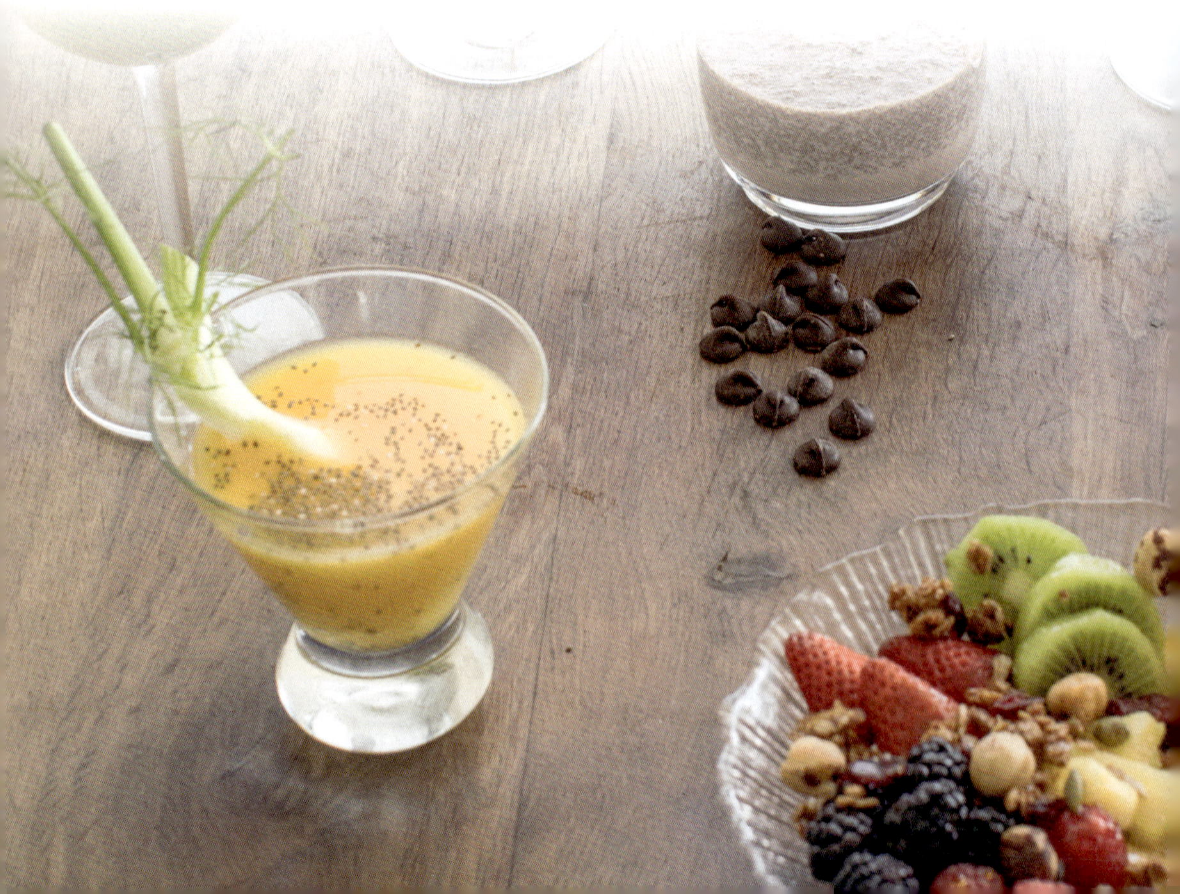

POULET AU CURRY

- 2 filets de poulet
- 1 courgette
- 1 patate douce
- 1 fleurette de brocoli
- ½ oignon
- 10 brins de coriandre
- 1 cuillère à soupe de curry
- 1 boîte de lait de coco
- Poivre de Cayenne
- Quelques noix de cajou
- 2 tasses de quinoa rouge et blanc

Pour le chutney

- 2 tranches de mangue
- 1 tomate
- ½ oignon jaune
- Quelques raisins secs

- Préparez le chutney : faites fondre l'oignon dans un peu d'huile de noix de coco.
- Ajoutez la tomate et la mangue coupées en petits dés, un peu de sauce piquante si vous aimez, puis laissez cuire à feu très doux en ajoutant de l'eau au fur et à mesure.
- Ajoutez les raisins secs à la fin de la cuisson.
- Préparez le poulet. Cuisez le mélange de quinoa rouge et blanc, égouttez-le et gardez-le au chaud.
- Faites revenir l'oignon dans une casserole à feu doux puis ajoutez le poulet en morceaux.
- Lorsqu'il est doré, mettez le curry et le Cayenne puis mélangez bien le tout.
- Versez le lait de coco puis ajoutez la patate douce et la courgette coupées en morceaux.
- Laissez cuire doucement 20 minutes environ et ajoutez de l'eau en cours de cuisson si nécessaire.
- Cinq minutes avant la fin, ajoutez la fleurette de brocoli.
- Dressez le poulet et ses légumes sur le quinoa et servez le chutney à part. Décorez avec des noix de cajou.

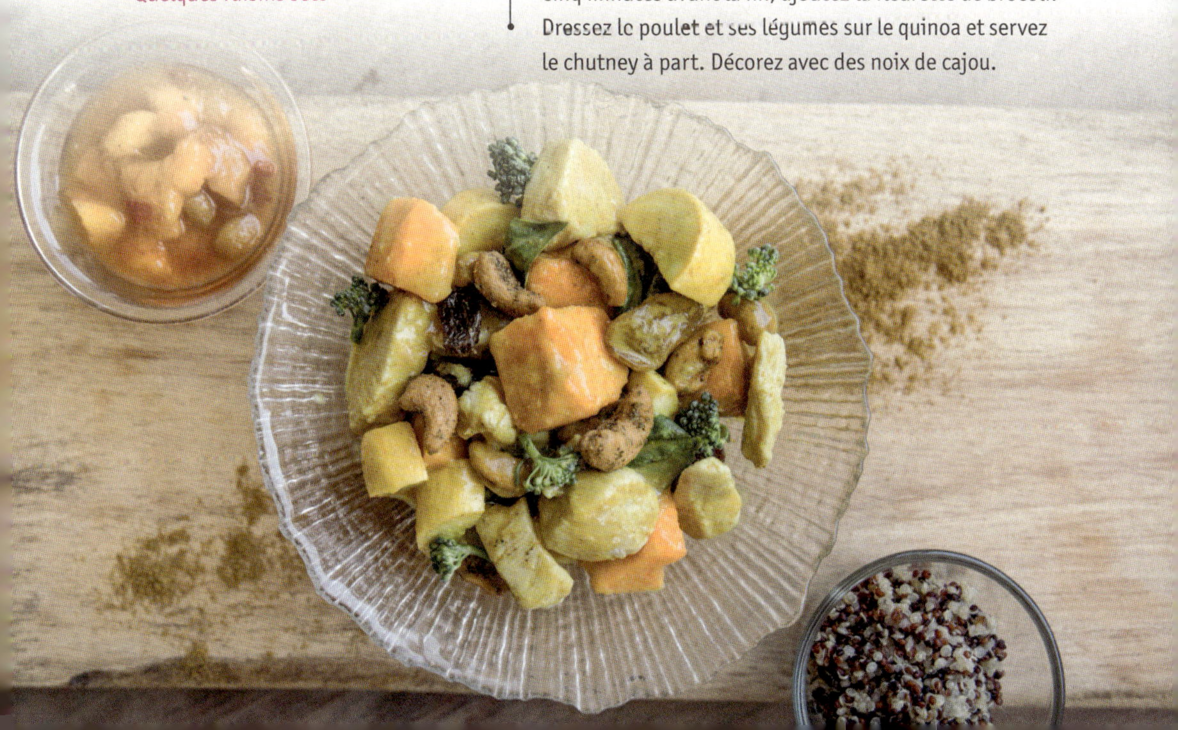

«Farroto» crémeux aux carottes

- 2 tasses de graines de farro
- 4 carottes
- ½ oignon
- 1 gousse d'ail
- 1 bouquet de coriandre
- Levure diététique
- Lait de coco

- Faites bouillir de l'eau puis cuisez les carottes en morceaux.
- Lorsqu'elles sont bien cuites, mettez-les dans le mixeur avec le lait de coco, une pointe d'ail et la coriandre.
- Vous devez avoir un mélange un peu liquide, mais pas trop.
- Faites revenir doucement l'oignon dans une petite casserole. Lorsqu'il est doré, ajoutez les graines de farro et remuez pour bien les imprégner.
- Mouillez un peu avec le jus de carottes et laissez cuire jusqu'à absorption du liquide.
- Répétez l'opération jusqu'à la cuisson du farro.
- Dressez dans une assiette creuse ou dans un bol.
- Parsemez de levure diététique.

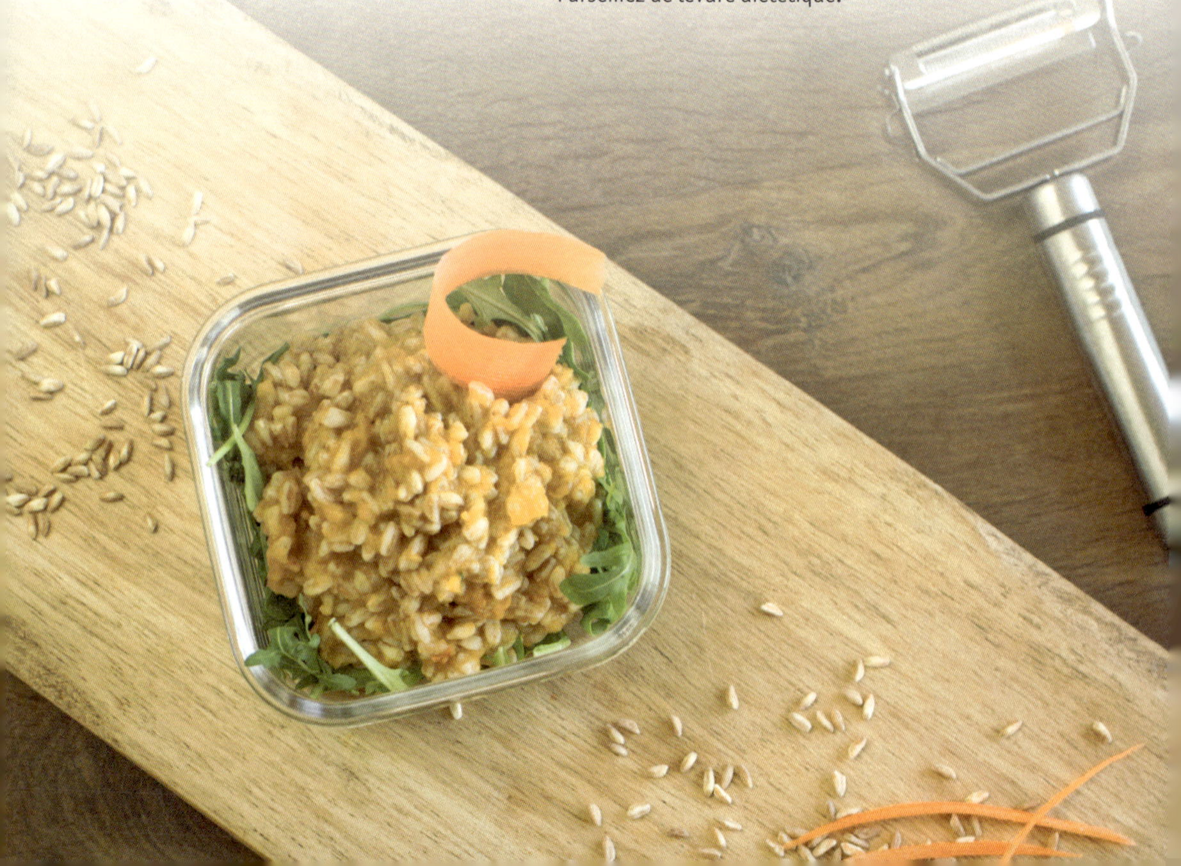

Semaine 4

Samedi

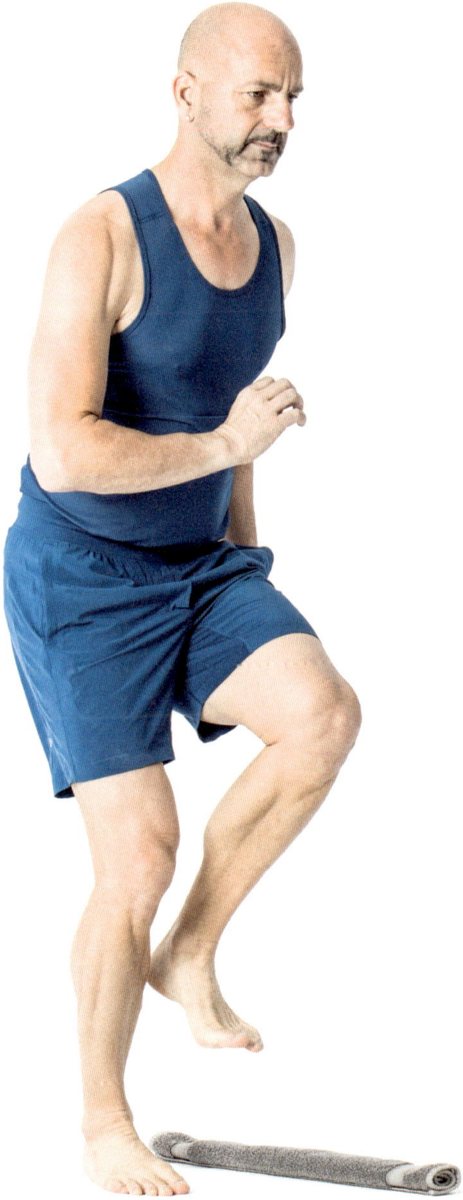

272 Fitness
276 Breakfast
277 Lunch
278 Dinner

ACCESSOIRES FORTEMENT CONSEILLÉS.

CONCEPT : quatre exercices de résistance, quatre exercices de mouvement à vitesse soutenue et quatre exercices complets qui brûlent le maximum de calories. Faire chaque exercice pendant 1 min 30. Prendre une minute de repos entre chaque groupe de quatre exercices.

1. PLANCHE OUVERTE À DROITE

En position de planche sur les mains ou sur les coudes alignés aux épaules. Garder le corps aussi droit que possible. Tenir 45 secondes. Pivoter le corps sur le côté droit pendant que le bras droit monte et se tend au-dessus l'épaule. Tenir pendant 45 secondes. Les hanches restent face au sol.

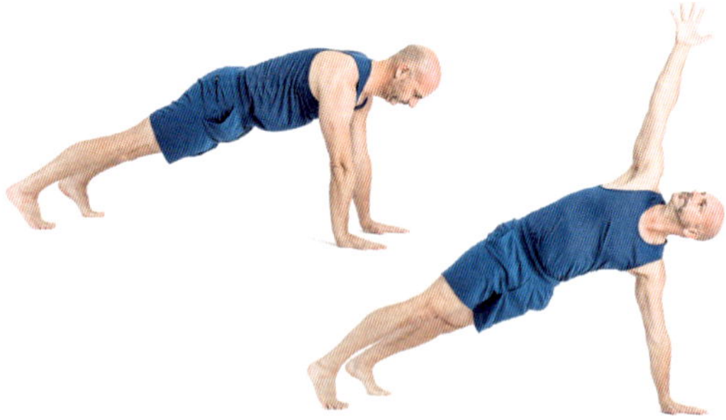

2. PLANCHE OUVERTE À GAUCHE

En position de planche sur les mains ou sur les coudes alignés aux épaules. Garder le corps aussi droit que possible. Tenir 45 secondes. Pivoter le corps sur le côté gauche pendant que le bras gauche monte et se tend au-dessus l'épaule. Tenir pendant 45 secondes. Les hanches restent face au sol.

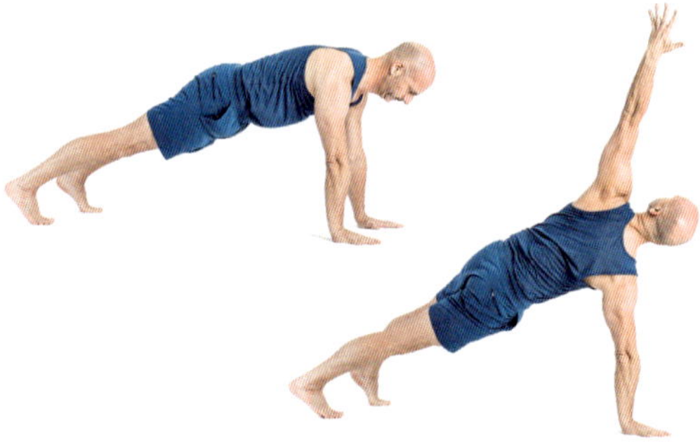

3. LA CHAISE QUI VOLE

Debout, jambes serrées ou légèrement écartées, bras tendus le long du corps. Plier les jambes pour obtenir un angle de 90 degrés. Monter les bras tendus au-dessus de la tête. Tenir 45 secondes. Toujours en position de chaise, descendre les bras tendus vers l'avant pour les passer derrière le corps. Tenir 45 secondes.

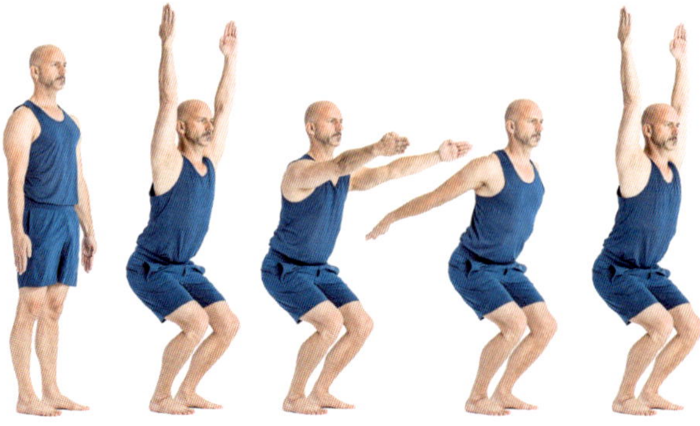

4 . PLANCHE SALSA

En position de planche sur les mains avec les poignets alignés aux épaules, descendre la hanche droite à droite puis changer de côté. Le corps reste en planche, attention de ne pas lever les fesses. Possibilité de se mettre sur les genoux pour un exercice plus facile.

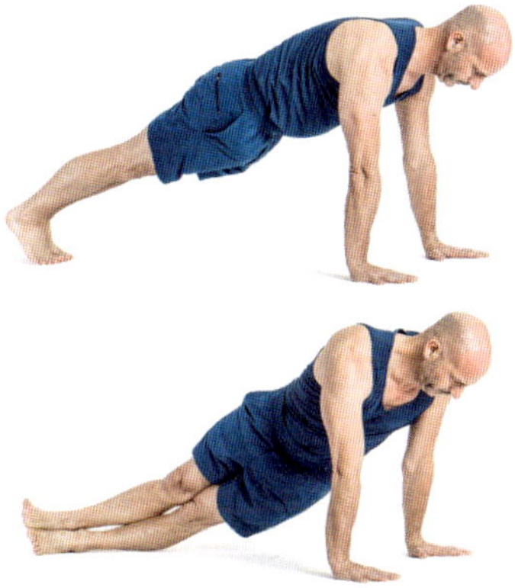

5 . SQUAT BOXER

En position de squat, les orteils tournés vers l'extérieur, bras en défense pliés devant soi. Boxer un bras après l'autre devant soi.

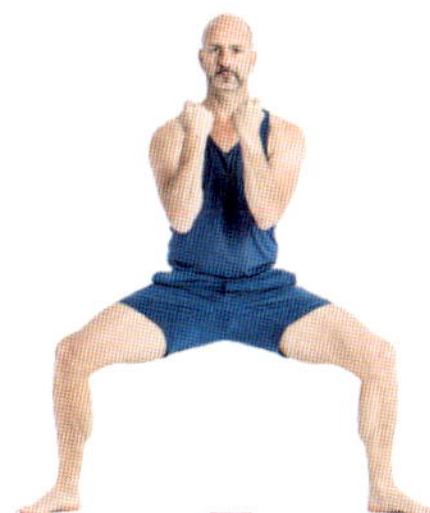

1

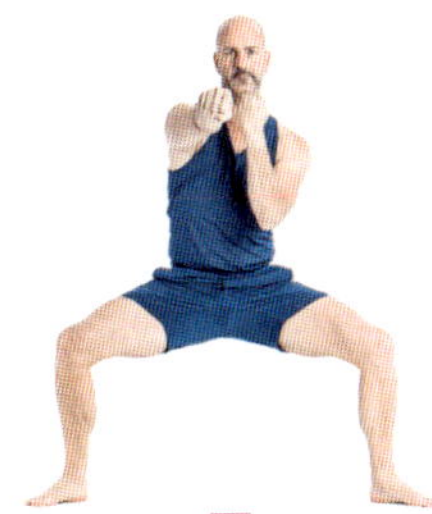

2

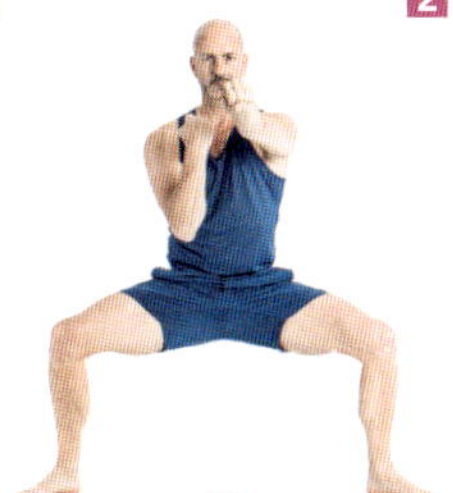

3

1 MINUTE DE REPOS

6 . LE PIVOT

En position de fente de côté avec la jambe gauche pliée et la jambe droite tendue. Le corps est tourné sur la gauche. Lorsque le corps pivote de l'autre côté, la jambe droite vient rejoindre la jambe gauche et la jambe gauche se tend sur le côté. Les coudes et les bras restent toujours élevés à 90 degrés.

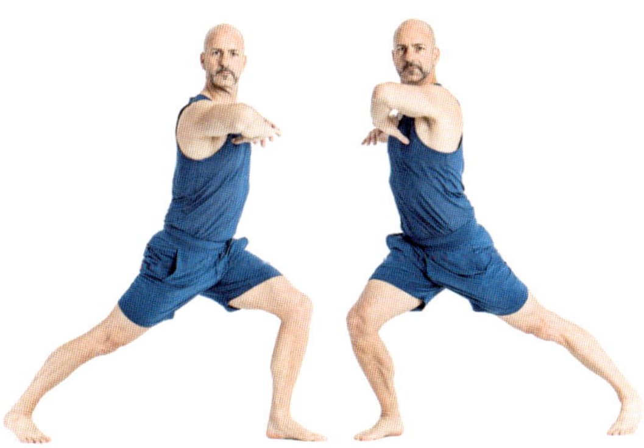

7 . PETITS SAUTS

Sauter une jambe après l'autre de chaque côté de la serviette.

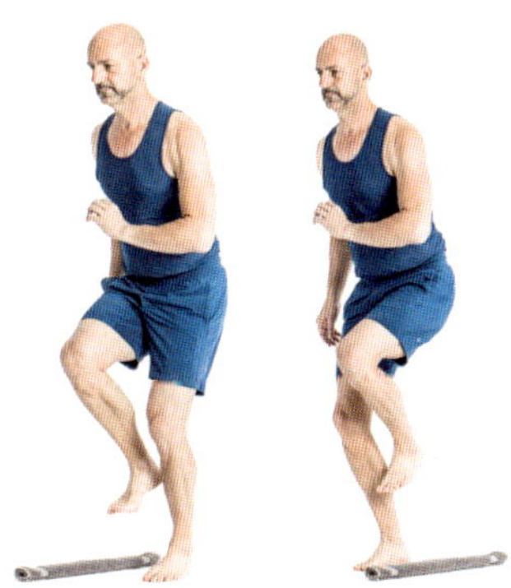

8 . SQUAT BASKETBALL

Faire un squat de 90 degrés. En remontant, marquer un panier avec le bras gauche en pivotant le buste du côté droit. Refaire un squat et changer de côté.

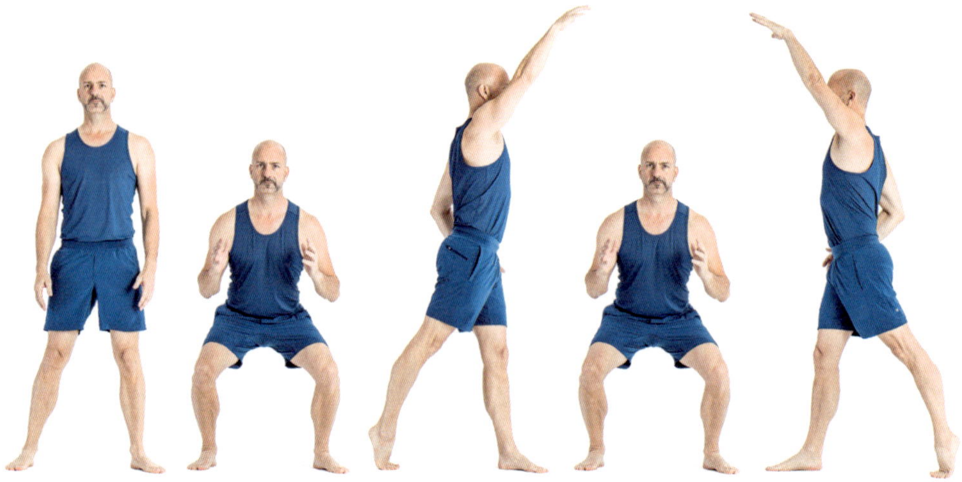

1 MINUTE DE REPOS

9 . MONTÉE DES FESSES

Allongé sur le dos, pieds à plat au sol, jambes pliées talons près des fesses et bras le long du corps. Décoller les fesses du sol tout en gardant les épaules en contact avec celui-ci. Serrer les fesses au maximum à la position la plus hautes. Faire 30 secondes de pulsations, tendre la jambe droite vers le haut et faire 30 secondes de pulsations puis tendre la jambe gauche vers le haut et faire 30 secondes de pulsations. Revenir à la position initiale en déroulant lentement vertèbre par vertèbre.

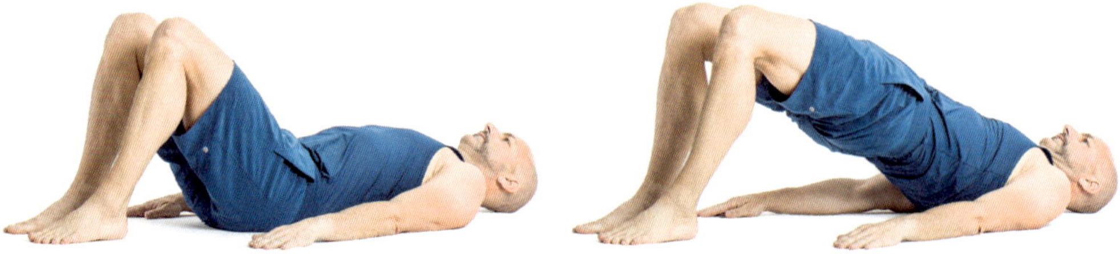

10 . ABDOS VÉLO

Allongé sur le dos, jambes pliées, pieds à plat sur le sol, mains croisées derrière la tête. Monter la jambe droite a 90 degrés pendant que la jambe gauche se tend vers l'avant. Le coude gauche vient au contact du genou droit. Effectuer un mouvement de pédalage en alternant les coudes-genoux.

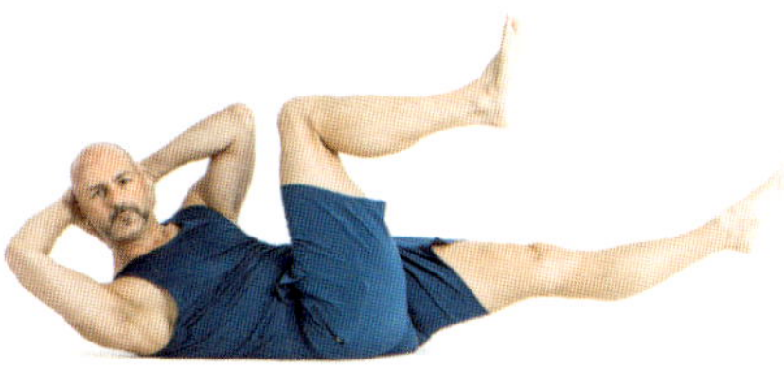

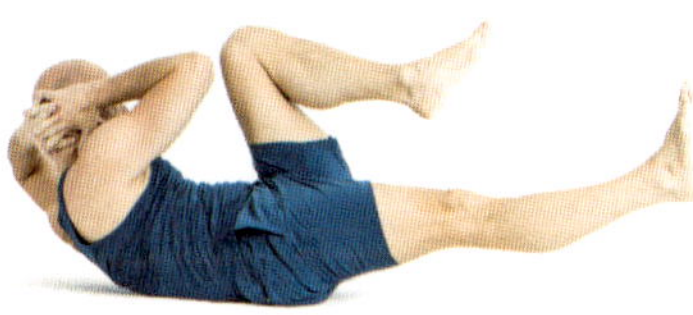

11 . PLANCHE CRAWL

En position de planche sur les mains, les poignets alignés aux épaules. Sans changer la position du corps, décoller le bras droit pour faire un cercle vers l'avant pendant 45 secondes et vers l'arrière pendant 45 secondes. Alterner les bras à chaque fois.

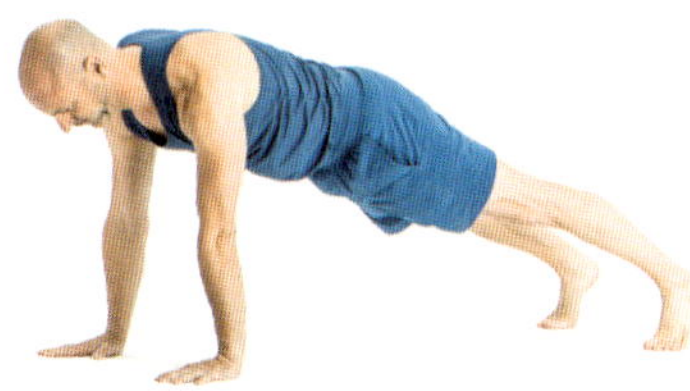

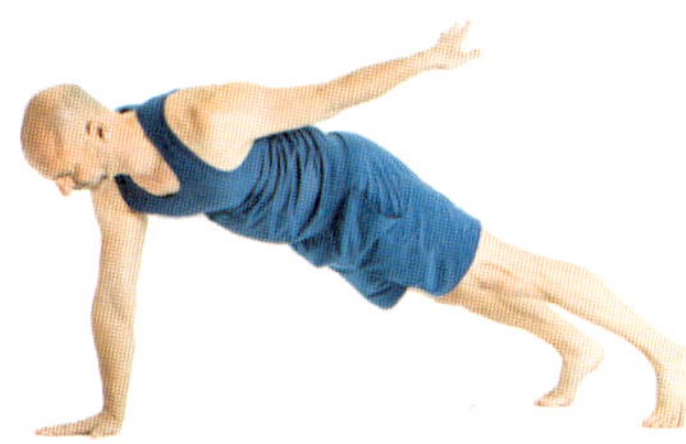

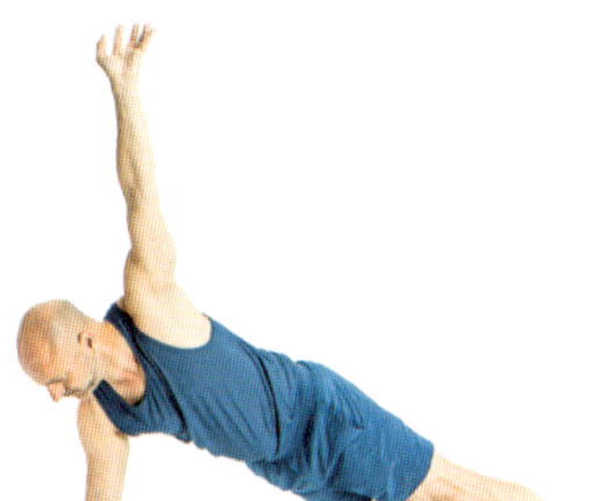

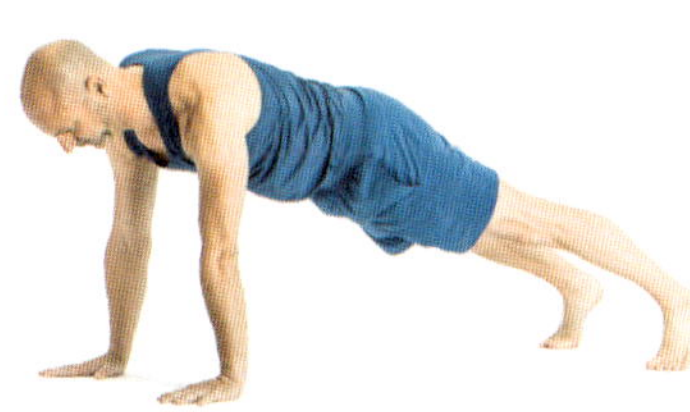

12 . JANE FONDA

D'une fente sur le côté à 90 degrés, amener le genou gauche et le coude droit devant le corps. Le coude touche le genou. Tendre à nouveau la jambe. 45 secondes de chaque jambe.

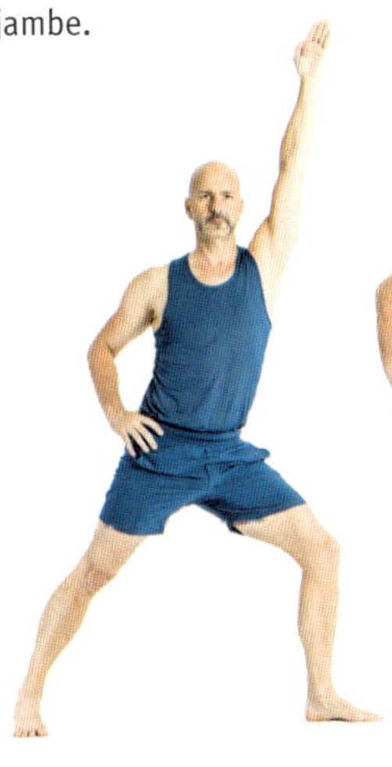

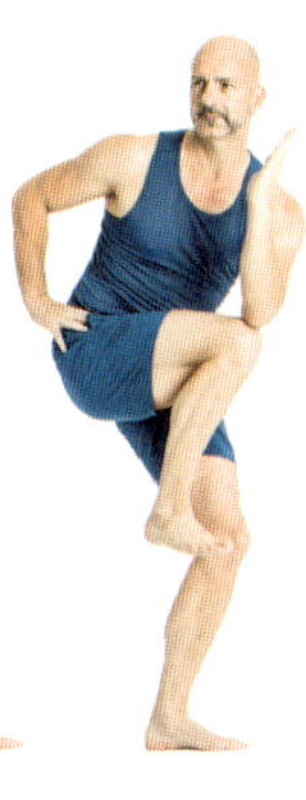

Booster au chia et chocolat

- 2 cuillères à café de graines de chia
- 2 cuillères à soupe de poudre de cacao sans sucre
- 1 tasse de lait d'amande
- 1 cuillère à café de sirop d'agave

- Mettez le lait d'amande, le sirop d'agave, la poudre de cacao et les graines de chia dans le bol de votre mixeur.
- Mixez longuement et dégustez immédiatement.

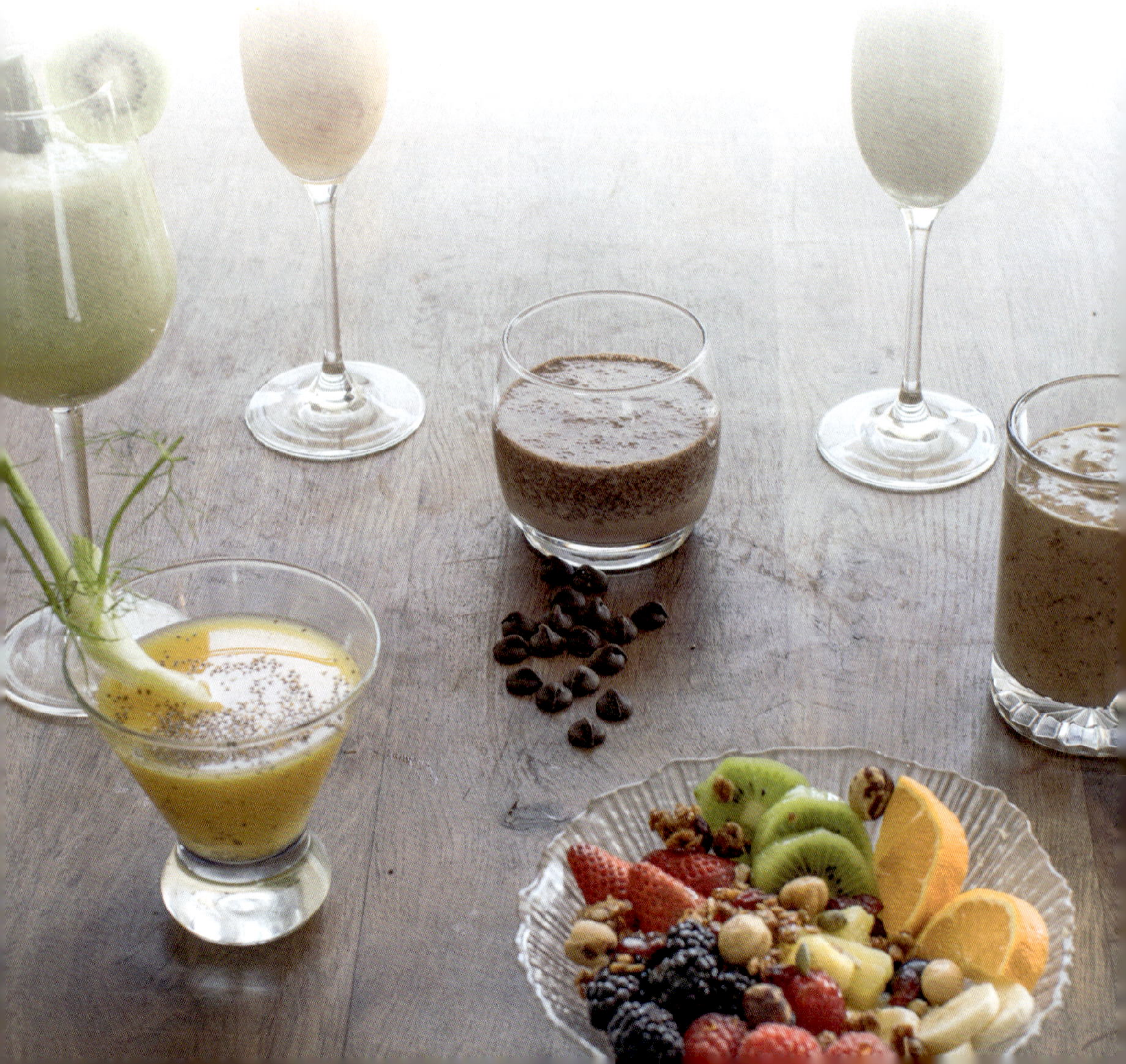

Riz basmati sauce bolognaise au potiron

- ½ tasse de riz basmati
- 100 g de steak haché non gras
- ¼ de potiron
- 1 oignon jaune
- 1 cuillère à soupe de noisettes hachées
- ½ cuillère à café de levure diététique
- Quelques feuilles de basilic

- Retirez la peau du potiron puis coupez-le en morceaux et faites-le cuire dans une petite casserole à l'eau bouillante.
- Faites également cuire le riz basmati dans deux fois et demie son volume d'eau.
- Émincez l'oignon et faites-le dorer doucement à la poêle avec un filet d'huile d'olive.
- Égouttez le potiron et écrasez-le à la fourchette avec un peu d'eau de cuisson.
- Ajoutez le steak haché aux oignons et faites cuire 5 minutes en mélangeant bien l'ensemble.
- Ajoutez la purée de potiron, les noisettes écrasées et laissez cuire 2 à 3 minutes.
- Égouttez le riz puis mettez-le dans une assiette et versez la bolognaise par-dessus.
- Parsemez de levure diététique et de basilic émincé.

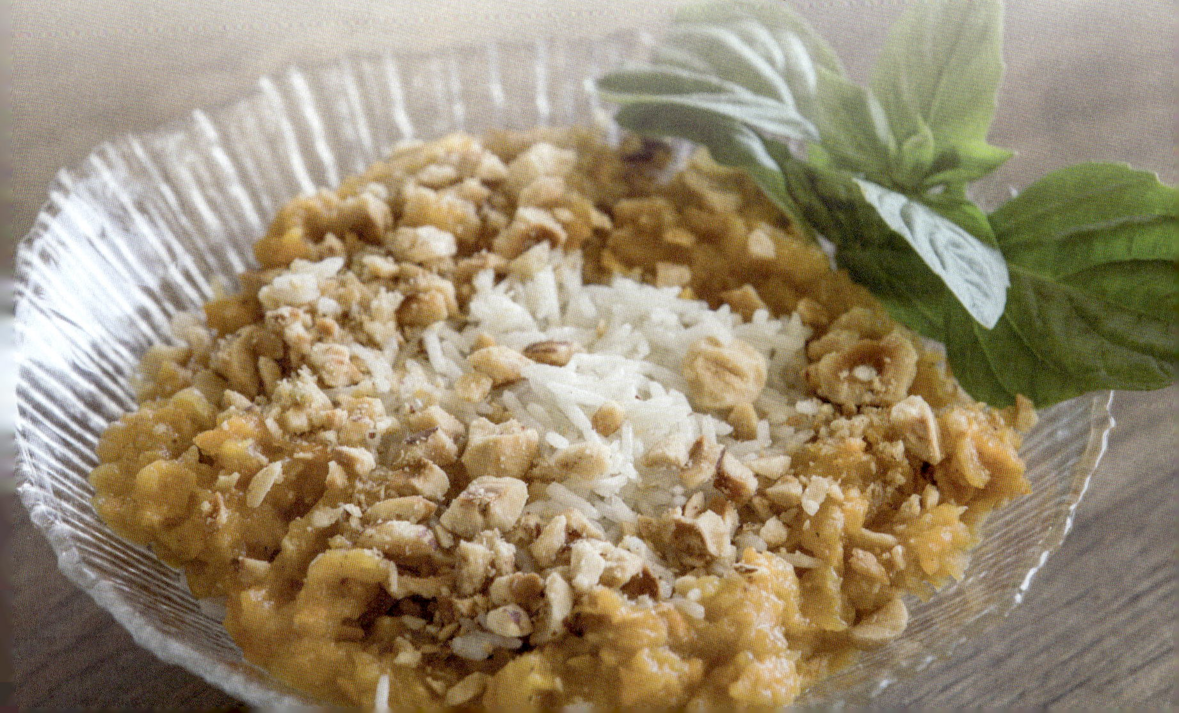

FAUSSE PIZZA ROMAINE
AU QUINOA

- Quinoa
- Tomates cerises
- Billes de burrata
- ½ tasse de maïzena
- 2 œufs
- Basilic
- 1 cuillère à café de parmesan
- Quelques pignons
- Ail en poudre
- Huile d'olive
- 1 pincée d'origan
- 1 cuillère à café de levure diététique

- Préparez la pâte : cuisez le quinoa et laissez-le bien égoutter. Mettez-le dans un bol avec une demi-tasse de maïzena et mélangez bien le tout.
- Ajoutez deux œufs entiers, un peu d'origan séché et une cuillère à café de levure diététique.
- Pétrissez le mélange et formez une boule.
- Étalez-la pour lui donner la forme d'une pizza.
- Préchauffez votre four à 220 degrés et enfournez la pizza sur un plat pour 15 minutes environ.
- Lorsque la pâte est cuite, sortez-la du four et glissez-la sur un plat de service.
- Préparez un pesto avec le basilic, les pignons, l'ail, le parmesan et l'huile d'olive.
- Couvrez la pizza tiède avec le pesto puis ajoutez les tomates cerises, la roquette et la burrata.
- Vous pouvez déguster comme cela ou bien la passer au four quelques minutes.

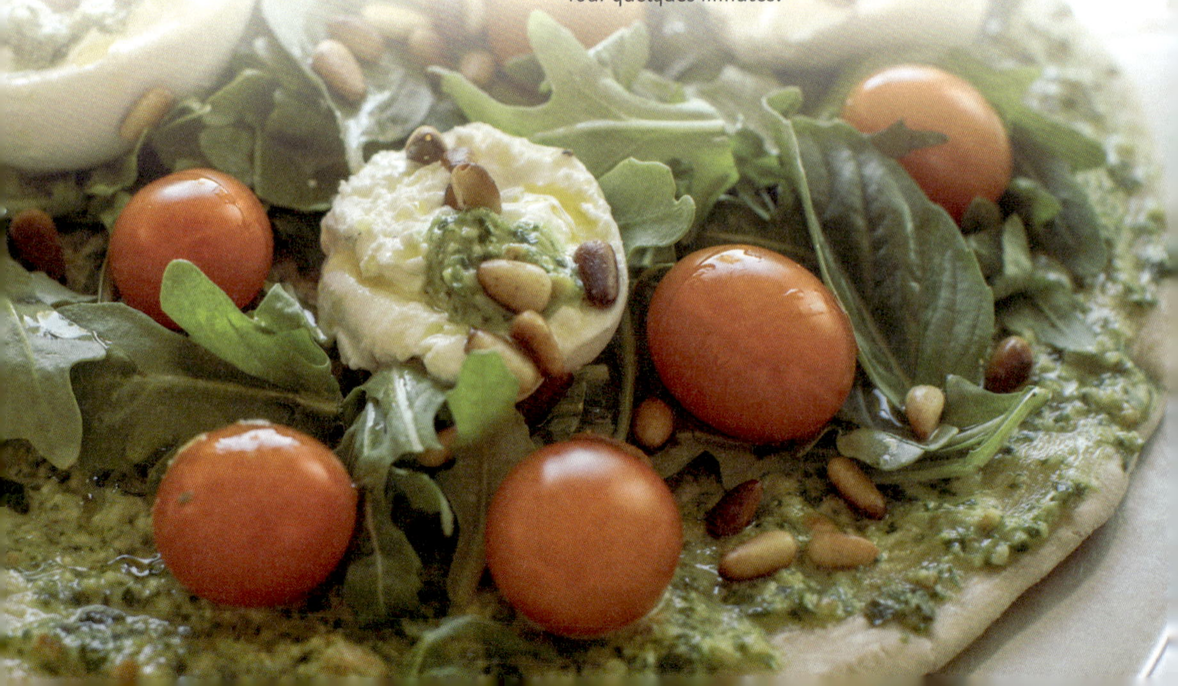

Semaine 4
Dimanche

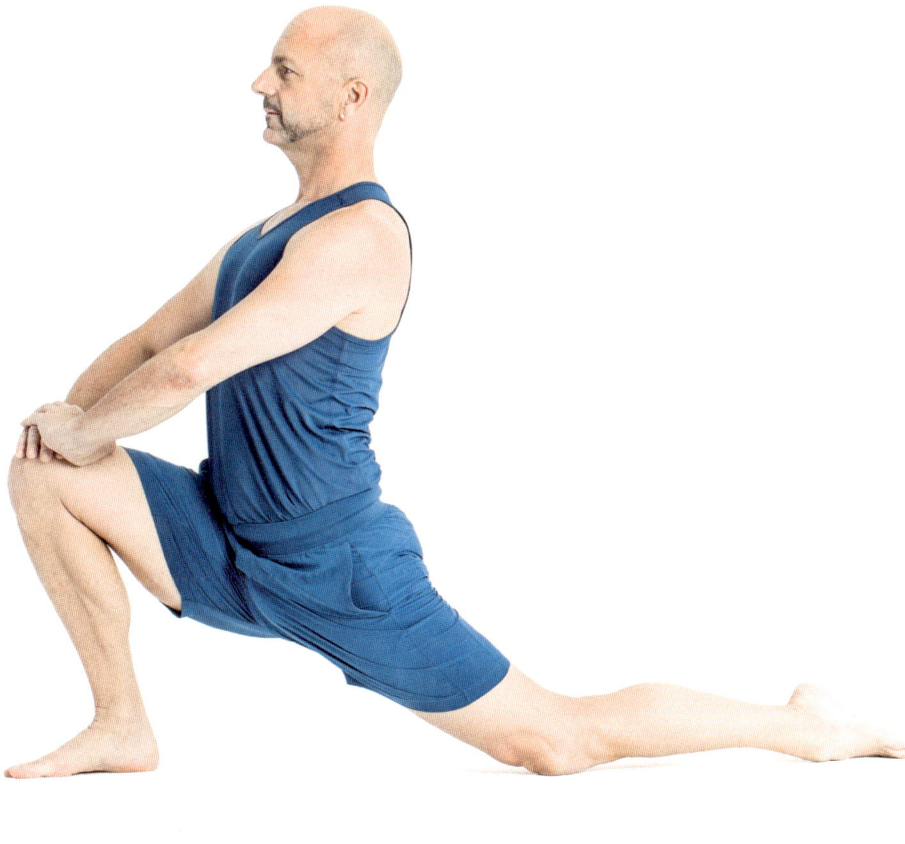

280 Fitness
284 Breakfast
285 Lunch
286 Dinner

CONCEPT : faire chaque exercice pendant 2 minutes.

1 . RELAXATION

Allongé sur le dos, jambes serrées, bras tendus au-dessus de la tête. Garder cette position pendant 10 secondes puis relâcher la tension. Chaque fois que vous vous étirez, rentrer vos muscles abdominaux.

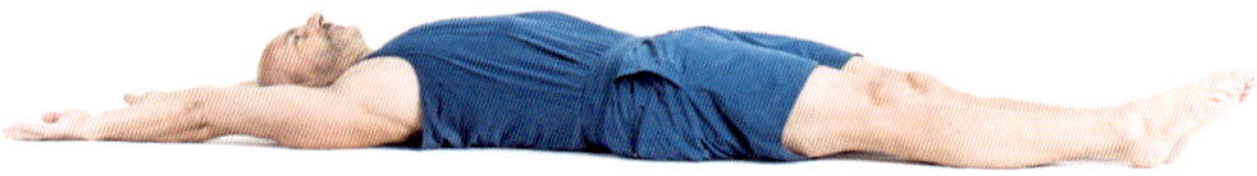

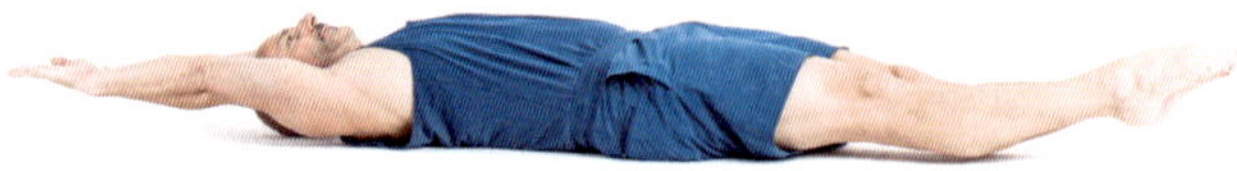

2 . POSTURE DE LA CRÊPE

En position assise, jambes tendues. Se pencher vers l'avant pour aller attraper ses chevilles. Vous devez sentir un étirement derrière les genoux et les cuisses ainsi que dans le bas du dos. Ne pas coucher la tête. Faire partir le mouvement des hanches et garder le cou et le dos droit.

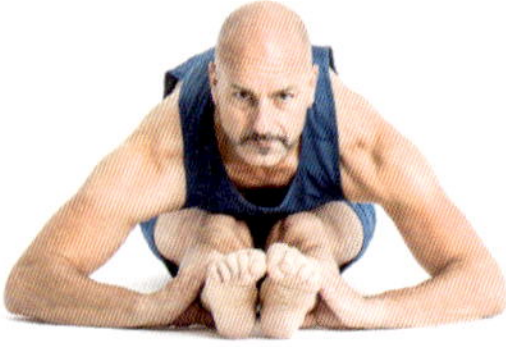

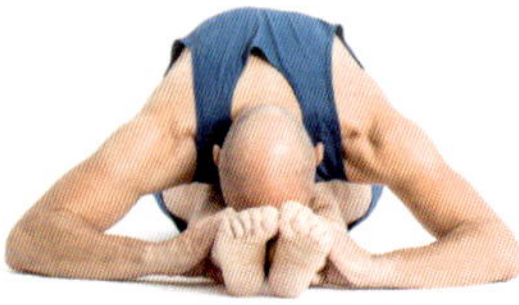

3 . POSTURE DE CRÊPE OUVERTE

En position assise, jambes tendues ouvertes. Se pencher vers l'avant pour aller mettre les coudes ou la poitrine en contact avec le sol. Ne pas arrondir le corps et la tête et faire partir le mouvement des hanches. Garder les jambes tendues le plus possible.

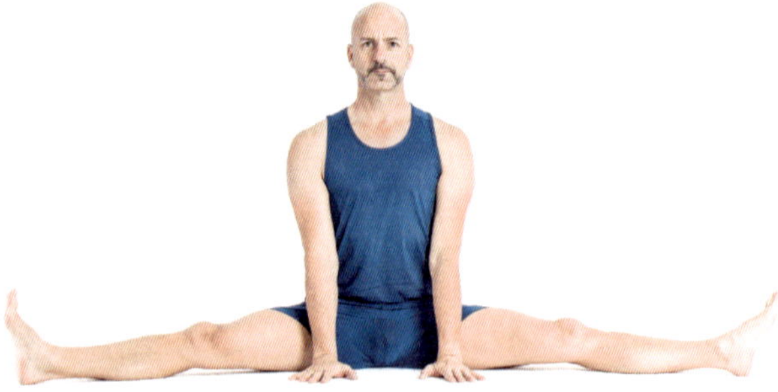

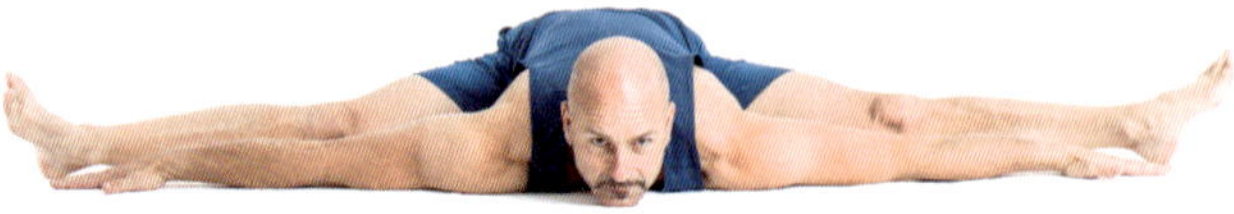

4. POSTURE PAPILLON

En position assise sur les fesses, jambes écartées, plantes des pieds collées, mains aux pieds. Se pencher vers l'avant pendant que les coudes s'appuient sur les genoux. Garder le corps et la tête droits.

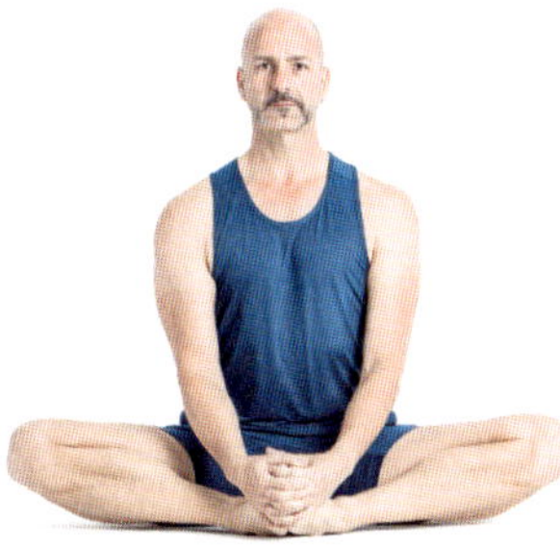

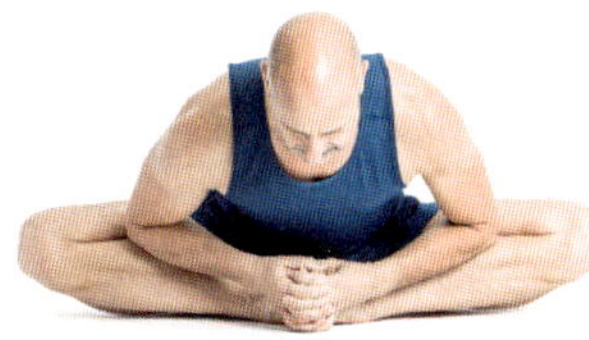

5. POSTURE DE LA PINCE

Partir de la position sur le genou gauche jambe droite tendue en avant. Presser la jambe tendue vers le sol. Pencher le corps en avant en gardant le dos aussi droit que possible jusqu'à ce que les mains s'appuient au sol.

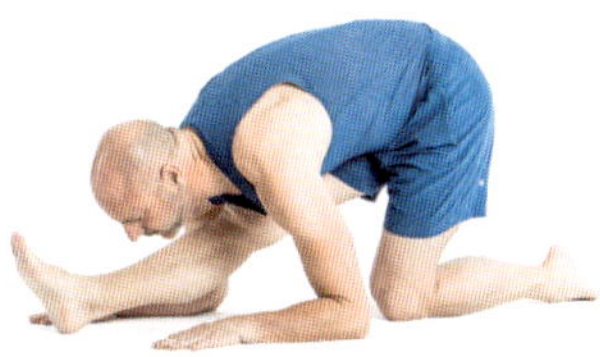

6. POSTURE DU BÂTON

Partir de la position sur les genoux, corps droit, chevilles dirigées en arrière. Descendre le corps vers l'arrière avec le dos droit et prendre appui sur les mains les bras tendus. Avancer les hanches vers l'avant le plus haut possible.

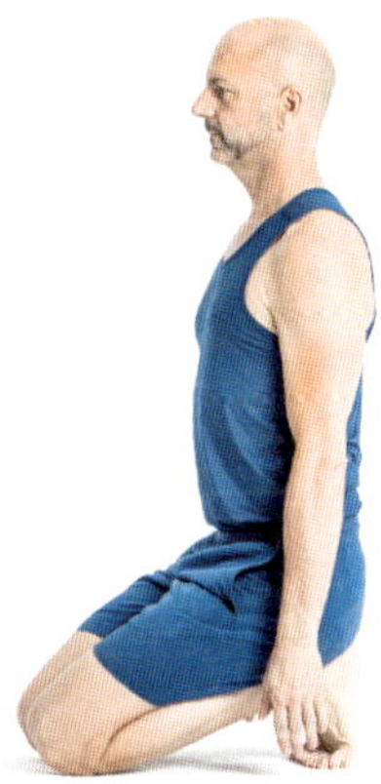

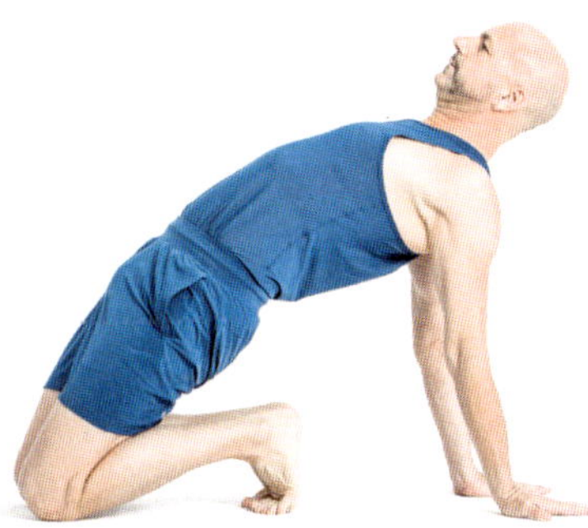

7. POSTURE DE L'ARC

En position de fente avec la jambe droite pliée, mains sur le genou droit. Pousser les hanches vers l'avant et vers le bas en gardant le haut du corps bien droit. Le but est d'avoir la hanche gauche le plus près du sol possible.

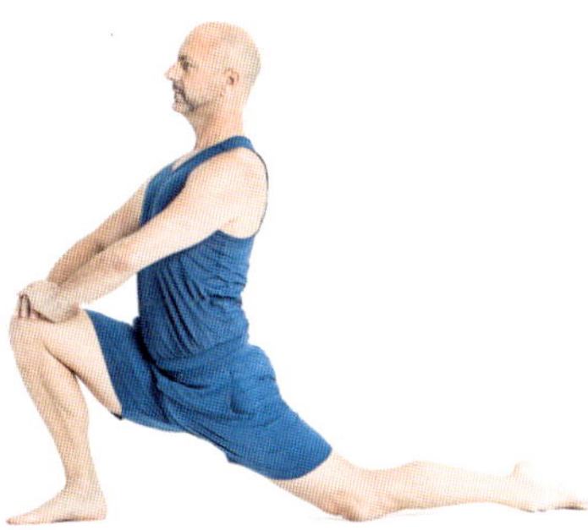

8 . POSTURE DU FESSIER

Allongé sur le dos, une jambe fléchie, le pied opposé est placé en appui sur le genou. Attraper la jambe fléchie avec les deux mains et ramener vers la poitrine.

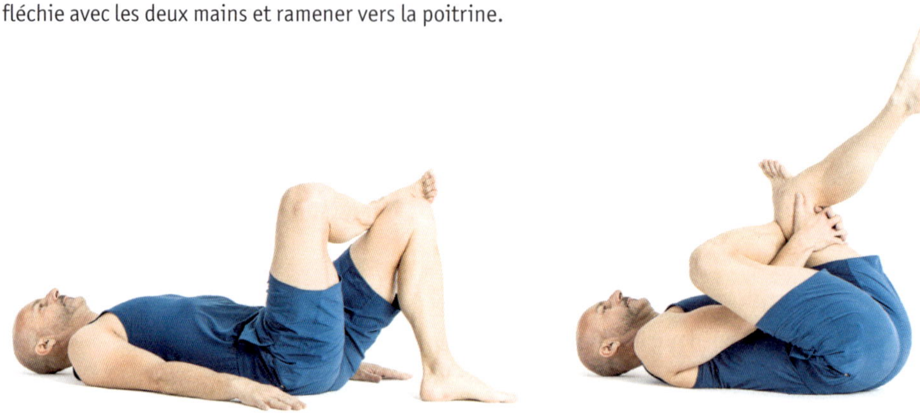

9 . POSTURE DU PIGEON

À quatre pattes, amener le pied droit devant le genou gauche. Pousser la jambe gauche vers l'arrière. Les bras sont tendus devant et le corps se penche à l'avant.

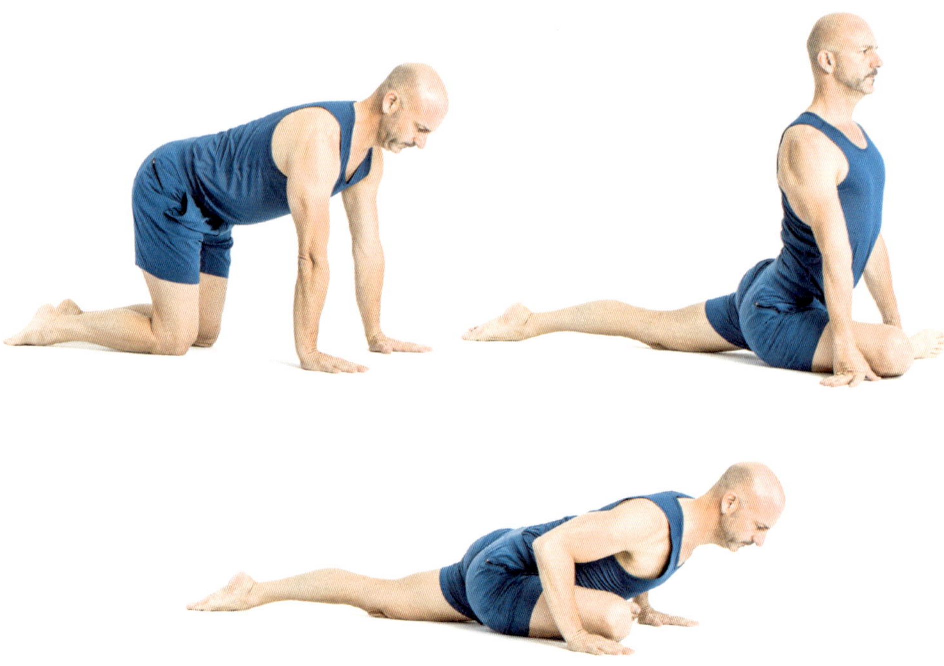

10 . POSTURE DE L'ÉLÉPHANT

Debout, pieds légèrement écartés. Pencher le torse en avant et toucher les pieds avec les doigts. Garder les jambes le plus tendues possible.

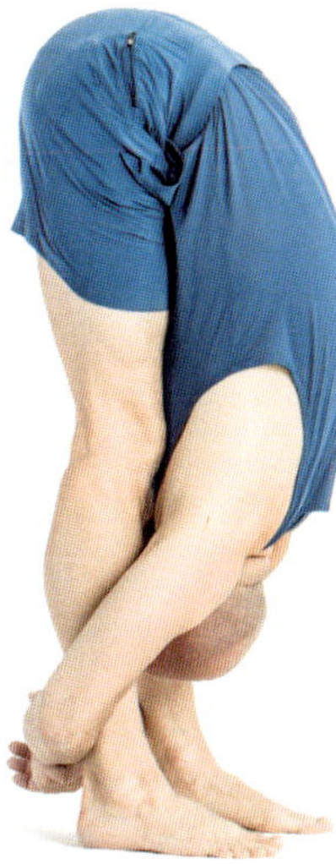

12 . POSTURE DE L'AIGLE

En position assise sur les fesses. Croiser une jambe fléchie sur l'autre jambe. Le pied de la jambe au sol est en contact avec les fesses. Pousser le genou à l'intérieur à l'aide du bras opposé. Alterner les jambes.

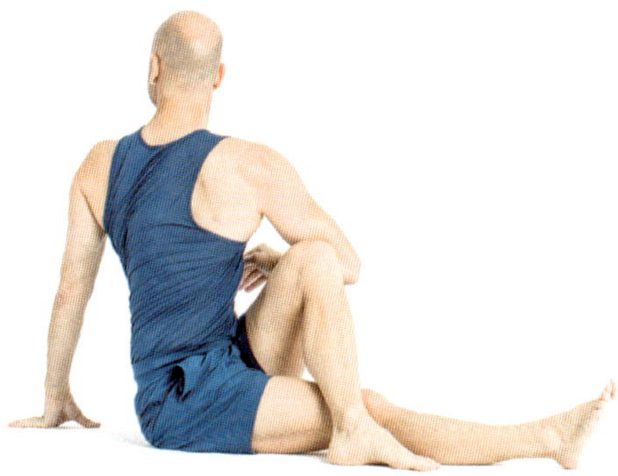

11 . POSTURE TWIST TENDU

En position assise, jambes écartées tendues, bras vers le haut tendus. Pivoter le corps à droite et descendre le torse sur la jambe droite. Remonter et faire la même chose à gauche.

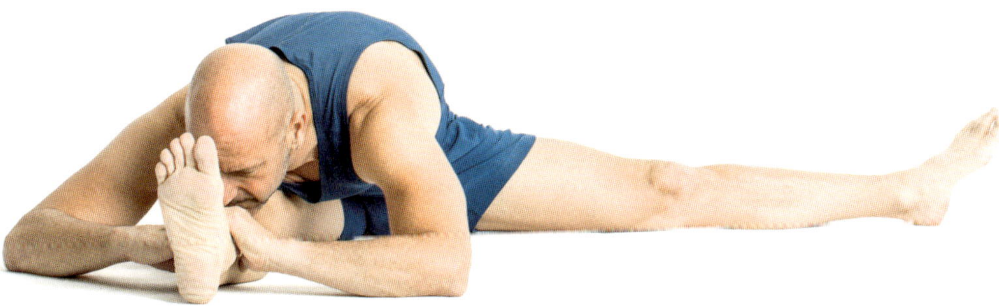

SALADE DE FRUITS AU GRANOLA

- Tous les fruits au choix
- 2 cuillères à soupe de granola
- 1 feuille de menthe
- 1 orange pressée

- Coupez tous les fruits en morceaux et disposez-les dans un bol.
- Ajoutez le jus de l'orange, le granola et la feuille de menthe.

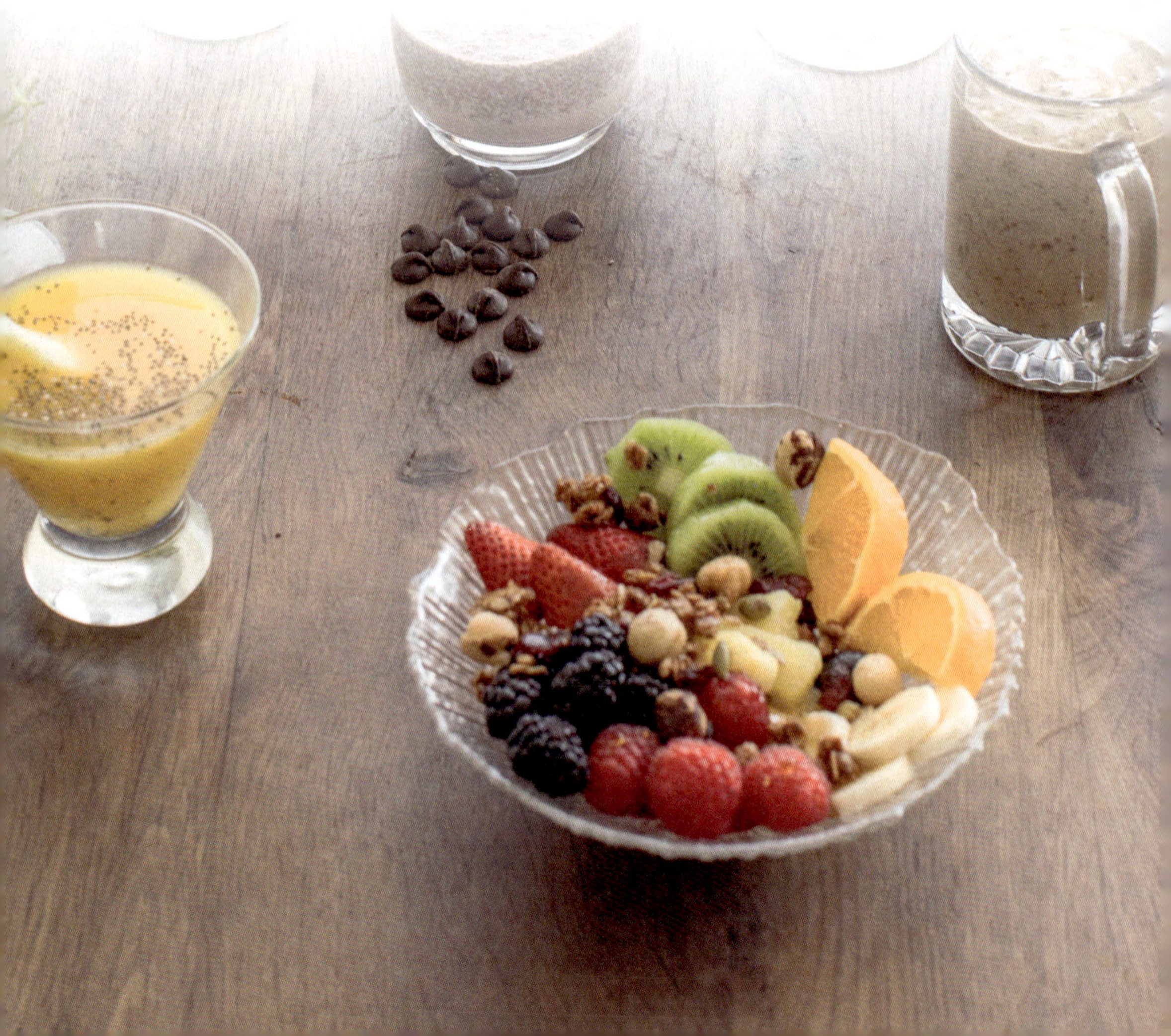

POULET GRILLÉ POMMES DE TERRE
ET TOMATES AU FOUR

- 2 blancs de poulet
- 4 pommes de terre moyennes
- 10 tomates cerises
- 3 branches de romarin
- 3 cuillères à soupe d'huile d'olive
- 1 cuillère à café de pistaches non salées
- 3 branches d'estragon

- Lavez les pommes de terre et coupez-les en quartiers sans les peler.
- Étalez-les dans un plat à four puis posez le poulet au milieu.
- Arrosez avec la moitié de l'huile d'olive et le romarin effeuillé.
- Mettez 30 minutes au four chauffé à 220 degrés et surveillez la cuisson.
- Dix minutes avant la fin, ajoutez les tomates cerises entières.
- Dans votre mixeur à herbes, mettez les pistaches, l'estragon et un peu d'huile d'olive.
- Mixez bien le tout pour obtenir une pâte. Dressez le poulet entouré des pommes de terre et des tomates. Parsemez du pesto de pistaches.

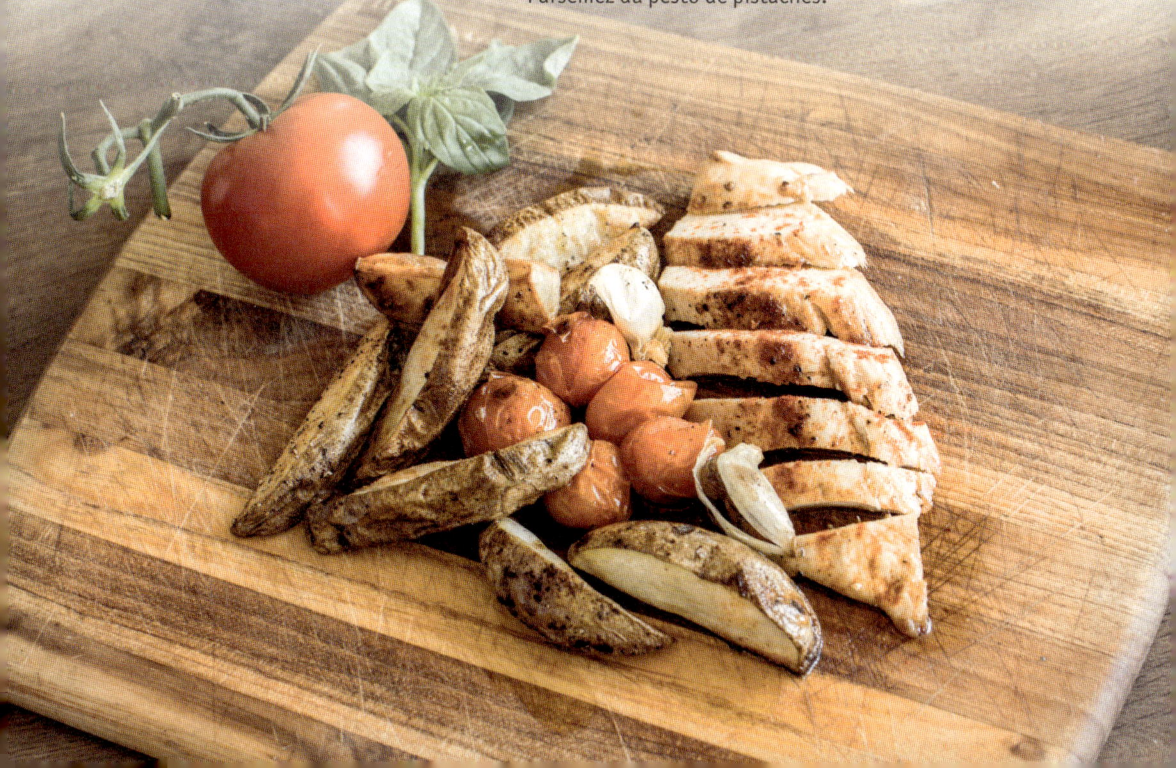

Tofu brouillé aux épinards
et au curcuma

- 2 tranches de tofu ferme
- 4 poignées d'épinards frais
- 1 pincée de curcuma
- 6 tomates cerises
- 1 pincée de paprika
- 1 cuillère à café d'huile de noix de coco

- Mettez le tofu avec le curcuma dans le bol de votre mixeur à herbes puis pulsez par à-coups pour obtenir une semoule de tofu bien jaune.
- Faites-la revenir à la poêle afin de la chauffer.
- Assaisonnez les épinards avec huile d'olive et poivre de Cayenne.
- Disposez-les sur une assiette puis versez le tofu et décorez avec les tomates cerises.
- Finissez avec une pincée de paprika. Servez immédiatement.

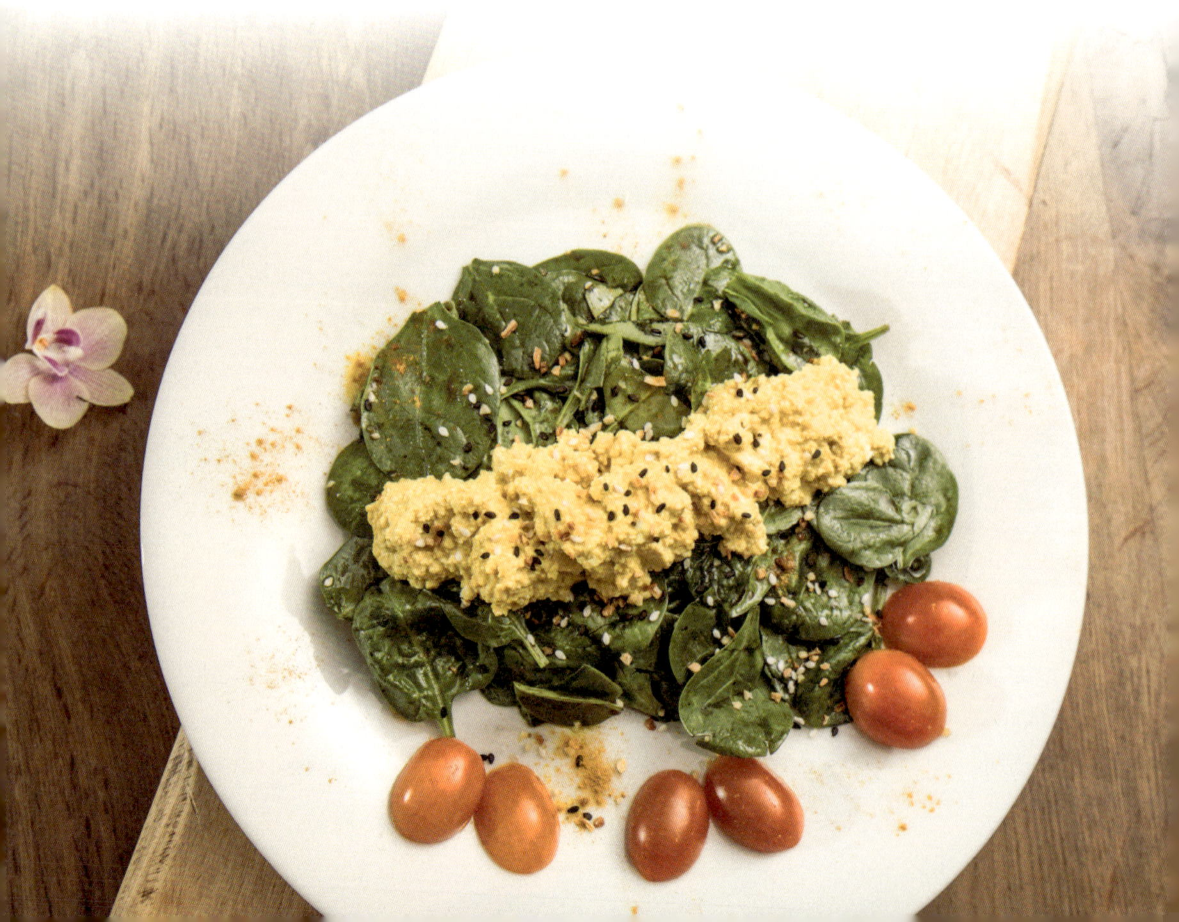

Tableaux récapitulatifs des exercices physiques

Semaine 1

SEMAINE 1 **LUNDI**		CARDIO	➡ P. 76
Exercices	**Temps**	**Vitesse**	**Repos**
Petits sauts une jambe après l'autre	50 s x 2	soutenue	10 s
Squat	50 s x 2	soutenue	10 s
Petits sauts groupés	50 s x 2	soutenue	10 s
Squat bras tendus	50 s x 2	soutenue	10 s
Petits sauts losange	50 s x 2	soutenue	10 s
Squat boxer	50 s x 2	soutenue	10 s
Petits sauts losange	50 s x 2	soutenue	10 s
Squat boxer bras côté	50 s x 2	soutenue	10 s
Petits sauts pieds alternés	50 s x 2	soutenue	10 s
Jane Fonda jambe droite		soutenue	10 s
Petits sauts avant/arrière jambes serrées	50 s x 2	soutenue	10 s
Jane Fonda jambe gauche	50 s x 2	soutenue	

SEMAINE 1 **MARDI**		HAUT DU CORPS	➡ P. 84
Exercices	**Temps**	**Vitesse**	**Repos**
Planche touchée	50 s x 2	soutenue	10 s
Extension bras	50 s x 2	soutenue	10 s
L'aigle	50 s x 2	soutenue	10 s
Push up	50 s x 2	soutenue	10 s

Extension triceps	50 s x 2	soutenue	10 s
L'aigle croisé	50 s x 2	soutenue	10 s
Biceps curls	50 s x 2	soutenue	10 s
Enchaînement de bras	50 s x 2	soutenue	10 s
Planche isométrique	50 s x 2	soutenue	10 s
Le condor	50 s x 2	soutenue	10 s
Biceps curls poignet à l'intérieur	50 s x 2	soutenue	10 s
Triceps planche	50 s x 2	soutenue	

SEMAINE 1 **MERCREDI** **BAS DU CORPS** P. 92

Exercices	Temps	Vitesse
Fente avant	1 mn x 2	moyenne
Squat	1 mn x 2	moyenne
Squat doigts	1 mn x 2	moyenne
Squat kick	1 mn x 2	moyenne
Squat jambe droite	1 mn x 2	moyenne
Squat jambe gauche	1 mn x 2	moyenne
Le patineur	1 mn x 2	moyenne
Squat grenouille	1 mn x 2	moyenne
Squat et fente	1 mn x 2	moyenne
Fente avant droite	1 mn x 2	moyenne
fente avant gauche	1 mn x 2	moyenne
Chaise	30 s x 4	moyenne

SEMAINE 1 **JEUDI** **ENTRAÎNEMENT COMPLET** P. 99

Exercices	Temps	Vitesse	Repos
Courir sur place	50 s x 2	soutenue	
Planche et sphinx	50 s x 2	soutenue	
Le patineur	50 s x 2	soutenue	30 s
Jumping jack	50 s x 2	soutenue	
Down dog-planche	50 s x 2	soutenue	

Fente côté	50 s x 2	soutenue	30 s
Petits sauts	50 s x 2	soutenue	
Push up	50 s x 2	soutenue	
Squat parallèle	50 s x 2	soutenue	30 s
100 Pilates assis	2 x 100 respirations	soutenue	
Planche marche	50s x 2	soutenue	
Sauts de fente	50s x 2	soutenue	30 s

SEMAINE 1 **VENDREDI** **ABDOMINAUX ET FESSIERS** P. 108

Exercices	Temps	Vitesse	Repos
Crunch	50 s x 2	lent	
Abdos vélo	50 s x 2	lent	
Abdos ouverts	50 s x 2	lent	
Montée fesses	50 s x 2	lent	1 mn
Crunch inversé	50 s x 2	lent	
Obliques	50 s x 2	lent	
Rotation du tronc	50 s x 2	lent	
Demi-cercle squat	50 s x 2	lent	1 mn
Planche sur les coudes	50 s x 2	lent	
Planche latérale droite	50 s x 2	isométrie	
Planche latérales gauche	50 s x 2	isométrie	
Montée des fesses pulsation	50 s x 2	lent	1 mn

SEMAINE 1 **SAMEDI** **ENTRAÎNEMENT RÉSISTANCE** P. 116

Exercices avec poids légers	Temps	Vitesse
Planche salut	1 mn x 2	soutenue
Squat élevé	1 mn x 2	soutenue
Planche salsa	1 mn x 2	soutenue
100 Pilates assis	2 x 100 respirations	soutenue
Squat tenu	1 mn x 23 squats 10 s	soutenue

Push up tenu	1 mn x 2 rep/tenir tendu et 3 tenir plié	soutenue
Squat et chaise	1 min x 2 avec 10 s de position	soutenue
Biceps curls	1 mn x 3 avec 3 flexions puis tenir le 90° 30 s	soutenue
Squat kick	1 mn x 2 avec 5 kicks et tenir 10 s	soutenue
Sauts de fente	1 mn x 2 avec 4 sauts puis tenir 10 s	soutenue
Montée des fesses	1 mn x 2 avec 5 rep puis tenir le haut 10 s	soutenue
Crunch	1 mn x 2 avec 8 rep puis tenir le haut 10 s	soutenue

SEMAINE 1 **DIMANCHE** **ASSOUPLISSEMENT** P. 124

Exercices	Vitesse	Repos
Chat	non	
Chat côté	non	
Chat lever genoux	non	
Planche chien	non	1 mn
Les roulés twist	non	
Montée des fesses	non	
La scie Pilates	non	
Posture de la crêpe	non	1 mn
Genoux kick sur le dos	non	
Ciseaux jambes sur le dos	non	
Superman	non	
La sirène	non	1 mn

SEMAINE 2

SEMAINE 2 **LUNDI**		CARDIO	P. 132
Exercices	**Temps**	**Vitesse**	**Repos**
Jumping jack	50 s x 2	50 s moyenne 50 s rapide	10 s
La marche	50 s x 2	50 s moyenne 50 s rapide	1 mn
Le pivot	50 s x 2	50 s moyenne 50 s rapide	10 s
Squat globe	50 s x 2	50 s moyenne 50 s rapide	1 mn
Sauts cheval	50 s x 2	50 s moyenne 50 s rapide	10 s
Le patineur	50 s x 2	50 s moyenne 50 s rapide	1 mn
Squat scie	50 s x 2	50 s moyenne 50 s rapide	10 s
Squat boxer	50 s x 2	50 s moyenne 50 s rapide	1 mn
Pushing jack	50 s x 2	50 s moyenne 50 s rapide	10 s
Course talons	50 s x 2	50 s moyenne 50 s rapide	1 mn
Squat boxer côté	50 s x 2	50 s moyenne 50 s rapide	10 s
Course fente	50 s x 2	50 s moyenne 50 s rapide	

SEMAINE 2 **MARDI**		HAUT DU CORPS	P. 140
Exercices avec poids*	**Temps**	**Vitesse**	**Repos**
Bras en cercle	50 s x 4	50 s sans poids vit. moy. • 50 s poids vit. moy. 50 s sans poids vit. rapide • 50 s poids vit. lente	15 s
Squat boxer	50 s x 4	50 s sans poids vit. moy. • 50 s poids vit. moy. 50 s sans poids vit. rapide • 50 s poids vit. lente	15 s
Bras en cercle	50 s x 4	50 s sans poids vit. moy. • 50 s poids vit. moy. 50 s sans poids vit. rapide • 50 s poids vit. lente	15 s
Accordéon	50 s x 4	50 s sans poids vit. moy. • 50 s poids vit. moy. 50 s sans poids vit. rapide • 50 s poids vit. lente	15 s
Biceps avant et côté	50 s x 4	50 s sans poids vit. moy. • 50 s poids vit. moy. 50 s sans poids vit. rapide • 50 s poids vit. lente	15 s
Extension triceps	50 s x 4	50 s sans poids vit. moy. • 50 s poids vit. moy. 50 s sans poids vit. rapide • 50 s poids vit. lente	15 s

* **Poids** : élastiques, bouteilles d'eau, boîtes de conserve (p.18)

SEMAINE 2 **MERCREDI**		BAS DU CORPS	P. 146
Exercices avec poids*	**Temps**	**Vitesse**	**Repos**
Squat basketball	50 s x 4	50 s sans poids vit. moy. • 50 s poids vit. moy. 50 s sans poids vit. rapide • 50 s poids vit. lente	15 s
Squat élevé	50 s x 4	50 s sans poids vit. moy. • 50 s poids vit. moy. 50 s sans poids vit. rapide • 50 s poids vit. lente	15 s
Fente avant marche	50 s x 4	50 s sans poids vit. moy. • 50 s poids vit. moy. 50 s sans poids vit. rapide • 50 s poids vit. lente	15 s
Pas de cheval	50 s x 4	50 s sans poids vit. moy. • 50 s poids vit. moy. 50 s sans poids vit. rapide • 50 s poids vit. lente	15 s
Squat kick	50 s x 4	50 s sans poids vit. moy. • 50 s poids vit. moy. 50 s sans poids vit. rapide • 50 s poids vit. lente	15 s
Jane Fonda	50 s x 4	50 s sans poids vit. moy. • 50 s poids vit. moy. 50 s sans poids vit. rapide • 50 s poids vit. lente	

SEMAINE 2 **JEUDI**		ENTRAÎNEMENT COMPLET	P. 152
Exercices avec poids*	**Temps**	**Vitesse**	**Repos**
Squat boxer	50 s x 2	50 s moyenne 50 s rapide	
Superman	50 s x 2	50 s moyenne 50 s rapide	
Squat et chaise	50 s x 2	50 s moyenne 50 s rapide	30 s
Petits sauts avant et arrière	50 s x 2	50 s moyenne 50 s rapide	
Biceps curls	50 s x 2	50 s moyenne 50 s rapide	
Squat	50 s x 2	50 s moyenne 50 s rapide	1 mn
Petits sauts en diamant	50 s x 2	50 s moyenne 50 s rapide	
Planche latérale	50 s x 2	50 s moyenne 50 s rapide	
Squat et fente	50 s x 2 changement jambe	50 s moyenne 50 s rapide	30 s
Sauts de cheval	50 s x 2	50 s moyenne 50 s rapide	
Push up	50 s x 2	50 s moyenne 50 s rapide	
Squat petits sauts orteils out	50 s x 2	50 s moyenne 50 s rapide	

SEMAINE 2 **VENDREDI**		ABDOS ET FESSIERS P. 160
Exercices avec poids*	**Réps**	**Ordre et vitesse**
Crunchs **A**	25	**A B C D** lent
Abdos vélo **B**	25	**B C D A** rapide
Abdos ouverts **C**	25	**C D A B** lent
Abdos ding dong **D**	25	**D C B A** rapide

SEMAINE 2 **SAMEDI**		ENTRAÎNEMENT RÉSISTANCE P. 166	
Exercices avec poids*	**Temps**	**Vitesse**	**Repos**
Planche ouverte à droite	45 s planche 45 s ouverte	isométrie	
Planche ouverte à gauche	45 s planche 45 s ouverte	isométrie	
La chaise qui vole	2 x 45 s	isométrie	
Planche salsa	1 mn 30	isométrie et action	1 mn
Squat boxer	1 mn 30	soutenue	
Le pivot	1 mn 30	soutenue	
Petits sauts	1 mn 30	soutenue	
Squat basketball	1 mn 30	soutenue	1 mn
Séance fessiers	1 mn 30 • 30 s / 30 s / 30 s	rapide	
Abdo vélo	1,5mn	rapide	
Planche crawl	45 s avant • 45 s arrière	rapide	
Jane Fonda	45 s jambe droite 45 s jambe gauche	rapide	1 mn

SEMAINE 2 **DIMANCHE**	ÉTIREMENT ASSOUPLISSEMENT P. 174
Exercices	**Vitesse**
Relaxation	isométrie
Posture de la crêpe	isométrie
Posture de la crêpe ouverte	isométrie
Posture du papillon	isométrie
Posture de la pince	isométrie

* **Poids** : élastiques, bouteilles d'eau, boîtes de conserve (p.18)

Posture du bâton	isométrie
Posture de l'arc	isométrie
Posture du fessier	isométrie
Posture du pigeon	isométrie
Posture de l'éléphant	isométrie
Posture du twist tendu	isométrie
Posture de l'aigle	isométrie

SEMAINE 3

SEMAINE 3 **LUNDI**		**CARDIO**	P. 182
Exercices	**Temps**	**Vitesse**	**Repos**
Petits sauts jambes alternées	50 s x 2	30 s rapide, 30 s sprint	30 s
Squat	50 s x 2	30 s rapide, 30 s sprint	1 mn
Petits sauts jambes serrées	50 s x 2	30 s rapide, 30 s sprint	30 s
Squat bras	50 s x 2	30 s rapide, 30 s sprint	1 mn
Petits sauts losange	50 s x 2	30 s rapide, 30 s sprint	30 s
Squats boxer	50 s x 2	30 s rapide, 30 s sprint	1 mn
Petits sauts losange	50 s x 2	30 s rapide, 30 s sprint	30 s
Squats boxer côté	50 s x 2	30 s rapide, 30 s sprint	1 mn
Petits sauts avant/arrière	50 s x 2	30 s rapide, 30 s sprint	30 s
Jane Fonda jambe droite	50 s x 2	30 s rapide, 30 s sprint	1 mn
Petits sauts avant/arrière groupés	50 s x 2	30 s rapide, 30 s sprint	30 s
Jane Fonda jambe gauche	50 s x 2	30 s rapide, 30 s sprint	

SEMAINE 3 **MARDI**		**HAUT DU CORPS**	P. 190
Exercices avec poids*	**Temps**	**Vitesse**	**Repos**
Planche touchée	1 mn x 2	25 s lent, 30 s rapide	5 s
Extension bras	1 mn x 2	25 s lent, 30 s rapide	5 s
L'aigle	1 mn x 2	25 s lent, 30 s rapide	5 s

Push up	1 mn x 2	25 s lent, 30 s rapide	1 mn
Extension triceps	1 mn x 2	25 s lent, 30 s rapide	5 s
L'aigle croisée	1 mn x 2	25 s lent, 30 s rapide	5 s
Biceps curls	1 mn x 2	25 s lent, 30 s rapide	5 s
Enchaînement bras	1 mn x 2	25 s lent, 30 s rapide	1 mn
Planche	1 mn x 2	25 s lent, 30 s rapide	5 s
Le condor	1 mn x 2	25 s lent, 30 s rapide	5 s
Biceps curl poignets à l'intérieur	1 mn x 2	25 s lent, 30 s rapide	5 s
Triceps planche	1 mn x 2	25 s lent, 30 s rapide	5 s

SEMAINE 3 **MERCREDI** **BAS DU CORPS** P. 198

Exercices avec poids*	**Temps**	**Vitesse**	**Repos**
Fente avant	1 mn x 2	25 s lent, 30 s rapide	
Squat	1 mn x 2	25 s lent, 30 s rapide	10 s
Squat des doigts	1 mn x 2	25 s lent, 30 s rapide	
Squat kick	1 mn x 2	25 s lent, 30 s rapide	10 s
Squat jambe droite	1 mn x 2	25 s lent, 30 s rapide	
Squat jambe gauche	1 mn x 2	25 s lent, 30 s rapide	10 s
Le patineur	1 mn x 2	25 s lent, 30 s rapide	
Squat grenouille	1 mn x 2	25 s lent, 30 s rapide	10 s
Squat fente	1 mn x 2	25 s lent, 30 s rapide	
Fente avant jambe droite	1 mn x 2	25 s lent, 30 s rapide	10 s
Fente avant jambe gauche	1m n x 2	25 s lent, 30 s rapide	10 s
Chaise			

SEMAINE 3 **JEUDI** **ENTRAÎNEMENT COMPLET** P. 206

Exercices avec poids*	**Temps**	**Vitesse**	**Repos**
Courir sur place	50 s x 2	50 s vite, 50 s sprint	
Planche et sphinx	50 s x 2	50 s vite, 50 s sprint	
Patineur	50 s x 2	50 s vite, 50 s sprint	30 s
Jumping jacks	50 s x 2	50 s vite, 50 s sprint	

* **Poids** : élastiques, bouteilles d'eau, boîtes de conserve (p.18)

Down dog planche	50 s x 2	50 s vite, 50 s sprint	
Fentes de côté	50 s x 2	30s rapide, 30s sprint	30 s
Petits sauts pieds serrés	50 s x 2	30s rapide, 30s sprint	
Push-up	50 s x 2	30s rapide, 30s sprint	
Squats parallèle	50 s x 2	30s rapide, 30s sprint	30 s
100 pilates assis	50 s x 2	30s rapide, 30s sprint	
Planche marche	50 s x 2	30s rapide, 30s sprint	
Sauts de fente	50 s x 2	30s rapide, 30s sprint	

SEMAINE 3 **VENDREDI** **ABDOMINAUX FESSIERS** P. 214

Exercices	Temps	Vitesse	
Crunch	50 s x 2	lent	
Abdos vélo	50 s x 2	lent	
Abdos ouverts	50 s x 2	lent	
Montée de fesses	50 s x 2	lent	1 mn
Crunch inversé	50 s x 2	lent	
Obliques	50 s x 2	lent	
Rotation du tronc	50 s x 2	lent	
Demi-cercles en squat	50 s x 2	lent	1 mn
Planche sur les coudes	50 s x 2	lent	
Planche latérale droite	50 s x 2	lent	
Planche latérale gauche	50 s x 2	lent	
Montée de fesse et pulsations	50 s x 2	lent	

SEMAINE 3 **SAMEDI** **RÉSISTANCE** P. 222

Exercices charge maximale	Temps	Vitesse
Planche salut	50 s x 2	soutenue
Squat parallèle orteils élevés	50 s x 2	soutenue
Planche salsa	50 s x 2	soutenue
100 pilates assis	2 x 100 respirations	soutenue
Squat tenu	50 s x 2, 3 squats 10 s	soutenue

* **Poids** : élastiques, bouteilles d'eau, boîtes de conserve (p.18)

Push up tenu	50 s x 2, 3 reps/tenir 10 s tendu et 3 reps/ tenir plié	soutenue
Squat chaise	50 s x 2 avec 10 s position	soutenue
Biceps curls	50 s x 2 avec 3 flexions puis tenir le 90° 10 s	soutenue
Squat kick	50 s x 2 avec 5 kicks et tenir 10 s	soutenue
Sauts de fente	50 s x 2 avec 4 sauts puis tenir 10 s	soutenue
Montée des fesses	50 s x 2 avec 5 reps puis tenir haut 10 s	soutenue
Crunch	50 s x 2 avec 8 reps puis tenir haut 10 s	soutenue

SEMAINE 3 **DIMANCHE** **ÉTIREMENT ET ASSOUPLISSEMENT** P. 230

Exercices	Temps
Chat	2 mn
Chat côté	2 mn
Chat genoux levés	2 mn
Planche chien	2 mn
Les roulés twist	2 mn
Montée des fesses	2 mn
La scie Pilates	2 mn
Posture de la crêpe	2 mn
Genoux kick sur le dos	2 mn
Ciseaux jambes sur le dos	2 mn
Superman	2 mn
La sirène	2 mn

Semaine 4

SEMAINE 4 **LUNDI**		CARDIO	P. 238
Exercices avec poids*	**Temps**	**Vitesse**	**Repos**
Jumping jack	1 mn x 2	25 s rapide, 25 s sprint	
La marche	1 mn x 2	25 s rapide, 25 s sprint	10 s
Le pivot	1 mn x 2	25 s rapide, 25 s sprint	10 s
Squat globe	1 mn x 2	25 s rapide, 25 s sprint	10 s
Sauts de cheval	1 mn x 2	25 s rapide, 25 s sprint	10 s
Le patineur	1 mn x 2	25 s rapide, 25 s sprint	1 mn
Squat scie	1 mn x 2	25 s rapide, 25 s sprint	10 s
Squat boxer	1 mn x 2	25 s rapide, 25 s sprint	10 s
Pushing jack	1 mn x 2	25 s rapide, 25 s sprint	10 s
Course talons	1 mn x 2	25 s rapide, 25 s sprint	10 s
Squat Boxer côté	1 mn x 2	25 s rapide, 25 s sprint	10 s
Course fente	1 mn x 2	25 s rapide, 25 s sprint	10 s

SEMAINE 4 **MARDI**		HAUT DU CORPS	P. 246
Exercices charge maximale	**Temps**	**Vitesse**	**Repos**
Bras en cercle avant	50 s x 4	50 s poids légers vit. moy. 50 s poids lourds vit. moy. 50 s sans poids vit. rapide 50 s poids lentement	15 s
Squat boxer	50 s x 4	50 s poids légers vit. moy. 50 s poids lourds vit. moy. 50 s sans poids vit. rapide 50 s poids lentement	15 s
Bras en cercle arrière	50 s x 4	50 s poids légers vit. moy. 50 s poids lourds vit. moy. 50 s sans poids vit. rapide 50 s poids lentement	15 s
Accordéon	50 s x 4	50 s poids légers vit. moy. 50 s poids lourds vit. moy. 50 s sans poids vit. rapide 50 s poids lentement	15 s

* **Poids** : élastiques, bouteilles d'eau, boîtes de conserve (p.18)

Biceps avant/côté	50 s x 4	50 s poids légers vit. moy. 50 s poids lourds vit. moy. 50 s sans poids vit. rapide 50 s poids lentement	15 s
Extension triceps	50 s x 4	50 s poids légers vit. moy. 50 s poids lourds vit. moy. 50 s sans poids vit. rapide 50 s poids lentement	

SEMAINE 4 **MERCREDI** **BAS DU CORPS** → P. 252

Exercices charge maximale	Temps	Vitesse	Repos
Squat basketball	50 s x 4	50 s poids légers vit. moy. 50 s poids lourds vit. moy. 50 s sans poids vit. rapide 50 s poids lentement	15 s
Squat élevé	50 s x 4	50 s poids légers vit. moy. 50 s poids lourds vit. moy. 50 s sans poids vit. rapide 50 s poids lentement	15 s
Fente avant marche	50 s x 4	50 s poids légers vit. moy. 50 s poids lourds vit. moy. 50 s sans poids vit. rapide 50 s poids lentement	15 s
Pat de cheval	50 s x 4	50 s poids légers vit. moy. 50 s poids lourds vit. moy. 50 s sans poids vit. rapide 50 s poids lentement	15 s
Squat kick	50 s x 4	50 s poids légers vit. moy. 50 s poids lourds vit. moy. 50 s sans poids vit. rapide 50 s poids lentement	15 s
Jane Fonda	50 s x 4	50 s poids légers vit. moy. 50 s poids lourds vit. moy. 50 s sans poids vit. rapide 50 s poids lentement	

SEMAINE 4 **JEUDI**		ENTRAÎNEMENT COMPLET	P. 258
Exercices avec poids*	**Temps**	**Vitesse**	**Repos**
Squat boxer devant	50 s x 2	25 s soutenue, 25 s rapide, 25 s lente, 25 s rapide	
Superman	50 s x 2	25 s soutenue, 25 s rapide, 25 s lente, 25 s rapide	
Squat et chaise	50 s x 2	25 s soutenue, 25 s rapide, 25 s lente, 25 s rapide	30 s
Petits sauts avant/arrière	50 s x 2	25 s soutenue, 25 s rapide, 25 s lente, 25 s rapide	
Biceps curls	50 s x 2	25 s soutenue, 25 s rapide, 25 s lente, 25 s rapide	1 mn
Squat orteils à l'extérieur	50 s x 2	25 s soutenue, 25 s rapide, 25 s lente, 25 s rapide	
Petits sauts diamant	50 s x 2	25 s soutenue, 25 s rapide, 25 s lente, 25 s rapide	
Planche latérale	50 s x 2	25 s soutenue, 25 s rapide, 25 s lente, 25 s rapide	
Squat et fente	50 s x 2	25 s soutenue, 25 s rapide, 25 s lente, 25 s rapide	30 s
Sauts de cheval	50 s x 2	25 s soutenue, 25 s rapide, 25 s lente, 25 s rapide	
Push up	50 s x 2	25 s soutenue, 25 s rapide, 25 s lente, 25 s rapide	
Squat orteils à l'extérieur petits sauts	50 s x 2	25 s soutenue, 25 s rapide, 25 s lente, 25 s rapide	

SEMAINE 4 **VENDREDI**		ABDOMINAUX FESSIERS	P. 266
Exercices	**Temps**	**Vitesse**	**Ordre**
Crunch **A**	50 reps	soutenue	**A B C D**
Abdos vélo **B**	50 reps	soutenue	**B C D A**
Abdos ouverts **C**	50 reps	soutenue	**C D A B**
Abdos ding dong **D**	50 reps		**D C B A**

* **Poids** : élastiques, bouteilles d'eau, boîtes de conserve (p.18)

SEMAINE 4 **SAMEDI**		**RÉSISTANCE** P. 272	
Exercices Accessoires conseillés	**Temps**	**Vitesse**	**Repos**
Planche ouverte à droite	1 mn 30	45 s planche, 45 s ouvert	
Planche ouverte à gauche	1 mn 30	45 s planche, 45 s ouvert	
Chaise qui vole	1 mn 30	45 s bras en haut, 45 s bras derrière	
Planche salsa	1 mn 30	45 s droite, 45 s gauche	1 mn
Squat boxer	1 mn 30	rapide	
Le pivot	1 mn 30	rapide	
Petits sauts de cordes	1 mn 30	rapide	
Squat basketball	1 mn 30	rapide	1 mn
Montée des fesses pulsations	1 mn 30	soutenue	
Abdos vélo	1 mn 30	soutenue	
Planche crawl	45 s avant 45 s arrière	soutenue	
Jane Fonda	1 mn 30	soutenue	

SEMAINE 4 **DIMANCHE**		**ÉTIREMENT ASSOUPLISSEMENT** P. 280
Exercice	**Temps**	**Vitesse**
Relaxation	2 mn	isométrie
Posture de la crêpe	2 mn	isométrie
Posture de la crêpe ouverte	2 mn	isométrie
Posture papillon	2 mn	isométrie
Posture de la pince	2 mn	isométrie
Posture du bâton	2 mn	isométrie
Posture de l'arc	2 mn	isométrie
Posture du fessier	2 mn	isométrie
Posture du pigeon	2 mn	isométrie
Posture de l'éléphant	2 mn	isométrie
Posture twist tendu	2 mn	isométrie
Posture de l'aigle	2 mn	isométrie

Remerciements Michèle La Porta

Ce livre, je le portais en moi depuis très longtemps. Il voit le jour et j'en suis heureuse.

J'ai une pensée particulière pour toutes mes équipes qui ont travaillé avec moi à Paris depuis 1985. Certains y sont toujours. Fidèles comme au premier jour. Merci à vous tous.

Merci aussi à mon American Team avec qui on avance vite sur de beaux projets réalisés ou à venir.

Un merci tout particulier à France 2, William Leymergie, Sophie Davant et toute son équipe qui m'ont accueillie dans leur émission « C'est au programme » alors que je n'avais jamais fait de télé. J'y ai pris un plaisir immense et grâce à eux j'ai pris confiance en moi. Même si je suis loin de Paris, je ne les oublie pas.

Merci à Madame Sophie Gayot, la première Amie de ma nouvelle vie à Los Angeles. Elle est, selon la presse américaine, la « Anna Wintour » de la gastronomie. Sans elle, rien n'aurait été pareil. Merci Sophie pour ta franchise et surtout ton amitié précieuse. www.gayot.com

Merci à Édouard, mon agent français rencontré chez des amis communs à Los Angeles. Un peu mon ange gardien et surtout fan de ma cuisine healthy. On ne pouvait que s'entendre. Sans toi, ce livre n'aurait jamais vu le jour.

Merci à Isabelle Leroux, Présidente de l'Alliance Française à Los Angeles, pour ta confiance et ton amitié. www.afdela.org

Merci à toute l'équipe d'Amphora, nos éditeurs. Ils sont tous jeunes et brillants. Ils ont cru en notre projet. Merci pour votre aide et votre énergie.

Merci à Tomasz Rossa pour tout le travail de photo. Ta patience et ton professionnalisme ont été une aide immense pour la réalisation de notre livre. www.tomaszrossa.com

Merci à Emmanuelle Choussy, photographe à Los Angeles, qui sait mieux que personne trouver les angles et les lumières pour sublimer ses modèles. Merci ma copine, j'ai eu la chance de passer dans ton objectif. Award-winning photographer www.EmmanuelleChoussy.com

Merci à Laurent Saint Cricq pour avoir su mettre autant de soleil californien dans mes cheveux. www.olivierlaurent.com

Merci à Stephan Miermont. Notre rencontre était une évidence, de celle qui nous emmène plus haut et plus loin. Travailler à tes côtés est un plaisir, et ce n'est que le début.

Merci Éric pour toutes ces années partagées... et tu es toujours là.

Merci à ma mère, 85 ans et en pleine forme. Bon, Maman, on ne va pas se mentir, ce n'est pas toi qui m'a appris la cuisine... mais tu m'as appris tellement d'autres choses. Tu as mené une vie saine, championne de gymnastique adolescente puis « addict » au yoga. On voit aujourd'hui le résultat.
Ma fille et moi allons essayer de suivre tes pas. On t'aime.

Merci à ma fille. Kelly, ton arrivée il y a juste 20 ans a comblé tous mes désirs. Nous avons construit une relation unique mère-fille et je suis fière de la jeune femme que tu deviens. J'ai toujours cuisiné pour toi et fais attention à ton alimentation. Tu te souviens des lunch box le midi au collège... Je devais en faire deux sinon tu n'avais rien à manger puisque tes copines goûtaient la tienne. J'espère t'avoir transmis le goût du bon, l'envie de mener une vie saine avec juste ce qu'il faut de folie.
Ce livre je te le dédis.
Tu as toujours adoré ces moments de partage où tu devais goûter, critiquer, m'aider à être meilleure. Merci pour tout cela. I love You.

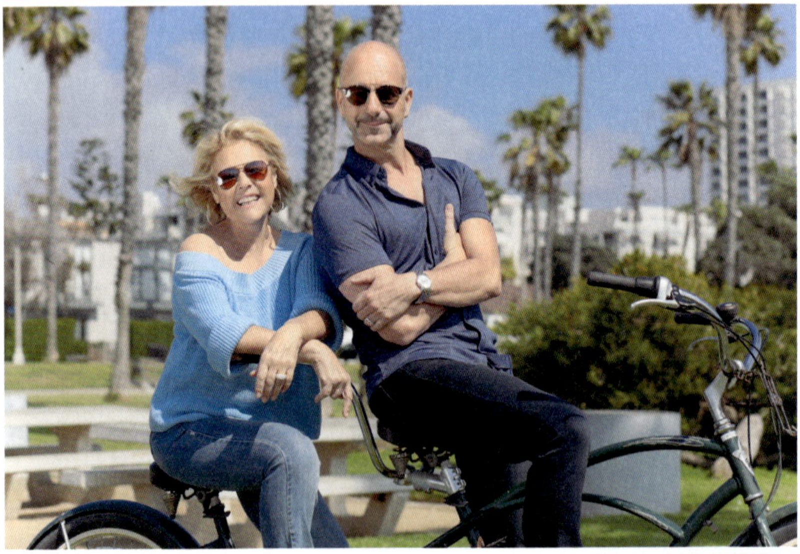

Remerciements Stephan Miermont

Je tiens à remercier dans un premier temps toute l'équipe d'Amphora pour nous avoir accompagnés dans la réalisation de ce livre.

Je remercie Michèle La Porta pour son rêve de réaliser ce livre, son soutien et son grand professionnalisme.

Je remercie aussi l'équipe artistique des photographes qui ont fait un job remarquable. Tomasz Rossa et Emmanuelle Choussy.

Merci à Édouard Miffre pour avoir rendu ce projet possible.

Je tiens à remercier tout particulièrement et à témoigner toute ma reconnaissance à ma tante Marie-Claude Chantegraille pour son énorme soutien.

Et enfin, et surtout, merci aux nombreuses personnes qui ne cessent de nous soutenir et de nous encourager. Sans elles cette méthode n'aurait jamais vu le jour.